宝宝中心 babycenter

怀孕百科

从准备怀孕到顺利分娩的权威指导

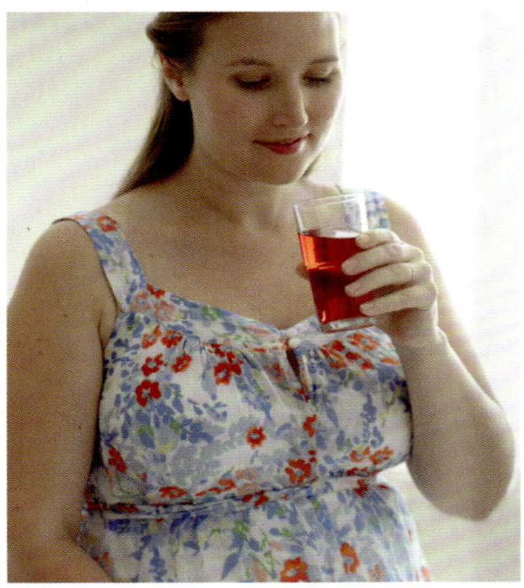

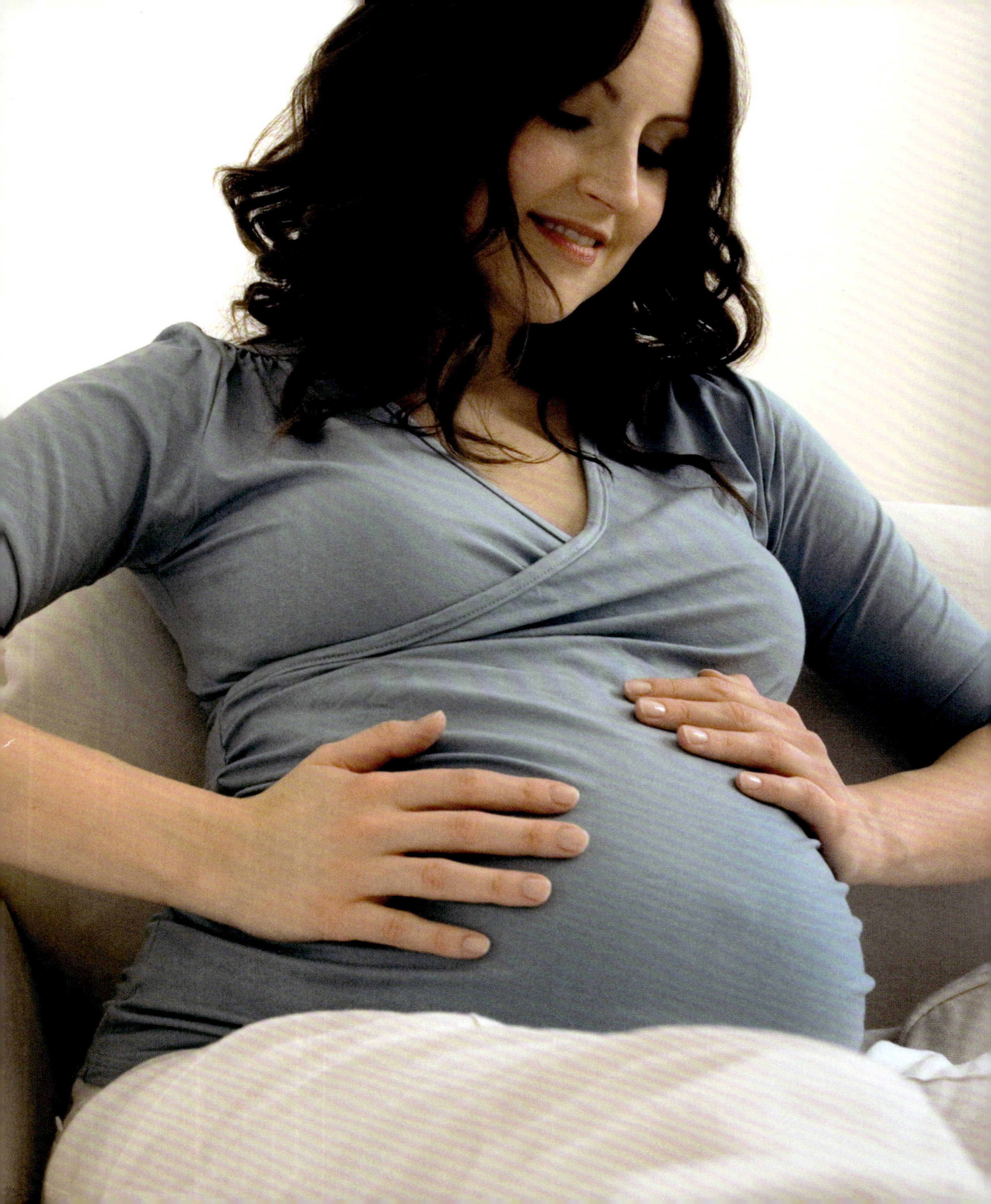

宝宝中心 babycenter

怀孕百科

从准备怀孕到顺利分娩的权威指导

宝宝中心国际育儿网 编著　徐婳 译

中国妇女出版社

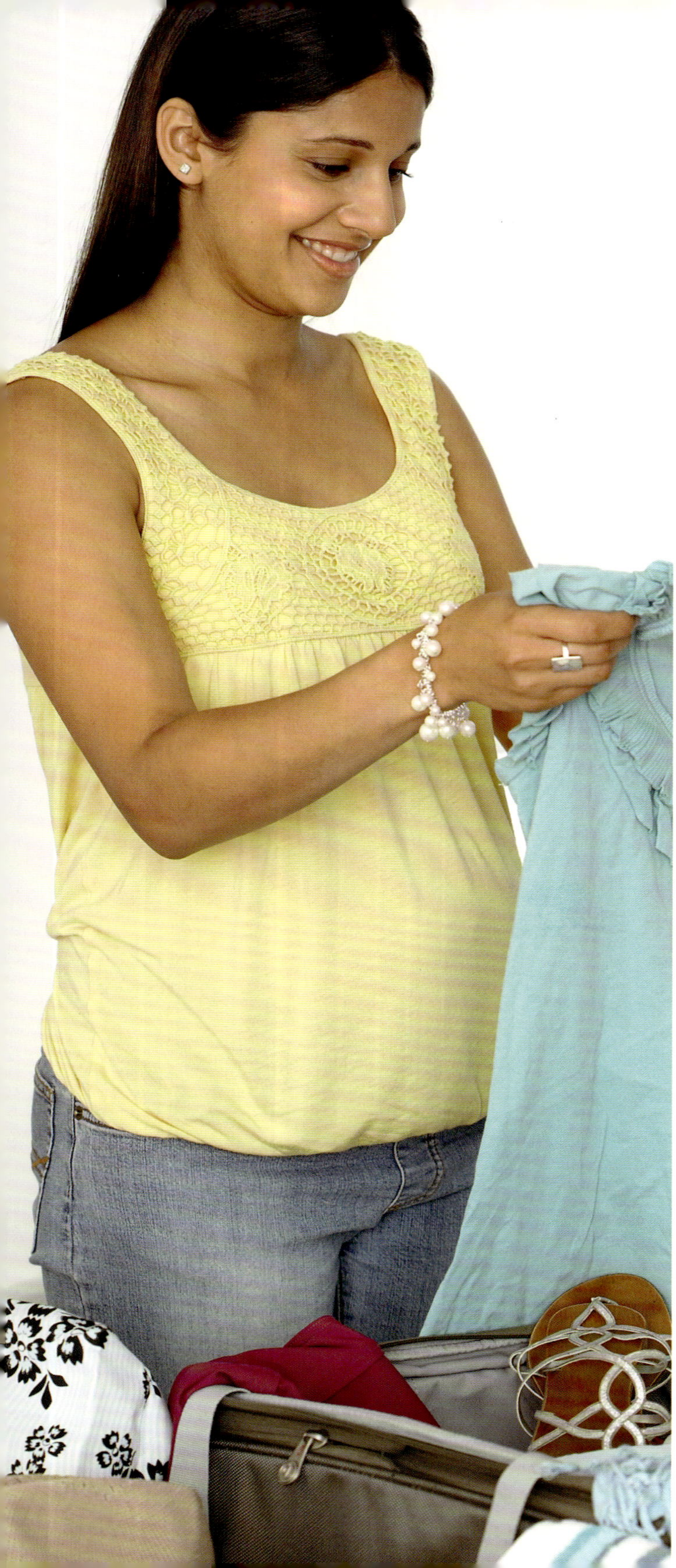

图书在版编目（CIP）数据

怀孕百科：从准备怀孕到顺利分娩的权威指导/宝宝中心国际育儿网编著；徐婳译.—北京：中国妇女出版社，2011.6
ISBN 978-7-5127-0211-0

Ⅰ.①怀… Ⅱ.①宝… ②徐… Ⅲ.①妊娠期—妇幼保健—基本知识 Ⅳ.①R715.3

中国版本图书馆CIP数据核字(2011)第053672号

www.dk.com
Pregnancy from preconception to birth

著作权合同登记图字：01-2011-1784

怀孕百科:

从准备怀孕到顺利分娩的权威指导

作　　者：宝宝中心国际育儿网 编著　徐婳 译
责任编辑：姜　喆
责任印制：王卫东
出　　版：中国妇女出版社出版发行
地　　址：北京东城区史家胡同甲24号
邮政编码：100010
电　　话：(010)65133160(发行部) 65133161(邮购)
网　　址：www.womenbooks.com.cn
经　　销：各地新华书店
印　　刷：北京华联印刷有限公司
开　　本：195×235　1/16
印　　张：19.5
字　　数：580千字
版　　次：2011年8月第1版
印　　次：2012年5月第2次
书　　号：ISBN 978-7-5127-0211-0
定　　价：79.80元

目录

准备怀孕

保证安全与健康

你的怀孕周记

指导你的每一周

孕早期

孕中期

孕晚期

怀孕时 普遍关心的事情

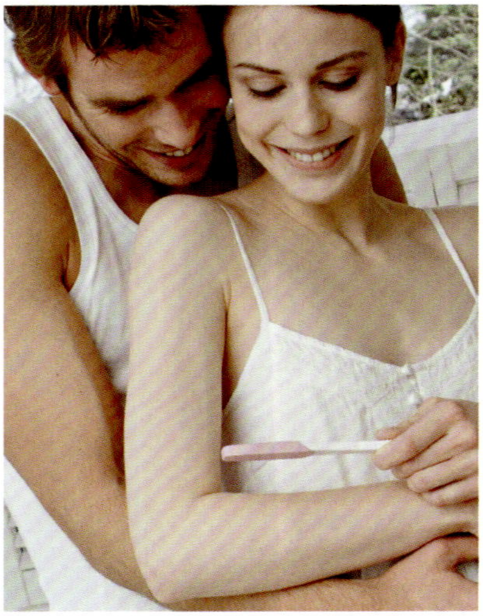

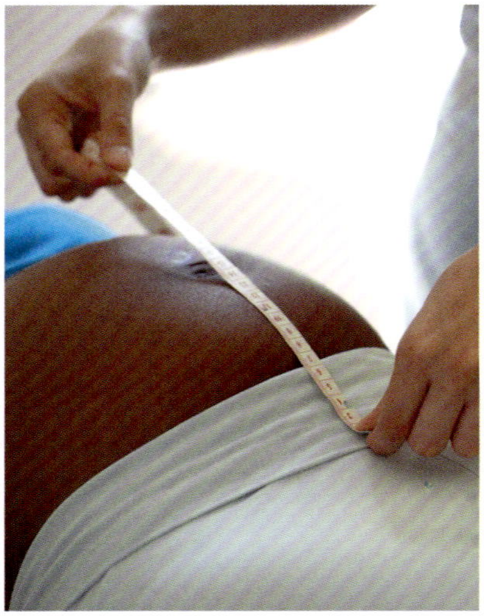

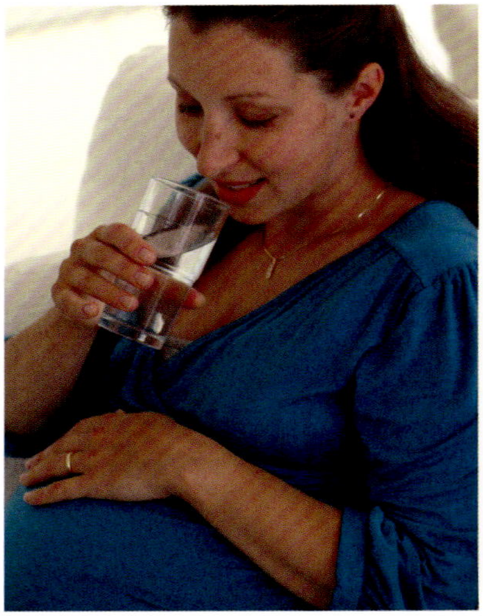

分娩及新生儿
成为父母

分娩

与新生宝宝共度的时光

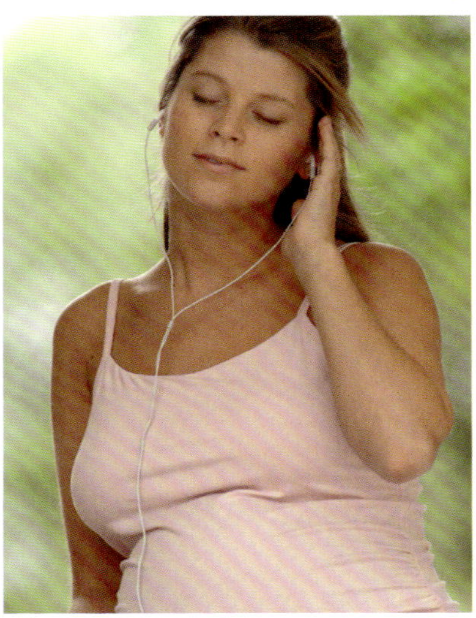

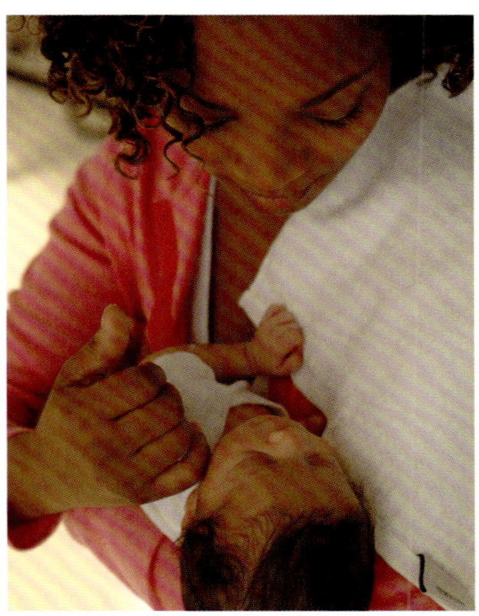

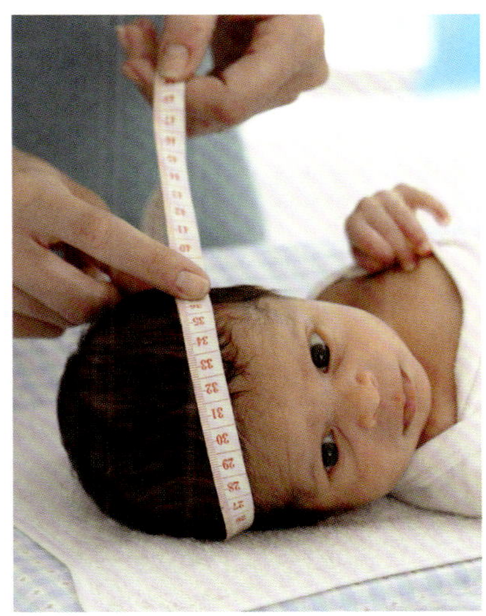

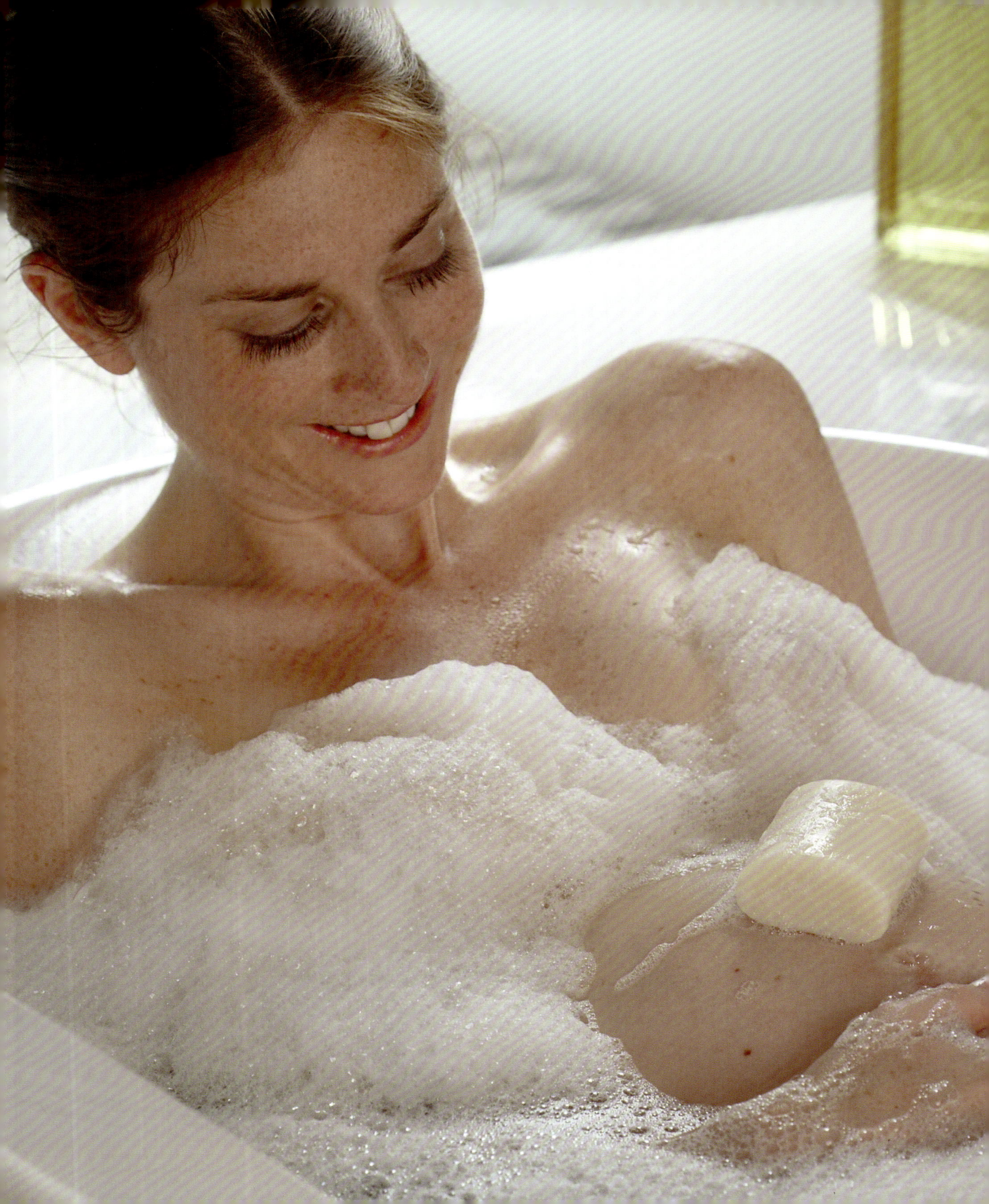

中文版序

在你一生中做过的所有事情中，把一个新生命带到这个世界上来可能算得上是最了不起、最激动人心也最值得骄傲的一件事了，这甚至会完全改变你的人生。但同时，孕育宝宝的过程也会令人忐忑不安，有时还会筋疲力尽。

“晋升”为父母是你人生当中的一件大事，你的生活也会因此而永远改变了。这是个奇妙的过程，但要适应生命中的这些变化也绝非易事。作为新手父母，如果能获得专业的指导和实用的建议，要应付这些变化就会容易得多。

自从你确定自己怀上宝宝的那一刻起，你的脑海里可能就充满了各种各样的疑问：我的宝宝发育得如何？我为什么会有这样的感觉？这正常吗？我吃些什么好？还有一大堆决定等着你去做：到哪里去做产前检查？打算在哪儿生宝宝？怎么生？要为宝宝准备些什么东西？给他取个什么名字？

一个可信赖的信息来源不仅能帮你解决所有这些问题，还能告诉你更多的东西，让你在为自己和宝宝做出正确抉择时更有信心。而这正是宝宝中心所能给予你的。宝宝中心是全球最大的专业育儿网站，从1997年成立至今，已经在超过20个国家设立了分站，为数千万准爸妈们、新手父母提供值得信赖的专家建议和相互交流支持的平台，真诚呵护你的孕育旅程。宝宝中心中文网站（www.babycenter.com.cn）已于2007年开通，欢迎你随时登录访问。

这本基于专家知识和妈妈智慧的书内容丰富深入，图片真实精美。对于网站编辑们来说，将庞大的网站内容精选汇编成本书是一个令人兴奋的新挑战。我们非常高兴和英国多林金德斯利有限公司（DK）合作出版这本书。书中融合了宝宝中心网站上的专业内容，以及各国网站社区中爸爸妈妈们的真实感受，可以伴随你度过从怀孕到宝宝降生后的最初几周。你可以找个安静的时间一口气把它读完，也可以随着孕期的进展随时查阅。

宝宝中心《怀孕百科：从准备怀孕到顺利分娩的权威指导》愿成为你最贴心的伙伴，陪你度过生命中这段奇妙的时光。

宝宝中心国际育儿网

简介

孕育生命是一个神奇的过程。从你决定给你的二人世界添个小宝宝开始，直至宝宝出生后的最初几个星期，宝宝中心《怀孕百科：从准备怀孕到顺利分娩的权威指导》都将始终陪伴在你左右。

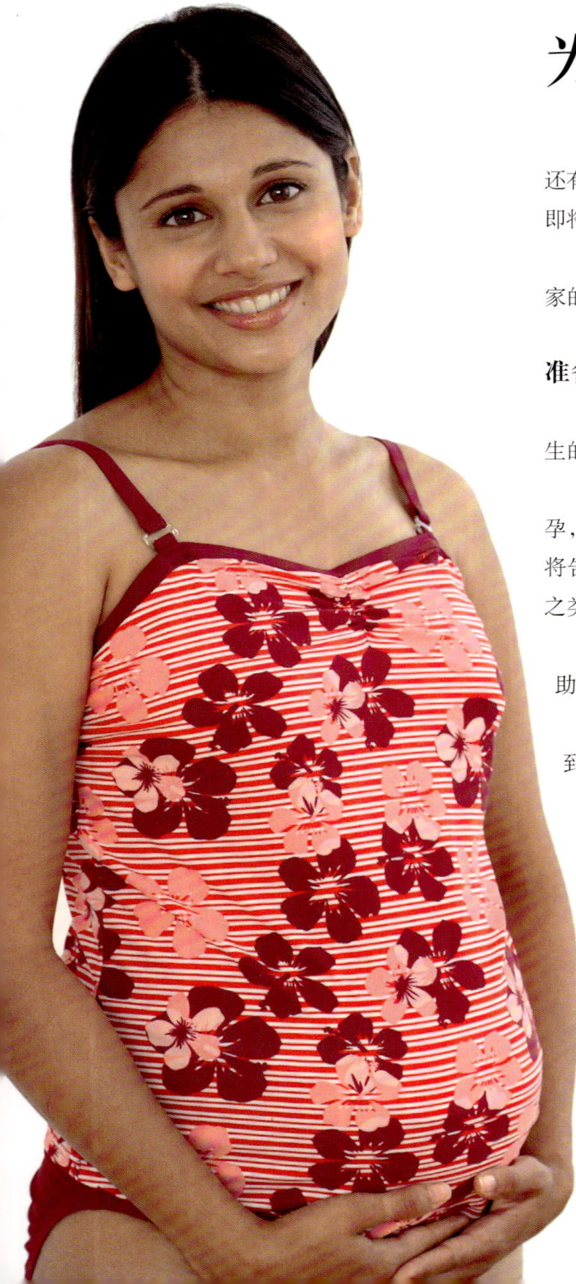

为你量身定做的孕期指南

本书包括你在孕育过程中所需的所有信息，除了孕期周记、实用提示和清单，还有那些先行一步已经做了爸爸妈妈的家长分享的贴士和建议，他们已经经历过了你即将经历的一切，看看他们身上奶渍斑斑的T恤衫就知道了。

宝宝中心希望为你提供最可信赖的孕育信息，我们的内容来自妇科、产科专家的第一手资料与过来人的亲身体会，因此专业而真实。本书分为4个部分：

准备怀孕

要孩子恐怕是人一生中所作的最重要的决定之一了，它意味着你决心付出一生的爱与关怀，当然还有金钱，从宝宝出生直到将他养育成人。

在这一章中，我们将告诉你应如何做好孕前准备。不管你是不是第一次怀孕，你都能在我们的帮助下愉快地度过整个孕期并生下一个健康的宝宝。我们还将告诉你，怎样将身体调整到最佳状态，比如该吃些什么，怎样戒掉吸烟和酗酒之类的不良习惯以及如何对待现有的疾病等。

准爸爸也要注意，你的健康状况和生活方式会影响你的生育能力。我们将帮助你把自己调整到最佳状态，并做好当爸爸的准备。

那么，接下来会怎样？你的身体里会发生各种各种奇妙的生理变化，从排卵到受孕，我们都会涉及，帮助你更好地了解自己的生育能力。

保证安全和健康

怀上宝宝以后，你所关心的就是该如何照顾好自己和肚子里的宝宝。你会有一大堆问题想问：该吃什么、不该吃什么呢？如何保持健康和活力，又不至于受伤呢？哪些药是安全的，哪些又是不能吃的呢？办公室和家中有没有什么危险是你应该注意的？怀孕就像走进了雷区似的。在这一章中，我们将告诉你怎样做是安全的，怎样做是危险的，还会就如何保护你自己和腹内的宝宝给出建议。

怀孕不仅事关你的身体健康，你还会发现，在接下来的9个月里，你的情绪会变得起伏不定，可能昨天还兴高采烈，今天就开始担心自己的生活会变成什么样子。我们将帮你控制好这些情绪，还会给你提供一些实用建议，包括上班族妈妈如何平衡工作与家庭，以及你的夫妻关系会发生怎样的变化等。

怀孕后，你一下子会变得漂亮许多，不过你在孕吐厉害的头几个月里可能觉察不到。我们将让你了解你的身体在孕期发生的所有变化、告诉你哪种美容方式能让你在怀孕期间更加光彩照人；我们亦会告诉你一些选购孕妇装的窍门，让你日渐隆起的腹部不受委屈。

9个月的时间似乎很长，但是眨眼之间你的宝宝就来到这个世界上了。在宝宝出生之前，我们就能让你和你丈夫知道怎样和他培养亲子感情，以及如何布置你们的家来迎接宝宝的到来。

“本书将你在孕育小生命的整个过程中需要知道的信息一网打尽。”

你的怀孕周记

本书的核心部分是怀孕周记，旨在为你提供正好需要的孕育信息。你能知道胎儿的发育情况以及你的身体正在发生什么样的显著变化；你还能知道准妈妈们普遍关心的健康问题、产前保健项目、怀孕各个阶段要做的运动以及如何协调怀孕与工作的关系。

怀孕周记按照怀孕的3个阶段分为三大块，每块包含约12周。这部分会根据怀孕的各个阶段为你设计健康食谱，并且告诉你晚上如何安睡到天明。你还会知道都要做哪些B超检查和产前检查；当你进入孕晚期时，你还会了解很多为分娩做准备的知识，此外，我们还为你特别设计了关于综合保健的内容，帮你排除孕期的所有常见顾虑和担忧。

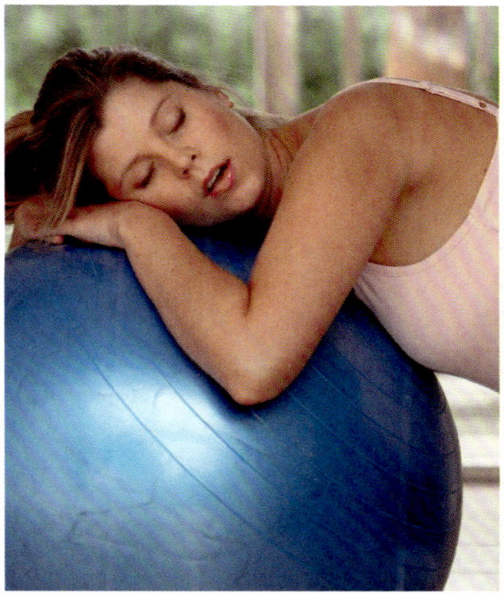

分娩与新生儿

尽管每个人的分娩经历都不尽相同，但我们提供的有关分娩方面的信息都能帮你做好充分的计划和准备，迎接那个重要日子的到来。我们会指导你安然度过分娩的各个阶段，还会帮你选择适合你的分娩方式。从出现分娩的迹象直到宝宝降生，我们会带你一步一步地完成分娩的整个过程。

在这一部分，你将了解自然的和药物的镇痛方法以及分娩时应采取的体位。你还将知道有关助产、臀位分娩、剖宫产的各种情况，以及过期妊娠会怎样。分娩突然发生的情况很罕见，但如果你真的遭遇了，我们也会告诉你如何在家中处理这一紧急情况。

宝宝出生后的头几周既能让你感觉美妙无比，也会让你体会到挑战和疲惫的滋味。本部分会就如何照顾新生宝宝给出很多实用的建议，包括怎样给宝宝喂奶和洗澡、怎样抱孩子以及怎样换尿布。我们还会帮助你适应“父母”这个新角色，教你如何对抗疲劳，帮你了解在令人疲倦的头几周里，你的情绪是如何变化的。

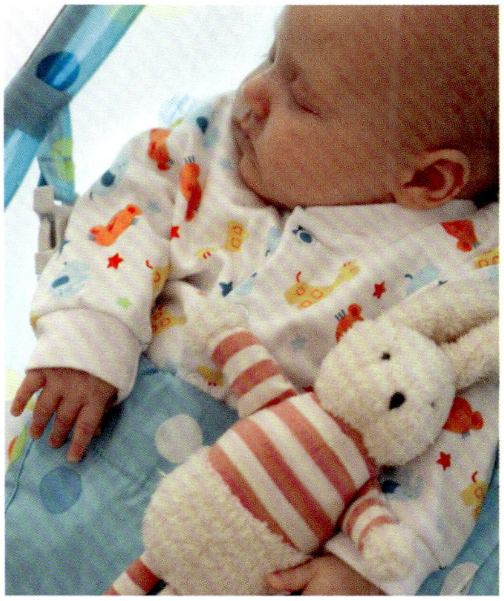

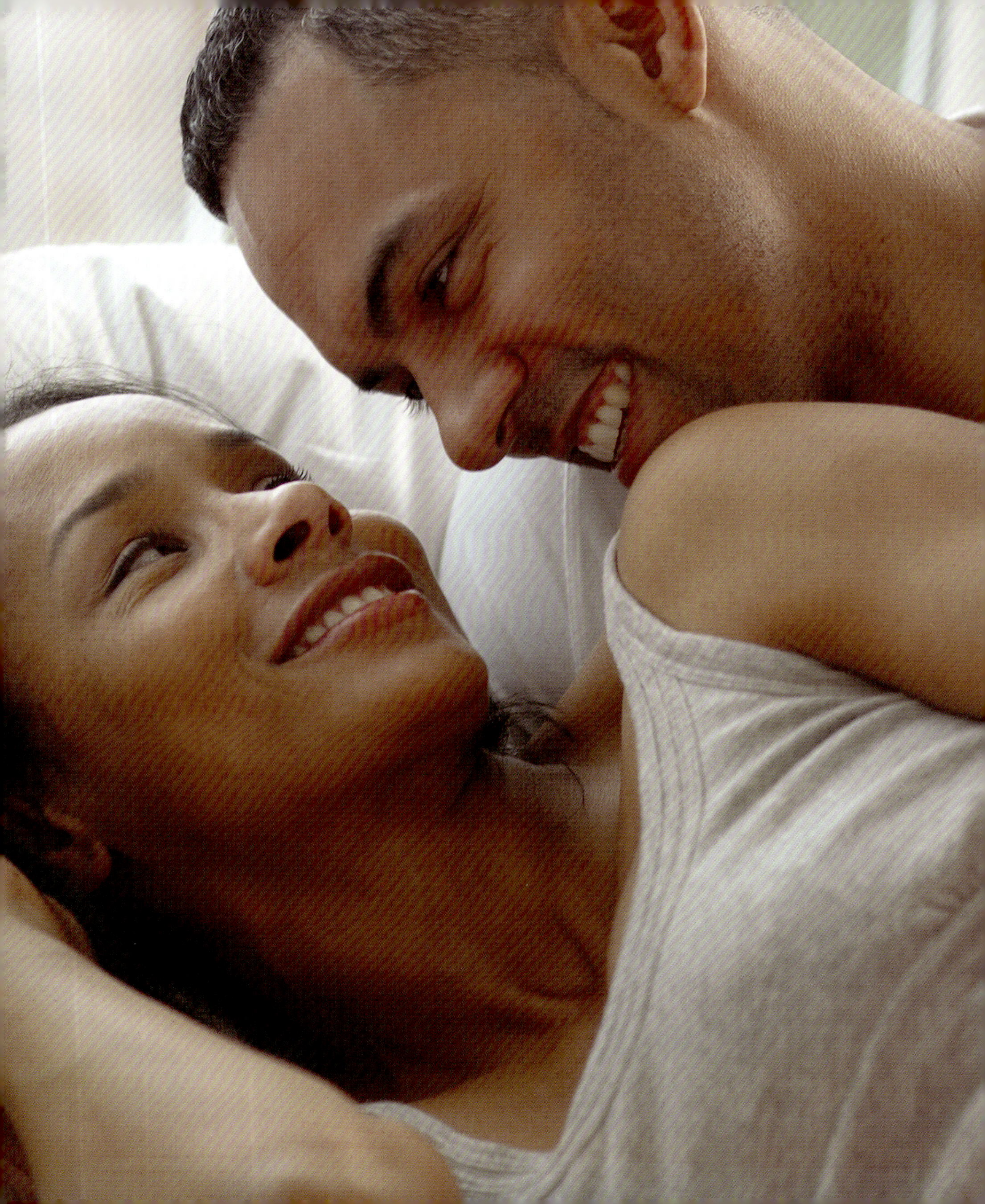

准备怀孕

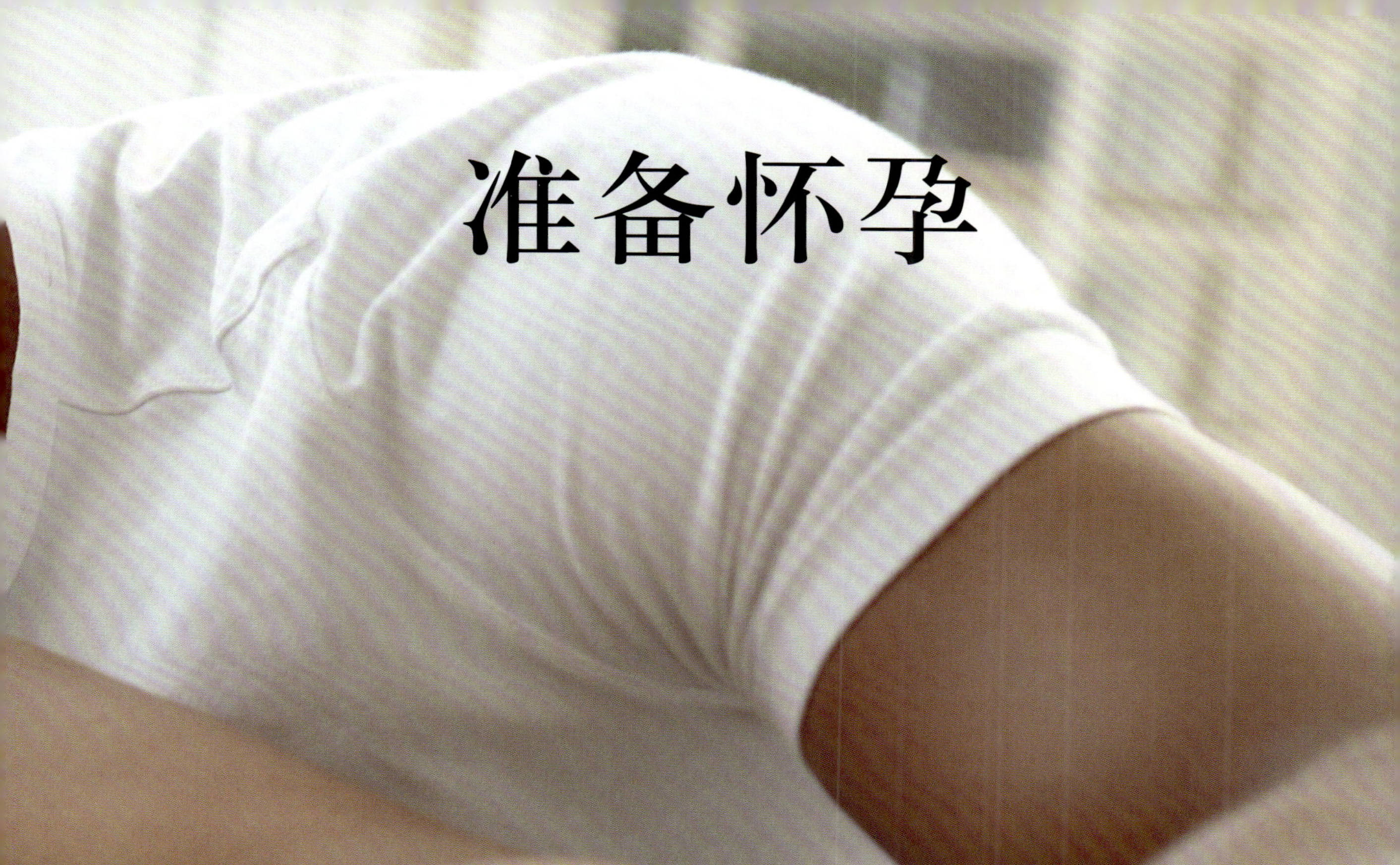

本章要点提示

要孩子恐怕是人一生中所作的最重要的决定之一了，它意味着你决心付出一生的爱与关怀，当然还有金钱了，从宝宝出生直到将他养育成人。

在这一章中，我们将告诉你应如何做好孕前准备。不管你是不是第一次怀孕，你都能在我们的帮助下愉快地度过整个孕期并生下一个健康的宝宝。我们还将告诉你，怎样将身体调整到最佳状态，比如该吃些什么，怎样戒掉吸烟和酗酒之类的不良习惯以及如何对待现有的疾病等。

准爸爸也要注意——你的健康状况和生活方式会影响你的生育能力。我们将帮助你把自己调整到最佳状态，并做好当爸爸的准备。

那么，接下来会怎样？你的身体里会发生各种各样奇妙的生理变化，从排卵到受孕，我们都会涉及，帮助你更好地了解自己的生育能力。

Johnson's baby
强生®婴儿护理研究中心

准备怀孕前

养育孩子需要你作出一生的承诺：爱他、照顾他、养育他，你还要给他一个家，让他接受教育，并且关注他。因此，在决定要孩子之前，你和你的爱人要三思而行，这一点非常重要，因为这个决定将会改变你们的一生。

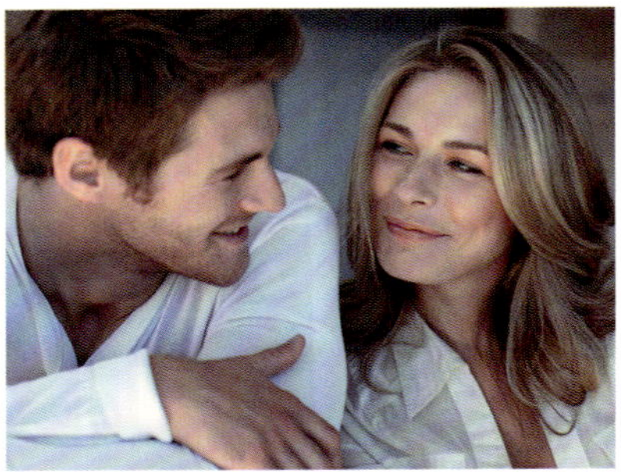

要孩子会对你生活的诸多方面产生重大影响，你和你的爱人应该认真讨论这个问题。

爸爸妈妈说……

“我觉得与我们的母亲相比，现在当妈妈要容易多了。育儿信息非常丰富，有什么不懂不会的，很容易就能找出解决方案。

丽，两个孩子的母亲

“现在的妈妈们压力太大了。新闻里连篇累牍地教导我们该给宝宝吃些什么、要花多少时间和家人在一起宝宝才能健康成长……口气一个比一个吓人。我奶奶肯定没有经历过这些。”

多娜，33岁，初为人母

深思熟虑

要孩子对你生活的影响可不是微不足道的，你的世界的重心将会被彻底地改变。想想看，你会有什么样的感受，你一般怎样处理生活中的各种变化，你怎样才能做好充分的准备。

需要考虑的几个关键问题：

- 你们俩真的打算为人父母了吗？
- 该如何权衡工作和家庭之间的关系，你们仔细想过了吗？
- 你们也许会迎来一对双胞胎或者多胞胎，你们做好这个准备了吗？
- 周末不能再睡懒觉了，而且你可能还需要请家里的长辈或保姆来跟你们共同生活一段日子，你们有这个准备吗？
- 假如你和你的爱人对育儿方式有不同的看法，你们有没有讨论过这将会对宝宝有什么影响？
- 你们有没有考虑过，为人父母对你们以及你们的人际关系会带来什么变化？

早作准备

以最佳的状态怀孕指的是在怀孕之前把你的生活安排好。如有可能，最好提前几个月就开始为怀孕做准备，这样，改变饮食和生活方式（见第16～17页）才会有效果。如果你患有癫痫、哮喘或糖尿病等疾病（见第22～23页），那么在怀孕之前，你恐怕就得调整一下治疗方法了。准备怀孕前，最好能去医院做一下孕前检查，确保你的身体处于最佳的受孕时机。

停止避孕

对于有些人来说，停止避孕很简单，只要把安全套或子宫帽一丢，不再使用就行了。如果你是吃避孕药避孕的，一般建议等你有一个正常的月经周期后再尝试受孕。如果你是注射避孕，那么可能要过上一段时间药力才会消失（针剂的生产商不同，药力消失的时间也不尽相同，大约需要12周左右）。

如果你使用的是宫内节育器（也称上环），那么把它取出后你的生育能力立刻就能恢复；但假如你使用的是宫内节育系统（也称曼月乐环），那么由于受系统内激素的影响，你的生育能力要过一个月左右才能恢复。

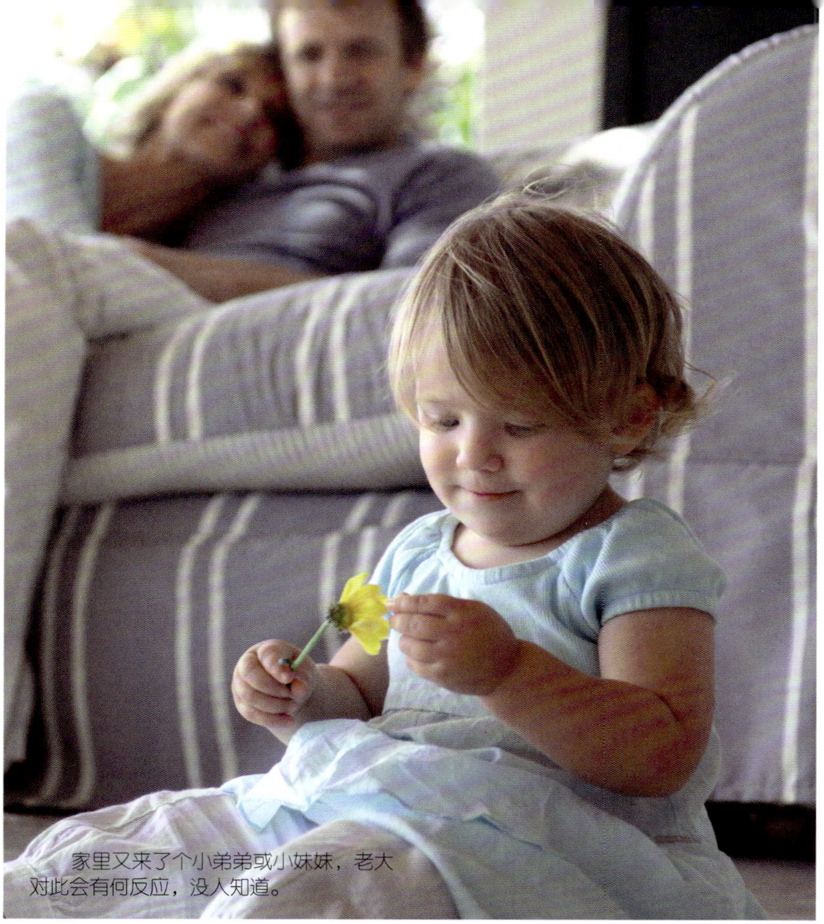

家里又来了个小弟弟或小妹妹，老大对此会有何反应，没人知道。

再要一个宝宝

如果你符合再要一个宝宝的条件，你可能会考虑。什么时候再要个孩子最合适，其实这个问题没有标准答案。大部分医生建议，生完上一个宝宝后应至少过6个月再怀孕。有调查显示，要想生一个健康的宝宝，最好分娩后18～23个月再怀孕。

除此之外，还有一些情况也是需要考虑在内的。有时候，夫妻双方中有一方已经准备好了，而另一方却还没有。这是个棘手的事情，首先，你们要开诚布公地说说你们之间的分歧。你们可能无法解决所有的问题，但至少通过交流你们能对与此相关的事情有个更好的了解。分析一下你现在的家庭情况，你是不是把大孩子照顾得井井有条？他晚上能自己睡到天亮吗？你可能已经重返工作岗位了，而且你很喜欢这份工作。钱虽然不是一切，但是假如你正考虑再要个孩子，那么再次怀孕之前，你每月可能就得多挣一些了。

闲来没事的时候，你可以好好想想再要个孩子后你会得到些什么，又将失去些什么。做这样的决定时最适合“跟着感觉走”，所以，就按你的想法去做吧。如果你和你的爱人都愿意再要个宝宝，那么现在就是最合适的时机了。

爸爸手记……

我要当爸爸了

“一个星期前我得知自己要当父亲了，或者说当爸爸、爹、老爹、老爸。我太激动了，走到哪都乐得合不拢嘴。我——好吧，应该是我们，创造了一个孩子！不过出于多种原因，我也有些害怕。

但我最大的感受还是畏惧。我将负责教给孩子各种生活技能，指导他，告诉他什么是对、什么是错。对于该玩电脑游戏还是进行户外运动我应持什么态度？我该让他玩枪和玩炮吗？

‘用得着现在就为这件事操心吗？’我妻子问我，当时我正在计算从幼儿园到大学需要多少钱。是的，用得着。问题是我帮不上忙，只能憧憬未来，而这个未来已经近在眼前了。

‘你会成为一个了不起的爸爸的！’妻子给我吃了定心丸。可是对于当爸爸我都知道些什么呢？我仅有的经验来自小时候照顾我的妹妹，当然还来自我的父亲。我认为他是个好爸爸，现在轮到我来实践并应用这些经验了，轮到我当爸爸了。”

爸爸妈妈问……

什么时候给家里再添一个宝宝比较好？

这并没有一个完全“正确的”时间。如果你们担心自己的生育能力不够，或者以前曾花了很长时间才怀上孩子，抑或你俩已经超过35岁了，你们可能会打算马上行动。假如你们俩才20多岁，大孩子刚刚一两岁，那么多等一段时间再怀孕比较明智。不论孩子们的年龄相差多少岁，都会有好的方面和不好的方面，而且每个人的性格各不相同，适合这一家的不一定也适合另一家。

你的身体和生活方式

你已经决定要给家里添个小宝宝了，可是你准备好了吗？或许你觉得自己的体重有点超标，又或许你觉得该检查一下自己的饮食结构。不管怎样，有一件事是肯定的：调整你的生活方式，能让你以最佳的状态迎接宝宝的到来。

有条不紊的妈妈

如果你打算按照本书的指导去做，那么在怀孕前，你可能应该去医院做个检查。

“我总是想把每件事都安排妥当，都快把我爱人和其他家人折腾疯了，他们说我太较真。嗯，我可能真的是吧。但是我觉得在怀孕之前这么做很值，因为这能提高我拥有一个健康孕期的概率。

首先，我最近做了一个子宫颈涂片检查和尿检。我以前得过尿路感染，所以现在当然不想再得了。我验血时查出来患有贫血症，当时医生还给我测了血压。我新接种了疫苗，所以这方面什么问题也没有，但是医生还是建议我去做个性传播疾病的检查，还要查查病毒感染，如危险的弓形体病。

我现在没有服用任何药物，如果有的话，我一定会请医生看看，怀孕期间服药是否安全，然后再决定是否要服药。最后我要说的重要一点是，我已经开始服用叶酸了。”

你的身体状况

与以往相比，现在更要保证营养均衡。把所有的时尚饮食都抛到一边吧，尝试着去吃真正的食物，这也就是说，要保证每天至少吃3顿饭，且食物中有一半是蔬菜和水果，这才是均衡的饮食。

要想怀上一个健康的宝宝，有3种营养成分是最为重要、必不可少的：钙、铁和叶酸。因此，饮食中一定要有足够的牛奶、柑橘类的水果和果汁、绿叶菜、坚果、全谷类食品、强化面包和谷类食物。

你也许还打算减少咖啡因的摄取量。尽管目前的研究对咖啡因摄入量与受孕率低之间的联系还没有定论，但一般来说，即使要喝，也还是少量为好。而相反，对于准爸爸们来说，倒是应该多喝一点儿含咖啡因的饮料，因为咖啡因能增强精子的活力，提高男性的生育能力。

孕期维生素补充剂

虽然孕期维生素补充剂不能代替健康均衡的饮食，但它可以保证几种重要的维生素和矿物质的摄取量。首先就是叶酸，这是一种B族维生素，有助于防止胎儿发生神经管缺陷。做孕前检查时，向医生咨询一下你需要补充哪种维生素。

关注你的体重

体重不足或超标不但会影响你的生育能力，还会给你的孕期带来巨大的风险。如果你想提高自己受孕的概率并且平安地度过孕期，那么现在就该把自己的体重调整到一个健康的水平。

如果你超重或者说肥胖，注意减肥一定要慢慢来。疯狂节食会耗尽你身体里的营养储备。怀孕期间节食也不好，因为这样会影响胎儿对重要营养成分的吸收。最好的做法是把均衡饮食与有计划的锻炼结合起来，每周减去不超过1千克的体重比较安全。

如果你体重不足，那就得长点肉了。体重太轻的话，流产的风险就比较高。虽然消瘦的妈妈也能生下健康的宝宝，但有研究表明，体重不足的妈妈生出低体重儿的比率更高。狂吃巧克力并不能让你获取身体所需的重要维生素和矿物质，因此还是应该通过健康、均衡的饮食摄取更多的热量。

养成健康的生活方式

如果你已经开始为怀孕做准备了，那么首先制订一个均衡的健身计划吧。健身能使你精力充沛，增强你的力量和柔韧性，日后你在托举或怀抱宝宝的时候、追赶小家伙的时候以及日复一日地照顾宝宝的时候都用得着。此外，在怀孕前至少要锻炼3个月，这样你就更容易在怀孕期间保持一种积极的生活方式，当然也有助于你以后顺利地分娩。诸如跑步、慢跑、散步、游泳、骑自行车以及有氧运动等都非常不错，都是适合为怀孕做准备的运动。

戒除烟酒和毒品

毫无疑问，怀孕期间吸烟、酗酒和吸毒都会伤害你的宝宝。一项又一项的研究表明，这3种不良习惯都会导致流产、低体重儿以及早产。怀孕期间吸烟会增加宝宝罹患婴儿猝死综合征的风险，而过量饮酒则会严重影响宝宝的发育。如果你还沉湎于酒精，那么现在就该改改你的生活方式了。

消除来自环境的危险

很多工作都会对你和尚未出世的宝宝产生危害。如果你需要整天站着或者在天上飞来飞去，或者经常暴露在充满化学物质或者放射线的环境中，那么你在怀孕前就得设法改变一下这种状态了。跟你的老板或主管谈谈，看能不能找到什么方法来避免或消除这些来自工作环境的危害。

合理安排家庭收支

你可能从未感觉自己真的有足够的钱来抚养孩子，但这并不是说你在怀孕之前就不该存一点儿钱，毕竟，养育孩子的花销很大，而且这项开销要一直持续18年甚至更久！还有一些财务方面的问题可能需要你考虑，包括参加人寿保险和其他投资等。

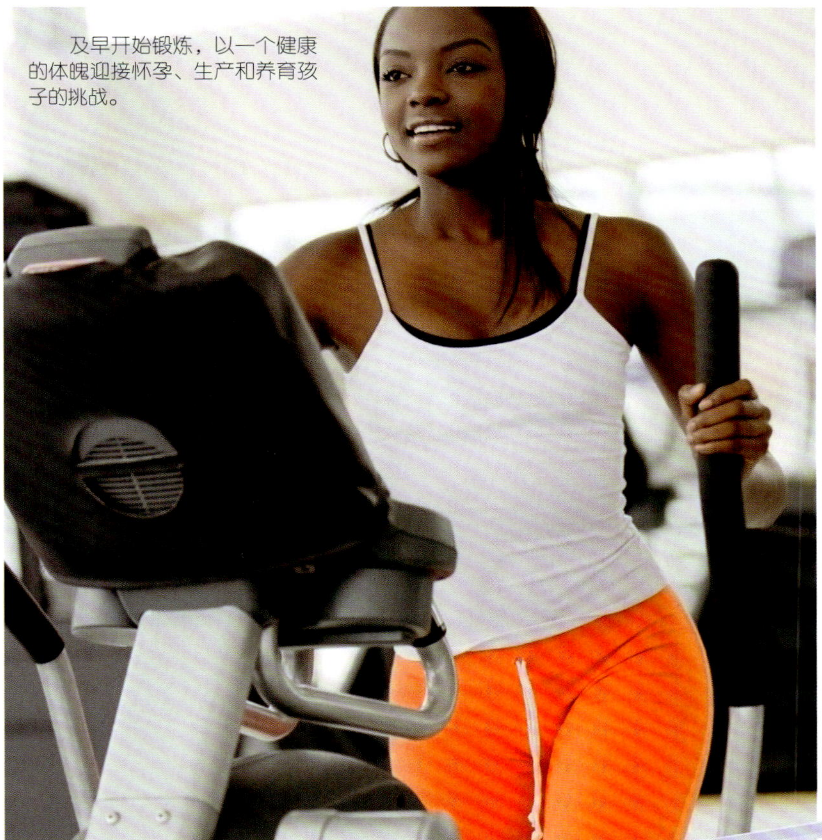

及早开始锻炼，以一个健康的体魄迎接怀孕、生产和养育孩子的挑战。

孕前生活方式准备清单

遵循以下几点建议，为你的孕期开个好头：

- 改善饮食。
- 将体重调整到一个健康的水平。
- 制订一个健身计划（并且要按照它去做）。
- 如果你酗酒、吸烟或吸毒，那么尽早戒掉。
- 开始服用叶酸。
- 合理安排家庭收支。
- 开始服用孕期多种维生素补充剂。
- 消除来自环境的危险。
- 确定你真的想当妈妈。

准爸爸的注意事项

你就要当爸爸了，注意自己的健康状况十分重要，因为有很多与生活方式有关的因素能够影响你的生育能力。好的一面是，一旦你开始了解了这些会对你的生育能力造成潜在威胁的因素，规避它们就是轻而易举的事了。

你的健康状况和生活方式

在准备怀孕期间，准爸爸应力求将自己的体重指数(即用体重千克数除以身高米数的平方得出的数字，是目前国际上常用的衡量人体胖瘦程度以及是否健康的标准）保持在20～25这样一个健康的区间内，高于或低于这个区间都会造成精子量减少。要食用富含锌（强化麦片和红肉是锌的最佳来源）、叶酸（大量存在于绿叶蔬菜中）及维生素C（柑橘类水果中含有大量的维生素C），因为这些物质有助于你的身体产生健康的精子。

如果你喜欢喝咖啡，那就继续喝吧。有研究表明，咖啡因能提高精子的活性。但是要少喝酒精饮料。偶尔饮用也许是安全的，但专家们认为，过量饮酒会降低精子的质量。

生活方式与生育能力

除了食物以外，还有其他一些关乎生活方式的因素会影响你的生育能力：

- **压力** 压力有时候会影响男性的精子数量，因此，放松精神也许能提高你的生育能力。
- **药物** 无论是处方药还是非处方药，有些药物（如抗组胺剂西咪替叮）会影响精子的质量。如果你有任何不确定，一定要去咨询医生。
- **癌症治疗和X光** 化疗能造成生育能力的永久性降低，但是X光是否对精子有影响，至今仍尚无定论。
- **吸烟** 吸烟会影响精子的质量和数量（又一个戒烟的理由）。如果你自己无法戒烟，不妨去医院听听医生的建议。

爸爸手记……

从头开始：当个健康的爸爸倒计时

“自从我们打算要孩子开始，我妻子月敏就给我重新制订了食谱。我觉得我的身体够好了，不过很显然，你吃进去的东西会影响到那些在你身体里游来游去的小家伙们。因此，要拒绝外卖的食品和快餐零食什么的，而改吃绿色蔬菜和全谷类食品。月敏甚至逼迫我吃烤土豆的皮——超级恐怖！好事情是，红色瘦肉也属于健康食品，因此我起码每周可以吃一顿像样的红烧牛肉。我也不必少喝咖啡。但不好的事情是，我不能再喝那么多酒了——显然，酒精会降低精子的质量。我的同事们肯定会笑话我了！不过每周喝上那么两杯倒是无伤大雅，就像别人说的那样，凡事都要适可而止。我敢说，过上几个月清清爽爽的生活就会奏效。”

爸爸健康，精子才会健康，所以准爸爸们都应该注意自己的生活方式。

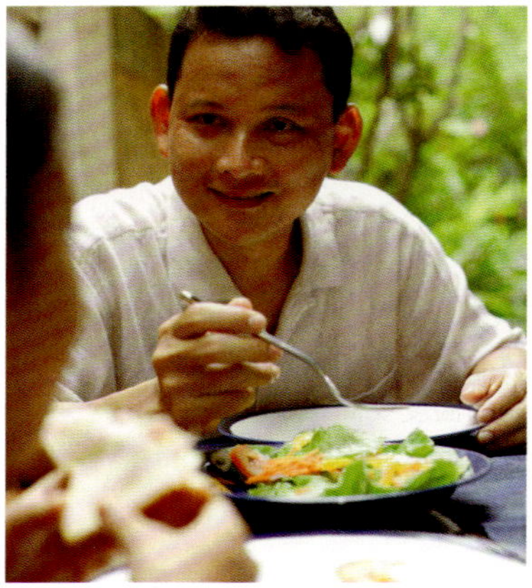

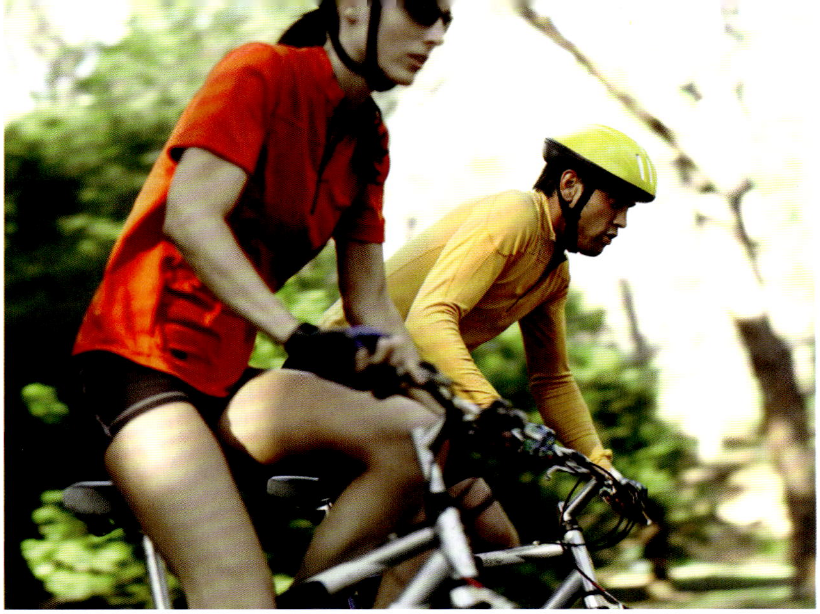

骑车可以预防阳痿，但要把骑车的时间控制在每周3个小时以内，还要给你的自行车配备一个宽大厚实的车座。

精子的安全

有一件事科学家们都知道，睾丸的温度较低时才能产生质量最佳的精子。精子最喜欢的温度范围是34.5℃～36℃，比正常的体温低两度。在炎热的环境中工作或久坐不起都能造成精子的数量和质量失常。把笔记本电脑放在膝盖上或长时间开车也都会使睾丸的温度过高，而与洗热水澡和按摩浴比起来，加热的水床和电热毯就更是不得了了。

一项研究表明，无论是对男人还是他们的精子来说，穿着宽松的平脚内裤都比穿紧身内裤要好。而另一项研究表明，穿紧身内裤的男子与穿宽松的平脚内裤的男子相比，其阴囊的温度没什么区别，不过这个温度都要比不穿内裤时阴囊的温度要高。然而，你也不必立即照此办理——在进行更多的研究之前，这还不能成为你不穿内裤的理由。

骑车的原则

骑车过多的副作用之一就是会造成阳痿。美国南加州大学医学院的一项研究表明，每周骑车少于3个小时能预防阳痿，而每周骑车3个小时或以上则会大大增加患上阳痿的风险。

话虽这么说，积极的生活方式对健康还是有很多好处，比如可以预防心脏病。此外，不运动也能造成阳痿。为了防止骑车对身体造成伤害，在长距离骑行时，隔一段时间就应停下来休息一会儿。另外，给你的自行车配备一个宽大厚实的车座，这样的车座能分散身体对臀部的压力。骑完车后，如果感到麻木、疼痛或勃起有问题，应赶紧去看医生。

爸爸妈妈说……

“我的工作需要久坐不动。刚开始的几个月我们虽然很努力，但我妻子一直没能怀上孩子。后来我在上班时会有意识地不时地休息一会儿，每天还散步两次——就是为了让我那下面不要‘过热’！”

大刚，27岁

“我是个园丁，经常要和大量的杀虫剂打交道。后来我妻子看到一篇报道说，经常接触杀虫剂会给未出世的宝宝造成先天的问题，因此我每次喷完杀虫剂后都要把手彻底地洗干净。我知道杀虫剂对宝宝的影响微乎其微，但我不想冒这个险。”

罗伯，24岁

“我在工厂工作，我担心我每天都要接触的某些产品会影响我的生育能力和宝宝的健康。我请求老板把我调到办公室去干几个月，很幸运，他同意了。现在我们已经有了一个健康的女儿。”

王正，31岁

“我承包了一个果园，差不多每天都要接触大量的杀虫剂。我一直都小心翼翼地遵循杀虫剂的使用说明——穿上防护服装，干完活之后马上冲个澡。现在，我们的第一个孩子就要降生了，我真恨不得快些见到他。”

小李，27岁

这是你们两个人的事

要孩子是你平生所做的最大的决定之一。一个新生命将给你和你爱人的生活带来巨大的改变，这个改变也包括你们俩之间的关系，这也就是为什么必须由你们俩一起来作这个决定。

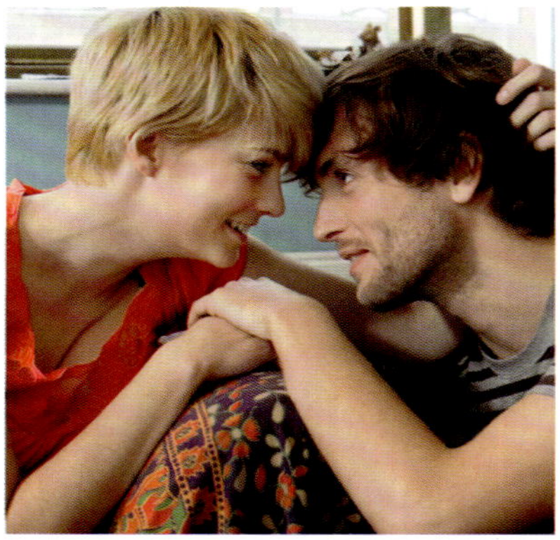

当你们的二人世界即将变成三口之家的时候，你们俩应该讨论一下该如何应对这个变化，这很重要。

上班族妈妈

如果你打算生完宝宝之后重新开始工作，那么现在就开始考虑日后该如何带孩子的事一点儿也不早。

“我就知道我们的生活得发生一些变化了。我和我的爱人都不能待在家里带孩子，所以我们得仔细考虑找一个可靠的人来帮我们带孩子，这也就是说，要找一个我们俩都信得过的保姆。我们要把孩子托付给一个我们完全信赖的人，为此我们付出了大量的努力。我们得到了什么样的回报呢？回报就是我们俩都能心无旁骛地工作了。”

你们俩都准备好了吗

不管是谁，要孩子都是夫妻关系中的一个重大里程碑。每当想象自己为人父母的情景时，你们可能都会感到激动万分，但有时也会恐惧。不过你们应该记住，你们不仅是家长，也是夫妻。怀孕和生孩子能将你们俩拉得更近，当然了，也会给你们俩的关系造成压力，因为你们的二人世界将变成三口之家了。

因此，在决定要孩子之前，你们两个都应该好好考虑一下今后将会面临的问题。如果你们运气好，这些问题一个也碰不到。但是在你们当上父母之前深入地讨论一下这些问题，那么当你们真的遇到它们时就会有备无患、胸有成竹了。

高潮和低谷

检查证明你怀孕了之后，最初的狂喜很快就会降温，因为妊娠前3个月会很难过。你可能会感到前所未有的疲惫，你身体内产生的激素会让你的情绪起伏不定，你还会遭受孕吐的折磨，这种呕吐说来就来，不管是白天还是晚上。如果你觉得自己受不了怀孕初期的痛苦，要知道你丈夫这个时候也不那么容易。他可能很想知道他深爱的妻子到底怎么了，他也可能会觉得自己无能为力。而如果你们俩都知道你为什么会这样，你们就能一起应对这些症状了。因此，你们现在就应该仔细研读早孕反应方面的资料，讨论一下怎样才能缓解这些症状。

怀孕也将会对你们俩的性生活产生巨大的影响，但很难预料究竟会是什么样的影响。对于有些夫妻来说，怀孕会增加他们的性欲，做爱也变得更有意义，更为奔放。而有些夫妇则发现，怀孕使他们的性欲减退甚至消失。不幸的是，你们俩的感觉并不总是同步，因此，一方可能会觉得欲望比以往更加强烈，而另一方觉得拥抱一下就足够了。

经常聊天

聊有关性的话题会很困难，但现在就谈谈这些可能会出现的问题要比问题真的来了再处理要好得多。在怀孕期间和宝宝出生以后，你可能需要找到表达爱意的其他方式，如果你在怀孕期间没有做爱的精力或欲望，那么，在宝宝出生后的若干个星期里，饱受睡眠不足困扰的你也不大可能会有这个精力或欲望。

你们有没有考虑过，有了孩子以后，其中一方辞掉工作专门带孩子？如果你们真的打算这么做，那么待在家里的一方会不会觉得心有不甘呢？如果很怀念工作带给人的那种精神鼓舞，那么在家里的一方的脾气就很容易变得乖戾。与此同时，另一方也会怨气满腹，因为他/她要出去工作，而配偶则跟孩子一起待在家里。不过，这并不是说你们俩都出去工作，家庭就和睦了。找个合适的人来带孩子也不那么容易，花销也大，而且即便已经计划得很周全了，也有可能出乱子。如果中途出现了一些意外，比如你们的宝宝或者保姆生病了，那么你们俩谁会请一天假来处理这个事情？诸如此类棘手的问题都会影响你们俩之间的关系，在这种情况下，制订计划可就难了——毕竟，宝宝出生以后，你的感觉较之从前会大不相同。仔细审视一下你们的选择，看看其好的一面和坏的一面，这样你们俩就能以一种积极的心态来作决定了。

要孩子：花销问题

一个新生儿会带来很多东西：爱、快乐、家的感觉，还有一大笔开支。如果你打算在宝宝出生后经济上井井有条，那么现在就应该开始考虑你家的财政问题了。

“预算”这个词可能会吓着你，但是做好预算能让你没有经济上的后顾之忧，因此决不能忽视。首先，查看一下你家的支出情况，把各项支出分门别类地列出来，然后看看哪些开销可以省去，同时又不至于太影响你们的生活质量。

坚持不懈

若要落实预算，你们每个星期或每个月都要抽个时间坐下来，用纸笔或电脑做预算，还要记录每笔钱都花在了什么地方。你们在这件事上花费的时间越多，就越清楚你家的财务状况。在宝宝出生之前要尽量省钱。建议准备出足够维持三个月生活的应急资金。假如你们还没有准备出这笔钱，那么现在就该开始着手去做了。

别忘了告诉你们的朋友和家人，你们正在缩减开支，这样一来，你们就能更加坚定节省生活费的决心，甚至还有可能带动他们也这么做！

爸爸妈妈说……

“刚怀上孩子那阵子可把我给愁坏了，因为我买不起所有的婴儿用品。如今一年过去了，我要说的是——别去理那些婴儿用品广告，要知道！并非所有的东西都会马上用到。这样你就能省下不少钱。”

莉莉妈妈，春梅，26岁

“提前存钱可以减轻经济负担——每周买一次婴儿沐浴液和几包纸尿裤确实可以分散负担。我还会留意特价商品，大多数地方都有‘买一赠一’的优惠活动。”

馨，27岁，宝宝妞妞一个月大

“上班族妈妈的产假、产假期间的工资、生育保险等都是受国家保护的，任何人都没有权利剥夺你的权利。这些也能把你的经济负担减轻一部分。”

贝思，32岁，第二次怀孕

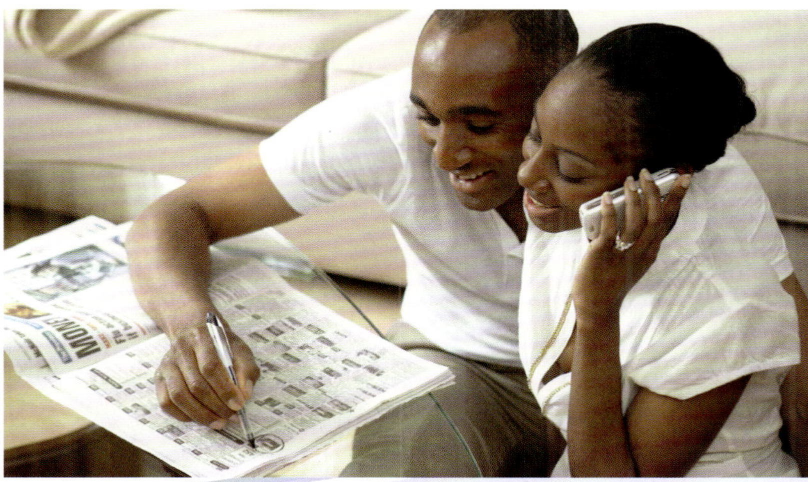

财务预算中也包括货比三家，不要再冲动购物了。

孕前疾病

如果你正准备要孩子，而此时你正患有某种疾病，也不必过分担心。现在大部分疾病都能得到有效的控制，因此你能够平安地度过孕期，生个健康的宝宝。关键是一定要尽早去看医生，了解你该如何应付。

我能平安地度过孕期吗

如果你患有某种疾病，那么制订怀孕计划就有点复杂了。假如你正在接受药物治疗，就得改变一下用药的剂量，或者在准备怀孕前改用别的药。一旦怀孕，要密切关注自己的身体。不过也不必太过担忧：医生从一开始就会特别关注你的。

甲状腺功能减退

如果你的甲状腺水平低，你可能就无法正常排卵，如此一来就很难怀上孩子了。适当地服用甲状腺素可以补充你体内缺乏的激素，你就能够正常排卵，恢复生育能力。

在准备怀孕之前应去医生那里检查一下你的甲状腺水平，这非常重要。如果你的甲状腺水平低，医生可能就会建议你先适当补充甲状腺素，然后再尝试怀孕。

只要你处理得当，甲状腺功能减退就不会对怀孕造成太大的影响。每4～6周验一次血，这样就能知道自己的甲状腺水平是否正常了。

哮喘

大多数治疗哮喘的药（包括沙丁胺醇和倍氯米松）都是安全的，可以在怀孕期间使用，很多女性都在怀孕期间继续服用。不过，如果你正准备要孩子，最好请医生或哮喘病专家来检查一下你正在采取的治疗方法，因为你使用的药物或药物用量有可能需要调整调整。如果你也像其他许多女性朋友一样，在怀孕期间哮喘病有所好转，那么你可以减少药物的用量，不过一定要在医生的监

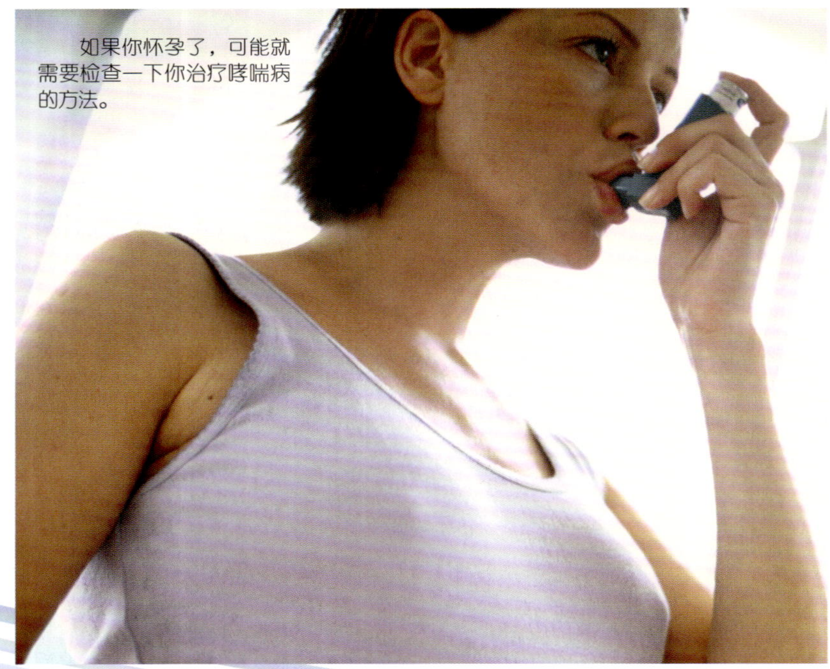

如果你怀孕了，可能就需要检查一下你治疗哮喘病的方法。

有研究表明，33%患有哮喘病的女性在怀孕期间病症有所好转，而还有33%的准妈妈的哮喘病会加重。

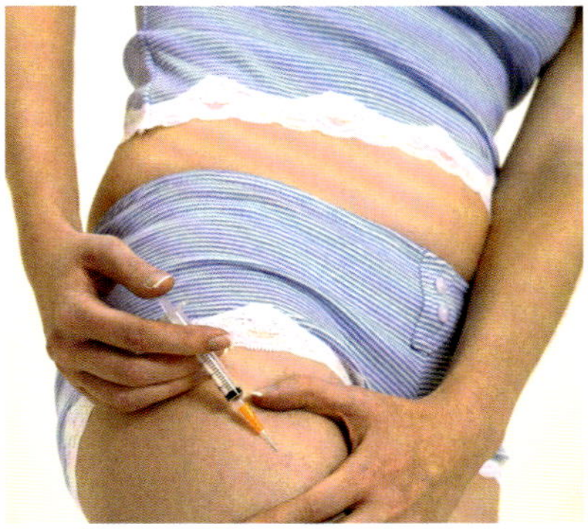

糖尿病在怀孕期间是能控制的，不过医生可能会建议你停止服用口服药，而改用注射胰岛素来治疗糖尿病。

督下进行。

糖尿病

不管你患有I型糖尿病还是Ⅱ型糖尿病，流产或宝宝发生先天性畸形的风险都比较高。在准备怀孕之前去看看医生或糖尿病专家能降低这些风险。

医生可能会建议你改变一下治疗糖尿病的方法，比如，不再口服治疗糖尿病的药物而改为注射胰岛素。母亲患有糖尿病的宝宝，患有先天性缺陷的概率要高于平均水平，因此，这样的母亲在怀孕期间服用叶酸就尤为重要了。医生可能会建议你服用约10倍于通常剂量（400微克）的叶酸，即4000微克。饮食也很重要，吃健康食品并经常严格地控制葡萄糖的水平，将最大限度地增加你怀上一个健康宝宝的机会。

癫痫

如果你患有癫痫而又在考虑要个孩子，那么你首先应该去看癫痫病专家或产科医生。癫痫和治疗癫痫的药物会给怀孕带来风险，但还是有办法将这些风险降到最低。医生可能会建议你在怀孕之前改变一下用药，将抗癫痫药的用量尽可能减至最少。医生还可能会建议你增加叶酸的服用量（即多于一般用量），因为抗癫痫药会影响宝宝对叶酸的吸收。大部分服用抗癫痫药的妈妈都生下了正常而健康的宝宝。

肠易激综合征

如果你正在服用治疗肠易激综合征的药，那么最好在要孩子之前先去看看医生，这样就可以在怀孕之前调整你的治疗方案了。有些治疗肠易激综合征的药（如阿尔维林、甲苯凡林和洛哌丁胺）最好不要在怀孕期间服用，而有些（如阿米替林）则可以少量服用。

你可能希望采用薄荷油胶囊或茴香茶之类的自然疗法来治疗癫痫，但一定要先问问医生才行。

狼疮

红斑狼疮有3种类型：系统性红斑狼疮、盘状红斑狼疮以及药源性红斑狼疮。系统性红斑狼疮是最常见的一种，严重时，其症状（高烧、胸口痛和肾脏疾病）以及某些治疗手段都会严重影响怀孕。患有轻微狼疮且症状并不复杂的女性，在怀孕时一般都不会出现什么问题。如果你怀孕了并患有狼疮，一定要找这方面的专家进行诊治。

偏头痛

如果你正在服用治疗偏头痛或防呕吐的药，医生会在你准备怀孕之前帮你调整治疗方法。如果你使用针剂治疗偏头痛，就得停止用药，因为尚无充足的证据证明，怀孕期间使用这些药物是否安全。你还应在医生的监控下停用预防类的药物。可以服用扑热息痛止痛；而假如扑热息痛不管用，那么服用布洛芬也行，但是怀孕30周以后就不能再服用了。

爸爸妈妈说……

“在准备要孩子之前，我改换了一下治疗癫痫病的药。怀第一个孩子时，我的病发作了好几次，但是第二次怀孕时一点儿事也没有了，所以我希望这一次也平安无事。没有了治疗癫痫病的药物带来的额外压力，在怀孕的时候出现这种情况真让人头痛。”

弗兰，37岁，两个孩子的妈妈

“我患有糖尿病，怀孕时我做了几次发育扫描和心脏扫描，因为糖尿病人的孩子患有心脏缺陷的概率较高。我的宝宝出生后就被送进了特别护理病房，因为低血糖。他受到了密切的监控，一直到他的血糖达到正常水平为止。除此之外，他是个正常的宝宝，身体健康。”

洁，30岁，1个孩子的妈妈

“我一度担心我的哮喘病会影响我怀孕，但幸运的是，我服用的药物非常安全。怀孕的日子一天天过去，我发现我的哮喘病日渐好转，所以我就能减少用药量了。”

朱莉娅，26岁，孩子蒂亚4个月大

年龄与生育能力

较之过去，越来越多的人选择了晚育。造成这种现象的原因有很多，其中包括迫于经济压力而必须拼命工作以及更为高超的避孕手段。不过要孩子也不能太迟，因为女性的生育能力在35岁以后会急剧下降。

年龄带来的变化

如今，很多人要孩子都比较晚——在你认识的人中，恐怕至少有一个是30来岁才当上妈妈的。但是晚育会有不少问题。女性生育能力的下降速度比男性要快得多。从下面的图表不难看出，女性的生育能力在20～24岁的时候达到峰值，之后随着年龄的增长，怀孕的可能性迅速下降。

英国的人类受孕与胚胎学管理局的研究表明，女性在35岁时的生育能力是25岁时的一半，而40岁时的生育能力仅为35岁时的一半。这也就是说，如果你在40岁左右才打算要孩子，那么你就要花费很长的时间才能怀上孩子，而且还可能会遇到种种问题。即使连续3年进行无保护的有规律的性生活，但最终仍会有6%的35岁的女性和23%的38岁的女性无法怀孕。

“女性35岁时的生育能力是25岁时的一半。”

年龄对女性生育能力的影响

如本图表所示，女性在34岁时，不孕的概率急速上升。而39岁以后，上升的速度更快，且一直会持续到50多岁。与之形成对照的是，男性在60岁以后仍具有生育能力。

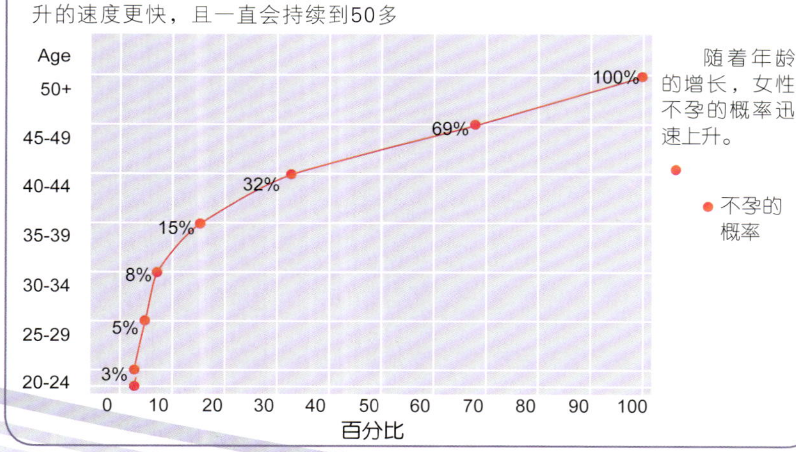

随年龄而变化的生育因素包括：

- **卵子减少** 随着年龄的增长，有生育能力的卵子会越来越少。
- **月经周期** 随着更年期的逐渐来临，女性的月经周期也变得不规律了。
- **子宫内膜** 子宫内膜会变得更薄，受精卵难以着床。
- **黏液** 阴道分泌物会变得愈加黏稠，精子难以通过。
- **疾病影响生殖系统** 随着时光的流逝，有些疾病会损伤生殖器官，如子宫内膜异位症和衣原体感染等。
- **慢性病** 有些疾病会对生育能力产生不良影响。
- **体重问题** 超重或肥胖会让怀孕更加困难。

年龄对男性生育能力的影响

我们现在已经知道，男性体内的生物钟也在一点一点地剥夺他们的生育能力。一般认为，男性在24岁以后，其生育能力以每年3%的速度递减。

随着年龄的增长，男性的睾丸会萎缩、变软，精子的大小、外形和活动性（即移动的能力）也会“缩水”。如此一来，精子与卵子的结合变得更加困难。此外，有越来越多的证据表明，高龄父亲的子女患有基因异常及其他长期性的健康问题的风险也较高。

提高生育能力

有很多方法可以使你的生育能力保持在最佳状态。你可以从食用健康饮食开始。男性的腰围与其睾酮的水平成反比。腰围达到102厘米或以上的，其患上心脏疾病的风险也会增加，因为拥有如此腰围的男性，血液的流动速度会减慢，阴茎中血液的流动速度当然也是如此。

你恐怕还想了解一下自己的其他生活方式，看看还有哪些方面会影响你的生育能力，去医院做个孕前体检吧。造成男性不育的原因通常包括输精管阻塞和阴囊内静脉扩张（即精索静脉曲张）。不过也不必担忧：这两种情况都是可以治愈的。

最后，尽管男性的生育能力会随着岁月的流逝而逐渐减退，但大部分人到了60岁甚至60岁以后仍然具有生育能力，且各个器官的机能良好。

而相比之下，女性到了35岁时，其生育能力就直线下降了。

实际上，男性在70多岁甚至80多岁的时候仍能生育，但此时需要花上几年的时间才能让自己的爱人怀上孩子，而以前只需要几个月就可以了。

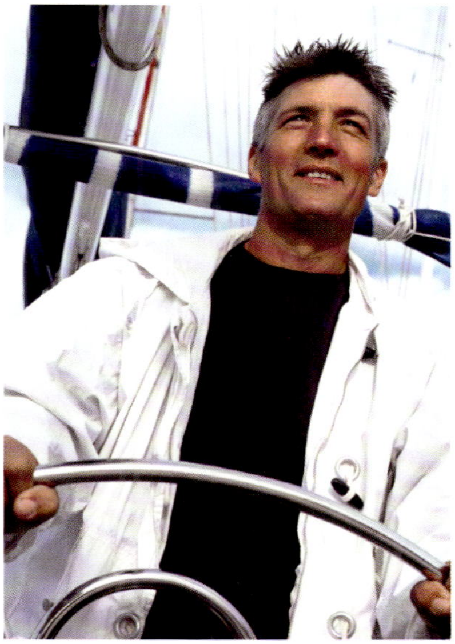

采取健康的生活方式，保持正常的体重，再去医院做做孕前体检，这样就能让你的生育能力达到最佳状态。

爸爸妈妈说……

“我觉得只要我愿意，我想什么时候生孩子就能生——我已经和前妻有了两个孩子，现在我想和我的现任老婆再生一个。她比我小15岁，我觉得我虽然快50岁了，但要让她怀孕还是一点儿问题也没有。我们已经努力了一年多，可是现在看起来，她仍旧没能怀上孩子的原因在于我，而不是她。”

老马，48岁

“经历了两次失败的婚姻之后，我又找到了真爱。她34岁，而我已经55岁了。我先前的婚姻留给了我几个孩子，但我想和她再生一个。我们努力了几个月她才怀上，医生说这是因为我年纪大了。也正因为此，我也体会到了要不上孩子的沮丧感——所以，看来仅仅遵从女性的生理规律是不够的。”

格雷姆，55岁

“我44岁，我妻子36岁，我们正准备要个孩子，可是我担心已经太晚了。我觉得她的年龄是个大问题，我的情况倒没那么严重。但我的年龄带给我的困扰是，让她怀孕可太难了，即便她只有25岁！”

尼克，44岁，正渴望首次当爸爸

“我妻子和我都是36岁，我们想要个孩子，为此，我们已经努力了一年。医生给我们做过了各种检查之后告诉我们，一直没能怀上孩子的原因是我们的年龄比较大了，这指的不仅是她，也包括我。”

张炳，36岁

生命的开端

我们都知道宝宝是怎么来的：男人遇见了女人，他们做爱，9个月后，宝宝就来到了这个世界上！但是当精子和卵子相遇后究竟发生了些什么，你知道吗？我们接下来将告诉你让你怀孕的那些奇妙的生理变化。

宝宝是怎么来的

通常在你每个月经周期的中期，你的一侧卵巢中会有1～3个卵子开始成熟，月月皆是如此。最为成熟的那个卵子被释放出来，并被吸入距离它最近的那根输卵管里，这个过程就叫做排卵。卵子被排出后能存活12～24个小时，因此它必须尽快与精子结合才能变成一个宝宝。

与此同时，男性的体内正在源源不断地制造出数以百万计的精子。产生一个精子细胞需要64～72天。精子的平均寿命只有几个星期，而且每次射精会释放出3亿个精子，因此男性的“精子工厂”非常忙碌。

寻找卵子的欲望

当你和你丈夫做爱时，你们俩的身体越来越兴奋，以期达到高潮。对于男性来说，高潮能促使富含精子的精液进入女性的阴道，并以大约每小时16公里的速度游向子宫颈。女性达到高潮同样有利于受孕。有研究表明，伴随有性快感的波状收缩能帮助精子深入子宫颈。当你和爱人激情过后，尽情放松，享受温柔相拥带来的愉悦时，那数百万颗精子已经迫不及待地开始寻找卵子了。游得最快的那个精子只需短短45分钟就能找到卵子。假如精子未能在输卵管中遇到卵子，它们可以在输卵管中逗留12～24个小时，等候卵子的到

女性的生殖器官

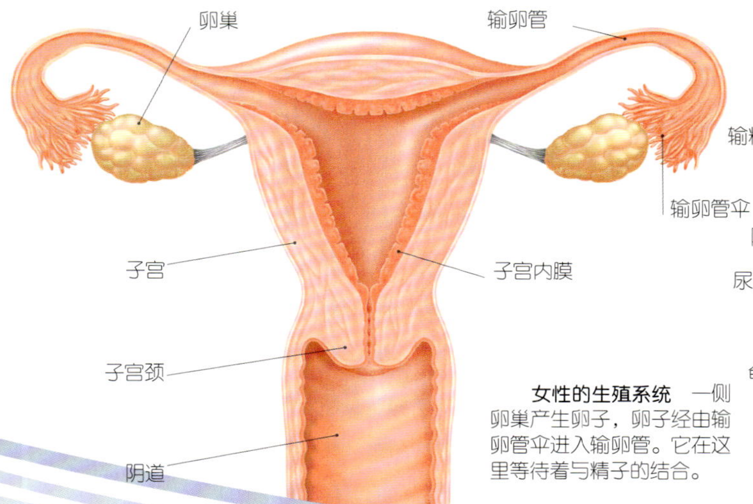

女性的生殖系统 一侧卵巢产生卵子，卵子经由输卵管伞进入输卵管。它在这里等待着与精子的结合。

男性的生殖器官

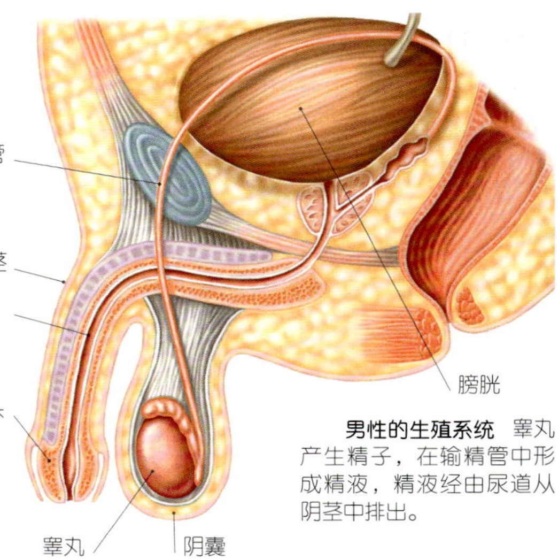

男性的生殖系统 睾丸产生精子，在输精管中形成精液，精液经由尿道从阴茎中排出。

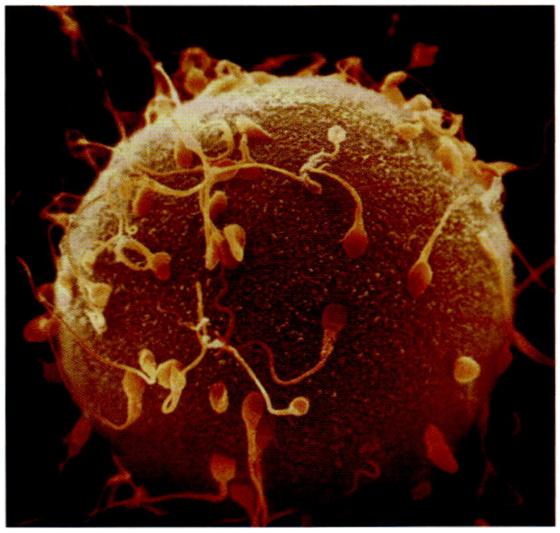

精子聚集在卵子上，试图穿透卵子的外壳。

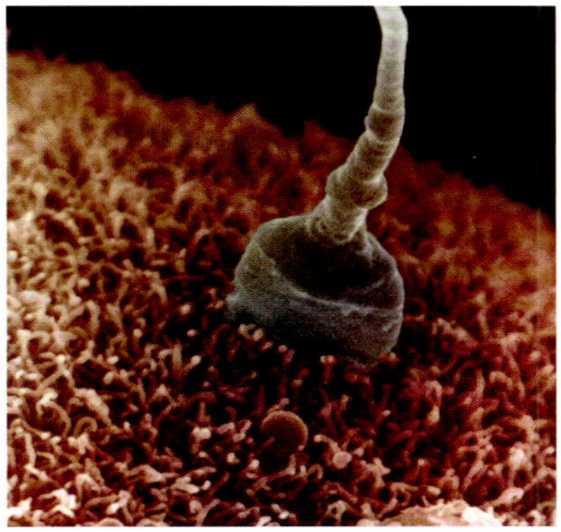

这个精子成功地刺破了卵子的外壳，使它受精。

来。因此，如果你在这个时间段内排卵，就仍有可能怀孕。

精子的死亡率高得惊人，最终只有几十个能游到卵子身边，而其余的中途就折戟沉沙，或迷路，或死去。那些幸运儿找到卵子后，就要拼命地穿透卵子的外壳。一旦最勇猛的那个精子成功了，卵子的外壳就会立刻发生变化，其他精子再也不能进入了。

受精的过程中发生了什么

卵子从卵巢中排出后，一般在24小时之内可以受孕。精子携带的遗传信息与卵子中的遗传信息结合，产生一颗新细胞，这颗新细胞迅速地开始分裂。不过要等到这团新细胞（也就是通常所说的胚胎）沿着输卵管继续行进，并最终附着在你的子宫壁上之后，你才算是真正地怀孕了。

胚胎也会在其他地方着床，一般会是在输卵管中，这种情况就是宫外孕（见第44～45页）。宫外孕的胚胎是无法发育成宝宝的，而且这样的胚胎要做手术取出，以防止输卵管破裂，造成体内出血。

从输卵管到子宫的最后一段旅程约需3天才能走完，不过要到你的月经超过正常日期两周后还没来，你才会意识到自己可能怀孕了。

一旦你的月经没有如期而至，或者你注意到了其他任何一种怀孕的迹象（见第36页），如果你愿意，此时就可以在家做个测试，确认一下是不是真的怀孕了。如果答案是肯定的，那么恭喜你了，你将开始另一段奇妙的生命旅程。

懒散的妈妈

你们会把几乎所有的做爱方式都尝试一遍——只要能怀上宝宝就行！

“我们正准备要第二个孩子，我们发现最容易怀孕的体位就是最传统也最受欢迎的那种，即男上女下式体位。这种体位能使他插入得更深，精子也就恰好能到达子宫口处。

另一个不错的体位是，让他从你的身后插入，这样他就能更接近你的子宫颈，精子也就可以到达它该去的地方了。我的很多女性朋友对我说，采取这个体位还能更容易达到高潮，而且高潮时的肌肉收缩能助力精子深入子宫。

我还尝试过温存过后仰面平躺在床上，臀部下面垫一个枕头，并保持这个姿势至少半个小时。我听说这个姿势可以防止精子在重力的作用下倒流出去。有时候我还会仰面躺着，两腿在空中做骑自行车的动作。我丈夫每次看到我这个样子都会大笑不止！”

爸爸妈妈说……

“我以前并不知道精子可以在45分钟内找到卵子，也不知道它能在输卵管内逗留长达24个小时，以等待卵子的到来。我认为这意味着，假如我恰好在行房后24小时之内排卵，那么我一整天都有可能怀孕！”

艳丽，23岁

“我早就知道这个了。我的身体很有意思，它最多花上72天的时间就能制造出精子，而且我每次射精都能释放出3亿个精子。这的确值得骄傲！”

勇，24岁

“现在我知道了，高潮肌肉收缩可以让精子更加深入我的子宫颈，这下我就能让我丈夫明白高潮对我来说有多重要了。”

琳达，28岁

你的月经周期

如果你正准备要孩子，那么现在多了解一点儿身体是如何运转的知识正当其时。你的月经周期会告诉你何时怀上了孩子，因此，知道你自己的身体每个月都在经历着哪些变化，能够帮助你尽早发现可能出现的问题。

月经周期的原理

你的月经周期受大量激素的控制，整个过程发端于大脑。下丘脑分泌促性腺激素释放激素，这种激素传到脑下垂体，让它分泌卵泡刺激素。卵泡刺激素通过血液循环系统流遍全身，促使卵巢产生成熟的卵子，于是有15～20个含有卵子的囊（即卵泡）开始渐渐在卵巢中成熟，其中有一个（有时也会有两个或多个）优势卵泡比其他卵泡成熟得快。

雌激素的作用

卵泡刺激素还能刺激卵巢分泌雌激素，雌激素能促进卵子成熟，使子宫内膜增厚，为怀孕做准备。当雌激素水平上升时，卵泡刺激素会暂时降低，而后又升高；与此同时，脑下垂体分泌出大量的黄体生成素。黄体生成素引发排卵，此时，卵泡中最成熟的那颗卵子就会冲破卵泡，进入输卵管，开始它的生命之旅。

旅程在继续

在卵巢中，已经空空如也的卵泡破碎瓦解，成了“黄体”，这一小团黄色的细胞开始产生黄体酮。黄体酮作用于子宫内膜上，子宫内膜开始变厚而富有弹性，准备迎接受精卵的到来。随着你体内黄体酮水平的升高，你可能会感到乳房增大而且有刺痛感。脑下垂体停止分泌促卵泡刺激素，于是你的卵巢也不再产生成熟的卵子了。

爸爸妈妈说……

“很多女性都遭受经前期综合征的困扰——而不幸的是，我的症状尤为严重。在这段期间，我的情绪波动不定，一点点小事就能让我大喜大悲。我把茶水弄洒了就会哭泣，我会忘记把垃圾带出门丢掉这类简单的事情，我还会一会儿情绪低落、疲惫不堪，一会儿又暴躁易怒。我变得不可理喻——有一天，我妹妹抢先把我的新咖啡罐上的锡箔打开了，我立刻就火冒三丈（我有一点儿强迫症）。但这仅仅是经前期综合征对情绪方面的影响。我还会感到乳房酸痛、头痛、肚子痛，有时还会恶心呕吐。”

汉娜，36岁，有两个孩子威廉和苔丝

“每个月‘大姨妈’光临的那几天，我就想蜷成一团，怀里抱着一个热水袋。可能大多数女性痛经的程度都和我一样——既不会没有什么感觉，也不至于疼得动不了。我只是背部和腹部会感到疼痛，使我动作不灵便，而且浑身不舒服。”

新月，30岁，有一个女儿

“我现在重又开始吃药了（不过和以前吃的药不一样），所以我希望我的痛经能够减轻甚至消失。我怀孕那阵子就不来月经，真好啊。”

李娜，27岁，宝宝一个月大

卵子没有受精会怎么样

在月经周期的初期，脑下垂体产生卵泡刺激素（见上页），卵泡刺激素随血液循环流遍全身，刺激卵巢产生成熟的卵子。15～20个卵泡中只要有一个破裂并释放出卵子，排卵就发生了。这个过程大约发生在一个月经周期中间的阶段。之后，空卵泡就变成了黄体。

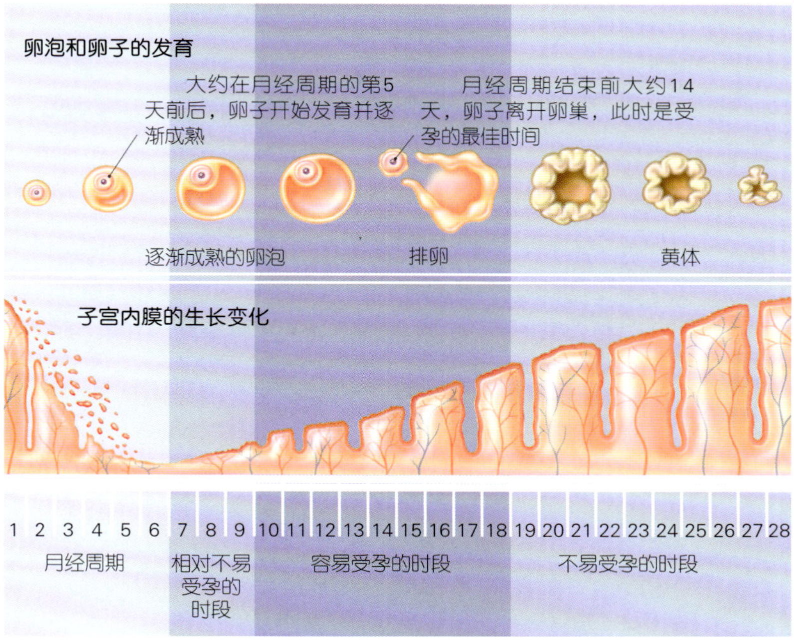

子宫内膜

与此同时，受雌激素和黄体酮的影响，子宫内膜增厚，弹性也变得更强，准备接受受精卵。如果卵子没有受精，它就会分解，黄体收缩，增厚的子宫内膜也会随着你的下一次月经被排出体外。

假如成功受孕，卵子就会继续行进，到达子宫，并在子宫内膜上着床。你的黄体酮水平仍然很高，你可能就会出现怀孕初期的种种表征。

倘若卵子没有受孕或者没能着床，那么它就会分解，黄体收缩，你的雌激素和黄体酮水平也会降低，子宫内膜开始产生前列腺素（一种能够引发月经痛的激素）。这一切都会改变子宫的供血状况，使子宫内膜破碎，并促使子宫收缩。子宫内膜连同没有受精的卵子被一同排出体外，于是你的月经周期又开始了。

“受精卵在子宫内膜上着床。”

月经周期的长度

月经周期平均为28天，即从月经来潮的第一天到下次月经来潮的前一天这段时间。有些女性的月经周期要短一些，可能只有23天，而有些人的周期则要长一些，最长可达35天。月经周期短于23天或长于35天的恐怕就不大正常了，此时就应该去看医生了。如果你在两次月经中间或做爱之后有出血的现象，那么也应该去看医生。

正常月经周期的表现

假如你的月经周期符合以下3点，那么就一切正常。

正常月经周期的表现包括：

- 一个月经周期从23天到35天不等，也就是说，如果一个女性的月经周期是28天，那么她每4个星期就来一次月经；如果一个女性的月经周期是23天，那么她大约每3个星期就要来一次月经。月经周期的长度包括整个周期内的所有天数。
- 规律的月经周期——如果你的月经周期很不规律，你可能根本就不会排卵或者极少排卵。
- 两次月经周期之间没有出血——如果在两次月经周期之间有出血现象，一定要去看医生。

排卵期

排卵是一个神奇的时刻，发生在每月卵巢释放出一个等待受精的卵子的时候。知道了排卵都有哪些迹象，能帮助你确知在哪些天里你最容易怀孕，还能让你更好地了解自己的生育能力。

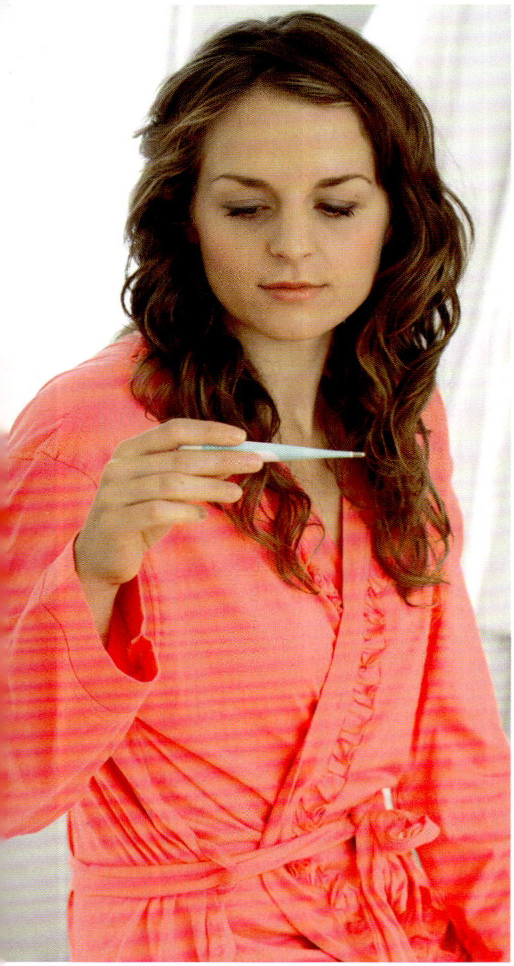

每天早上用基础体温计测量体温，有助于预测排卵期。体温升高前的几天最容易受孕。

何为排卵

排卵就是一侧卵巢释放出一个（偶尔也会有多个）卵子的过程，而此时是一个月经周期内最容易受孕的时候。排卵通常发生在下一个月经周期开始前12～16天的时候，因此，如果一个女性的月经周期是28天，那么她就会在每次月经周期的第13～15天前后排卵。

排卵即将发生时可能出现的迹象包括：

•**宫颈分泌物的变化**　随着月经周期的推进，你的雌激素水平也在不断升高，这意味着你的宫颈分泌物的量随之增加，质地也在发生改变。当分泌物变得清澈透明、滑溜而有弹性，就像生鸡蛋清时，就是你最容易受孕的时候。

在这一时期，你的宫颈的位置和质感也会发生变化，由先前的坚硬、靠下、闭合且干燥的状态，变为柔软、靠上、开放且湿润的状态。

•**下腹部疼痛**　约有1/5的女性在排卵时会有这种感觉，这种痛感可能会很轻微，也可能十分剧烈，持续的时间可能是几分钟，也可能长达几个小时。

其他可能出现的迹象包括：

•**性欲旺盛**　随着性欲的增强，你的情绪变得更好，也更合群，这些都标志着你正处于受孕的最佳时期。

•**看上去更加迷人**　有研究表明，女性在排卵期即将到来的时候，不论是自我感觉还是在别人眼里都会变得更加迷人。此时的你会选择能把你衬托得更加妩媚多姿的衣服，也会更加注意打扮自己。

•**体味宜人**　一项发现表明，女性在排卵期到来之前散发出来的体味对于男性来说更具有吸引力。所有这些迹象都是大自然在帮助你在最合适的时候与爱人温存！

排卵之后，你的体温会上升0.5℃～1.6℃。你自己感觉不到这种变化，但是用基础体温计测量一下就能发现了。基础体温计在药房就可以买到。

体温升高前的两三天最容易受孕，因此有些专家建议，每天早上测量一次体温，并将这些测量数据制成图表。这样坚持几个月，从而找出你排卵的日子，然后你就可以有计划地在体温升高之前的两三天做爱。不过，大多数生育专家还是建议在月经周期内有规律地做爱这样才更容易怀孕。所谓“有规律”指的是每周至少过两次性生活。

排卵测试仪

专家建议，在整个月经周期内有规律地做爱，可以最大限度地提高怀孕的概率。虽然如此，出于各种原因，有些夫妇还是喜欢使用排卵测试仪查出最易受孕的日期。排卵测试仪能快速地测出结果，且使用方便，大部分药房和超市有售，购买时不需要医生的处方，也可以在网上购买。

有两种排卵测试仪：

●尿液排卵测试仪可测定促黄体生成素的水平，这种激素会在排卵前大约一两天的时候增加。尿液排卵测试仪有不同的类型，因此使用的方法也不同，你需要采集一小杯尿液，或者在排尿时滴几滴在一根小棒上。试纸或小棒上有彩条，能显示促黄体生成素的值是否升高了。尿液排卵测试仪一般能够提供5～9天的测试结果。这是目前可供女性在家自测排卵期的最好方法，但并不十分可靠。它能测定促黄体生成素的水平，但是不管是否有排卵，促黄体生成素的水平都会升高，因此，即便使用此种方法测出了促黄体生成素水平升高，也无法知道你是否排卵了。

●唾液排卵测试仪可在你行将排卵之时测出你的雌激素水平升高，这种雌激素水平的升高并非由激素引起。唾液排卵测试仪是一种便携式的显微镜，当你滴在载玻片上的唾液干燥后，就能看出你的唾液是否出现了锯齿状结晶。锯齿状结晶一般发生在排卵前的几天。唾液排卵测试仪比尿液排卵测试仪便宜，但是有些专家认为，这种工具的测试结果没有尿液排卵测试仪准确，而且锯齿状结晶在整个月经周期内的其他时候也能看到。此外，如果你的视力欠佳，那么这两种测试工具也不大适合你使用。

不论是哪种测试仪，它们的作用都是帮助你测算出何时容易受孕。用你通常的月经周期数减去17，就是这个重要的时期开始的日子。所以，假如你的月经周期是28天，那么就从第11天开始测试，并连续测6天。

扑热息痛及其他普通的药物对测试结果没有影响，但如果你正在服用激素类药物，就得向医生咨询了。含有人体绒毛膜促性腺激素（见第74页）或促黄体生成素的药物能够影响测试结果，而克罗米芬（一种助生育药）能影响唾液锯齿状结晶测试。

“排卵测试仪能快速地测出结果，且使用方便。”

每个月，女性的卵巢中会有15～20个卵子成熟，但只有最成熟的那个会被排出，进入输卵管，等待受精。

有条不紊的妈妈

如果你正在努力想要个孩子，那么，根据你的排卵时间来安排性生活再好不过。

“当我努力要怀个孩子的时候，想到有些东西能帮我掌握自己的排卵期以及何时生育能力最强并与之保持一致，而这些东西都能买到，我真的感觉好极了。

我买的第一样东西是排卵测试仪。这东西的外观和使用方法都跟家用早孕试纸一样，不过它能提前24～36个小时预测出排卵时间。我也在监测自己的基础体温，排卵后，体温会略有上升，而自己感觉不到这个变化，但是用专门的基础体温计就能测出来。

我甚至还买了一个唾液锯齿状结晶测试仪，它可以通过唾液来预测何时排卵。我发现这很好玩，真的——很显然，排卵时会产生更多的盐分，此时将唾液滴在载玻片上，干燥后观察就能发现，唾液在载玻片上结成了霜，样子就像蕨类植物的叶子。

我知道这些东西并不适合所有人使用，有些夫妇用了可能会感到紧张，他们可能会觉得在仪器的指导下做爱很有压力，不过这些东西很适合我们。”

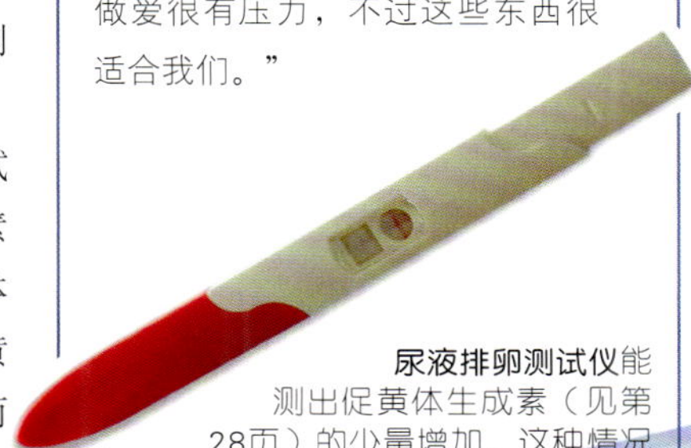

尿液排卵测试仪能测出促黄体生成素（见第28页）的少量增加，这种情况就发生在排卵前夕。

男孩还是女孩

对于大多数夫妇来说，在孕育孩子的过程中最为刺激的事情之一就是不知道宝宝的性别。下面我们就来看看宝宝的性别是如何确定的，以及一些提高你怀上男孩或女孩的概率的传统方法，不过这些内容仅供娱乐。

X和Y染色体

肚子里的宝宝是男孩还是女孩呢？人人都想知道这个问题的答案。实际上，宝宝的性别在受孕的那一刻就已经确定了。

决定性别的性染色体称作X染色体和Y染色体。卵子中都带有一条X染色体，如果与卵子结合的那个精子也带有一条X染色体，那么两条X染色体就决定了宝宝是个女孩；如果精子携带的是一条Y染色体，那么XY染色体就决定了宝宝是个男孩。

你可能听说过这样的传统说法：如果宝宝在你肚子里的位置靠前，你怀的就是个男孩；如果你爱吃甜的东西，就是个女孩。你可能试过性别预测法，即根据奇数日子和偶数日子以及年的数字来预测宝宝的性别。这些传统说法很好玩，但没有任何证据的支持。

科学研究

然而，有科学研究表明，特定的环境因素有可能影响宝宝的性别。

● **你和你爱人的年龄是多少？** 有证据表明，你生第一个孩子时的年龄越大，就越有可能生女孩。宝宝的性别部分取决于促性腺激素的水平，而这个水平会随着年龄的增大而降低。同样，爸爸的年龄越大，带有Y染色体的精子就越难以接近卵子，而带有X染色体的精子往往会在这场追逐卵子的竞争中胜出。

● **怀孕时，你们是否正值新婚？** 如果是，你生男孩的可能性就比较大。这是因为，结婚的时间越长，你们做爱的次数就越少，也就越容易在月经周期的末期受孕。大部分在月经周期末期怀上的宝宝是女孩，但这可能只与年龄有关。

● **你经常吃高热量的食品（包括早餐）吗？** 如果是，你生男孩的可能性就比较大。一项针对740名英国女性的研究表明，56%喜食高热量食品的女性生的是男孩；而在吃低热量食品的女性中，只有45%的人生的是男孩。据此可以猜测，当食物充足时，我们的身体更倾向于生男孩（男孩更脆弱，活下来的概率也相对较低）；而在饥荒的年景，相对强壮的女孩更容易生存下来。然而，这些研究的规模并不大，反映的也仅仅是生男生女这个问题上的细微差异。

X和Y染色体

女性有两条X染色体（XX），男性有一条X染色体和一条Y染色体（XY）。女性的卵子中一般都带有一条X染色体。

由爸爸决定

倘若与卵子结合的那颗精子中带有一条X染色体，那么这枚受精卵就会含有两条X染色体，宝宝就是个女孩；而倘若与卵子结合的那颗精子中带有一条Y染色体，那么这枚受精卵就会含有一条X染色体和一条Y染色体，宝宝就是个男孩了。

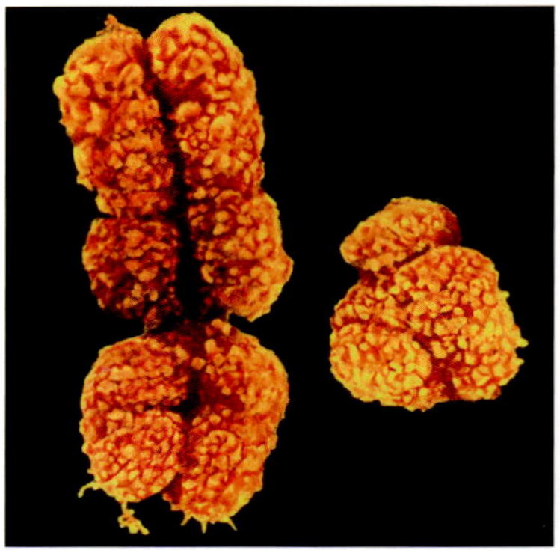

左边的是X染色体，右边的是Y染色体。

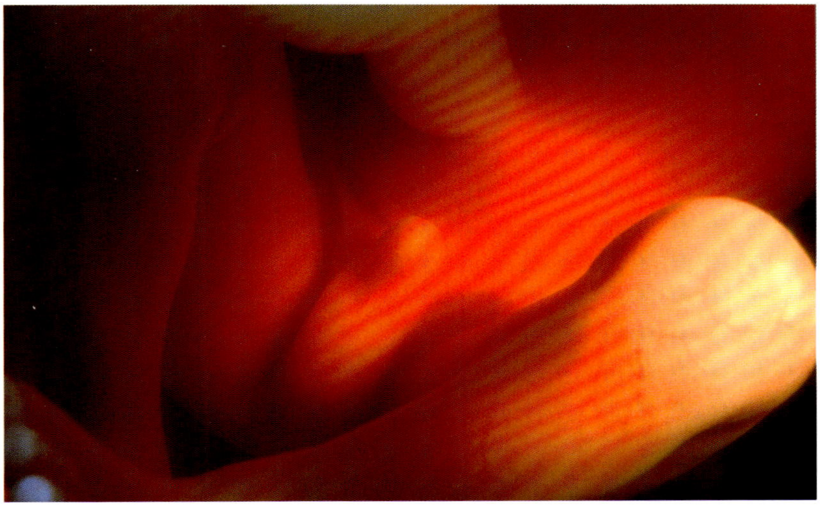

上图是一个22周大的男性胎儿，他的腿和生殖器都清晰可见，B超中央是他的脐带。

胸有成竹的妈妈

对于大多数准妈妈来说，胎儿的性别远没有他的健康重要。

“我已经有一个儿子了，现在正怀老二。虽然大家都说‘这次要是个女孩就好了，’但我觉得生儿生女我都会很高兴。我很爱我儿子，他也非常爱我。不管孩子是男是女，他和父母的关系都是一样的。我和我丈夫都觉得，孩子的健康才是最重要的。”

生男生女的可靠预测方法

B超检查

由于技术的改善，B超现在已经是一种判断生男生女的相当准确的方法。虽然生男生女在怀孕大约18周时就能检查出来，但在你做B超的时候，宝宝可能会朝着相反的方向或双腿交叉，医生无法看见他（她）的生殖器部位。你需要知道的是，在中国，如果没有明确的医学需要，通过B超检查确定生男生女是被明确禁止的。而且B超检查的确也会出现错误，少数人还可能会因为知道了生男生女而选择终止怀孕。因此，医院不会告诉准父母们宝宝的性别。

羊水穿刺

羊水穿刺通常在怀孕18～20周左右做，需要从羊水中取样本，分析其中的宝宝细胞。羊水穿刺一般是在宝宝出现畸形的可能性增大时才做。通常只有在宝宝出现严重基因问题风险时，才会用来判断宝宝的性别，而不会用于满足人们关于生男生女的好奇心。

绒毛活检

绒毛活检要在孕期较早的时候做，大约是在怀孕10～12周时，通常也是在宝宝可能出现与性别相关的严重问题时，才会用来检查宝宝的性别。

受精与受孕

你可能还不知道自己已经怀孕了，但在你的体内正发生着许许多多巨大的变化。受孕后数日内，即将变成宝宝的胚胎就会在你的子宫内壁上着床，并在那里迅速地成长发育。

受孕的头几天

卵子一旦受精，它就开始发生变化了。当受精卵沿输卵管慢慢地向子宫移动时，会分裂形成一个微小的细胞球。等到达子宫时，也就是受精后的3～4天，它就已经分裂成了大约16个细胞，样子就像一颗微型的黑莓。

大约在第4天的时候，这一团细胞的中心开始凹陷，并且发育成内外两层。医生称这一阶段的受精卵为胚泡。胚泡的内层开始增大并挤压结实的外层，直到把外层挤破，这一切发生在受精后第6天前后。一旦内层细胞暴露出来，就开始分泌一种酶，把子宫内膜腐蚀掉一块，这样胚泡就能着床了。

子宫内膜

从此时开始，黄体酮就要促使子宫内膜内长出大量的新血管，准备给胚胎供应营养。而胚胎的外层继续分解子宫内膜细胞，这样胚胎就能在子宫壁上钻得更深了。胚胎的外层还能够刺激心血管的生长，胎盘初步成型。宫外孕（见第44～45页），即胚胎在子宫以外的地方（通常是在输卵管内）着床的情况，往往就在此时发生。

大约在受精后的第13天左右，就能看到附着在胚胎上的卵黄囊。卵黄囊的作用有如胚胎的一套初级的循环系统，直到胚胎自己的循环系统发育成熟并开始发挥作用，卵黄囊才宣告“退休”。胚胎中会产生各种不同类型的细胞。

这些细胞会继续发育成宝宝身体的各个部分。在正在发育的胎盘和胚

第1周

你可能都不知道自己已经怀孕了，但是在第1周里会有很多有趣的事情发生。

一步接一步

- 当精子穿透卵子，就说明受精开始了。
- 受精的过程要持续24个小时。
- 受精卵开始分裂成16个细胞。
- 受精卵离开输卵管，进入子宫。
- 受精后的3～4天，受精卵开始在血液充足的子宫内膜上着床。
- 在受精后的第8天左右，胎盘开始生成。

爸爸妈妈说……

“我怀疑自己怀孕了，因此就去做了检查，尽管那时我们俩只努力了几个星期而已。虽然这听上去简直就是陈词滥调，但当我看到试纸上的那条线的一瞬间，我就知道我的生活将彻底改变，再也不会像以前那样了。这是一个巨大的变化，但我绝不会后悔。”

月红，27岁，孩子莉莉两个月大

“我们俩只努力了两个月我就怀上了。当我看到试纸上的蓝色线时浑身发抖。萨姆正在出差，所以我得把这个秘密保守4天。我不想打电话告诉他这件事，于是我就去机场接他。我们在一家咖啡馆坐下来，然后我告诉了他。”

詹，26岁，有一个孩子查理

胎之间还会生成一个柄，日后会长成脐带的一部分。

接下来，一条由细胞组成的细细的线（即原条）开始沿胚胎的中心部位形成。从此刻起，这个原条将在这条中心线的两边对称生长。到了你通常该来月经的日子时，胚胎已经有0.4毫米长了，用肉眼就能看到。胚胎头部的一端要比尾部的那端宽，细胞也长成了3个胚层，这些细胞以后将发育成宝宝的各个器官和组织。神经管（将来宝宝的大脑、脊椎和脊髓都将从这里长出）在最上层细胞上。宝宝的心脏和循环系统开始从中间那层细胞中长出来。第三层细胞开始生成宝宝的肺、肠和泌尿系统的雏形。医生从你的末次月经的第一天开始计算你的妊娠期（和你的预产期），这种计算方法似乎有些怪异，之所以如此是因为通常很难确切地知道你是哪天怀孕的。因此，尽管你实际上可能只怀孕了两周，但也会被认为已经怀孕4周了。在接下来的日子里，胚胎的心脏将开始跳动并输送血液了，不过它此时只有一粒罂粟子那么大。

渐渐地，宝宝的心跳变得越来越有力而规律了。宝宝的主要器官开始发育，连接大脑和脊椎的神经管将会闭合，四肢的芽体开始长出来，宝宝的面部轮廓也将开始形成。

受精与着床

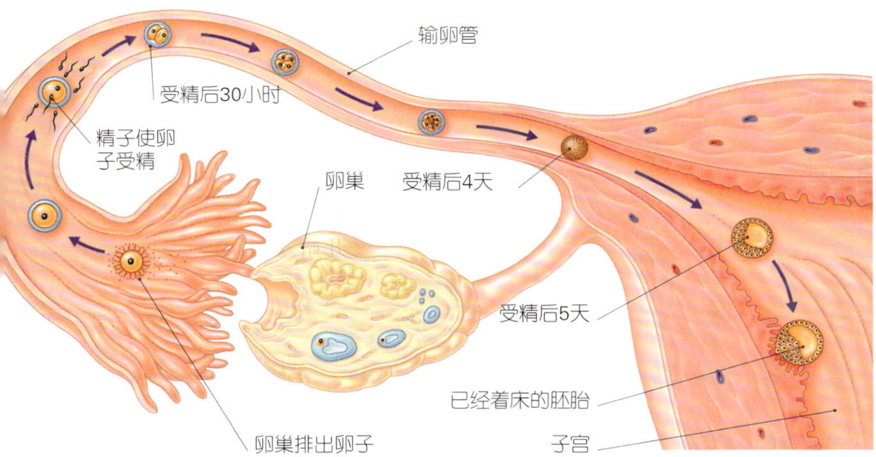

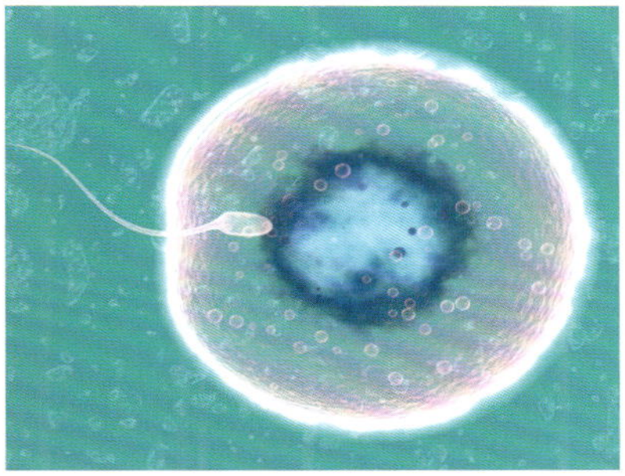

精子正在使卵子受精　这颗卵子已经离开了卵巢，进入了输卵管，并在输卵管中受精。受精卵开始分裂（见下图），并向子宫移动，将在子宫壁上着床。

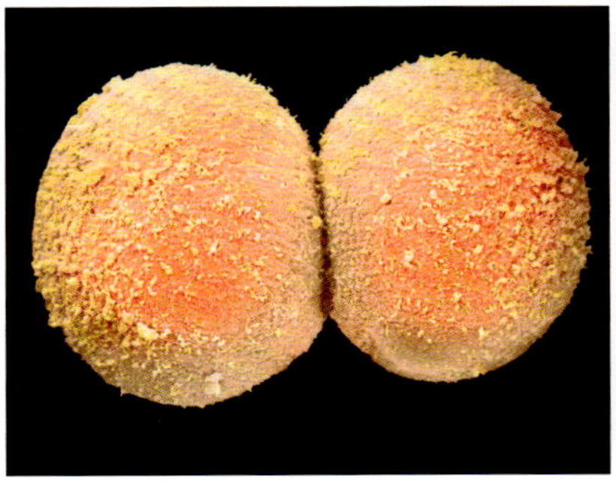

受精后约30小时，这颗受精卵已经分裂成了两颗，尚未在子宫内壁上着床。

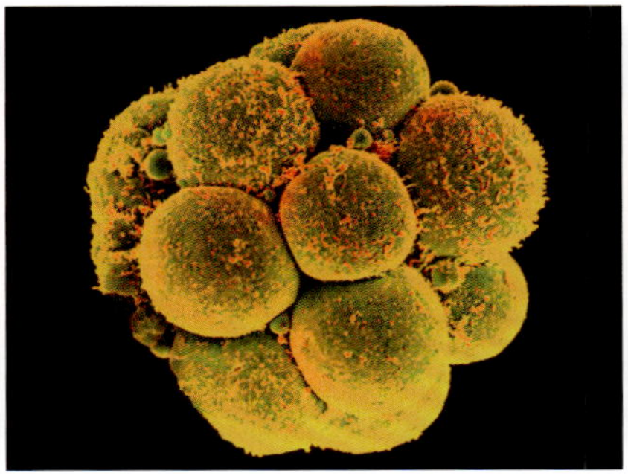

受精后4天，由16个细胞组成的胚泡在迅速地分裂，样子有点像黑莓。

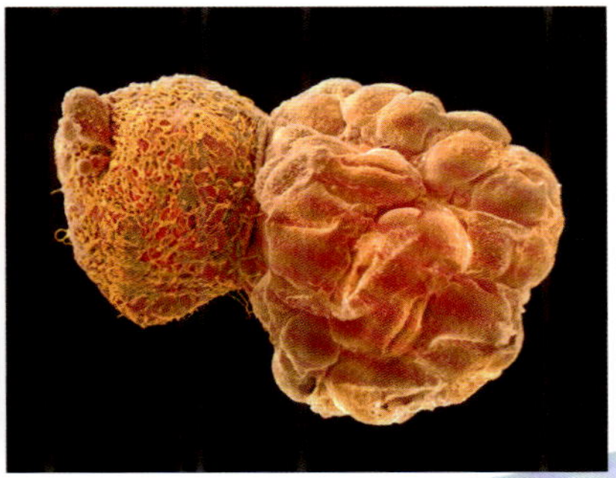

受精后5～6天，迅速分裂着的细胞挣脱了紧紧包裹着卵子的外壳。

我怀孕了吗

如果你对自己身体的感觉很敏感，那么在精子与卵子结合后，你立刻就会怀疑自己怀孕了。但大多数女性在一开始都不会出现怀孕初期的症状，直到几天后，受精卵在子宫内壁上着床，她们才会有所察觉。

你可能怀孕的迹象

对于大部分女性来说，怀孕的第一个迹象就是月经没有如期而至。除此之外还有其他一些迹象。

贪吃就是一个，不过这一点早已为大家所熟知。不要据此就确信自己怀孕了，但假如你还出现了其他怀孕的迹象，那么就从你的末次月经开始计算日子吧。

你可能注意到了你的乳房正在发生变化。乳房有触痛感，就像月经来潮之前的感觉一样，甚至更甚。乳晕的颜色也有可能变得更深了。

幸运的话，怀孕几周后你才会出现恶心、呕吐的症状，但也有可能在怀孕两天后就开始感到恶心。这种感觉也不仅限于在早晨出现——由怀孕引起的恶心在一天中的任何时候都会发生。你还可能注意到，你的口味也变了。

怀孕初期的另一个迹象就是易疲劳。一天的工作结束后，你感觉好像跑完了一个马拉松似的，这是大量的黄体酮在作怪。你还会频繁地往卫生间跑——这是人绒毛膜促性腺激素（一种孕激素，见第74页）的作用。

排卵后大约6~8天，你可能会有少量出血——从你的阴道中会流出一些淡红褐色的血液——可能还会伴有腹部绞痛，这是受精卵弄破子宫内膜着床造成的。在你通常该来月经的日子前后还会有零星出血。你现在要做的就是做一个早孕测试（见下页）来验证。你起码要等到该来月经的第一天再做这个测试，如果检测区内出现了一道蓝线，那么恭喜你——你要当妈妈了！

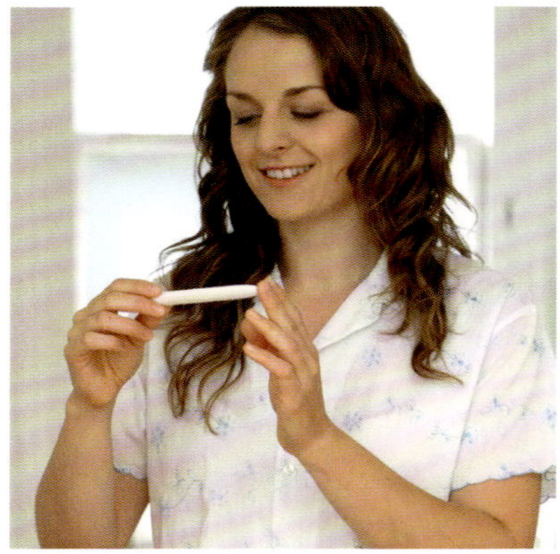

如果你的月经没有如期而至，那么在家做个早孕测试就可以了，这个测试的结果一般是准确的。

爸爸妈妈说……

“我怀孕的第一个迹象是作呕，而且不管是白天还是晚上，随时随地都可能发作。我还总是感到疲惫不堪——在怀孕的头几个星期里，我上着上着班就会进入梦乡。”

维佳，28岁，初为人母

“我的乳房疼痛难忍——这是我注意到的第一个迹象。它们摸起来很疼，也比以前大了许多。”

崔芬，23岁

“我做怀孕检测之前觉得自己浑身浮肿，而且没完没了地去卫生间。我还感到腹部绞痛，我不敢肯定这是经期疼痛还是怀孕初期的症状。”

娟子，28岁，双胞胎宝宝6个月大

“我的第一个症状是轻微出血和腹部绞痛。而当我的月经没有按时来潮时，我做了早孕测试。”

乔，31岁，孩子巴尼7个月大

早孕试纸

标准的早孕试纸是通过检测尿液中的人绒毛膜促性腺激素来看出你是否怀孕了，这种激素在卵子受精约6天后开始分泌，此时受精卵在子宫内膜上着床。人绒毛膜促性腺激素的水平上升的速度很快，但是倘若你第一次的检测结果为阴性，那可能是因为这种激素的水平还不够高，还无法检测出来。过几天再检测一次吧。

有的早孕试纸相对比较灵敏，因而价格也较高。人绒毛膜促性腺激素的浓度以千分之一国际单位为单位计算。灵敏度为20国际单位/升的测试仪就比50国际单位/升的测试仪灵敏。

一天中什么时候做检测都可以，大部分人会在原本的月经来潮的第1天做这个检测。检测之前不要喝太多的水，以免冲淡尿液中的人绒毛膜促性腺激素。扑热息痛之类的非处方药不会影响检测结果，但治疗不孕不育的药物中可能会含有人绒毛膜促性腺激素。

仔细阅读早孕试纸产品的使用说明书，因为不同品牌的试纸使用方法也不一样。有的要求你用小杯收集一些尿液，然后用滴管吸取一点儿滴入试纸产品上指定的地方。而有一些要求你直接尿在一根试棒上。有些试纸产品通过使尿液变色来显示你已经怀孕，有的会显现出一条粉红色或蓝色的线，或者是一个红色的加号或减号，要不就是在一个小窗口中显示“怀孕”或“未怀孕”的字样。

如果你是严格遵照说明书的步骤去做的，那么自测结果的准确率会达到97%。但是也会出现失误，因此有的检测仪可供使用两次。假如检测结果为阴性，而你仍然怀疑自己怀孕了，那么就等上几天并仔细阅读使用说明书，然后再测一次。检测结果呈阳性而你实际上并未怀孕的情况极为罕见。

预产期

在灰色栏中找到你末次月经第一天的日期，这个日期的下面就是你的预产期。预产期从末次月经的第一天开始计算，为9个自然月再加7天（40周）。如果你的月经周期不是28天，那么你的预产期就不会正好是用这种方法计算出来的日期。基于B超（见第136页）得出的预产期要比根据末次月经计算出来的更为准确。

1月	1	2	3	4	5	6	7	8	9	10	11	12	13	14	15	16	17	18	19	20	21	22	23	24	25	26	27	28	29	30	31
10月/11月	8	9	10	11	12	13	14	15	16	17	18	19	20	21	22	23	24	25	26	27	28	29	30	31	1	2	3	4	5	6	7
2月	1	2	3	4	5	6	7	8	9	10	11	12	13	14	15	16	17	18	19	20	21	22	23	24	25	26	27	28			
11月/12月	8	9	10	11	12	13	14	15	16	17	18	19	20	21	22	23	24	25	26	27	28	29	30	1	2	3	4	5			
3月	1	2	3	4	5	6	7	8	9	10	11	12	13	14	15	16	17	18	19	20	21	22	23	24	25	26	27	28	29	30	31
12月/1月	6	7	8	9	10	11	12	13	14	15	16	17	18	19	20	21	22	23	24	25	26	27	28	29	30	31	1	2	3	4	5
4月	1	2	3	4	5	6	7	8	9	10	11	12	13	14	15	16	17	18	19	20	21	22	23	24	25	26	27	28	29	30	
1月/2月	6	7	8	9	10	11	12	13	14	15	16	17	18	19	20	21	22	23	24	25	26	27	28	29	30	31	1	2	3	4	
5月	1	2	3	4	5	6	7	8	9	10	11	12	13	14	15	16	17	18	19	20	21	22	23	24	25	26	27	28	29	30	31
2月/3月	5	6	7	8	9	10	11	12	13	14	15	16	17	18	19	20	21	22	23	24	25	26	27	28	1	2	3	4	5	6	7
6月	1	2	3	4	5	6	7	8	9	10	11	12	13	14	15	16	17	18	19	20	21	22	23	24	25	26	27	28	29	30	
3月/4月	8	9	10	11	12	13	14	15	16	17	18	19	20	21	22	23	24	25	26	27	28	29	30	31	1	2	3	4	5	6	
7月	1	2	3	4	5	6	7	8	9	10	11	12	13	14	15	16	17	18	19	20	21	22	23	24	25	26	27	28	29	30	31
4月/5月	7	8	9	10	11	12	13	14	15	16	17	18	19	20	21	22	23	24	25	26	27	28	29	30	1	2	3	4	5	6	7
8月	1	2	3	4	5	6	7	8	9	10	11	12	13	14	15	16	17	18	19	20	21	22	23	24	25	26	27	28	29	30	31
5月/6月	8	9	10	11	12	13	14	15	16	17	18	19	20	21	22	23	24	25	26	27	28	29	30	31	1	2	3	4	5	6	7
9月	1	2	3	4	5	6	7	8	9	10	11	12	13	14	15	16	17	18	19	20	21	22	23	24	25	26	27	28	29	30	
6月/7月	8	9	10	11	12	13	14	15	16	17	18	19	20	21	22	23	24	25	26	27	28	29	30	1	2	3	4	5	6	7	
10月	1	2	3	4	5	6	7	8	9	10	11	12	13	14	15	16	17	18	19	20	21	22	23	24	25	26	27	28	29	30	31
7月/8月	8	9	10	11	12	13	14	15	16	17	18	19	20	21	22	23	24	25	26	27	28	29	30	31	1	2	3	4	5	6	7
11月	1	2	3	4	5	6	7	8	9	10	11	12	13	14	15	16	17	18	19	20	21	22	23	24	25	26	27	28	29	30	
8月/9月	8	9	10	11	12	13	14	15	16	17	18	19	20	21	22	23	24	25	26	27	28	29	30	31	1	2	3	4	5	6	
12月	1	2	3	4	5	6	7	8	9	10	11	12	13	14	15	16	17	18	19	20	21	22	23	24	25	26	27	28	29	30	31
9月/10月	7	8	9	10	11	12	13	14	15	16	17	18	19	20	21	22	23	24	25	26	27	28	29	30	1	2	3	4	5	6	7

试管受精

对于任何一对夫妇来说，发现自己即将为人父母时都会欣喜若狂。但是对于那些通过试管受精而怀孕的夫妇来说，终于怀上孩子的喜悦中又掺杂了对未来9个月的担忧。别想那么多，眼下你应该照顾好自己，认认真真地度过每一天。

爸爸妈妈说……

“我知道我一切正常，但我还是过分在意自己了，我担心整天站着会伤害我的宝宝。我不停地对自己说，这是我们的第一个也是唯一的一个宝宝，所以如此偏执大概也是正常的。”

吉马，28岁，采用试管受精

“我在怀孕32周时不得不回过头去重新考虑我的生育计划。我希望能自己生，因为我希望怀孕的过程中有一些自然的成分。”

莉莉，31岁，采用试管受精

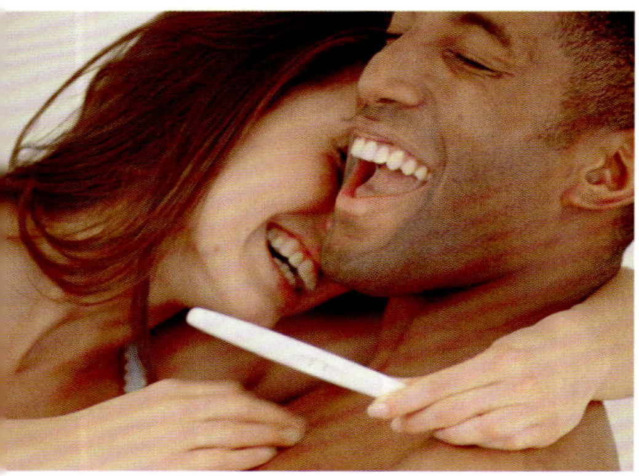

如果你为了要宝宝已经努力了很久，那么看到怀孕检测结果为阳性时一定会大喜过望，不过忧虑也会随之而来。

终于怀孕了

通过试管受精怀上了孩子真算得上是奇迹了。然而，对于很多夫妇来说，怀孕的喜悦很快又会被更大的忧虑所取代。我真的怀孕了吗？我的宝宝还好吗？一次次袭来的剧痛或其他变化可能会令你感到不安。你和你的爱人可能会觉得，9个月的时间着实不短。

打消疑虑

第一次B超将会打消你们的疑虑。你应该在怀孕的第6～11周之间做一次B超，确认胚胎已经着床。从怀孕的第7周开始能听到胎音，不过其实早在第6周的时候就已经能检测到了。此时的胚胎还很小，因此第一次在B超仪器上看到他和他跳动的心脏时，没有比这更能让你安心的了。

在你按照预约的时间去做第一次检查时，医生会告诉你下次产检的时间。对于大多数借助辅助手段怀上孩子的女性来说，怀孕期间的注意事项与自然受孕的女性没什么不同。与做试管受精时的频繁出入医院相比，你可能会觉得每次产前检查的间隔时间太长了，这种感觉很奇怪。记住，如果你有什么疑问，那么在两次检查之间的任何时候都可以找医生请教。

如果你上次怀孕时出现了某种并发症，或者你正患有某种疾病（见第22～23页），那么在你此次怀孕期间，医生会给予你更多的关注。如果采用试管受精后你怀上的是个双胞胎，你也得多往医生那里跑跑。

不管怎样，怀孕了就应该好好照顾自己，这很重要，而且你也可能会希望得到特殊照顾。确保你的一日三餐都是健康饮食，新鲜水果和蔬菜要足够。关于怀孕期间摄入多少咖啡因和酒精才是安全的，专家们的意见分成两派，所以你可能会格外警惕这个问题，从而把这两类饮料全部戒掉。

最为重要的是，要尽量放松自己并珍惜怀孕的这段日子。你可能已经为怀上这个宝宝努力了很久，现在该享受一下这个过程了。

事实：根据英国的不孕不育治疗管理机构——英国人工受精与胚胎学管理局的统计，在英国，每80个新生儿中就有1个是试管婴儿。

从1978年开始，全世界有数千个试管婴儿诞生。

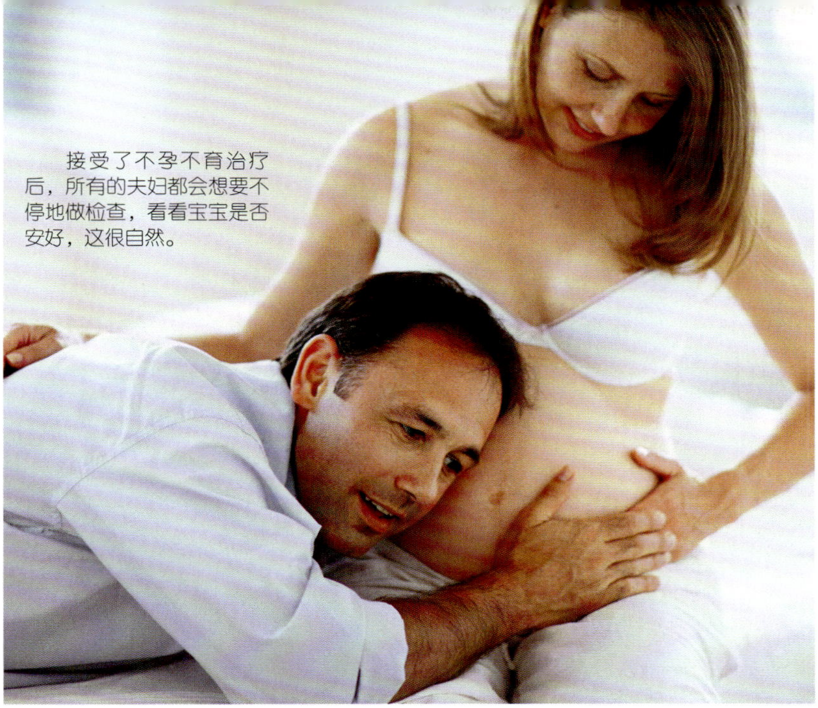

接受了不孕不育治疗后，所有的夫妇都会想要不停地做检查，看看宝宝是否安好，这很自然。

爸爸手记……

爸爸也忧虑

“我们第三次采用试管受精才怀上孩子，在此之前我们已经为这个目标努力了5年。当怀孕测试的结果终于呈阳性的时候，那种如释重负的感觉异常强烈，外人根本无法想象。在接受不孕不育治疗的时候，男性一方的感觉往往被忽略了，不过这也可以理解，因为我知道我妻子在接受某些‘野蛮的’治疗时要经受多么大的痛苦，更不用说由此而来的激素和情感上的影响了。我经常会有一种负罪感，因为我只需要接受奇怪的血液检查和精子样本的采集而已。那段时间对我们俩来说都很难过。每每想到我们可能永远也不会有孩子了，利比就会感到非常沮丧，而这种感觉也同样困扰着我。”

风险

借助试管受精怀孕以后，你首先会担忧的可能就是流产的风险了。试管受精流产的概率并不比自然受孕流产的概率高，但也不会更低。遗憾的是，在已确定怀孕的女性中有大约15%以流产告终。流产通常发生在怀孕的前13周内（见第42～43页）。

多胞胎

如果你怀有多个胚胎，那么你生双胞胎或多胞胎的概率就要高些。在成功地接受了试管受精的夫妇中，约有1/4会生下双胞胎；而在自然怀孕的夫妇中，这个数字仅约为1/80。尽管许多夫妇认为这是走了大运，但这也使流产和患上其他并发症的危险增加，如早产、先兆子痫和妊娠高血压。

试管受精还增加了宫外孕的风险，也就是说，胚胎在输卵管或腹腔内着床。如果你的输卵管曾经受到过损伤，那就更容易发生宫外孕了。你第一次接受B超时就能知道胚胎是否是在子宫内着床，而不是在输卵管中。如果你还未做过B超，且有阴道出血或腹痛，那么就赶紧去看医生。

不幸的是，用于刺激排卵的药物本身也会有严重的副作用。一定要在严格的监控下服用这些药，以避免发生卵巢过度刺激综合征。这种综合征很危险，会一直持续到怀孕的最初几周。一旦患上，你就得在医院里躺上一段时间了，直到你的卵巢恢复正常为止。

活力妈妈

接受试管受精后的最初几个星期最是难熬，而如果你以前总是无忧无虑的，这种痛苦的感觉就会尤为强烈。

“为了怀上这个孩子，我们已经等待了很久；我真的盼望我们的小天使快快来到。我出现了几次腹部绞痛，还有一些阴道分泌物，但分泌物是白色的，没有血或别的什么东西，因此我松了一口气。我实在害怕分泌物变了样，成了出血。医生说没什么可担心的，可我还是放心不下。我想做一个B超，但医生说要到怀孕的第6周才能做，现在做没有用。让我安心的是，我的乳房开始发胀、疼痛，我还出现了恶心和头痛的症状。我知道这些都是好的迹象，不过要到怀孕第6周时做了B超，并且在仪器屏幕上看到胎心跳动后我才会放心。”

我怀的是双胞胎（或多胞胎）吗

假如你怀的是一对双胞胎，你肯定会有一大堆问题，或许还会有一些担忧。从怀孕和产前护理，到怀多胞胎与怀一个孩子有何不同，我们会解答与多胞胎有关的各种问题。

双胞胎和多胞胎是怎样发生的

在英国，自然受孕出生的宝宝中，有1/80是双胞胎或多胞胎。两个不同的卵子分别与两个不同的精子相结合并发育成小宝宝，这就是异卵双胎。同卵双胎的情况比较罕见，他们是由同一个受精卵分裂后分别发育而来的。

影响因素

有各种因素可以提高你生多胞胎的概率。年龄是个重要因素。如果你是30多岁甚至年近40，那么你生双胞胎或多胞胎的机会就要大一些。因为随着年龄的增长，身体分泌的促排卵激素就会增多，能刺激卵巢一次排出多个卵子。

遗传也是一个重要因素。双胞胎家族生双胞胎的概率就较大，特别是母亲这一方是双胞胎家族的话更是如此（但也并非绝对如此）。如果你母亲的家族双胞胎较多，那么你自己也很有可能生一对。而同卵双胎的情况则与家族遗传无关。

母亲的身材亦是一个影响因素。美国的一项研究表明，体重指数为30或以上的女性，或身高属于前25%的高个子女性生育异卵双胎的概率要比其他女性高得多。

尽管宫内人工授精（即将精子注射入女性的子宫）这种治疗手段并不会增加怀上多胞胎的可能性（除非你还同时服用治疗不孕不育的药物），不过如今大多数生育多胞胎的女性都是因为接受

双胞胎是怎么来的

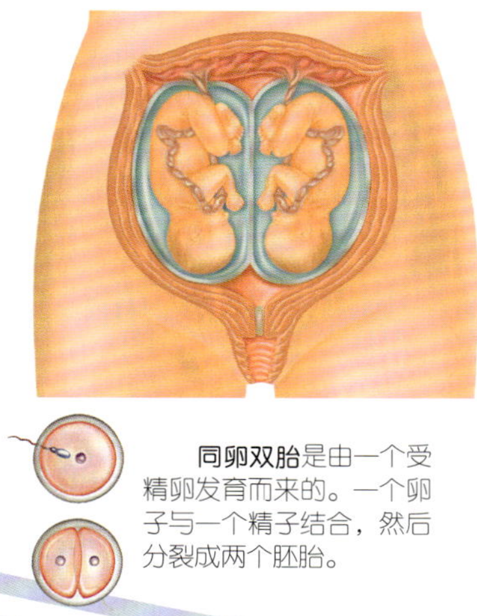

同卵双胎是由一个受精卵发育而来的。一个卵子与一个精子结合，然后分裂成两个胚胎。

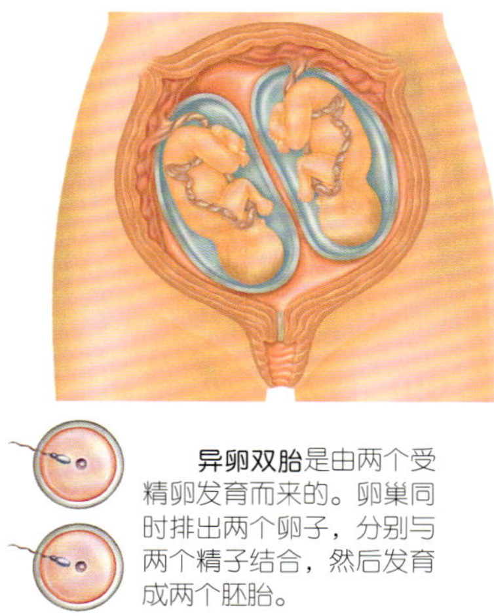

异卵双胎是由两个受精卵发育而来的。卵巢同时排出两个卵子，分别与两个精子结合，然后发育成两个胚胎。

多胞胎有两种类型：同卵（或称单卵）和异卵。生育双胞胎的原因多种多样：

●同卵双胎的情况（较为罕见）：在怀孕的头14天，受精卵分裂成两个。由于同卵双胎是由同一个卵子发育而来的，因此它们的基因结构相同，还可能共用一个胎盘。

●异卵双胎或异卵多胎的情况：卵巢排出多个卵子，分别与不同的精子结合，各自使用一个胎盘。

了某种不孕不育的治疗。

假如你正在服用治疗不孕不育的药物，那么就要做好怀上多胞胎的心理准备。这类药物会刺激你的卵巢，增加同时排出多个卵子的概率。在服用克罗米芬（一种合成的助生育药）的女性中，有多达13%的人怀上了多胞胎。

更新的生育治疗技术（如卵细胞浆内单精子显微注射术和配子输卵管内移植）也能增加生育多胞胎的概率。就像试管受精一样，这些治疗技术能将多个胚胎置入女性的子宫或输卵管中。

在接受了试管受精治疗后，生育同卵双胎的概率同样会增加，但个中原因尚不清楚。不过绝大部分通过试管受精生育的双胞胎都是异卵双胎。

如果你怀的是双胞胎，那么你要付出的艰辛就更多了。在他们出生之前，你需要更多的休息，但他们也会给你带来额外的喜悦和激动。

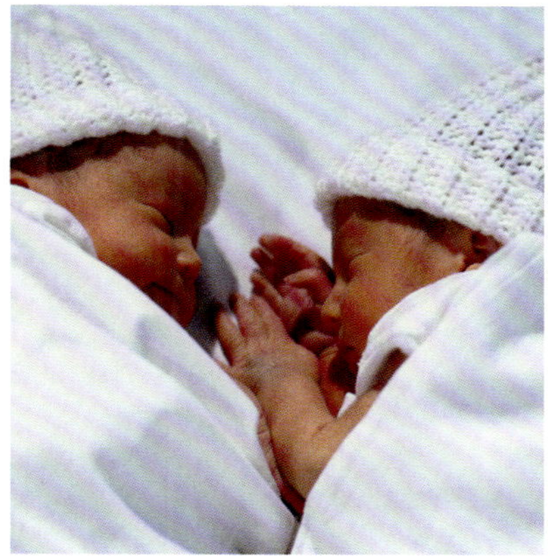

怀上多胞胎有何不同

在怀孕初期，假如你的体重增加得很多，或者你的子宫超大，再不然就是你恶心呕吐的反应十分剧烈，那么你怀上的恐怕就是双胞胎了。随着腹中的宝宝越长越大，你可能会变得易疲劳，经常需要休息。而且你的体重增加得也比只怀有一个宝宝的女性多，因此你会对自己臃肿的身材感到厌恶。

消化问题

如果你怀的是双胞胎，那么恶心呕吐的反应就会更加强烈，因为你体内的人绒毛膜促性腺激素（见第74页）的水平更高，这种孕激素会引发恶心呕吐。在怀孕的最初阶段，高水平的黄体酮会让你感觉气短，你还有可能容易便秘或放屁和浮肿。

怀孕后期

到了怀孕的后期，你的肌肉被拉伸得更厉害了，因为你承受着额外的重量，所以背痛会时刻困扰着你。怀双胞胎的女性更易换上贫血症，因此你会感觉十分疲劳。一定要吃含铁量高的食物，而且如果医生建议你服用铁补充剂，你就得服用。

怀多胞胎时需要留意的危险征兆与怀一个孩子时需要注意的并无二致。不过，你一定要对各种不同寻常或令人烦恼的症状提高警惕，因为此时患上某些并发症（如流产和先兆子痫）的风险要更高些。相信你的直觉吧，如果你对某种症状不太有把握，或者只是感觉不对劲，那么赶紧去看医生。

尽量多休息，在家时多请别人帮你做事，也别忘了多从生活小事中获得乐趣。在怀孕期间和宝宝出生后，你都需要花费大量的精力，所以现在就应该养成好好照顾自己的习惯。

爸爸妈妈说……

我怀的是双胞胎，我是否需要额外的产前护理？

医生会安排你多做几次B超，看看两个宝宝在子宫中的位置、他们发育的情况或者是否患有什么并发症。定期量血压和验尿也很重要。

我的体重会增加多少呢？

你增加的体重会比怀一个宝宝的妈妈要多。不管你怀了几个宝宝，都要坚持健康而均衡的饮食。

有什么风险呢？

约有一半的双胞胎会早产（早于37周）。如果你感觉要生了，赶紧叫医生或者直接去医院。双胞胎发生先兆子痫的情况也比较普遍，这是一种具有潜在危险的并发症，通过量血压和验尿就可以查出来。它的症状包括剧烈的头痛、视力问题，而且脚、脚踝、脸和手会突然出现浮肿。

我需要引产吗？

有的医生认为，在怀孕37～38周时就应该通过引产或剖宫产把双胞胎生下来，这样做才更安全。不过选择权在你的手里。如果你确实想要自己生，那么就好好跟医生商议一下吧。

流产

不幸的是，流产非常常见，其发生率约为15%。但即便你知道这一点，还是会很难过。下面就来说说如何减少流产风险，以及如何辨别流产发生的征兆。

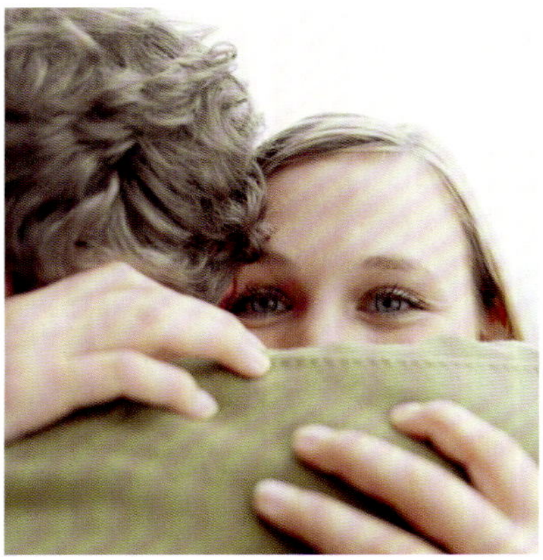

流产让人痛苦万状，但是你可以采取些措施避免它的发生，同时学习如何辨识流产的征兆。

爸爸妈妈说……

“我们俩一直守口如瓶，10个星期后才把这个激动人心的消息告诉朋友和亲人。可是才过了一个星期我就流产了。我们的心都碎了，更糟糕的是，我们刚与朋友和家人分享了我俩的兴奋之情。”

小朱，30岁，第二次怀孕

“流产之后要过很久情绪才能恢复正常。我流产一个星期后就回去上班了，但随后又请了一个月的假让自己心灵的伤痛慢慢平复。”

露易丝，28岁

何为流产

流产是指在怀孕的前24周内失去了宝宝。很不幸，流产的情况很普遍，在有案可查的妊娠记录中，其发生率约为15%。约有98%的流产发生在怀孕的前13周内。

风险因素

有研究表明，如果你吸烟、每天喝咖啡超过4杯或者酗酒，那么你就更易发生流产。以下几种原因也会增加流产的风险：

- 曾经多次流产。
- 患有子宫肌瘤（即非癌变的子宫平滑肌细胞增生）。
- 子宫畸形。
- 患有狼疮。
- 患有糖尿病、肾脏疾病或甲状腺疾病（如果你和医生很好地控制了这些病症，那么流产的概率就会大大降低）。
- 在怀孕初期患上了传染病，如风疹、李斯特菌感染或衣原体感染。

年龄也是一个影响因素，年纪较大的女性更容易怀上染色体异常的宝宝，而这样的宝宝更容易流产。

流产发生的原因

医生们尚不知道流产的原因。在妊娠头3个月内发生的流产至少有一半可

如果你认为自己要流产

如果你觉得自己好像要流产，那么赶紧去医院看医生。

如果出现了以下症状，也要立即去医院：

- 大量出血。
- 开始感到发烧，且全身不适。
- 腹部一侧剧烈疼痛——这可能是宫外孕的征兆之一。

要缓解强烈的间歇式疼痛，应休息、服镇痛药，并在腹部或下背部放一个暖水袋以缓解绞痛。

如果出血不太严重，或者也不觉得痛，但你就是不放心，那也最好去医院做个检查，看看你的身体是否安然无恙。

能是由染色体异常引起的。而妊娠20周之后发生的流产可能是由某种传染病、子宫或胎盘畸形引起的，抑或是由于子宫颈不够强健，无法使子宫紧密闭合。

流产的征兆

流产最明显的一个征兆就是间歇性的疼痛、绞痛和出血（其中可能还会夹杂着血块）。有些流产仅在做定期的产前检查时才会偶然被发现，因为医生听不到胎心。

有时你可能会出现微量的出血，即阴道排出少量的血液。怀孕初期有微量出血很常见，一般不用担心，这通常是“突破性”出血，会发生在你本来应该来月经的时候，是由控制月经周期的激素造成的；要不就是“着床”出血，即受精卵附着在子宫内壁上时造成的出血。

无论何种原因，出现少量出血、大量出血或剧烈疼痛时，都应与医生联系，因为这可能是发生流产的征兆。

降低流产的风险

到目前为止，降低流产风险的最佳途径就是戒了烟再怀孕（见第118页）。戒烟可能是最困难的事了，但却能降低流产的风险。

咖啡因与酒精

即使你已经怀孕了也应该戒烟，还要减少咖啡因和酒精的摄入量，因为这两种东西也有可能是流产的诱因。英国食品标准局建议，准妈妈每天摄入的咖啡因不应超过200毫克，因为咖啡因不仅会引发流产，还会造成新生儿体重偏低。

还有研究表明，少量的咖啡因也会诱发流产。因此，如果你真的很在意，那就干脆与咖啡因彻底绝缘，这样就安全了。尽管研究结果还不是完全明确，不过即使少量饮酒，每周1～2次，似乎还是很有可能造成流产。

如果你以前流产过，医生可能会建议你在怀孕的头两个月里尽量多休息。医生可能还会建议你在怀孕的最初几个月里，在情况稳定之前不要做爱。倘若你觉得这样做会使你们的夫妻关系受到影响，那么你们俩就一起去找医生谈谈，这样一来你的爱人就会明白这一切的必要性了。

如果你知道自己患有子宫颈机能不全（因为之前的流产就是由该病造成的），那么就绕宫颈一周将其缝合，待宝宝即将出生时再把缝线拆掉，这称作子宫颈环扎术。

不幸的是，若流产即将发生，那么我们对它就无能为力了。流产虽难以阻止，不过令人感到一丝欣慰的是，大多数流产过的女性都能再次怀孕，并生下正常、足月的宝宝。

根据英国食品标准局的建议，准妈妈每天最多可摄入200毫克咖啡因，相当于饮用两大杯咖啡、4杯茶或5罐可乐。

不过很多女性发现，怀孕后，她们对于咖啡的兴趣也随之消失了。

活力妈妈

如果你喜欢运动，那么为了宝宝的安全起见，你在锻炼时要格外小心。

“从小时候开始我就热爱运动。我喜欢充满活力的户外运动，经常在假期里去做户外运动。可当我发现自己怀孕的时候，我知道我得为宝宝的安全着想，因此必须做出一些改变了。

我放弃了骑马。其实我已经有很久没从马背上摔下来了，不过我可不想冒险，因为我知道这样的意外事故会造成流产。我还知道，随着宝宝一天天长大，我身体的重心也将发生变化，这也会增加从马背上摔下来的危险。

但由于我一直定期锻炼，因此医生说我可以做一些有益于怀孕的运动，这些运动是安全的。我喜欢长走，我游泳的次数也已经比以前多了。我还打算参加一个专为准妈妈开设的瑜伽班。

不过最为重要的是，我会根据自己的感觉来调整锻炼的强度，如果感到太累了或喘不上气，我就会停下来。”

宫外孕

在英国，大约每100例妊娠中就有一例是宫外孕。令人遗憾的是，宫外孕通常都会以流产而告终。但过段时间，大部分曾经宫外孕的女性都会正常怀孕。下面是早期识别宫外孕的方法。

宫外孕的症状

大部分宫外孕的女性在超过正常月经周期大约两周后就会出现症状。较易识别的症状包括：

最初的症状

●非正常的阴道出血。这种血的外观往往与正常的经血不一样，有人把它形容为“李子汁”。

●下腹部一侧持续剧烈的疼痛。

如果你有以上症状并且可能怀孕，那么赶紧去看医生。

输卵管破裂时

假如没有进行早期检查，那么输卵管就有可能被撑裂，你就会出现下列症状：

●突如其来的剧烈疼痛逐渐蔓延至整个腹部。

●出汗、头晕或晕厥；腹泻或便血。

●体内出血导致虚脱或休克。

●肩膀疼痛，这也是体内出血引起的。

如果你有以上任何症状，那么就应该立刻去看医生。

接下来会怎样

宫外孕即在子宫外发生的妊娠。在英国，宫外孕的发生率约为1%。

宫外孕几乎都是受精卵在一侧输卵管内着床。随着受精卵的发育，准妈妈会感到疼痛，并伴有出血。要是未被检查出是宫外孕的话，输卵管就会被撑裂，出血不止。宫外孕会威胁生命，极少数人甚至会因此而丧生。宫外孕的胚胎不会继续发育下去，因为要把它从体内彻底摘除。

宫外孕的症状出现在超过正常月经周期两周后。造成宫外孕的一个最为常见的原因是输卵管受到了损伤，使得输卵管堵塞或变窄，卵子无法到达子宫，于是就在输卵管壁上着床了。

危险因素

以下情况容易造成宫外孕：

●患有输卵管子宫内膜异位症，该病症会增加输卵管留下疤痕和粘连的风险。

●曾经做过腹部手术。

●曾经患有盆腔炎——这种疾病会在输卵管上留下疤痕（约有一半的宫外孕有盆腔炎的症状）。

●采用试管受精。

●使用了宫内节育系统（有时也被称作节育环或子宫内避孕器）或服用了迷你避孕药丸。

●吸烟。

●有宫外孕史（宫外孕的可能性会因此从1%增加到10%）。

●高龄母亲。

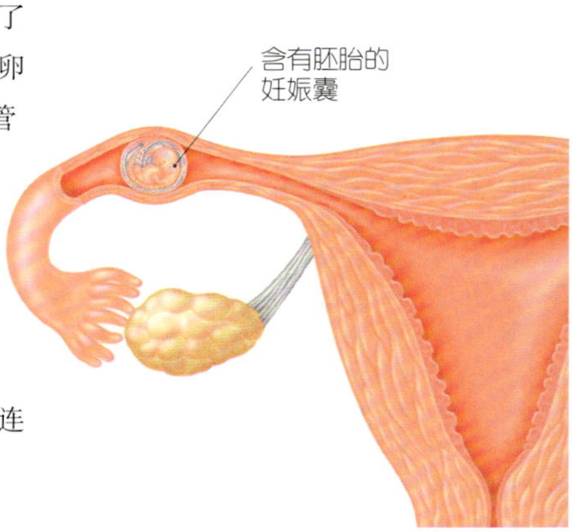

在大部分的宫外孕病例中，胚泡都是在输卵管上着床。一旦被确诊为宫外孕，就要立即把胚泡取出。

症状

宫外孕很难识别，因为它最初的症状与月经来潮或先兆流产（如腹部绞痛和少量出血）很相似。宫外孕的早期症状包括非正常的阴道出血（有些女性形容这种血的样子就像李子汁），下腹部一侧还可能出现持续剧烈的疼痛。

也有可能出现肩膀痛，即肩膀与胳膊连接处的疼痛。体内出血会刺激身体内的其他器官，如横膈膜，此时就会引起肩膀痛。如果宫外孕确诊得有点迟了，输卵管已经破裂，那么剧烈的疼痛就会突然袭来，并逐渐蔓延至整个腹部。你还可能开始出汗、晕厥，并出现腹泻或便血。如果体内出血很严重的话，还可以导致休克。这种情况十分危急，应立即叫救护车或直接去医院。

如何治疗

如果疑似宫外孕，就要去医院做进一步的检查了。要化验血液中的人绒毛膜促性腺激素（见第74页）水平，如果低于正常怀孕时血液中该激素的水平，那就是宫外孕了。

进一步的检查

需要做一个经阴道超声检查，因为腹部B超可能查不出是否是宫外孕。如果这项检查还不能确诊，那就要去手术室做一个腹腔镜检查了，也就是要把一个微型的摄像头伸入腹内。

确诊为宫外孕后，有时可借助腹腔镜（微创手术）来摘除胚胎，尽可能不伤到输卵管。但假如输卵管已经破裂，医生通常会建议病人做一个彻底的腹部手术，因为这样能够用最快的速度把血止住。

是将输卵管和胚胎一并摘除，还是只摘除胚胎而修补输卵管，取决于输卵管的受损程度、另一侧输卵管的情况以及病人将来还是否打算怀孕。

在个别病例中，胚胎会在治疗过的输卵管上继续生长，这时就要用一种可以终止妊娠的药物氨甲蝶呤进行治疗了，否则还得再做一次手术摘除胚胎。

有时，氨甲蝶呤可代替手术治疗宫外孕，尤其是在宫外孕初期。这种药物还可以应用于没有出血，输卵管也未受损伤的情况下。

偶尔还会出现这种情况：很早就诊断出了宫外孕，却不知道其确切的位置，因此不会采取任何治疗措施，这种情况叫做“期待疗法”。造成这种情况的原因是，很多宫外孕会通过自然流产而消失，仅有1/4的病例需要做手术。

爸爸妈妈问……

宫外孕会影响我将来怀孕吗？

是的，有这种可能。如果宫外孕没有造成输卵管破损，那么再次怀孕的可能性和以前一样大。而假如一侧输卵管破损甚或损伤严重，那么再次怀孕的概率就会降低，特别是当另一侧输卵管已经上了节育环或患有输卵管子宫内膜异位症时，这个概率就更低了。

约有65%的女性会在宫外孕后18个月内再次怀孕，不过要是输卵管损伤或破损，就得考虑接受试管受精了。接受过腹腔镜治疗的女性，一般要过3～4个月后才能再次尝试受孕。而如果接受过腹部手术的话，最好等上6个月，待伤口愈合后再准备怀孕。

有条不紊的妈妈

宫外孕的女性可以尝试如下求助方式。

“宫外孕让我难过透了。我还想再要个孩子，但又害怕再次遭遇宫外孕。我的医生棒极了，他给我讲了很多这方面的知识。在了解了真实情况后，我能坦然接受已经发生的事情了，并且开始为将来打算。而在网上跟其他与我有相似经历的女性聊天真是非常有用，她们给了我那么多支持。我不再感到孤单了，又得知别的病友都顺利地怀上了孩子，那么应付起来就容易多了。”

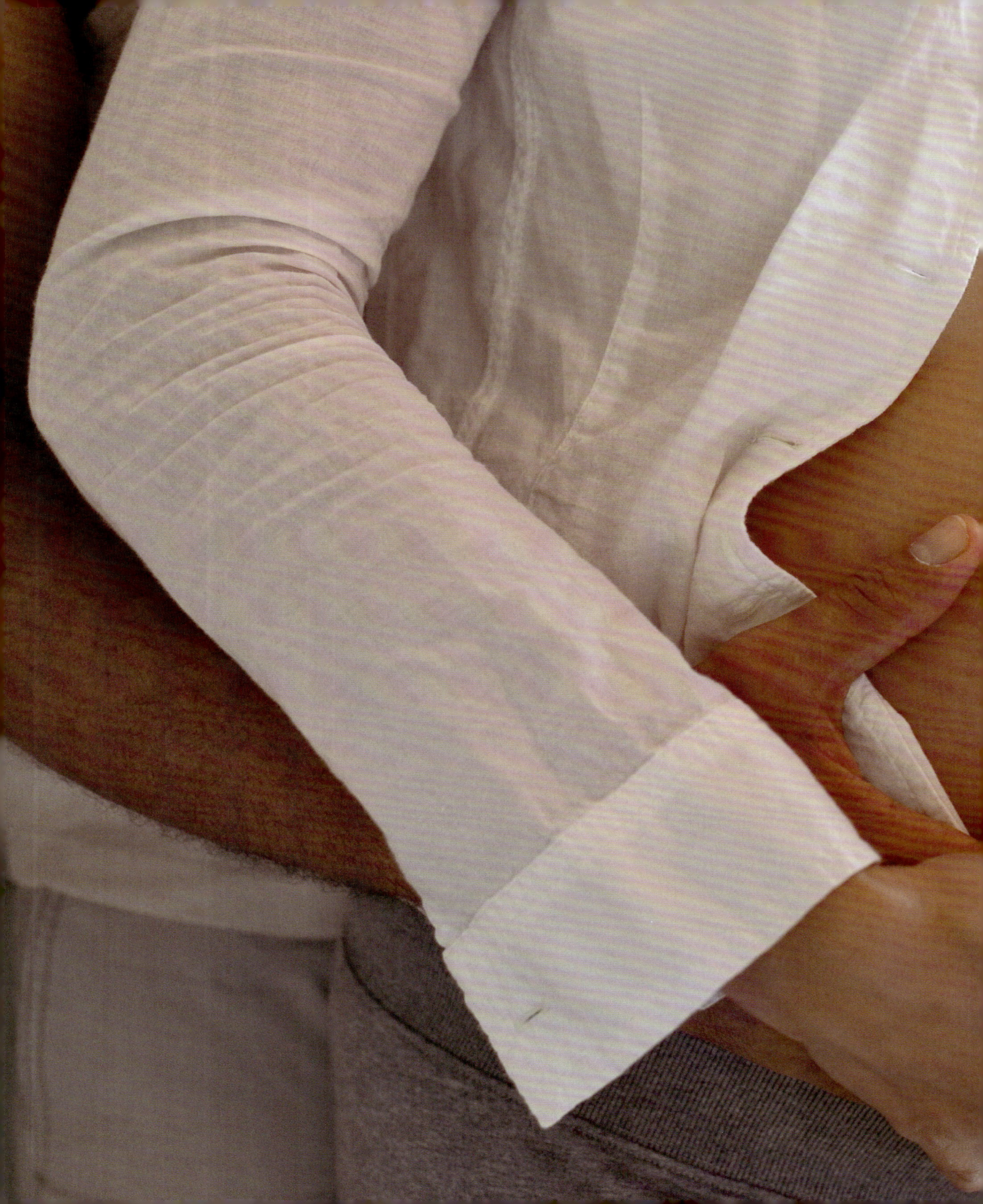

保证安全与健康

本章要点提示

怀上宝宝以后，你所关心的就是该如何照顾好自己和肚子里的宝宝。

你会有一大堆问题想问：该吃什么、不该吃什么呢？如何保持健康和活力，又不至于受伤呢？哪些药是安全的，哪些又是不能吃的呢？在这一章中，我们将告诉你怎样做是安全的，怎样做又是危险的，还会就如何保护你自己和腹内的宝宝给出建议。

怀孕不仅事关你的身体健康，你还会发现，在接下来的9个月里，你的情绪会变得起伏不定。我们将帮你控制好这些情绪，还会给你提供一些实用的建议。

我们还将让你了解你的身体在孕期发生的所有变化、告诉你哪种美容方式能让你在怀孕期间更加光彩照人；我们亦会告诉你一些选购孕妇装的窍门，让你日渐隆起的腹部不受委屈。

适合你和宝宝的健康饮食

你就要当妈妈了，因此一定要保证你和日渐长大的宝宝摄取到所需的各种营养。健康、均衡的饮食应富含维生素和矿物质。同时还要避免食用那些有害的食物。

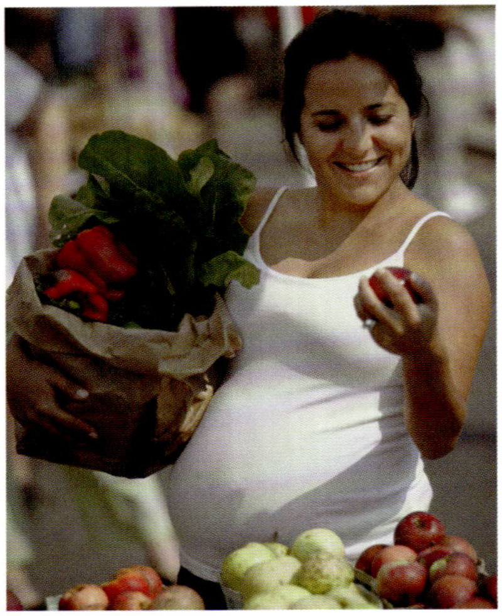

怀孕期间，建议你每天吃5份水果和蔬菜，这一点尤其重要。

我应该吃什么

尽管你怀孕了，但也不要认为你应该吃两个人的量。平均而言，只有在孕晚期（也就是孕期的最后3个月），你每天才只需多摄入200卡路里的热量。

推荐食谱

英国食品标准局建议，要保证你和宝宝能够获取足够的营养，你应该：

- 每天至少食用5份水果和蔬菜——新鲜的、冷冻的、罐装的、干的或者纯果汁都可以。
- 食用足够的淀粉类食物，如面包、意大利面条、米饭和土豆，如有可能，最好吃全谷类食品。
- 食用富含蛋白质的食物，如瘦肉或鸡肉、鱼（每周吃两次，其中一次应为油性鱼，见第53页），以及富含铁的禽蛋和豆类。
- 摄入足够的纤维素。纤维素有助于防止便秘，全麦面包、意大利面条、米饭、豆类、水果和蔬菜中富含纤维素。
- 食用富含钙的乳制品，如牛奶、奶酪和酸奶。

至于说零食，你最好用香蕉替代巧克力，或者用水果冰糕替代全脂冰激凌。如果你喜欢偶尔吃吃饼干，那么完全不必

爸爸妈妈问……

我需要额外补充营养吗？

怀孕期间保持饮食多样、均衡，获取的营养就足够了。不过假如你呕吐很严重或者缺铁，医生可能就会向你推荐专为准妈妈设计的补充剂。

这种补充剂里应该包含些什么？

在一种好的孕期补充剂中，叶酸、铁和钙的量应该比一般的多种维生素补充剂要多，这三种营养素对于宝宝的发育至关重要。这种补充剂中还应包括从植物中提取的维生素A（β-胡萝卜素）；而如果大量服用从动物中提取的维生素A，会对未出生的宝宝造成伤害。

我应该服用益生菌吗？

有两项研究发现，怀孕期间服用益生菌有助于防止宝宝患上遗传性湿疹。假如你有家族过敏史的话，那么最好还是向医生咨询一下，不过目前尚需进行进一步的研究，以确认这种病是否会影响宝宝的健康。

活力妈妈

如果你比大多数爱运动的准妈妈还喜欢运动，那么你应该一饿了就吃东西。

“虽然有各种各样的说法支持‘怀孕期间要吃两个人的饭量’这个观点，但实际上，在怀孕的前6个星期里根本不需要摄入更多的热量。不过我的运动量很大，所以医生说每当我觉得饿了就应该吃东西。多吃水果和蔬菜、多喝水能够使我保持精力充沛。”

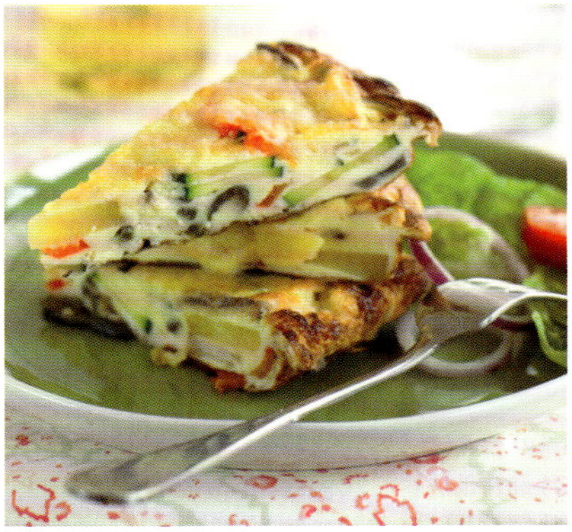
富含铁质的鸡蛋是孕期的健康食品，但是在做煎蛋和菜肉馅煎蛋饼时一定要做透。

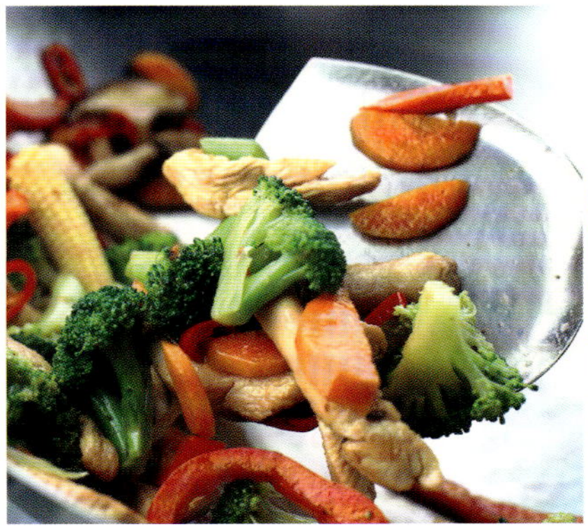
炒蔬菜能够提供“每天5样”中的几样。炒菜比油炸食品更健康，脂肪含量也更少。

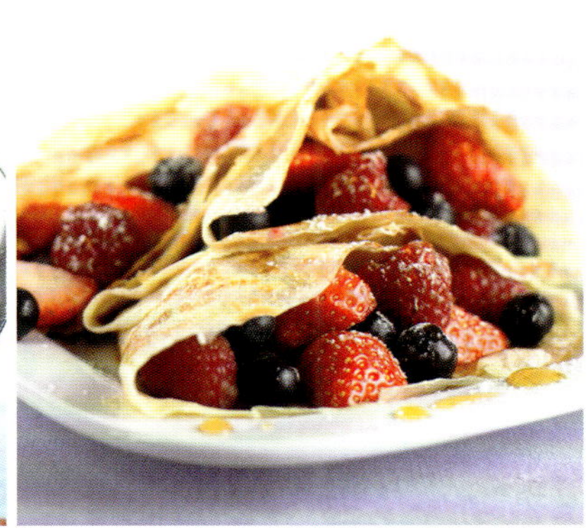
在选择甜点时，尽量挑含糖量少的，因为糖除了能提供热量以外什么营养也没有。蜂蜜比糖要好多了。

有负罪感，充分享受饼干的美味吧！

波动的食欲

需要吃多少食物，由你自己的食欲说了算。随着日子一天天地过去，你会发现你的食欲也起伏不定：

●在怀孕的最初几个星期里，你的食欲可能会下降得很厉害。你一点儿也不想吃饭，特别是在感到恶心呕吐的时候，更是什么也吃不下。

●在怀孕的中期，你的食欲会恢复到和怀孕之前一样，甚至还会更好一些。

●在怀孕的后期，你的食欲可能会增加。不过倘若你在用餐后感到烧心或者有饱胀感，那么改成少吃多餐会比较好。

体重增加的正常值

每个女性在怀孕期间增加的体重各不相同，这是由多种因素决定的。怀孕期间，体重平均会增加8～15千克。大部分女性在妊娠头3个月里体重会猛增，随后会稳步增加，而在孕晚期体重增加得最多，因为此时宝宝也长到最大了。

尽管你渴望得到苗条的身材，但在怀孕期间减肥对你和你的宝宝都没有好处。减肥能造成铁、叶酸和其他维生素和矿物质的缺乏。记住，正常怀孕的表征之一就是体重增加。吃健康食品（见下页），尽量少摄入脂肪和糖，这就足够了。

少吃多餐

即使你并没有感到饥饿，你的宝宝也有可能饿了，所以尽量每4个小时吃一次东西。假如你有恶心、呕吐、厌食、烧心或者消化不良等反应，吃东西简直就是受罪，那么你可能会发现，每天吃5～6顿饭，每餐都不吃得太多，要比一天吃3顿大餐好过些。

叶酸

叶酸属于B族维生素，对怀孕中的女性尤为重要。缺乏叶酸可导致神经管形成缺陷，如脊柱裂（见第215页）。英国卫生部建议，女性从准备怀孕时起直到怀孕12周这段时间里，每天应补充400毫克叶酸。你还应从食物中获取叶酸（以叶酸盐的形态存在于食物中）。绿叶菜（如卷心菜、西兰花等）中都含有叶酸。此外，豇豆、麸片、木瓜和酵母中也都含有叶酸。

在外用餐如何吃得安全

你在餐馆用餐要特别注意食品安全，特别是当你选择以下菜品时，要特别小心：

开胃菜 不要吃生鱼片，应该吃做熟的菜，如烤沙丁鱼和烤大虾。法式肉酱中可能含有防腐剂，最好别吃。

主菜 吃牛排、寿司和其他生肉食品时要慎重。应该吃彻底做熟的食物。

甜点 蛋奶酥、慕斯蛋糕和冻巧克力罐的配料中可能含有生鸡蛋。提拉米苏中往往含有生鸡蛋清，自制的冰激凌也是如此。奶油焦糖布丁和焦糖布丁不错，因为其中使用的鸡蛋都是熟的。

素食准妈妈

只要认真地做好计划，怀孕期间吃素食同样能获取所需的全部营养成分。

铁和钙

怀孕期间，你的身体需要的蛋白质要比以往多一点儿。做到这一点并不难，只要吃各种健康的素食就行了。不过，吃素食时应该确保摄入了适量的铁和钙，这两种物质对于准妈妈来说十分重要（见第121页）。

吃素食的准妈妈应该格外注意食物中铁的含量，因为与肉类中的铁相比，蔬菜中的铁不易被人体吸收。含铁量高的素食包括豆类、绿色蔬菜、水果干以及强化营养谷物早餐。

食用和饮用含有维生素C的食品或饮料，比如，可以在吃富含铁的食物时喝上一杯果汁，因为果汁中的维生素C有助于身体对铁的吸收。但不要喝茶，因为茶叶中含有单宁酸，会影响身体对铁的吸收。如果你体内的铁含量偏低，医生就会建议你补铁。

乳制品（如牛奶、奶酪和酸奶）是钙的最佳来源，每天最好吃3次。

维生素D有助于钙质的吸收，晒太阳、吃人造黄油和乳制品都能增加体内的维生素D。服用补充维生素D的营养品也不错。

除了乳制品外，还有一些食物也富含钙质，如深绿色蔬菜、芝麻和一些强化大豆制品。但总的来说，这些食物中的钙质都不大容易被人体吸收，因此，如果你不吃乳制品的话，最好还是服用一些补钙的药品。（假如你是严格的素食主义者，那么你可以浏览素食者协会的网站，那上面会有孕期的健康食谱。）

大约在妊娠最后的3个月中，你每天大概需要多摄入约200卡路里的热量，这样才能保证你的宝宝快速发育之所需。你可以多吃些谷类食品、豆类、坚果、瓜子类食物、乳制品以及土豆之类的淀粉类蔬菜。

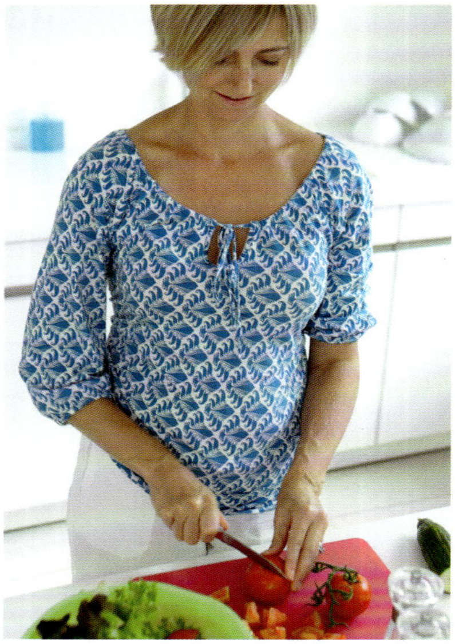

沙拉中的维生素C能帮助身体吸收别的食物中的铁。

爸爸妈妈问……

怀孕期间可以减肥吗？

建议不要在怀孕期间节食减肥，不过你倒是应该吃低糖、低脂肪的健康食品。去专门的营养门诊咨询一下，看怎样既能吃得好，又不会摄入过多的热量。

我需要多少热量呢？

你每天需要的热量依你活动的多少而不同，不过大部分准妈妈每天需要1800～2100卡路里的热量。仅在妊娠最后3个月才需要额外增加热量，而增加的这部分也不过只有200卡路里而已。

维生素B_6能缓解我的孕呕吗？

维生素B_6确实能缓解部分女性的孕呕，但原因尚不清楚。有些食物中含有维生素B_6，如香蕉、糙米、瘦肉、禽肉、鱼、鳄梨、全谷类食物、玉米、坚果等，吃维生素B_6药片也可以。英国食品标准局建议，每天补充的维生素B_6不应超过10毫克。跟医生讨论一下，看看你每天应该服用多少维生素B_6药片以及什么时候服用为宜。

精打细算的妈妈

有很多购物省钱的方法，同时还能买到不错的食物。

“虽然我的收入不错，但我还是得精打细算。我发现列购物清单并按照清单来购物挺有用。我主要吃素食，因为它便宜，不过我每周还是会吃两次美味的瘦肉食品。我还喜欢购买超市自有品牌的商品，我真的尝不出它们和别的品牌的食物有什么不一样。”

怀孕与肥胖

你的体重对怀孕或宝宝的出生不会产生任何影响，不过，超重或肥胖的确会增加患上某种孕期并发症的概率。几种最为常见的孕期并发症有：

- 妊娠期糖尿病
- 妊娠高血压
- 先兆子痫
- 早产
- 巨大儿

如果你的体重指数高，那么在临产的时候，你就可能需要：

- 助产（使用产钳或胎头吸引器）。
- 剖宫产。
- 肩难产（即母亲在分娩时，宝宝的肩部卡在了母亲的耻骨中）。

防止问题的发生

不过大部分此类健康问题都可以解决，有些还是可以预防的。理想的情况是，应该在怀孕之前减肥，因为有研究显示，不论你的体重是多少，孕早期减肥与宝宝患先天性神经管缺陷有一定的关联。不过即便已经怀孕，还是有很多方法可以帮助你和你的宝宝的。

锻炼

定期锻炼是控制体重的最有效的方法之一，如果再辅以健康饮食，效果就更好了。

只要得到了医生的许可，你就可以开始锻炼了，强度可从轻微到中等。不太剧烈的运动要坚持做，如散步和游泳。锻炼的时间不宜过长，并且要大量喝水以补充水分。

还要告诉医生你自己自身有哪些问题，可能不适宜运动，比如你是否有高血压或糖尿病史。知道了这些问题以后，你就可以与医生协作，让医生最大限度地帮你生一个健康的宝宝。

职业妈妈的健康食谱

不管工作有多忙，只要按照以下几个简单的步骤来做，你都可以挤出时间来舒舒服服地吃顿饭：

- 在办公桌的抽屉里放一些健康的零食和饮料，饿了的时候就吃一点儿。这些健康食品包括：水果、饼干、无糖有机谷物糕点、瓜子和坚果。面包卷、盒装果汁、矿物质水、胡萝卜或黄瓜也都是不错的工间餐。
- 如有可能，带午饭上班，这样就能确保你的饮食均衡。每天不管是主食还是炒菜，都不断地换换花样，中式和西式经常变化，这样你的午餐就变得妙不可言了。

除了面条和米饭能够持续地提供能量外，你也要多吃蔬菜和水果，补充一些额外的营养。如果觉得该喝点汤，现做的和方便食品都可以，再加一个面包卷就搞定了。

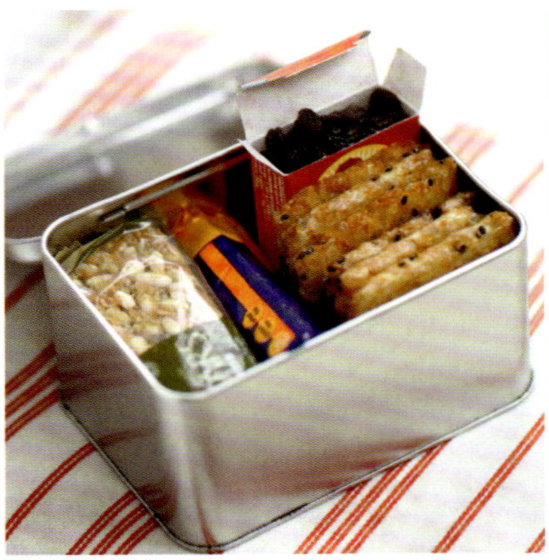

把健康的零食装在一个盒子里再放进你的办公桌抽屉，饥饿感突然袭来时就可以拿来垫垫肚子。

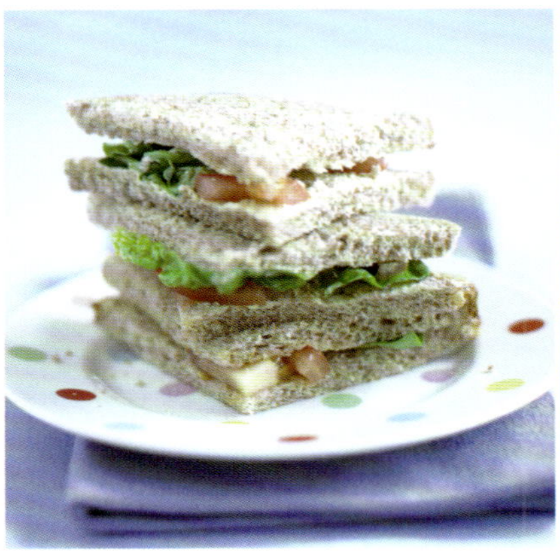

自己做健康的三明治带着上班去，这样午餐就能吃到均衡的饮食了。

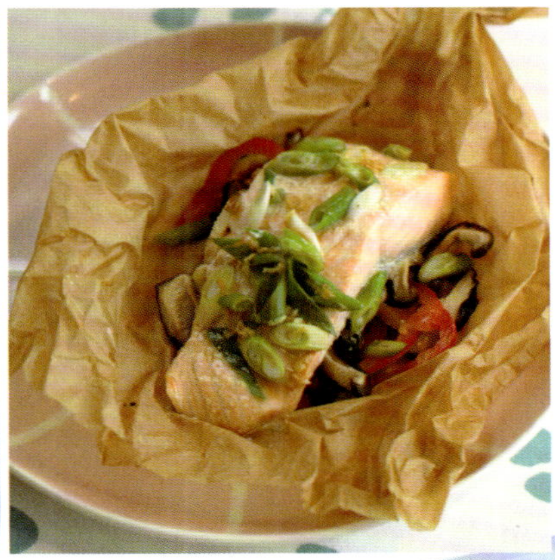

锡纸包三文鱼是一种快捷、简单而又健康的食品，结束一天的工作回家后就可以做上一顿当晚餐。

吃什么东西才安全

怀孕以后，不能吃的东西似乎在逐日增加。尽量不要过于忧心，记住，你和宝宝要承担的风险很低，而且只需几个步骤就能避开这些风险。

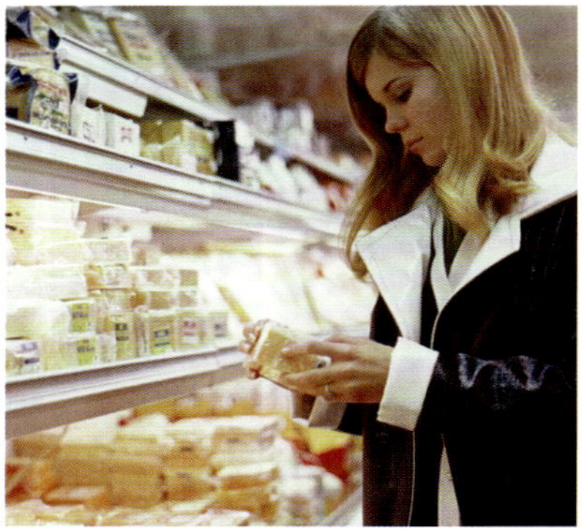

奶酪是准妈妈获取钙质的一个重要来源，不过要小心挑选适合你吃的种类。

懒散的妈妈

怀孕后才发现，有些食物对宝宝没好处。

“怀孕后要搞清楚什么能吃什么不能吃，这对于我来说可真是个新发现。现在我一定要把肉彻底做熟以后才吃，我再也不吃三分熟的牛排或半熟的鸡蛋了！我也尽量不吃太多的油性鱼，其实过去我每周吃这类鱼也不超过两份。奶酪真是个矛盾的集合体——我已经跟发霉奶酪彻底绝缘了。不过我也并不十分担忧，因为只要你仔细些，那么与食物有关的感染就不会找上门来。”

你吃的东西为什么可能会对宝宝不好

不知道怀孕期间吃哪种奶酪才安全吗？能不能喝酒呢？为了保证你和宝宝的安全，以下这些事情你都应该知道。

酒精

怀孕期间酗酒，尤其是豪饮（一次饮酒5杯以上），会对发育中的宝宝造成严重的影响。然而，少量饮酒会有多大的风险尚不清楚。尽管如此，有些专家还是建议，在妊娠头3个月里不要饮酒；还有些专家建议，在整个孕期都要绝对禁酒。如果你饮酒，那么最好去咨询医生，看看你是否还能继续喝。

咖啡因

摄入太多的咖啡因会增加流产的概率（见第42～43页），宝宝出生时的体重也会偏低。

人造甜味剂

尽管人们对某些甜味剂的安全性尚存疑问，但研究基本上认定甜味剂是安全的，大多数准妈妈可以放心食用。

生的或欠熟的肉

生的、三分熟的、腌渍的以及欠熟的肉类最好都不要吃，因为这些肉里都带有沙门氏菌，能引起严重的食物中毒或导致弓形虫病，会严重伤害你未出世的宝宝。

生的或欠熟的鸡蛋

建议不要吃半熟的或生的鸡蛋，因为鸡蛋中可能会带有沙门氏菌。为了安全起见，中等大小的鸡蛋至少要煮7分钟；做煎蛋的话，两面都要煎；做水煮荷包蛋时一定要彻底煮熟。

奶酪和乳制品

对于准妈妈们来说，奶酪是蛋白质和钙质的一个重要来源，不过有些种类的奶酪不适合准妈妈食用：

- 霉菌成熟软质干酪，如布里干酪或卡门贝干酪。
- 蓝纹乳酪，如丹麦青纹奶酪和斯提尔顿奶酪。
- 未经高温消毒的软性奶酪，如山羊奶干酪或绵羊奶干酪。

这些种类的奶酪为有害细菌（如

李斯特菌）提供了极佳的生长环境，不过，把食物彻底做熟就能杀灭各种李斯特菌，因此，把这些类奶酪彻底做熟后就可以放心食用了。所有的硬质奶酪，包括羊乳酪、瑞士干酪和意大利干酪，都是可以放心食用的。酸奶、益生菌饮料、清爽干酪、酸奶油和奶油也都安全无害。

方便沙拉

这种食品十分方便，但是在食用之前最好还是再仔细洗一遍，因为其中可能会带有弓形虫或李斯特菌，尽管这种可能性微乎其微。

动物肝脏和肥鹅肝

专家建议，准妈妈不要吃动物肝脏或肝脏制品，如肝肠或肥鹅肝，因为这类食品中含有大量的视黄醇形式的维生素A，对发育中的宝宝有害。

方便食品

冷冻的即食食品和熟禽肉可能会受到李斯特菌或弓形虫的污染。李斯特菌在超市的冷柜和家中的冰箱里仍能繁殖。不过，用高温彻底加热可以杀灭这两种细菌，这些食物就可以放心地食用了。

海鲜

大部分经彻底煮熟的鱼和贝类都是安全的，生的贝类经常会引起食物中毒，因此怀孕后还是不要再吃了。

油性鱼

海鲜有时候会受到环境的污染，所以建议准妈妈们尽量少吃油性鱼，因为它们比白鱼携带的污染物还要多。尽管如此，你还是应该吃一点儿，这样你和宝宝就能从中摄取一些Ω-3脂肪酸及其他维生素和养分。把食用量控制在每周不超过两份就可以了，可选择三文鱼、鲑鱼、鲭鱼、鲱鱼和沙丁鱼。

别吃鲨鱼、旗鱼和枪鱼，因为这几种鱼体内的汞含量较高，会损坏宝宝正在发育的神经系统。每周吃新鲜的金枪鱼排不得超过两次，或中等大小的金枪鱼罐头不超过4罐，因为金枪鱼体内汞的含量也相对较高。

药草茶

超市里出售的各种草药制品（如袋泡草药茶）以及含有常见草药成分（如柑橘和柠檬）的制品是否可以在孕期饮用，与这些茶中的草药成分有关。具有活血、通利、走下作用的药草茶，孕期都不能喝，因为它们可能会增加流产的风险；但具有补肾清热作用的药草茶，比如菟丝子、旱莲草、黄芩、苎麻根、椿根皮等，准妈妈则可以放心饮用，这种药草茶不会带来任何问题，而且还能安胎。

爸爸妈妈问……

怀孕期间吃寿司安全吗？

是的，只要事先冷冻过就是安全的，因为低温能杀死各种寄生虫。用熟的鱼、蒸螃蟹和熟鳗鱼制成的寿司也不错。大部分超市里出售的寿司都是事先做好的，可以直接食用，安全无虞，因为这些寿司都在-20℃的低温下至少冷冻了24小时。但如果商店或餐馆中出售的是自制的寿司，那么在食用前一定要检查一下寿司中的鱼肉是否是冷冻过的。如果你自己做寿司，那么在做之前，一定要将生鱼肉冷冻24小时以上。

怀孕期间不宜食用的食品

一开始，要搞清怀孕期间能吃什么、不能吃什么很让人抓狂。

只要按照以下几个简单的规则去做就行了。

●**奶酪** 不要吃青纹乳酪或霉菌成熟软质干酪（如布里干酪或卡门贝干酪），也不要吃未经高温消毒的软质奶酪。

●**鸡蛋** 不要吃生的或半熟的鸡蛋。超市里出售的沙拉酱（如蛋黄酱）都是安全的。在吃“自制的”食物（如巧克力慕斯）时一定要小心，因为这些东西的配料里可能含有生鸡蛋。

●**肥鹅肝** 所有的肥鹅肝都不要吃，不管是用肉、鱼还是蔬菜制成的。

●**肉和肉类制品** 一定要彻底烧熟后再吃。腌肉制品也不太安全，最好别吃。

●**油性鱼** 其实这种食物对你和宝宝都有好处，因为能提供给你们所需的Ω-3脂肪酸。不过为了免受这种鱼体内污染物的伤害，每周的食用量不得超过两份。

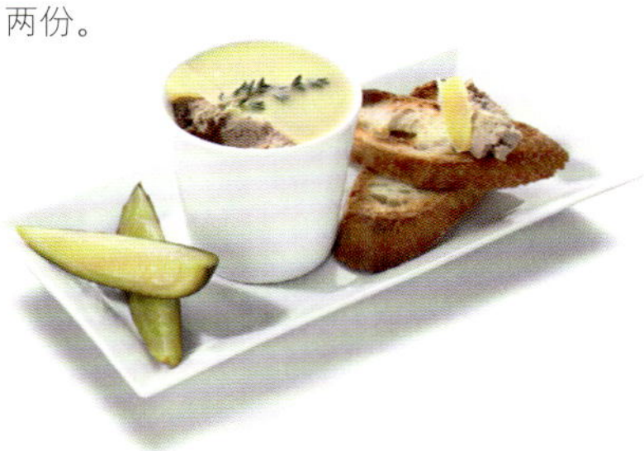

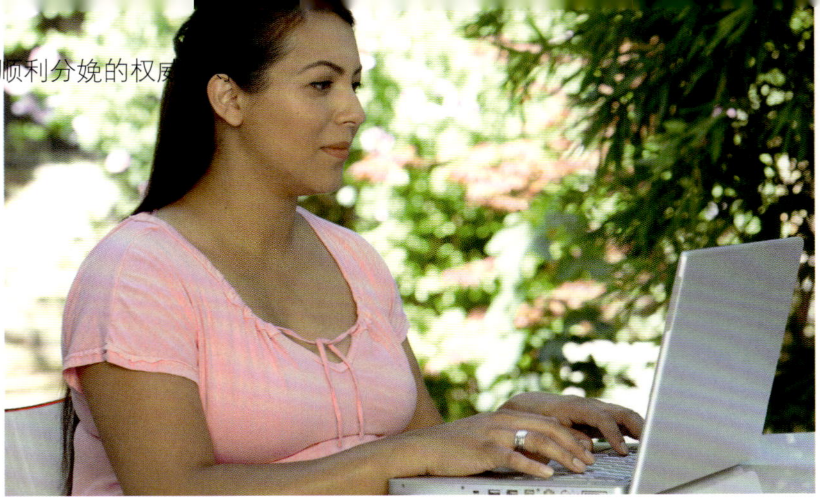

如果你担心某些食物不安全，可以上网查询可靠的信息。

孕期的饮食卫生

怀孕期间避免食物中毒尤其重要：

●**个人卫生** 在做饭前和做完饭后都要洗手（特别是在处理生肉的时候），这样可以防止细菌的传播。

●**在适当的温度下保存食物** 购买了冷冻食品后要赶快回家，并把这些食品放进冰箱（温度在5℃以下）或冷柜（温度在-18℃以下）中。

●**安全地储藏食物** 要将生熟食物分开放置在冰箱里。将生肉放在冰箱的最下层，这样生肉中的汁液就不会滴到熟食上了。

●**食物要彻底做熟** 肉类食物更是如此，一定要烹煮到食物滚烫且有水蒸气冒出为止。

●**警惕交叉污染** 在做饭前和处理过生肉后，一定要用热的肥皂水清洗操作台。

●**外出用餐** 要注意用餐环境是否卫生，餐馆工作人员的手是否干净或者是不是在流鼻涕，再看看未加工的和准备端上餐桌的食物是否是分开放置的。

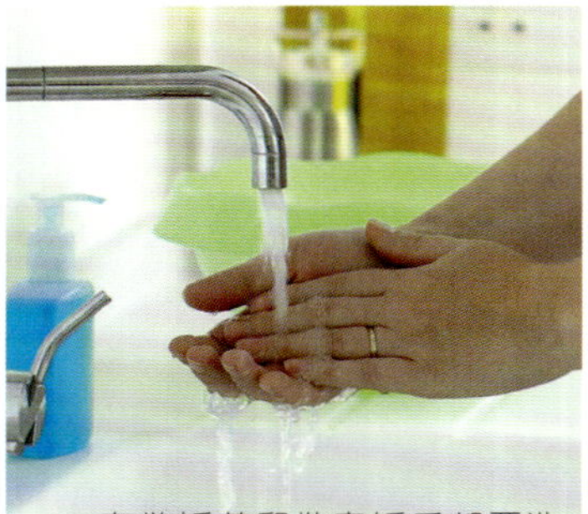

在做饭前和做完饭后都要洗手，这样就能减少食物中毒的危险。

来自食物的威胁：如何分辨好坏

报纸上充斥着令人心惊肉跳的报道，而其中的大部分都与食物有关。这类报道令人忧虑，不过对于其中的很多报道你大可不必介怀。下次当你再看到这类耸人听闻的标题时，应该问问自己以下几个问题：

●**是否有值得信赖的机构支持该建议**

中国卫生部和国家食品药品监督管理局经常会发布一些新的指导意见。访问相关网站或浏览可靠的新闻网站提供的链接就能查阅这些意见。

●**该报道是否以事实为基础**

有时候，媒体会从一篇长篇文章中截取一部分刊登出来，编辑们往往会编发一些尚未得到证实的观点，而且这些观点都带有倾向性。

●**消息的来源是否可信**

企业经常会发布消息，鼓吹自家的产品，这样的消息恐怕都不会那么客观。专家们有时也会搞搞科研。倘若他们的这些科研成果受到了关注，就能促进其已经获得了专利的药物或其他产品的销售。

●**消息是否确实基于可靠的证据**

世界各国的专家经常会在专业期刊和会议上发表其研究成果。有时候，媒体会将一些小型研究的成果公之于众，而实际上，这些成果尚需得到那些大型科研得出的证据的支持，此时还不能被认定。

●**消息真的是新的吗**

有时候，一起旧的事件会被反复拿出来报道。比如，媒体会对某个事件的调查过程进行报道，虽然此时并没有任何新的证据，但是同一条耸人听闻的标题会不断地出现在我们眼前，毫无新意。

如果以上这些问题你都问过自己，而且仍旧不知应该如何是好的话，那么尽管去向别人请教好了。或许去问问医生能有所帮助。

爸爸妈妈说……

“对于我在怀孕期间吃的某些东西，我一直不敢肯定官方会不会突然认定是有害的。我怀孕时遵从每天摄入的咖啡因不超过300毫克（相当于3杯咖啡的咖啡因含量）的原则，但当我怀孕32周时，这个原则就变成了每天不超过200毫克。我慌了神，我觉得在头32周里，我都在遏制宝宝的发育。但是官方的意见又说，我的宝宝不会有事。既然如此，这个原则为什么还要改呢？也许因为这些指导意见常常是要对那些贪心不足的妈妈采取矫枉过正的手段吧！”

贝尔，孩子亚当两个月大

“我的家族有食物过敏史，于是尽管有建议说吃花生不会有什么问题，我还决定在怀孕期间一颗花生也不吃。不过做到这一点很难，因为很多食物的配料里都会有花生，而这类食物比你想象的要多。”

张燕，30岁

“我在怀第一个儿子时可是严格遵守了各项建议的，但我儿子还是对花生过敏，于是我在怀第二个宝宝时决定照吃花生不误，而我的第二个孩子一点也不过敏。我不知道吃花生有没有好处，但是这个建议也太含糊了，有时候简直让人无所适从。”

马德琳，37岁

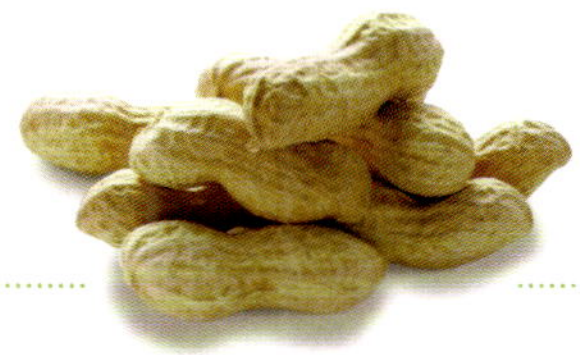

如果有家族过敏史

有些专家认为，怀孕期间避免接触过敏源（如花生）或许能够降低宝宝过敏的概率，不过尚无证据支持这一观点。

孕期注意事项

过敏反应指的是，身体对某些物质的反应过于强烈，如发生呼吸问题、呼吸困难、生皮疹以及其他一些症状，这些问题有时候会很危险。过敏问题包括湿疹、哮喘以及花粉热，还有的是对某些食物过敏。非食物的物质，如花粉、房间内的灰尘以及蜜蜂或黄蜂的叮咬，同样会引起过敏。

宝宝只有接触了微量的过敏源（如花生），体内的敏感物质被“激活”，才会对某些物质过敏了。有人认为，在母亲怀孕期间，当微量的过敏源通过胎盘时，这一过程就发生了。不过，尚无明确的证据支持这一观点。

有些高危准妈妈努力避免接触普通的过敏源，如鸡蛋和牛奶。一项针对这些孕妈妈的研究显示，这样做似乎也无助于减少宝宝过敏的概率。而在另一方面，宝宝出生后的前6个月完全采用母乳喂养倒是有助于降低宝宝过敏的风险。

怀孕期间吃点花生还是挺好的。英国卫生部的说法是，没有任何证据表明，怀孕期间是否吃花生会影响宝宝患上花生过敏症的概率。

尽管如此，你可能还是对到底能不能吃花生心存疑虑，这是完全可以理解的。假如你有家族过敏史，并且担心吃花生会影响你的宝宝的话，那就去找医生谈谈。还应记住，只要你在怀孕期间的饮食健康而均衡，那么不吃花生也不会对你和宝宝造成什么伤害。

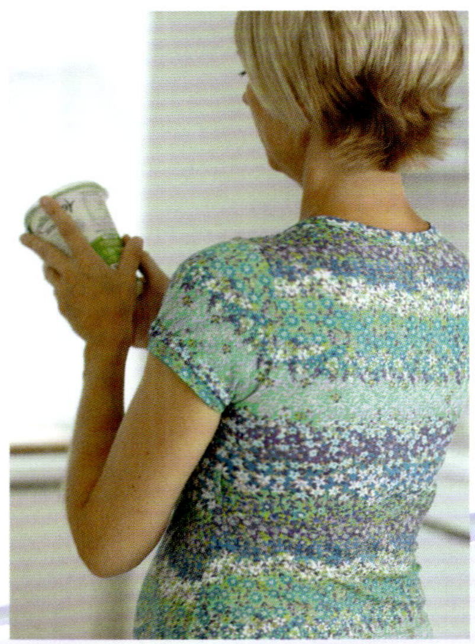

如果你在家中出现食物过敏，那就应该检查一下食品说明了。

准备怀孕
保证安全与健康
你的怀孕周记
分娩及新生儿

孕期锻炼

不论是在怀孕期间还是在临产时，经常锻炼好处多多。不管你在怀孕之前是喜欢定期运动，还是喜欢窝在沙发里一动不动，都可以参考我们给出的如下建议，即如何在身体不灵便的时候安全地进行锻炼。

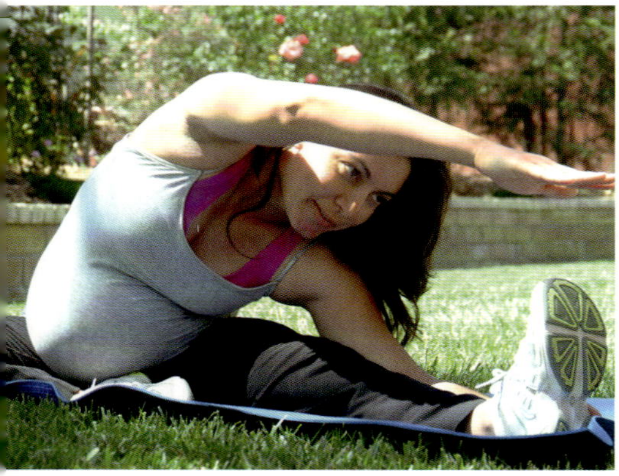

伸展运动不仅能增加肌肉的力量，还能增强身体的柔韧性，这样你在怀孕和分娩时就能轻松些。

经常锻炼

怀孕期间为什么要锻炼呢？原因之一就是，锻炼能够强健你的心血管系统，这样你就不易感到疲劳了。此外，经常锻炼还能够：

●**帮你为艰苦的分娩做准备** 分娩需要体力。你的身体状态越好，分娩的时候就能更加轻松。

●**减轻压力，振奋精神** 锻炼能够提高人体内的血清素（一种与情绪相关的脑化学物质）水平，从而振奋人的精神。当你感到情绪低落的时候，试试这一招：放上一张自己最喜欢的CD，在客厅里活动活动；要不就报一个强度不大的舞蹈班（一定要让你的舞蹈老师知道你怀孕了）。

●**缓解孕期不适** 运动可以拉伸并强健你的肌肉，这样一来，你的身体对于怀孕期间的各种疼痛和不适的耐受力就更强了。

●**避免孕期忧郁** 到了怀孕的第6或第7个月，人就会感到郁闷压抑。找到一个适合准妈妈的健康运动也许就能解决这个问题。

●**帮你睡得更香** 随着身体变得愈加笨重，要找到一个舒服的姿势安眠可就不那么容易了。运动能帮你享受到更为安静而深沉的睡眠。

●**提升你的自我形象** 尽管你知道此时体重增加是好事，可眼睁睁地看着体重秤的指针指向史无前例的数字还是令人心碎。经常运动可以让你不那么自卑。

●**帮助你产后恢复身材** 对于很多人来说，单是这一条就足以促使我们参加锻炼了。

安全锻炼小提示

锻炼时，为了确保你自己和宝宝的安全，你应该：

●和医生一起检查一下你的锻炼计划再付诸实施。

●锻炼时要穿宽松透气的衣服和有支撑作用的鞋，并确保你的孕妇文胸确实能起到作用。

●在正式开始锻炼之前要做热身运动，避免韧带拉伤。

●要不停地运动——站着不动会使血液淤积在腿部，造成晕厥。

●在运动前、运动中和运动后都要大量饮水，确保自己不至于脱水。

●不要做大幅度的屈膝、跳跃或仰卧起坐等动作，避免韧带拉伤。

●不要过度运动——如果你说话已经上气不接下气了，那就放慢运动频率。

●如果你感到不舒服或者疼痛，就应该立即停止运动。要知道，你是在活动身躯，而不是惩罚它。

●在妊娠头3个月过后，不要躺着运动，因为这个姿势不但不舒服，还会影响血液向子宫的流动。

●从地板上起身时动作要慢，起来得太快会让你晕厥。

●让自己静一静，使心脏的跳动频率逐渐恢复正常。

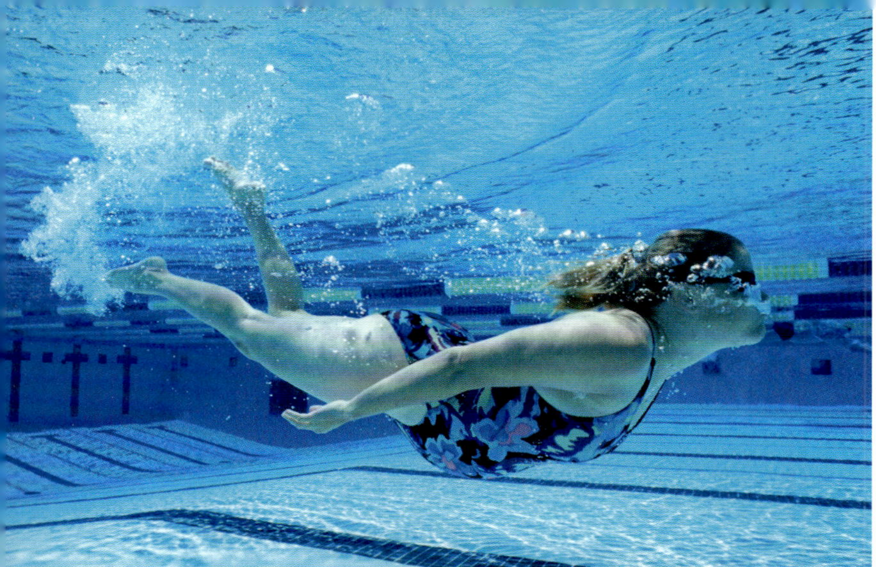

游泳这项运动非常适合在怀孕期间来做。水承受了你身体的重量，与此同时，你的心血管也得到了锻炼。

活力妈妈

如果你一直坚持锻炼，那么在怀孕前继续定期运动是安全的。

“我一直在进行大量的体育运动和举重训练。我知道那些在怀孕前坚持锻炼的身体健康、状态良好的女性，在怀孕期间仍旧可以继续运动，而不会影响宝宝的健康和发育，这可真让我高兴。我还在什么地方读到过，在怀孕期间进行负重训练能缩短产程，还能减少分娩并发症，这更是个好消息。那还有什么好说的呢？于是我打算继续定期锻炼，希望我的产程能够短一些！这肯定要比我去年跑的那个马拉松要好。”

怀孕期间做哪种运动安全

对于准妈妈们来说，下列运动都非常安全，不过其中有几项不适宜在怀孕的最后几个月来做。为了确保安全，不管选择哪种运动，事先一定要征求医生的意见。

●**散步** 散步是最有利于准妈妈的心血管的运动项目之一，它既能令你保持健康，又不会伤害你的膝盖和脚踝，在怀孕的9个月里都可以做。而且把散步列入你的锻炼计划也很容易。

●**慢跑/跑步** 慢跑是锻炼心脏和身体的最快也最有效的方法。你可以根据自己的实际情况来把它列入你的锻炼计划——每天跑15分钟（如果这是你身体可承受的极限）或30分钟（如果时间允许）。

●**瑜伽和伸展运动** 瑜伽和伸展运动有助于保持肌肉力量，还会对关节产生一点儿影响，从而使身体保持柔韧。不过一定不要锻炼过度，否则身体就会在松弛素（见第75页）的作用下变得过于柔软。因此，做伸展运动的时间不要过长，也不要太过努力地增强身体的柔韧性。

●**游泳** 游泳是一项理想的运动，因为它能使两组大的肌肉组（胳膊和腿）都得到锻炼，有利于心血管的健康，还能让你欣喜地感到身轻如燕。

●**普拉提** 在怀孕期间做这项运动会很有用，因为它能锻炼腹部和骨盆底的肌肉，而这些肌肉在怀孕期间都会变得松弛无力。普拉提中的很多动作采取的都是“手与膝盖着地”的姿势，这种姿势能够大大地减轻背部和骨盆承受的压力，而且到了妊娠后期，还能帮助调整宝宝在你腹中的位置，为顺利分娩做准备。

●**低强度的有氧运动** 参加有氧运动训练班的好处之一是，训练班有明确的时间表，这样你就能知道自己什么时候该运动了。如果你参加的是专为准妈妈开办的训练班，那么你不仅能得到像你一样的准妈妈们的关爱，还能更加确信这些运动对你和你的宝宝都是安全的。

●**重量训练** 如果重量训练是你怀孕前常规锻炼的一部分，那么怀孕后没必要停止，但多数孕妇应该减轻训练的负重量（你可以通过增加重复次数来保证足够的运动量）。只要采取了必要的保护措施和合理的技巧（慢速、有控制的动作），重量训练是加强、锻炼肌肉的好方法。但这种训练方法最好征得医生的同意，并在专业教练的指导下进行。

●**跳舞** 跳舞能促进心脏供血，但是一定不要做跳跃或旋转这样的舞蹈动作，也不要突然转向。如果你参加了舞蹈班，一定要告诉教练你怀孕了。

孕期减压

怀孕本身就会给你造成压力，这些压力包括担心宝宝是否安好、分娩时会怎样，以及宝宝出生后你和你爱人之间的关系会发生怎样的变化。阅读下面的内容，了解一下放松身心为什么那么重要，再学习几个怀孕期间放松自己的小窍门。

放松何以如此重要

怀孕期间出现紧张焦虑的情绪十分普遍。我们时常会感到压力重重，这并不会伤害到宝宝。但有些专家认为，在怀孕初期，持续而严重的压力会增加你患上各种并发症的概率，如先兆子痫和早产。也有研究显示，如果母亲在怀孕期间长期紧张焦虑，她的孩子在学龄前阶段就会过度活跃。因此，假如你有这方面的问题，就应赶快去寻求帮助。

消除压力的小窍门

怀孕期间，竭尽全力避免长时间地感到紧张压抑再好不过了。以下就是一些减轻压力的小窍门：

- 挤时间休息。
- 做深呼吸——真的很管用。
- 找个愿意听你倾诉的人，好好跟他说说你忧虑的问题。
- 做个按摩来放松一下。
- 多了解一些分娩方面的知识，你就会有一种“一切尽在掌握”的感觉。
- 跟已有孩子的朋友谈谈你对产后夫妻关系的担忧。
- 早点开始或结束工作，以避开交通高峰时段，或者尽量每周在家工作两天。
- 管理好家中的财务，免得为钱担忧（见第21页）。
- 吃能够提高体内血清素（一种抗压力的激素）水平的食物。
- 偶尔犒劳一下自己，去看看电影或在周末好好休息一下。

告诉医生你是什么感觉。医生会排除是否是疾病造成这些问题的可能性，如果你是心理方面的原因，尽量去找一个专门的医生咨询。

上网和其他准妈妈聊聊，分享一下别人的经验和心得，也会很有帮助。

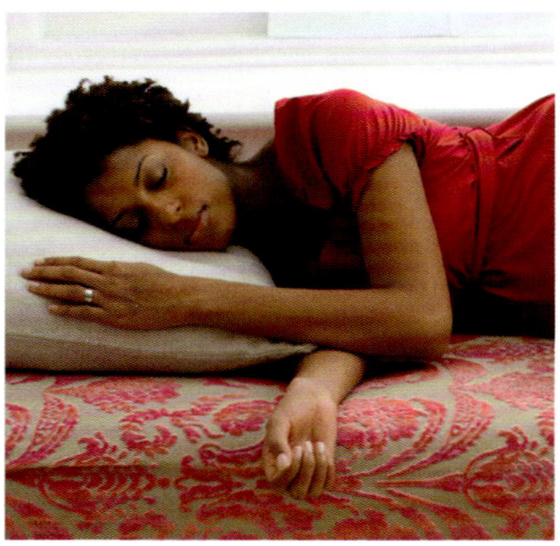

如果你晚上睡眠不好，那么白天一有机会就打个盹儿吧。

想睡就睡

怀孕经常会引起睡眠问题。要想在夜间睡得更香，就应该把你的卧室布置得舒适温馨。室内要保持凉爽，而且要尽可能减少光亮和噪声。

下班回家后，要从容不迫地吃上一顿晚餐，做些安静的事，比如看书或舒舒服服地洗个热水澡。如果你有一大堆事情要做，那么就把能在吃晚饭时做的事情做了，把剩下的事情留到第二天再做，这样你在上床睡觉之前就能有时间放松一下了。也不要在晚上锻炼，因为锻炼完毕后马上就睡觉会缩短深度睡眠的时间。如果你晚上会呕吐或者要经常去卫生间，请见第199页，那里列举了一些建议，能帮你免受这些孕期问题的困扰。

最后，如果你实在无法安眠，那就听几段旋律舒缓的音乐或者看看杂志吧，等到困意袭来时就可以躺下睡觉了。你也可以自己想办法让自己入睡，比如引导性想象、深呼吸或放松肌肉。

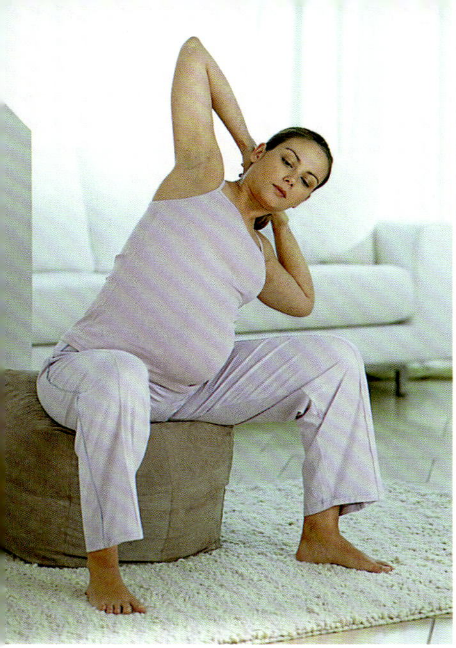

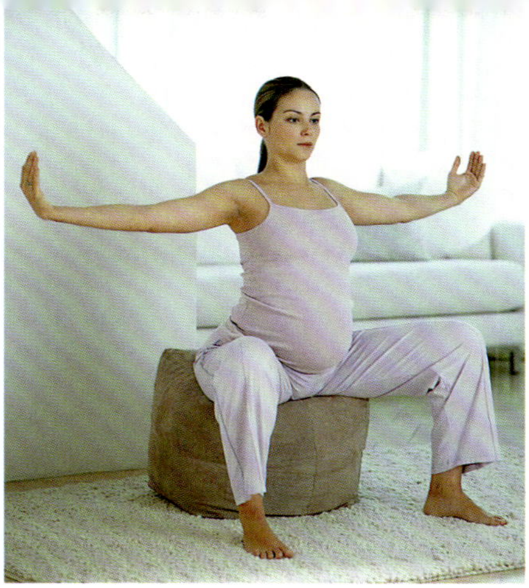

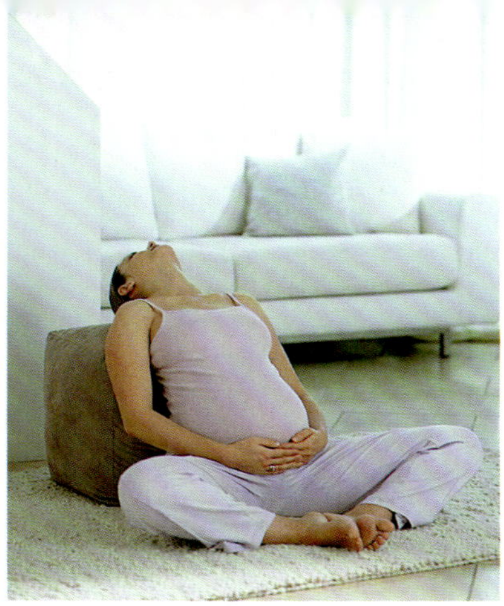

侧拉伸（左图）将双手置于脑后，吸气，身体向左侧伸展。背部要保持挺直，肘部向后伸展。重复此动作，向右侧伸展。

背部拉伸（中图）吸气，坐直，手臂向身体两侧伸开。呼气，双手向上弯曲呈接受东西的样子。保持这个姿势几分钟。

腹股沟拉伸（右图）坐在椅子前，双脚的脚掌对在一起。身体向后倾斜，靠在椅子上。如有需要，在你的背部垫一块垫子。

瑜伽——理想的放松运动

瑜伽中的某些动作对心血管有好处（比如行走），怀孕期间练习瑜伽来保持健康非常理想。做伸展运动或练习瑜伽会使你的肌肉更加强健，还可以使你的关节变得更柔韧，这些对于准妈妈来说可真是不错。但是在怀孕未满12周前，最好还是不要参加为准妈妈开办的瑜伽班。

瑜伽还能调节呼吸，放松身心，帮助你的身体为分娩及养育宝宝做准备。你在瑜伽班上首先会学到的事情之一就是如何充分呼吸。瑜伽的呼吸技巧要求用鼻子慢慢地吸入空气，让空气充满整个肺部，然后再彻底呼出，一直到腹部压扁。

学习如何做瑜伽呼吸是在为分娩做准备，因为这是在训练你如何在最需要镇静的时候保持镇静。当你感到恐惧时（比如在分娩的过程中），身体会分泌肾上腺素而不再分泌催产素（一种促进分娩的激素）。瑜伽能帮你在疼痛时战胜紧张，而训练你掌握正确的呼吸方法。

就像做其他运动一样，怀孕期间做瑜伽也必须多加小心。不要仰面平躺，因为这个动作会使流入子宫的血液减少。也不要做那些过度拉伸腹部肌肉的动作。松弛素是一种让子宫扩张的孕激素，亦会作用于其他相关组织，因此如果过度拉伸腹部肌肉的话，就有可能造成肌肉撕裂或拉伤。倘若感到背部、臀部或骨盆疼痛，你就应该调整自己的姿势了。

尽量去参加专为准妈妈开办的瑜伽班。如果你参加的是普通的瑜伽班，那么就要告诉教练你怀孕了，再问问她是否学习过如何训练准妈妈练瑜伽。可以向医生询问一下，你居住的地区是否有专为准妈妈开办的瑜伽班。

环保妈妈

你想放松一下的时候，做做按摩或香料按摩再好不过了。

“忙碌的一天结束之后，我就喜欢做个按摩，即使只是我的爱人帮我做的也很舒服。我打算怀孕后仍旧抽时间做按摩，我敢肯定，我的宝宝也一定会喜欢。

实际上，在我生日那天，我妈妈给了我一张健康中心的优惠券，那里提供专为准妈妈设计的按摩服务。我盼望着去试试。如果他们还提供香料按摩服务，我可能也会预订一个。我听说有些精油不适合在孕期使用（见第95页），所以得去找那些有资质而且知道哪种精油可以用的人来做这种按摩才行。”

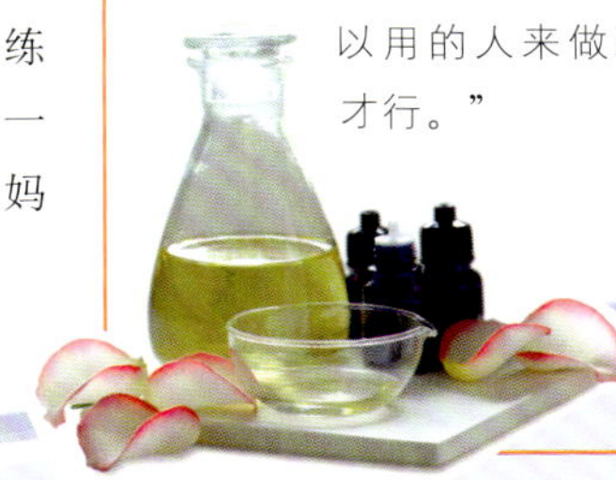

居家安全

刚刚怀孕的时候，对于自己平时用惯了的清洁用品和化妆品反而开始警惕起来，这很自然。现在清洗烤箱安全吗？还能继续使用芳香精油吗？下面就告诉你如何让你和宝宝平安居家。

我家的安全程度如何

在我们的眼里，家通常是个安全的所在，但怀孕后，家里仿佛一下子变得危机四伏。下面就是家庭中的一些安全的和危险的东西：

清洁用品

一般来说，清洁用品基本上都是安全的。一定要确保家里通风良好，使用清洁用品时戴上手套。但不要清洗烤箱，因为在这么狭促的空间里，很难保证足够的通风。假如你对某些气味感到恶心，那就选购环保的清洁用品，比如醋和碳酸氢钠（小苏打）。

涂料

粉刷涂料的时候，你会接触到很多种化学物质，但是这究竟会有多大的危险却很难说清。最为安全的做法就是让别人来粉刷，但是假如你真的决定要自己来做，那么：

- 控制粉刷涂料的时间。
- 打开窗户，不要在刚刚粉刷完的房间里睡觉。
- 戴手套，穿长裤和长袖衬衫，以保护你的皮肤。
- 不要在干活的地方吃喝东西，否则你就会把化学物质也吞下肚子。

气雾剂和空气清新剂

最近的研究发现，如果母亲在怀孕期间经常使用气雾剂和空气清新剂，那么她的孩子在学龄前阶段更易出现持续的呼吸困难。不过研究者们也不建议抛弃这两种东西不用，而是建议：

- 使用室内气雾剂产品时要戴上手套。
- 减少气雾剂的使用量。
- 无论何时使用气雾剂，都要打开窗户。

爸爸妈妈说……

使用猫砂盆安全吗？

猫咪的排泄物中会带有弓形虫，会对正在发育的宝宝造成伤害。因此专家建议，准妈妈切勿清理猫砂盆。如果你不清理不行，那么一定要戴上橡胶手套，并且清理完后要把手和手套洗干净。

芳香精油安全吗？

芳香精油可能是天然物质，不过还是有一些不能在怀孕期间使用。你可能不大会在家使用芳香精油，而选择到专业的机构去做香料按摩，如此一来你就能确信使用的这些精油是安全的了（见第95页）。向有为准妈妈做香料按摩经验的注册按摩师请教，请他给你一些个人建议。

电热毯安全吗？

可能是的。不过有些研究显示，假如准妈妈的体温升高到38.3℃或以上并持续一段时间，则宝宝流产或患神经管缺陷的风险就会增加。不过一条热乎乎的毯子还不足以把你的体温升高到威胁宝宝安全的程度。

环保妈妈

保证孕期安全是又一条使用“绿色”家居清洁用品的理由。

“我在使用清洁用品的时候一向注意安全。现在怀孕了，开始使用那些老式的清洁用品了——用白醋刷洗杯子、通淋雨喷头和水槽，用柠檬汁代替去污剂和漂白粉，用碳酸氢钠（小苏打）去除地毯上的污渍、清洗马桶。”

我能吃这种药吗

如果你在怀孕期间患有如下任何病症，或在怀孕前已经患有这些病症，但怀孕以后变得更加严重了，那么一定要检查一下治疗这些病症的非处方药或处方药对你和宝宝是否安全。

●**头痛和其他疼痛** 如果整个怀孕期间你只是头痛或背痛，那你可真是太幸运了。不过你选择止痛药的余地有限，不能吃阿司匹林，因为它有抗凝血的作用；也不建议在怀孕期间服用布洛芬，因为它可能会影响你的宝宝，还会使产程延长。一般认为扑热息痛是可以安全使用的，前提是你要按照建议的剂量服用，并且只是偶尔服用。

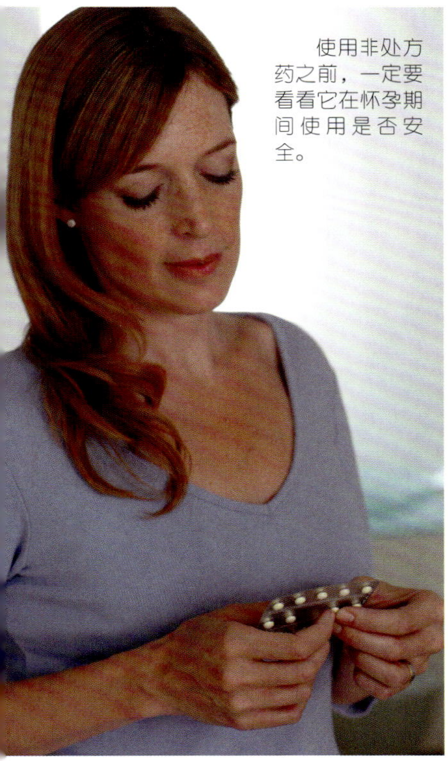

使用非处方药之前，一定要看看它在怀孕期间使用是否安全。

●**痤疮和斑** 过氧化苯甲酰和水杨酸是治斑的非处方药中的主要成分，怀孕期间使用是安全的。然而，如果你采用口服药物治疗痤疮，那就应该向医生咨询，看这些药物在怀孕期间服用是否安全。

●**哮喘** 怀孕期间使用喷雾剂治疗哮喘是安全的，而且建议一定要在怀孕期间控制好你的哮喘病，否则你的宝宝就会供氧不足，宝宝出生时体重偏低和出现其他问题的可能性也会增加。

●**感冒** 不要使用解充血药。很多解充血药中都含有麻黄素，这种物质能使血压升高，应避免在怀孕期间使用。

●**便秘** 怀孕期间最好不要使用泻药。应该多吃富含纤维素的食品，多喝水。

●**咳嗽** 向药剂师咨询一下再服用止咳药，因为止咳药中会含有多种成分，有些成分不适宜在怀孕期间服用。

●**膀胱炎** 通常不建议在孕期使用含有柠檬酸钠和碳酸氢钠（小苏打）的非处方药，因为这类药物的含盐量过高。去看医生吧，他会给你开一些可以安全服用的药物。

●**腹泻** 建议不要在怀孕期间使用苯丁哌胺之类的药物，但是医生会给你开一些补液盐，以补充流失的矿物质。

●**湿疹** 用润肤剂加上氢化可的松乳膏治疗偶发的湿疹是安全的。但假如你有皮肤感染，那就得去看医生了，他会给你开一些安全的抗生素。

●**流感** 很多治疗流感的药物都含有可待因等成分，可能不太适合你使用，因此应征询药剂师的意见。如果你打算接种季节性流感疫苗或甲型H1N1流感疫苗，那么先听听医生怎么说吧。

●**花粉热和过敏** 问问医生，看应该使用哪种抗组胺剂，因为有些抗组胺剂会使血压升高。

●**烧心和消化不良** 先试试用简单的方法治疗一下，比如喝杯牛奶或薄荷茶。如果此种治疗方法不奏效，那么可以偶尔吃一点儿含有铝和镁的抗酸剂，不过首先要向医生咨询。

●**蛲虫** 每次都要去看医生，因为有些非处方药（如甲苯咪唑）不适合在怀孕期间服用。

●**鹅口疮** 尽管在怀孕期间使用抗真菌乳膏和阴道栓剂是安全的，不过药剂师还是会请你先去看医生再来购买。医生要确认你没有患上更为严重的感染，不会影响到你的宝宝。如果你患的是周期性的鹅口疮，恐怕就需要做个检查，以排除患有妊娠期糖尿病（见第229页）的可能性。怀孕期间不能使用口服鹅口疮药物。

事实：怀孕期间，如果哮喘控制得不好，对宝宝的危害会比服用治疗哮喘的药物还要大。

对哮喘不加控制，宝宝就得不到足够的氧气。

工作安全

对于大多数准妈妈来说，只要能做到，就可以一直工作下去。但是你的雇主必须确保你的工种及工作环境对你和你的宝宝不会产生危险。

我的工作场所的安全程度如何

如果你怀孕的过程并不复杂，也没有什么风险，并且你在一个安全的环境里工作，那么你就可以一直工作到预产期临近的时候。不管你是刚刚怀孕还是即将临产，你和你的宝宝都会在工作场所受到安全规章的保护。不过你应该知道各种风险和危害，必要时应主动和你的老板或主管联系排除这些风险和危害。

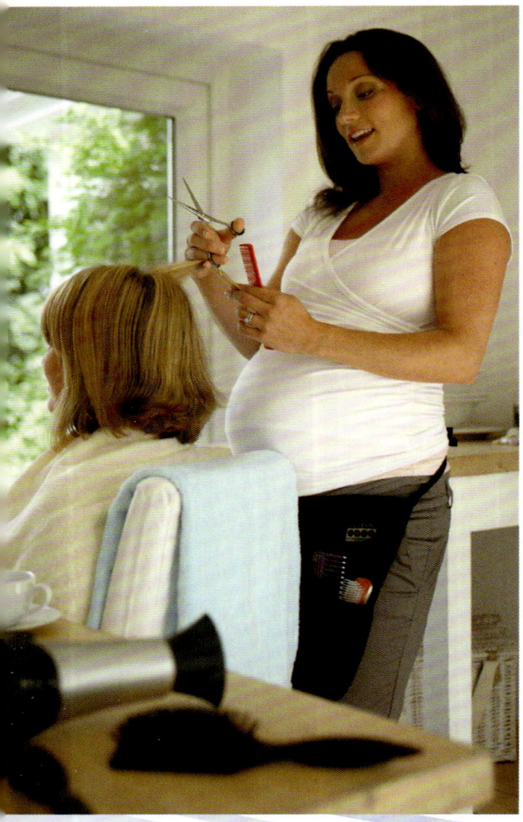

有些职业会威胁到你和你的宝宝。要确保你的雇主做了风险评估。

繁重工作会不会影响孕妇健康

如果你从事某些工作繁重的职业，怀孕后需要作适当的调整。

有些研究表明，孕妇从事繁重的体力劳动，比如搬运重物、长时间站立、工作时间不规律或工作时间过长，以及有其他情况，宝宝更容易出现早产、出生体重偏低，孕妇更可能患上妊娠高血压，影响孕期健康。

如果你确实从事一项繁重的工作，你需要考虑怎样能够更好地照顾到怀孕的身体。最好的情况是，你能在怀孕期间换一种体力强度较轻的工作。比如，如果可能的话，跟周围的同事好好商量一下，看看你能不能更多地做些案头工作，让他们多承担一些需要长时间走路或站立的工作。如果你的工作条件不允许这么做，那么可以适当请病假，或利用休假时间，缓解一下疲劳，减少自己的工作时间或站立时间，尤其在孕中期末和孕晚期。

如果你有带薪休假，可能会想办法把它积攒起来用做产假，但你也要考虑到自己怀孕期间身体的需要。

精打细算的妈妈

假如你由于经济上的原因必须工作到最后一刻，那么一定要确保你在工作的时候是安全的。

“我的经济条件不好，必须挣钱养家，于是我打算工作到最后一刻——如有可能，我要干到预产期的那一周！但我得换个工种。我经常在仓库帮忙，有时还会帮着搬东西。幸运的是，我的老板都替我安排好了，我可以坐办公室了，一直到休产假的时候。”

时常提醒你自己，为了保证顺利分娩，生出健康的宝宝，有时休一天假对孕妇健康来说非常重要。如果能休息，就尽量休息。国家规定的90天产假，是为了能够保证产妇恢复身体健康。因此，原则上休产假不能提前或推后。如果你在孕期因为身体原因不得不请假休息，可以生病为由按病假报休。另外，不妨跟医生说一下你的工作状况和自己的担心，她可能会给你一些建议，更好地处理怀孕与工作的关系。

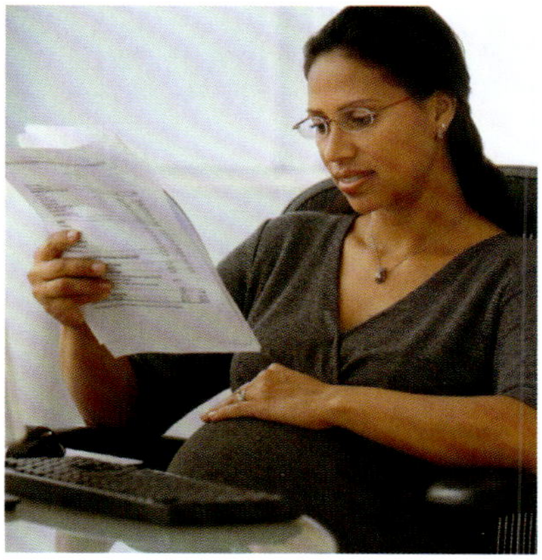

确保工作环境的舒适，并且定时休息。如果同事愿意提供帮助，一定要接受。

舒服地工作

在工作的时候要应付恶心呕吐可不那么容易。如果你经常呕吐，那么就在办公桌的抽屉里放些纸巾和漱口水。如果还没有人知道你怀孕了，你可以告诉他们你“食物中毒了”。

实用的小窍门

在孕早期和孕晚期，你还可能会出现其他一些症状，比如疲劳和心不在焉。找个过来人说说这些情况也许会有些帮助，还能给予你支持。如果你的公司还有其他为人父母的同事，那就多和他们聊聊，获得一些支持。

虽然人人都能看得出你怀孕了，但怀孕仍旧是你的隐私。你可能愿意受到同事们的关注，喜欢借这个机会大谈一天天长大的宝宝。而在另一方面，你也可能觉得怀孕纯属个人的私事，不愿意在工作时间谈论它。

要确保整个工作日都能舒服地度过，你应该：

●**把脚垫高** 在办公桌下放一个箱子或板凳。

●**穿舒服的鞋** 除此之外，你可能还要穿孕妇装或提臀内衣。

●**穿舒服的衣服。**

●**向已经当上妈妈的人寻求支持。**

●**休息** 如果你一直坐着，那就站起来，舒展一下身体；如果你是一直站着的，那就坐下，并把脚抬高。

●**多喝水** 在办公桌上放一个大水杯，并且经常把它续满（这样你也有机会休息一下）。

●**评估你的办公空间** 在计算机前工作并不会对你的宝宝造成伤害，但准妈妈更易患上腕管综合征（手指麻木、疼痛），因此一定要尽量把你办公的地方弄得舒服些。

●**休息，休息，再休息** 无论是在家还是在工作中，都不要让自己太劳累。

●**吃好** 在抽屉里放一些健康的零食。

●**减压** 如果你无法减轻工作的压力，那么就想办法应付它，比如做做深呼吸练习，伸展一下身体，或者就是稍微走走也可以。

●**接受帮助** 如果同事愿意帮助你，那就欣然接受吧！

你在工作中的权利

你在工作中享有一些特定的权利，这些都是为了保证你和宝宝的健康而制定的。

●中国《女职工劳动保护规定》第七条规定，“女职工在怀孕期间，所在单位不得安排其从事国家规定的第三级体力劳动强度的劳动和孕期禁忌从事的劳动，不得在正常劳动日以外延长劳动时间；对不能胜任原劳动的，应当根据医务部门的证明，予以减轻劳动量或者安排其他劳动。怀孕七个月以上（含七个月）的女职工，一般不得安排其从事夜班劳动；在劳动时间内应当安排一定的休息时间”。

●雇主不能因你怀孕、分娩或休产假而解雇、不公平地对待你或将你束之高阁。

●如果你做产前检查的时间恰好在工作时间内，你有权请假。

爸爸妈妈问……

使用电脑安全吗？

要证明怀孕期间使用电脑100%安全是不可能的，不过到目前为止，还没有研究找到有害的证据。因此，你完全可以放心，怀孕期间使用电脑是安全的。但在使用电脑的时候，一定要注意自己的身体健康，让自己采取一个舒服的姿势。定时休息，调整一下椅子和显示器的位置，让你的前臂基本上保持水平，背部获得良好的支撑，双脚平放在地板或踏脚物上。

工作中的权利和福利

如果你是位上班族妈妈，一定要了解自己在孕期和哺乳期的权利和福利。除了正常的产假工资，你还要知道生育津贴的发放问题。

你有哪些权利

目前，中国还没有就你应该什么时间告诉工作单位自己怀孕而做出明确的法律规定，不过，我们建议你综合考虑自己的身体与工作情况，提前和单位的相关负责人谈话，告诉他你怀孕了。根据《女职工劳动保护规定》，女职工生育前后享有不少于90天的产假。产假期间你还会按照规定领取产假工资。除了带薪产假，你在怀孕和生产后还享有不被解雇和哺乳假等福利和权益。

上班族妈妈

目前，中国还没有就你应该什么时间告诉工作单位自己怀孕而做出明确的法律规定，不过，我们建议你综合考虑自己的身体与工作情况，提前和单位的相关负责人谈话，告诉他你怀孕了。

我很早就知道自己怀孕了，在肚子还不明显之前，我就做“铺垫工作”了。我在办公桌上摆放小宝宝的图片，时不时有意无意地跟老板、同事谈论孩子的话题，让他们渐渐感觉到我有要宝宝的计划。后来我和主管谈话，明确告诉他了我要休产假的时间。

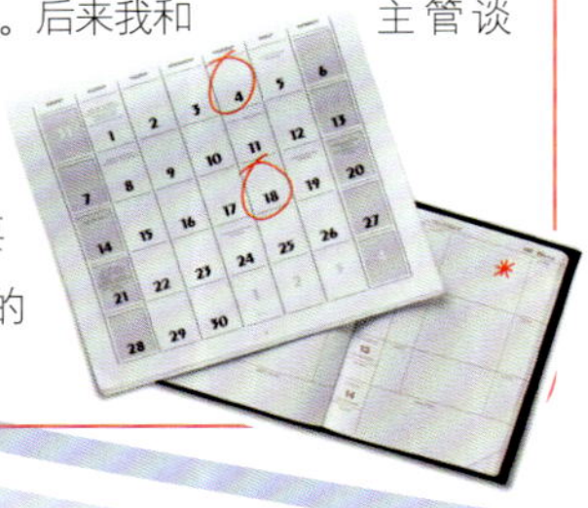

休产假前

不管你准备何时休产假，最好事先把手头的工作做一个妥善的安排。你的上司一定不希望某天上班突然听到你撇下做了一半的工作紧急生产的消息。列一份工作明细表，确定你的工作代理人，如果你的代理人不止一个，可以与上司讨论一下合适的人选及分工。提前一段时间与代理人交接工作，这并不意味着你要马上把工作交给别人做，而是让你的代理人对你的工作内容和流程有一个熟悉和适应的过程，以及在你出现紧急生产状况时，可以随时进入工作状态，接替你的工作。

产假

由于各地计划生育政策的和工作单位具体规定不同，产假多少天有很大的伸缩性。《中华人民共和国劳动法》第六十二条规定：女职工生育享受不少于90天的产假。中国《女职工劳动保护规定》第八条规定：女职工产假为90天，其中产前休假15天。难产的，增加产假15天。多胞胎生育的，每多生育一个婴儿，增加产假15天。同时，除了上述的基本产假，各地的计划生育条例往往根据生产时的具体情况和准妈妈的个人情况，酌情增加额外的产假。例如，《北京市人口与计划生育条例》规定，晚育的女性（生育时已满24周岁）可以享受奖励假30天。有些地方还规定，如果出现剖宫产、难产等情况，产妇也可以享受额外的产假。

你在孕期和哺乳期的待遇

中国《女职工劳动保护条例》第四条规定，不得在女职工怀孕期、产期、哺乳期降低其基本工资。这就从法律上保证了女性的产假是带薪休假，它是最基本的产假工资规定。

产检扣工资吗

任何时候，在工作时间请假去做产前检查都不应遭到无理拒绝，而且这段时间单位还要付给你工资，这些都是你的权利。也就是说，你可以带薪请假去产检。这里，我们要再说一遍，所有这些待遇都和你在那个单位工作时间的长短无关。第一次产检后，如果单位要求，你也不妨把医生的诊断证明出示给他们。

产假工资怎么支付

如果你所在单位没有为女职工缴纳生育保险，那么你的产假工资应由用人单位支付。当然各单位企业给女职工发放的产假工资会依据各地区规定和本单位或企业制度而不同，但是按照国家规定产假工资应不低于职工基本工资。

生育津贴是怎么回事

中国很多省市地区都规定了单位必须为女职工缴纳生育保险（职工个人不需缴纳生育保险费）。如果你所在单位为女职工缴纳了生育保险，那么你的产假工资表现为生育津贴。生育津贴的数额取决于你所在地区的生育保险政策和单位为你制定的社保基数标准。女职工生育后，地方社保机构会接到女职工所在单位的申请，在经过核定后，会将你在产假期间（通常为3～4个月）的生育津贴，即产假工资，一次性打入单位账户，单位在扣除三险一金（医疗、养老、失业保险和住房公积金）个人缴纳部分和个人所得税后，将余额发放到个人手中。

有条不紊的妈妈

从法律上来说，只要你愿意你可以一直工作。而且，把产假都保留在生产后，也有助于你的身体恢复。

我很早就在计划我的产假了。我的孕期情况还不错，所以一直坚持上班到预产期。我的产假、晚育假、剖宫产假和积攒的年假累积起来，即90+30+15+10=145天，最后我休了将近5个月才上班。

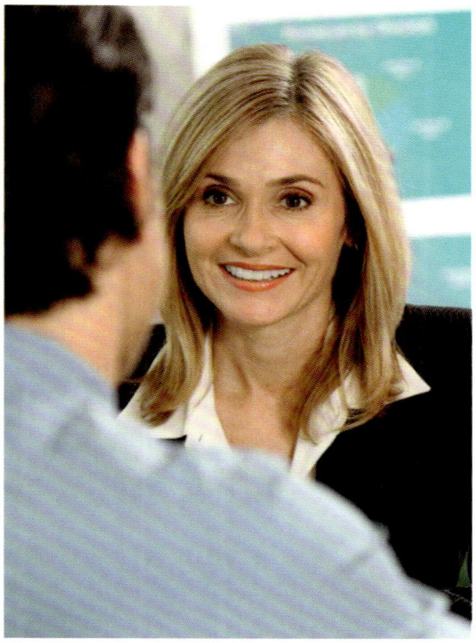

你可能会对于告诉老板或主管你怀孕了感到紧张，但这是保证你孕期权利的必要途径。

任何时候，在工作时间请假去做产前检查都不应遭到无理拒绝，而且这段时间单位还要付给你工资，这些都是你的权利。

环境中的危险

怀孕以后，日常生活中司空见惯的事物突然间变得危险起来。我们总结了一些最需要注意的事物，这样你就能清楚地知道，哪些真的会对你和你的宝宝构成威胁，哪些不会。

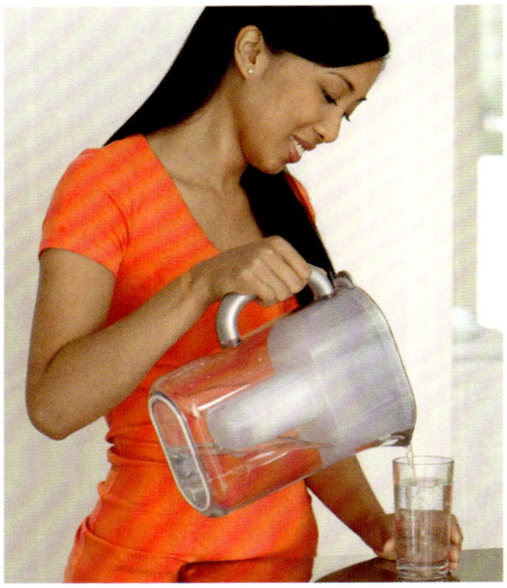

水过滤装置可以减少水中的有害物质，如自来水中的氯和铅。

注意安全

你不可能在整个怀孕期间都生活在一个无菌的罩子里，因此还是开始考虑一下怎样保护发育中的宝宝吧，并把暴露在化学物质和辐射中的机会降到最低。你可以跟医生谈谈这个问题。

铅和汞

我们生活的环境中有许多种化学物质都能威胁宝宝的健康，造成先天性的缺陷，这类化学物质就是我们常说的“致畸剂”，其中包括铅和汞。致畸剂的毒性和危害性究竟有多大取决于多种因素，包括你接触的这些化学物质的量以及你是在怀孕的哪个阶段接触的。

如果你的工作或爱好需要你与陶瓷、珠宝制造、印刷、彩色玻璃、电子和吹玻璃打交道，那么你就会经常接触到铅。在重新装修房间时，刮掉旧油漆的过程中也会释放出铅。

最常见的一个与汞“亲密接触”的途径是吃受到汞污染的鱼。处于食物链顶端的大型鱼类体内的汞含量最高，这类鱼包括旗鱼、鲨鱼和枪鱼。

杀虫剂

灭蚊药中一般都含有二乙基间甲苯甲酰胺（避蚊胺），但尚无说法认为这种物质会对准妈妈和宝宝有什么影响。2001年，在泰国进行了一项研究，结果发现，在孕中期和孕晚期少量使用灭蚊药不会对母亲或宝宝造成任何不良影响。但由于大量的二乙基间苯甲酰胺会有毒性，因此仍旧建议准妈妈们要么不使用这类杀虫剂，要么仅少量使用。

含有香茅的油可以作为杀虫剂的天然替代品，因为一般认为这种东西对准妈妈安全无害。

爸爸妈妈问……

使用手机安全吗？

简单来说，怀孕期间使用手机可能是安全的。研究认为，从短期来看，使用手机不会威胁身体健康，但仍无人知道长期使用手机会有什么影响。

同电视机、电脑和微波炉一样，手机也会发出少量的“非电离”电磁辐射。专家们认为，这种辐射不会伤害正在发育的宝宝。不过假如你格外在意这个问题，那就尽量缩短使用手机的时间，比如长话短说，或者用发短信或使用固定电话来代替打手机。

通过机场的安检仪安全吗？

机场的金属探测仪使用的是低频电磁场来探查金属物质，这种电磁场被认为对所有人都是安全的，这其中也包括准妈妈。旅客有时还需要单独接受探测棒的检查，这也是安全的。

X光

大部分诊断用的X光（如牙科用X光）的辐射量还不足以给宝宝造成什么影响。胎儿受到超过10拉德（拉德是计算吸收的辐射量的单位）的辐射，其患上学习障碍和眼部畸形的概率可能就会增加，但诊断用的X光的辐射量都不超过5拉德。

专家们仍旧建议，对于那些非必要的X光检查，准妈妈们最好还是把它们推迟到分娩之后再做。不过，要是你患有某种疾病，医生认为有必要进行X光检查的话，那么如果你知道宝宝承受的辐射量处在安全范围之内，你就会放心了。在检查当天，告诉为你做X光检查的技师你怀孕了，以便他在检查时采取适当的措施。

如果你的工作要求你接触辐射，那么你就应该跟你的主管商议一下减少甚至避免接触辐射的办法。你也许可以跟他商讨一下，是否可以戴一个特殊的胶片式射线计量器，用来控制你接受到的辐射量。假如你觉得你的雇主没有施行安全措施，你可以考虑暂时离开此岗位。

化学干洗剂

对于化学干洗剂的忧虑往往来自相关研究的结果。这些研究称，干洗机操作员流产的风险要高于其他女性，而这一结论却不适用于其他干洗业的工作人员和送衣服去干洗的女性。

之所以存在这样的风险，是因为干洗用的有机溶剂能渗入胎盘中。全氯乙烯是一种常用的干洗液，也会造成男性不育。

四氯乙烯是干洗店常用的另外一种化学溶剂。一些研究发现，吸入四氯乙烯可引起流产和不孕不育。

怀孕后，在工作中应该尽量少接触有机溶剂。请你的雇主在你怀孕期间给你调换工作。

懒散的妈妈

怀孕以后感到焦虑是很自然的，但是也有一些方法可以控制紧张情绪。

“你听说过这个说法吗，就是‘两人分担，烦恼减半’？嗯，我怀孕时出现了一点儿小小的症状，于是我就开始担心宝宝的健康，这时候我母亲就用这句话提醒了我。我并不是个忧心忡忡的人，可我还是忍不住会去想是哪里出了大乱子，要不就是我要流产了。所以我把我的忧虑跟我丈夫说了，结果他也开始担忧起来。

有一次我们一起讨论了这个问题，我们都认为应该去看医生，安排一次B超检查，好让我们自己安心。我知道B超检查无法查出所有可能的问题，不过他们还是为我们在最近几天内安排了一次。我得说，在显示屏上看到我们正在成长的宝宝模糊的轮廓时，我们感觉好多了！”

爸爸妈妈说……

“我们俩在准备要孩子之前决定戒烟。一开始真的很艰难，但当我发现自己怀孕了时，我们俩就都有了戒烟的坚强决心。”

朱莉娅，34岁，孩子佐伊7个月大

“我必须承认，在一开始的几个星期里，我会在我爱人没看见的时候偷着吸上几口烟，但是她能闻到我身上的烟味。后来我意识到，我这样做对她来讲实在是不公平，因为她说戒烟就戒掉了。”

大伟，29岁

“戒烟对于我来说一点儿也不难——在我怀孕的头3个月，就连闻到烟味我都会感到恶心。当我在家里施行戒严令以后，我丈夫戒烟也容易多了！”

春光，28岁，第二次怀孕

“我以前就知道怀孕期间吸烟对宝宝都有哪些害处——而且我们也不希望宝宝出生后生活在一个烟雾缭绕的环境里。没有比这更好的戒烟动力了。”

凯丽，29岁，孩子丹两个月大

“傻瓜都知道怀孕期间应该戒烟。两个人互相支持，戒烟就容易多了。”

志勇，27岁

美丽准妈妈

孕早期过后，很多准妈妈都开始“绽放美丽”，皮肤变得有光泽，头发浓密发亮，指甲也更结实了。但有一些准妈妈可就没这么走运了，头发蓬乱，难以打理，皮肤开始长斑。下面列举的就是怀孕的前几个星期过后你会出现的一些变化。

你的皮肤、头发和指甲

怀孕后，你的外貌会发生变化，往往是变得更好。不过，在你处理皮肤、头发、指甲和牙齿方面出现小问题时，也得调整一下你的美容方案。

你的新皮肤

怀孕后，皮肤变得有光泽，这是怀孕带来的好处之一。不过，皮肤其他方面的变化可就不那么好看了，这种变化十分普遍。值得欣慰的是，宝宝出生后这些皮肤问题就都会消失了。这是以后会发生的事。

妊娠纹

你的腹部、乳房和大腿上常会出现红色或褐色（这要看你的皮肤是什么颜色了）的细纹，这就是妊娠纹。75%～90%的准妈妈都会长妊娠纹，可能会在你的体重增加，把皮肤撑开时出现。大量的激素还会破坏皮肤的蛋白质平衡，使之变薄。

生完宝宝后，沉积在妊娠纹上的色素会逐渐消失，妊娠纹的颜色比周围皮肤的颜色还要浅。不过这需要经过一段时间。有些女性很幸运，她们的皮肤弹性比别的女性要好，也就是说，她们不会产生妊娠纹。但是对于大多数女性来说，妊娠纹不过是表明怀孕了而已。要少生妊娠纹，就要避免过早地增加体重。应往腹部涂抹含维生素E的油或乳霜，使腹部变得柔软，还要吃富含维生素E、维生素C以及锌、硅的健康食品，以保持皮肤健康。我们在整理了各种研究预防妊娠纹的乳膏的结果后发现，只有西班牙的一项研究表明，预防妊娠纹的乳霜真的有效。

传统妈妈与时尚妈妈

在面对做美容的问题时，你是个传统妈妈还是时尚妈妈呢？读一读下面的内容，找出答案。

美发

传统妈妈：去美发厅的事还是放一放吧，免得奇形怪状的发型吓着他。

时尚妈妈：每周都要去美容沙龙整理一次头发，一边做着头发一边读《瑞丽》和《时尚》。

享受孕期

传统妈妈：能在卫生间享受10分钟的清净还能看一会儿八卦杂志，或者洗个泡泡浴就已经是谢天谢地了。

时尚妈妈：觉得一个星期没去郊外的美容会所做美容和按摩，那就是“缺乏保养”了。

皮肤护理

传统妈妈：就像完成每天必做的任务一样，胡乱洗个脸、做做皮肤护理和保湿，只为能在舒适的床上多躺10分钟。

时尚妈妈：皮肤变得前所未有的好，这让我大受鼓舞，于是我自己设计皮肤保养方法，还把这个方法推荐给高档护肤品生产商。

Johnson's baby 强生婴儿护理研究中心

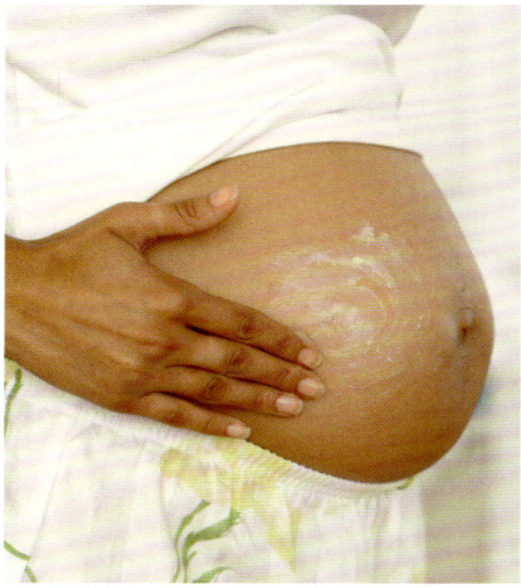

往腹部涂抹富含维生素E的乳霜和油，可以保持腹部皮肤的柔软，减少妊娠纹。

百年全球育婴专家 - 强生婴儿 http://www.johnsonsbaby.com.cn

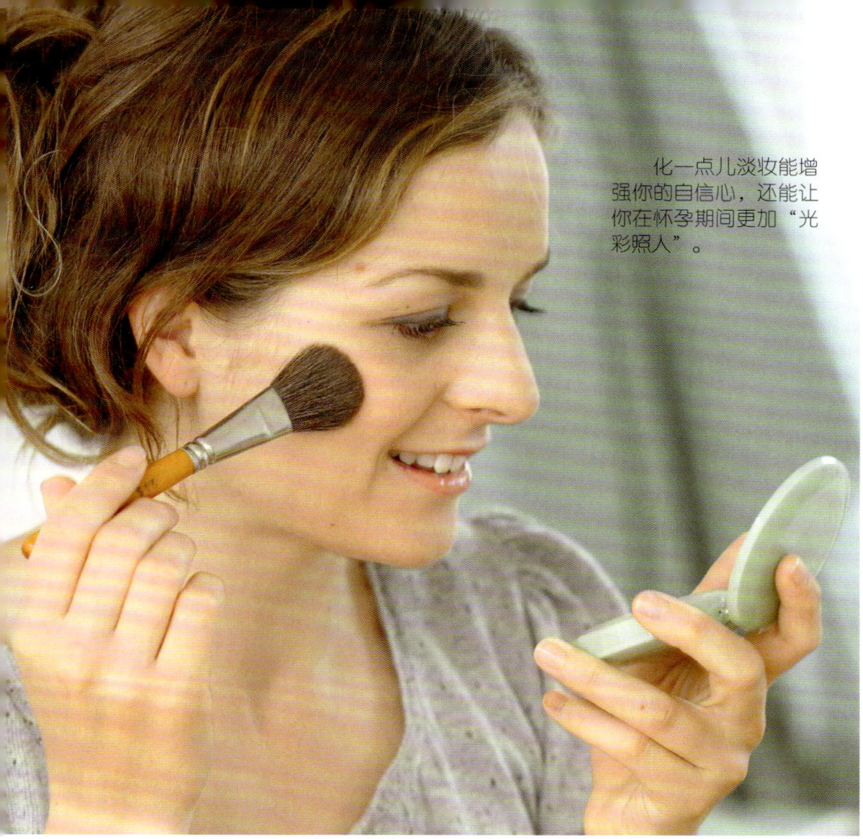

化一点儿淡妆能增强你的自信心，还能让你在怀孕期间更加“光彩照人”。

但是，皮肤滋润霜虽然有助于保持皮肤细嫩，但你别指望它能帮你预防妊娠纹的出现。也许，你也可以试试每天用小麦胚芽油或杏仁油按摩皮肤。

黄褐斑

黄褐斑是出现在颈部、面颊和额头的褐色的色素带，因而又被称为“孕期面纱”。肤色较黑的女性，其色素带的颜色较浅。黄褐斑是由黑色素的增多造成的，黑色素是一种保护皮肤不被紫外线灼伤的激素。

多晒太阳能使色素带的颜色加深，令其更加明显，因此在出门时要使用防晒指数较高（SPF15或更高）的防晒霜，再戴上一顶帽子（见第96~97页）。生完孩子之后晒太阳，黄褐斑很有可能再次出现。你要是觉得这些色素带很难看，那么就用修颜粉底霜“修改”一下，使它们的颜色与周围皮肤的颜色差不多。宝宝出生后3个月内这些色素带就会逐渐消失。

黑线

这是一条宽不超过1厘米的黑线，从上至下贯穿你的腹部，且往往会穿过肚脐，大约会在孕中期出现。随着宝宝的长大，腹部肌肉会被拉长且略微分开，于是皮肤色素发生改变，就出现了黑线。晒太阳会使黑线的颜色加深，因此你应该使用防晒指数较高的防晒霜（SPF15或更高）或完全避免阳光照射，尤其是在一天中最热的时候更应如此。宝宝出生后几周内这条线就会消失，不过需要轻轻地把干皮搓掉。你的身体还有一些部位也会发生色素沉着（如乳头、痣和雀斑），颜色也会变深，不过日后同样会消失。

爸爸妈妈说……

“我怀第二个孩子的时候，头部一侧的头发，就在我的耳朵上方，开始变卷了！生完第二个宝宝之后，我把头发剪短了，就是为了能让这绺卷发变直，但结果却是适得其反，头发卷得更厉害了！后来我终于找到一家美发厅，能把头发拉直，所以我得去买一些让头发变直的美发用品！”

克莱尔，35岁，有两个孩子梅布尔和乔利

“我的头发有点问题。想想看，我的头发已经很浓密了，而（怀孕后）变得越来越浓密！我的头发还很干很难看。我经常去剪头发，但是一点儿用也没有。宝宝出生后不久，我的头发就变回原来的样子了，我也把它削薄了。”

雪，29岁，孩子贝贝6个月大

“我怀第一个孩子时，我的头发简直棒极了！我的嫂子打算在我怀孕期间给我打扮打扮，于是给我剪了一个很棒的平头，时髦热辣（短短的，根根竖立）。但是随着我的肚子越来越大，我看上去就像一个顶着颗小豌豆的肥婆！”

梅尔，34岁，有两个孩子露茜和弗雷迪

容光焕发

怀孕后会变得“光彩照人”或“容光焕发”，这可是事实。在怀孕期间，皮肤吸收了更多的水分，因此变得紧致，细纹和皱纹也不见了。身体内的血液增加了，脸色变得红润，靓丽可人。有时你可能会因此感到些许的兴奋。

不好的一面是，你可能会显得有点浮肿，而且不幸的是，你脸上原来就有的红斑可能会变得更加显眼。

解决之道可不是少喝水，因为你的身体需要水分，而是应尽量多休息。生完宝宝之后，红斑就会消失，不过假如你想把这些红斑遮盖起来，你可以试试修颜保湿粉底霜。

爸爸妈妈说……

“我每天晚上都使用从市场上买来的消除妊娠纹的油膏，还用婴儿油洗澡。”

月明，25岁，准妈妈

“我只用普通的婴儿油，其他特别的产品一概不用。我会自己去感觉，哪部分皮肤感到发紧就给那些部分补水——如果你能做到的话，每天最好补充几次。要确保皮肤有足够的弹性，这很有必要。”

菲比，29岁，孩子杰克1个月大

“我听说过也在什么地方读到过，多喝水能够防止妊娠纹的产生。我打算试试。”

美儿，26岁，准妈妈

“我直到临产才出现妊娠纹。我每天往臀部和腹部涂抹两次可可油，可能会有用。不过我自己倒并不太担忧这个问题，妊娠纹最后都会自行消失的。”

卓玛，孩子铎9个月大

蜘蛛纹

怀孕以后，皮肤表面以下浅层的细小的静脉血管会变得愈加清晰。这种情况大多属于家族遗传，而且令人遗憾的是，生完宝宝后也不会消失。这些血管会是淡红色的线，呈一圈一圈的样子，就像蜘蛛网一样，因此得名蜘蛛纹（也叫蜘蛛痣）。幸运的是，蜘蛛纹没有任何害处，而且用化妆品很容易就能遮盖住。

激光疗法能消除腿部的蜘蛛状血管病，但绝对不要在怀孕期间做这个治疗。有些辅助治疗师说，吃富含维生素C和维生素E的食物有助于使毛细血管变得更强健，但尚无研究支持这种说法。

孕期的粉刺

怀孕有时会引起粉刺，很多人从青少年时代起就没长过粉刺。某些激素水平升高会使皮脂（一种保持皮肤柔软的油）的分泌量增多，但皮脂过多会堵塞毛孔，皮肤因此变得油腻，还会长斑。

用性质温和的面部清洁用品按时洗脸，使用不含油的保湿化妆品。如果你不想使用护肤品，那么在洗脸时什么清洁用品也不要用，洗完后用毛巾拍干而不要揉搓，这样就最大限度地减少了生粉刺的可能性。

没有医生的建议，不要使用任何治疗粉刺的乳膏或其他疗法，因为有些产品不能在怀孕期间使用。宝宝出生几周后，你的皮肤就会恢复到怀孕前的状态。

含有维生素A酸（罗可坦）的口服药用于治疗重度粉刺，而在怀孕期间服用罗可坦是不安全的，因为它可以造成出生缺陷。专家们把流产率的上升归咎于这种药物。在怀孕期间采用含有维甲酸的局部疗法也不安全。

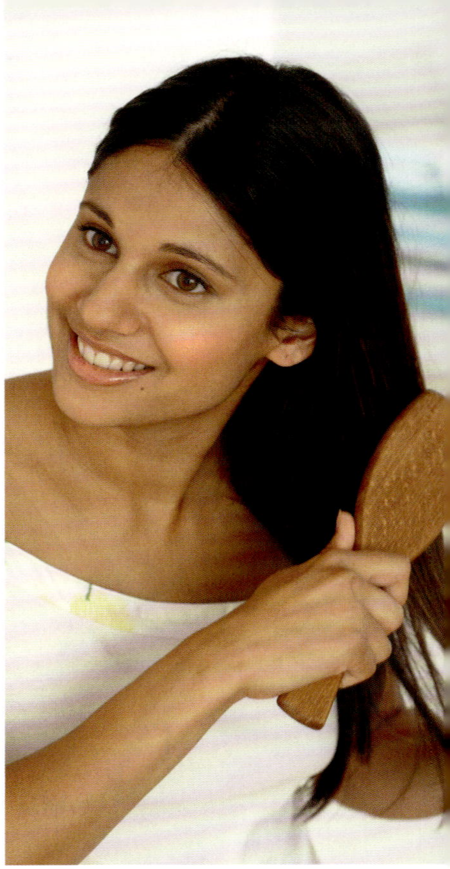

怀孕后，头发显得比以前更好了。孕激素有助于减少掉发。

你的头发

在孕中期，你可能会注意到，你的头发变得相当健康而浓密，这是因为在孕激素的作用下，你的头发长得更多而掉得更少了。

有些女性不敢在怀孕期间使用染发剂。永久性和半永久性染发剂中的化学物质早已存在，如果你对其中的成分不放心，一定要咨询医生或等宝宝出生后再染。

假如你事先采取了安全措施（找个通风良好的房间，戴上手套，不要长时间把染发剂弃置不管），你可能就不会吸收太多的化学物质。不过为了安全起见，最好还是在妊娠头3个月结束之后再染发。

你还可以挑染、涂染或者局部染发。染发颜料是通过皮肤被吸收进身体内的，而非通过头发的毛干。因此，尽量保证皮肤少接触化学物质，身体吸收染料中的化合物的机会就会减少。

怀孕后，也可选用植物染发剂来替代化学染发剂，不过，很多植物染发剂中也含有某些永久性和半永久性染发剂中会有的人造化合物。如果你喜欢使用睫毛膏或眉笔，即便你以前用过这些东西，而且一点儿问题也没有，事先也要做个皮肤敏感度的皮试才行。

预产期临近的时候，最好约个不错的造型师，向他咨询并请他给你剪个头发。在宝宝出生后的几个星期里，你要和他一起照很多照片，但你可能根本没时间去做头发。让你的造型师帮你弄一个不需要费心打理的发型，在与宝宝共同生活的最初几周里，你就会显得神采奕奕了。

你的指甲

在孕中期，你的指甲可能会开始比平时长得快，这是由于孕激素的作用造成的。你的手指甲可能会变得比平时更软更脆，而且你可能会注意到，在指甲的根部出现了凹槽。不用担心，宝宝出生后几个月内一切就会恢复正常。

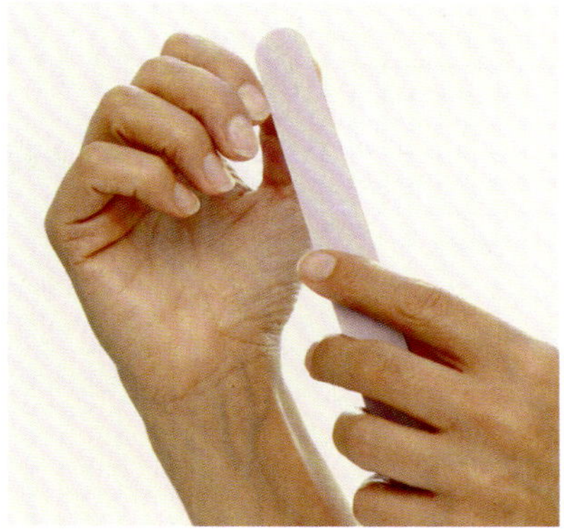

孕激素会使指甲变脆，因此要经常用指甲锉修整，以免指甲折断。

简易化妆修饰小窍门

怀孕的女性都很美，但她们的皮肤也会长斑、生粉刺，或干燥或油腻。不过，对此你不必一笑而过，默默承受，因为化妆品实在是太神奇了。

- 调整你的护肤方案。多用保湿化妆品来对付皮肤干燥的问题；如果你感到皮肤油腻，那么就使用不含油的护肤产品。
- 用化妆刷涂抹遮瑕膏，遮盖严重的色素沉着。然后，在整个面部略微涂抹一些粉底或有色保湿面霜。
- 如果你的面部肌肤失去了健康的光泽，那么就用一点儿腮红或古铜色的化妆品试试。
- 如果你的睫毛有些稀少，那就买一支好的睫毛夹，最后再多用些能使睫毛变长变厚的睫毛膏。
- 在颧骨和眉骨上使用一点儿闪闪发亮的轮廓色，提升面部的光泽。
- 简化日常的化妆程序，当你没有多少时间做美容的时候会用得着！

牙齿健康

在怀孕期间牙龈出现问题是很正常的。你会发现，在刷牙或用牙线清洁牙齿的时候，牙龈会出血。这是因为黄体酮软化了牙龈，而怀孕期间血液会增多，这使得牙齿上的牙菌斑更易对牙龈产生影响。

怀孕期间要好好保护牙齿，避免牙龈出血（牙龈炎）恶化成为更为严重的疾病，即牙周炎。一项研究表明，牙龈受到感染后，能蔓延至牙齿和颚骨；对于有些准妈妈来说，可能还会造成早产。

要彻底但轻柔地刷牙。如果刷得太用力，就会使脆弱的牙龈受损。确保每天至少刷两次牙。你可以试着在每餐饭后刷牙，最好在吃喝东西之后20分钟内刷牙，不过也不是非得如此。使用软毛牙刷，要是能使用电动牙刷就更好了。选用含氟牙膏，并且每天至少使用一次牙线。吃营养均衡的饮食，不喝充气或含糖的饮料。

孕期增加的体重

我们都不希望怀孕期间体重增加，但这恰恰是怀孕的正常表现。不过体重如果增加得太多，无论是对你还是对你的宝宝都不好。所以，不要总是毫无节制地吃甜食。

切勿增重过多

首先也是最重要的一点是，怀孕期间你的体重会增加，你必须接受这个事实，这很重要！因为你的体型在增大并发生着变化，这是为了保证宝宝能够充分发育。

到了妊娠末期，你的体重会比怀孕前增加约11千克，这是一个平均值。当然了，你体重的增加值很可能并没有处在这个平均值上。究竟会增加多少重量要看你怀孕前的体重是多少，更确切一点儿说，要看你的体重指数。

建议在体检的时候就请医生计算一下你的体重指数，要告诉医生你的身高（米）和体重（千克）。如果你想自己来计算，那么就按以下公式来做：体重指数=体重（千克）/身高（米）^{2}。如果你的身高是1.6米，体重是60千克，那么你的体重指数就是$60/1.6^2$，即23.43。

体重指数对照表

<18.5——偏轻

18.5～25——正常

25～30——偏重

30～40——肥胖

>40——重度肥胖

你的孕期体重都长到哪儿了？

与怀孕前相比，怀孕末期增加的体重相当可观。你增加的体重来自以下几个方面：

- 宝宝出生时的体重约为3.3千克。
- 怀孕期间，子宫的肌肉层会增厚很多，重量增加0.9千克。
- 为宝宝供应养分的胎盘（胞衣）的重量约为0.6千克。
- 血量约增加1.2千克。
- 乳房中的泌乳组织大量增多，宝宝出生时，乳房的重量会增加0.4千克。
- 你的体内会产生额外的液体，宝宝也被羊水包裹，这些液体加起来共有2.6千克。
- 此外，怀孕期间体内还会多形成一些脂肪，能在你日后给宝宝哺乳的时候提供更多的能量。这些脂肪约有2.5千克。

这些仅是平均数值，实际会增加多少重量要看你怀孕前的体重是多少。你的年龄、种族和身高也会影响你的身体在未来9个月内的变化。

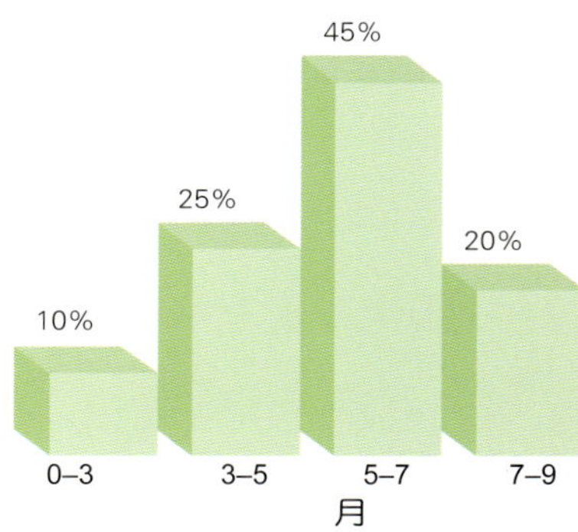

这个图表显示的是在怀孕的各个阶段体重增加的情况，以及每个阶段增加的体重占整个孕期体重增加总量的百分比。

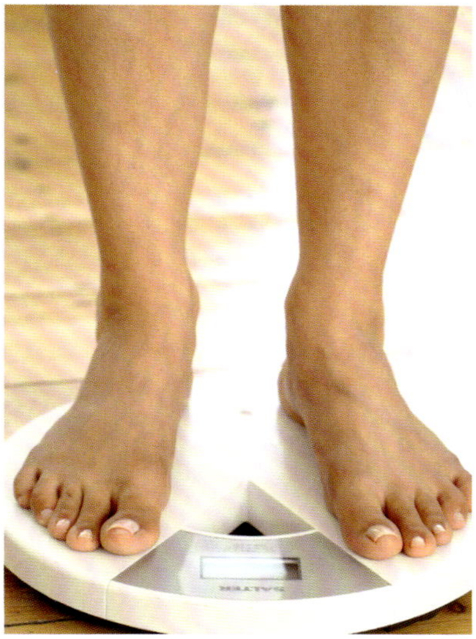

怀孕期间体重会增加，接受这个事实吧。但是要吃健康而均衡的饮食，以保护自己和宝宝。

爸爸妈妈说……

“我觉得我变得如此沮丧的原因是，我太在意自己的形象了，因而对自我的认可度大受影响。我必须让自己镇静下来并且意识到，为人父母就要作出很多牺牲，而其中的头一桩就是自己的身材要有好几个月不成样子。为了宝宝，值得。现在我每周去游泳两次，并不是为了保持身材，而是为了更加健康。”

凯特，25岁，孩子两个月大

“当你遇到一个久未谋面的人，而他见了你说的第一句话是：‘啊，你胖了！’那口气就好像我自己都不知道似的！这简直让我发疯。我会回答说：‘我肚子里有个人正在慢慢长大。可你又为什么会这么胖呢？’”

春丽，即将当妈妈

“我知道我在怀孕初期吃得太多了，于是我开始散步、游泳，做任何可以让自己保持活力的事。我已经开始接受体重增加这个事实了，现在我只想在宝宝出生后一年内恢复到正常体重。我肯定能做到！”

小雅，宝宝4个月大

20世纪90年代，美国国家医学院建议，女性在怀孕期间增加的体重应与其怀孕前的体重指数相关：

●若体重指数低于19.8，则体重的增加值应在12.5～18千克之间。

●若体重指数为19.8～26，则体重的增加值应在11.5～16千克之间。

●若体重指数高于26，则体重的增加值应在7～11.5千克之间。

“1～2～3法则”用更易理解的方式对以上标准进行了总结：

●如果你在怀孕前体重超标，那么在怀孕期间体重应增加6.3千克左右。

●如果你在怀孕前体重基本正常，那么在怀孕期间体重应增加12.7千克左右。

●如果你在怀孕前体重偏低，那么在怀孕期间体重应增加19千克左右。

假如在怀孕时你不到20岁，你体重的增加值应为怀孕前体重指数范围的最高值。

控制体重的增加量

英国的医生认为，怀孕前体重指数高的女性应尽力控制自己体重的增加量。体重增加得过多会增加患上高血压（见第229～230页）、妊娠糖尿病（见第229页）以及生育巨大儿的概率。

但是千万不要节食。有研究表明，准妈妈如果体重超标，或者在妊娠的前半段时间内体重增加得过多，那么低热量的饮食并不能降低其罹患高血压或先兆子痫的风险。

相反地，应向医生咨询，什么样的饮食才算搭配合理、营养丰富，不会过多地增加体重，却仍能使你和宝宝开心而健康。如果能坚持食用正常且营养均衡的饮食（见第120～121页、148～149页、182～183页）就再好不过了，同时要少吃饼干、糖和冰激凌等高热量、营养价值低的食品。你真正要做的就是合理饮食，时刻记着，怀孕期间每天需要的热量约为2500卡路里。

如果你体重偏低，那么你的宝宝在出生时就很有可能体重偏轻，而体重偏轻的宝宝有时会有很多问题。假如你已经怀孕了，那么一定要向医生咨询，让他帮你和你的宝宝设计一份最佳的食谱。

2002年，美国癌症研究学会的一份报告称，有研究显示，在怀孕期间体重增加得过多且在宝宝出生后体重也未减轻的女性，在更年期后患乳腺癌的风险也较高。专家们建议，女性在怀孕期间应注意自己的生活方式，特别应注重定期锻炼。他们还建议，女性在生完宝宝之后、更年期到来之前，应尽力甩掉孕期增加的体重。

孕期的激素变化

激素在怀孕和启动分娩方面起着重要的作用。这种化学物质承担着神奇的职责，从“通知”你的身体你怀孕了，到使韧带松开，好让宝宝通过产道，无一不是激素的作用。

激素有什么作用

激素是人体中的一种物质，通过血液输送到全身的各个部分，让这些部分各尽其责。激素在怀孕过程中会对身体和精神造成各种影响，因而至关重要。怀孕期间由于激素的作用，我们的情绪波动、脚踝浮肿、静脉曲张。你可能会讨厌这该死的激素，可这一切究竟是哪些激素造成的，它们又起着什么作用呢？

人绒毛膜促性腺激素

怀孕初期，身体会分泌出大量的人绒毛膜促性腺激素（见第36页），这种激素在宝宝发育的过程中起着关键的作用，让你不再来月经了，还使黄体酮保持在一个高水平上。黄体酮是维持正常怀孕所必需的一种孕激素。

人绒毛膜促性腺激素还被认为是导致孕吐的“罪魁祸首”。

事实：大约有五分之四的女性在怀孕期间会感到恶心，约有一半的人会呕吐。

其原因尚不得而知，但一般认为是与人绒毛膜促性腺激素有关。其他激素如雌激素和甲状腺素等，可能也脱不了干系。

催乳素

这种激素是由胎盘产生的，能促进乳房发生相应的变化，为日后的哺乳做准备。它还会减少人体对葡萄糖的吸收，从而多留一些给宝宝。这种激素能抑制你体内胰岛素的作用，胰腺通常会分泌更多的胰岛素来进行补偿，但偶尔也不多分泌，进而导致妊娠期糖尿病（见第229页）。

雌激素

怀孕期间，雌激素的水平会提高10倍。在雌激素带来的诸多影响中，其中之一就是它能保证子宫接收到受精卵，并使受精卵在子宫壁上着床。大量的雌激素意味着，会有很多女性发现，在怀孕期间自己的皮肤变得更好了。雌激素会使乳房增大，使阴道变得更加敏感，还能使血液更易凝结。产科胆汁淤积症（见第230～231页）是一种与肝脏问题有关的疾病，极为罕见，被认为与雌激素水平高有关。

黄体酮

怀孕后，卵巢会产生更多的黄体酮，使子宫内膜保持一定的厚度，准备接受受精卵着床。一段时间之后，胎盘也会产生黄体酮，令血管变得松弛而柔软，这会造成牙龈肿胀、发炎，导致牙龈频繁出血，尤其是在刷牙或使用牙线清洁牙齿的时候更易出血。

黄体酮还会引起鼻腔肿胀，导致静脉曲张并使身体核心体温升高，于是你会感到燥热。黄体酮亦会对你的肠子产生影响，引起腹胀、消化不良、心痛以及便秘。

黄体酮和雌激素都被认为是导致孕期情绪波动的原因之一。

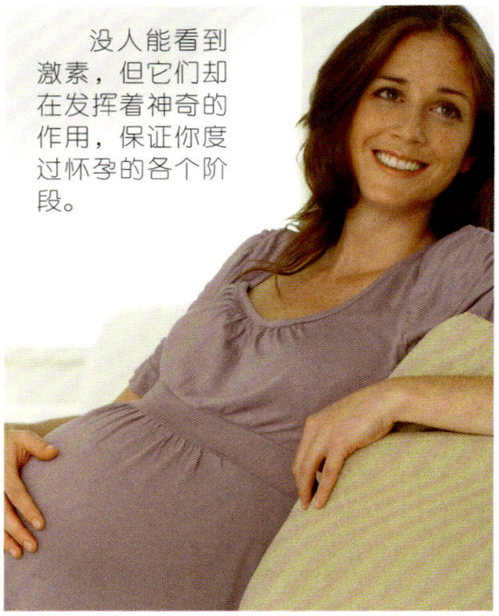

没人能看到激素，但它们却在发挥着神奇的作用，保证你度过怀孕的各个阶段。

但是你的人生即将发生重大变化，这一事实会增加你的压力，让你备感疲惫，这也是造成孕期情绪波动的一个重要因素。

松弛素

怀孕期间，你的体内会分泌松弛素，这种激素会使韧带松弛，使骨盆关节松开，这样宝宝就能顺利地出生了。然而，有的时候松弛素也会出问题，导致关节打开得太多而且变得不稳定，造成背部和骨盆疼痛。体内的松弛素水平过高还会使你更易受伤，这也就是怀孕时不应严格遵照锻炼计划进行运动的原因。

黑色素

怀孕期间皮肤发生的一些变化都与这种激素、雌激素和黄体酮有关，比如，黑色素会引起黑线（腹部中央一条垂直的黑线）的产生（见第69页）。这条线一般是在孕中期前后出现，就在腹部肌肉被拉伸且略微分开的地方，这是为了给日渐长大的宝宝提供更多的空间。宝宝出生后几周内这条线就会消失。

黑色素可能还会使身体上有颜色的地方（如斑、乳头和痣）的颜色加深。你可能还会生黄褐斑，即俗称的“孕期面纱”（见第69页）。这是一种褐色的色素带，会出现在额头、面颊和脖子上。所有这些问题通常在宝宝出生后几个月内都会消失。

催产素与内啡肽

怀孕期间，催产素与内啡肽的水平都会升高。这两种激素能给我们带来愉悦的感觉，还能帮我们应对压力和痛苦。在临近分娩的时候，它们的水平会急剧增高，这是为宝宝的出生做准备。催产素能引发宫缩，促进泌乳。

激素的变化

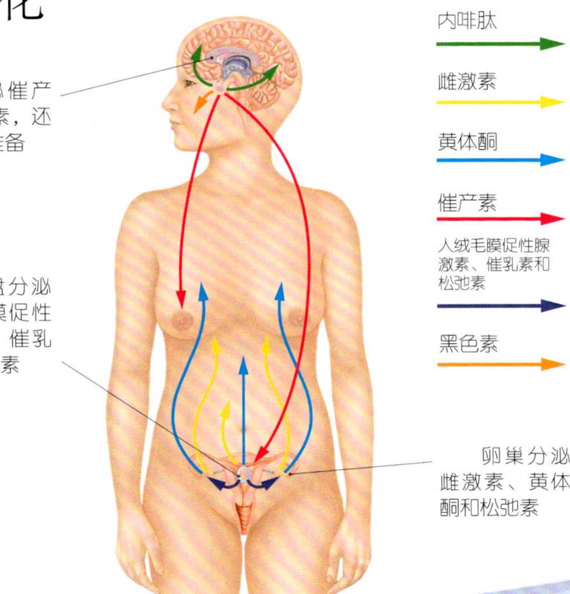

激素影响着整个人体，但在怀孕期间（从受精直到宝宝出生），人体会分泌一些特殊的激素，作用于特定部分。

爸爸妈妈问……

在我怀孕之前，我收养了一个孩子。然而，在我们俩努力了很长时间后，我总算怀孕了，但现在我发现我对继子的感情变了。我担心将来会怎么样，不知我俩该如何在这个家庭之间取得平衡。我觉得我只想要我的丈夫和自己的宝宝陪在身边，不想要那个继子。我是不是太自私了？”

佚名，36岁

你并不“自私”，只是对你期待已久的怀孕作出的一种“护巢”反应。接受并专心享受新生活的愿望在你的心里滋生，你也不必担心在未来的几年内该怎么办。一旦你有了时间，和新生的宝宝建立起紧密的联系，并看到你丈夫对这个宝宝的付出一点儿也不比对另外一个宝宝少，你可能就会发现自己更爱那个继子了。

此外，当你的亲生宝宝开始爱他的哥哥或姐姐时，你可能就会察觉到，他让整个家变得更亲密了。同时，何不让你的继子也来为迎接小宝宝的诞生做做准备呢？他会感到自己在这场家庭变化中不是局外人，而且你再去像他需要和渴望的那样去爱他也就更容易了。

保持积极的心态

你已经做了早孕测试，并向大家通告了这个好消息。他们都说："恭喜你了！你一定非常高兴。"是的，你为终于怀孕而高兴，但你有时候也会一点儿也不高兴。别担心，这种情绪上的起伏也是怀孕的组成部分。

情感与情绪起伏

你有没有这样的体验：刚才还好好的，转眼间就泪如雨下？欢迎加入这个群体。怀孕期间情绪会产生波动太正常了。

黄体酮和雌激素控制着生育周期（见第28～29页），亦被认为会对你的情绪产生部分影响。然而，你的喜怒无常在很大程度上只是因为怀孕带来了巨大的变化。某一天，你可能会对将要有个宝宝感到欣喜不已，而很快又开始想知道添个孩子究竟对你意味着什么。

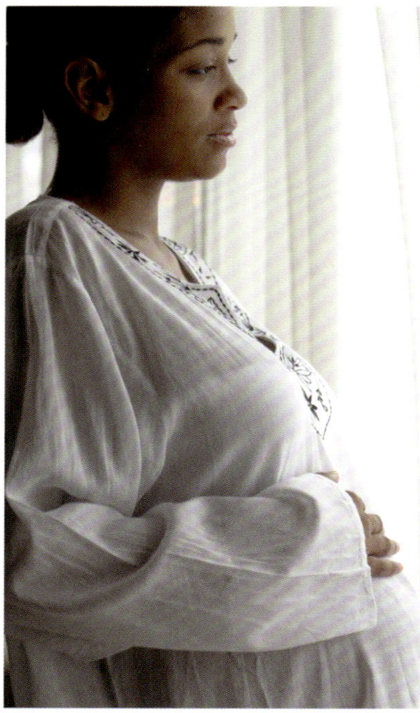

怀孕意味着人生将发生变化，因此你的情绪时而高涨时而低落也就再正常不过了。

单身妈妈

独自一个人带孩子不啻是一个挑战，因此你需要找到一些保持乐观的方法。

"在那段时间里，我有时候不知道自己在干什么，有时候又为自己怀孕了而感到高兴。即便我不是孤身一人恐怕也依然会这样，但是我敢肯定，要是那样的话，我会更忧虑。我努力让自己不停地干这干那，并且开始用笔记录下自己的各种烦恼，这些都让我可以不去一遍又一遍地去想同样的事情。当我把这些烦恼写下来以后，我就把它们丢到一边了，并且开始做别的事情。

我担心的主要问题是，我的小女儿没有爸爸在身边陪伴她成长，她的出生证明上也没有爸爸的名字。我的医生建议我休息一周，不上班，可我觉得那会让我感到更加孤独。"

即便是那些非常想要孩子的准妈妈也会对未来感到忧心忡忡，而这种担心也会暂时给她们的喜悦心情蒙上一层阴影。你可能会担心有了孩子后与丈夫的关系、宝宝的健康以及将来如何处理家庭的财务状况。而怀孕带来的一些小问题，如心痛、疲倦和尿频等，也会加重你的心理负担。

你可能还会发现，你的梦境好像比以前更离奇了，里面充斥着做爱的影像、会说话的动物以及巨大高耸的建筑物等诸如此类的东西。出现这种情况完全正常。这类梦境可能是在帮助你的潜意识处理由怀孕和即将为人母而带来的恐惧情绪和不安全感。也有可能是因为消化不良、激素或疼痛干扰了你的睡眠。

对于有些女性来说，孕期情绪波动甚至会转化为抑郁，此时，生活中的不顺就更易使你受到伤害。比如说，你和你爱人之间发生了摩擦，或者他没有陪伴在你身边，你就很有可能会因此而感到沮丧。如果你觉得自己可能患上了抑郁症，一定要去看医生。

控制情绪

在怀孕的头12周里，情绪的起伏变化最大。但是在你把各种事情理顺，而且你的身体也适应了大量分泌的激素后，你的情绪就会渐渐恢复正常。

情绪低落的时候，做做让自己开心的事，比如打个盹、出去散散步或者跟朋友看场电影。跟你的爱人、朋友或家人说说你的感觉，如果你愿意的话，跟医生谈谈也行。谈话疗法是最好的药。对自己别太苛刻了。怀孕是一件能改变人生的大事，能使任何人，包括多年来一直渴望要个孩子的妈妈感到不知所措、紧张焦虑。

倘若你觉得自己的情绪波动有些失常，那么就应该去找专家咨询一下了。约有10%的准妈妈在整个孕期都会受到轻度或中度抑郁的困扰。你若是经常或一直感到沮丧，那么你可能就属于这10%的准妈妈。

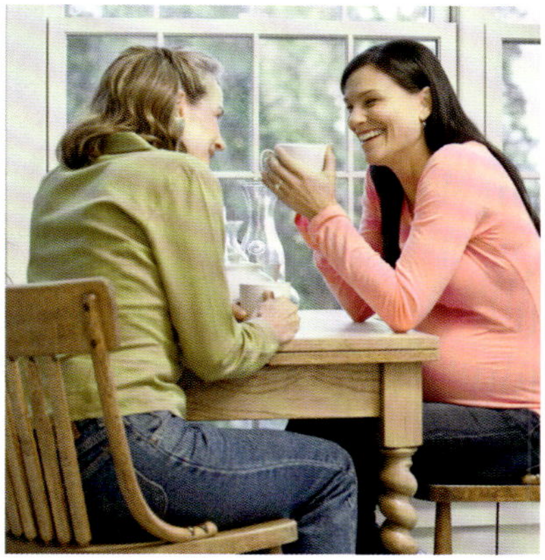

如果你感到焦虑，找个好朋友聊聊，会对你有所帮助。

爸爸手记……

不只是产后情绪不稳

“在我们的儿子出生后，我妻子患上了产后抑郁症。她很享受怀孕的过程，而且对于即将当妈妈感到十分兴奋。可是当我们把儿子带回家后，她变得焦虑易怒，哪怕是个微不足道的小问题都会让她大哭不止。我们读到过关于产后情绪不稳的资料，于是觉得让她好好休息一阵，过段时间她就能恢复正常了。但是情况却变得越来越糟了，我着实花了好长时间才说服她去看医生。我觉得，如果我不陪着她一起去的话，她自己是不会去的。医生给她开了点药，我请了两个星期的假来帮忙照顾儿子、做家务，还有就是陪她。这一切对她的帮助很大，而且也让我感到，自己真的可以做点什么来帮助她。”

需要专业的指导吗

怀孕是件好事，但也并非对所有的女性来说都是如此。约有十分之一的女性在孕期会遭受抑郁症的折磨。

抑郁症的症状多种多样，因人而异。有些人从早到晚闷闷不乐；有些人急躁易怒，整天哭哭啼啼；还有些人感到自己毫无价值，失去了生活的信心。抑郁症可能是由如下因素引起的：

- 生活中那些会带来压力的事情。
- 低收入。
- 与怀孕有关的问题。
- 以前怀孕时出现的并发症。
- 不孕或曾经发生过流产。
- 药物滥用（过去的或是现在的）。
- 家族或个人有抑郁症病史。

若要防止孕期抑郁症，或者在已经患上之后控制它，应该：

- **放松** 看本书、在床上吃顿早餐或跟朋友见见面。不要有负罪感，照顾好你自己也就是照顾好你的宝宝。
- **多运动** 锻炼有助于调动情绪，是已被认可的治疗轻度和中度抑郁症的良方。
- **把烦恼说出来** 多和你爱人聊聊，他的开导与帮助能改善你的心情。
- **考虑治疗或咨询** 如果你试过了各种方法以摆脱这种郁闷的情绪，但两个星期后仍不见任何起色，那么去找医生看看或许会有用。

知道自己何时需要帮助

如果你正患有抑郁症，那么下面列举的就是一些你可能会出现的症状：

- 注意力无法集中。
- 焦虑。
- 极其易怒。
- 睡眠问题。
- 极度或没完没了的疲倦。
- 总想吃东西或一点儿东西也不想吃。
- 觉得什么东西都不再好玩或有趣了。
- 难以做决定。
- 持续地感到悲伤。

如果你想自杀或感到失去了生活的目标，抑或无法处理日常事务或心慌意乱，那么赶快去看医生。

第一次为人父母

如果这是你的第一个孩子，那么毫无疑问，你一定是兴奋异常，但可能也有一点儿紧张。努力放松自己，享受怀孕的过程吧。医生随时会为你提供帮助，而且如果你参加孕妇学校，你就能了解到有关分娩的知识。

孕妇学校

如果你是第一次当妈妈，怀孕及随后来到这个世界上的宝宝都将把你带入一个未知的世界，这时，孕妇学校的作用就凸显出来了。孕妇学校形式各异，但目标相同——就是帮助你为分娩和当妈妈做好准备。很多医院都有孕妇学校，一些机构也开设孕妇学校。宝宝中心的网上孕妇学校（www.badycenter.com/yunfuxuexiao）是中国第一家网上孕妇学校，完全免费。

你可能会发现，多上几个不同类型的孕妇学校很有用。不过要记住，如果选择了不是由医院开办的孕妇学校，那么一定要考察一下那里的老师是否接受过良好的培训。

孕妇学校不仅会帮你了解自己的孕期和随后到来的分娩，也是结识其他准父母的好地方。等大家都当上父母后，你就有了一张现成的朋友关系网，这些朋友的孩子都跟你的宝宝一般大。

除了医院的孕妇学校，你也可以看看你家附近是否有孕妇学校，孕妇学校的差异很大，比如说，上课时间可能是下午或者晚上，每次上3～6节课，每节课的时长不同；还有些孕妇学校是在周末开课。这些孕妇学校很受欢迎，所以要尽早预约。

孕妇学校可能会教授如下内容：

- 整个分娩过程的相关信息。
- 用药程序及药物干预的详细情况。
- 放松的技巧。
- 了解并体验各种分娩体位的机会。
- 选择何种镇痛方法的指导。
- 学习和尝试按摩与呼吸技巧。
- 给你们时间提问和演练分娩过程中你可能需要做的各种决定。
- 关于宝宝出生以后以及刚开始带孩子时你可能会体验到的各种变化。

不论你决定参加哪个孕妇学校，都是为了使你和你的爱人掌握一些必要的技巧，可以在分娩时更有信心，在刚当上父母的那段时间里能够应付自如。

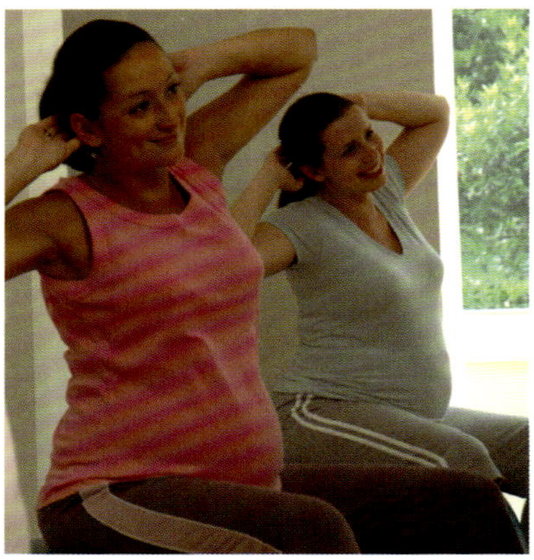

你家当地的孕妇学校能帮助你为接下来的几个月做好准备，在这里还能结识其他准妈妈。

爸爸妈妈问……

只有一份收入了该怎么办？

家里又添了一张嘴，而收入却少了一份，但奇怪的是，你可能会发现，家里的财务状况却比想象的要好。如果你算一算在工作服、上下班通勤、午餐、咖啡和其他一些事情上的花销，你会惊喜地算出能省下多少钱。另一方面，如果你确实决定在生完宝宝后就回去工作，请人照顾宝宝也是一笔巨大的花费。

放弃工作的挑战

不管如何，养育宝宝都是很费钱的。如果你们俩中有一个决定辞去工作专门在家带孩子，你们就会失去一份收入；如果你们俩都继续工作，而且没有家人或朋友帮忙照料宝宝，那你们就得花钱请人来带孩子。

但在考虑如何带孩子这件事上，钱不是唯一的因素。总的来讲，现代社会鼓励母亲回到工作岗位上去。你的朋友们可能都回去工作了，你还留在家里就会备感压力。持家和照顾宝宝比其他许多工作都困难得多，因此工作可能还是一件颇具吸引力的事情。约有一半的母亲在宝宝1岁大的时候就回去工作了。

要不要回去工作往往取决于我们自己小时候的情况。你可能不想像你的母亲那样为了孩子放弃太多，或者你的母亲从事的工作责任重大，没有可能总是围着我们转。

工作的灵活性也是一个影响因素。有些工作灵活性很高，而有些则无法兼顾家庭生活的需要。举个例子来说，如果你的工作是坐办公室的，你的公司对于加班和晨会有着严格的要求，那么你每天下午5点准时下班去接孩子就很有可能受到同事的谴责。

对于某些女性来说，她们需要在经济上独立，在职场上有所发展。继续工作还能为将来提供保障。尽管短期内生活可能会比较艰难，但从长远来看还是利大于弊的。

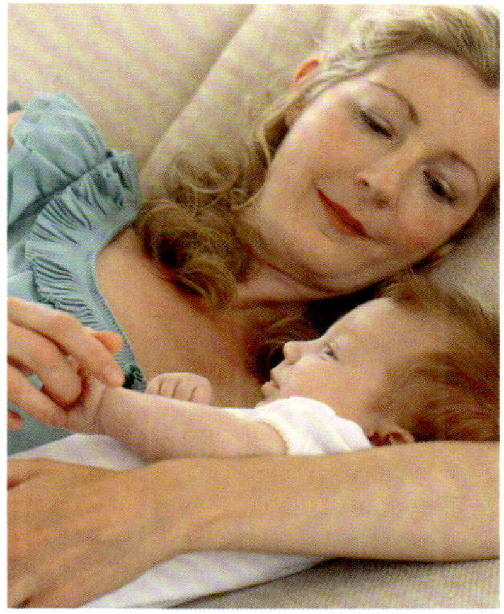

在家带孩子可不比上班轻松，因此，如果你不想回去工作，一定不要感到有压力。

爸爸的角色

在初为人父的头几个星期里，爸爸们可能会有些无所适从。下面我们给出几点最为重要的建议，帮你从当上爸爸的那一刻起就成为一个最好的父亲：

●**自学** 尽可能多读一些有关怀孕和宝宝的材料。这些知识虽然比不得什么火箭科学，但也是你必须做的功课。

●**练习，练习，再练习** 学着像个妈妈一样，因此要参与带孩子的工作，给宝宝换尿布、洗澡，宝宝哭闹时想办法哄他。

●**挤时间** 下班回家后，每天晚上以及周末都要抽出时间来陪伴宝宝。

●**参与带孩子** 不论是对于宝宝还是你爱人的健康来说，你帮忙带带孩子都至关重要。

●**坚持立场** 如果你想帮忙而你的爱人却下意识地责骂你，那么就好言好语地提醒她你做得来，只要她给你机会帮忙做就行。

●**协助哺乳** 如果你的爱人采取母乳喂养，那么就把宝宝抱给她。当母乳喂养的习惯建立起来后，你可以偶尔给宝宝喂储存的母乳吃，你的爱人一定会对此心怀感激，你也能有时间和宝宝相处。

●**运动起来** 父亲同宝宝之间互动的方式与母亲的方式不同：父亲会带宝宝做更为激烈的游戏，这恰恰与母亲相对温柔的呵护形成互补。所以不要犹豫了，带宝宝一起玩开飞机、骑大马等已经经过时间考验的消闲游戏吧。

爸爸手记……

适应父亲的角色

“在我妻子怀孕的最后几个月里，同事们会在电梯里围住我说：‘你最后的日子过得怎样？’就好像我到了癌症晚期似的。很多人都惧怕为人父母，仿佛他们充满创造力的雄心就要就此终结一样。

我在脑子里列了一张表，列出的是我从未做过，现在也不想去做的事情，其中包括开车兜风、和朋友通宵打牌、下馆子等。我很快就意识到，这些事情都毫无意义，而在业余时间和宝宝做‘蓝色大房子里的狗熊’游戏和玩乐高玩具让我乐此不疲。写畅销小说啦、在世界杯决赛里打入制胜一球啦等这类梦想都见鬼去吧！”

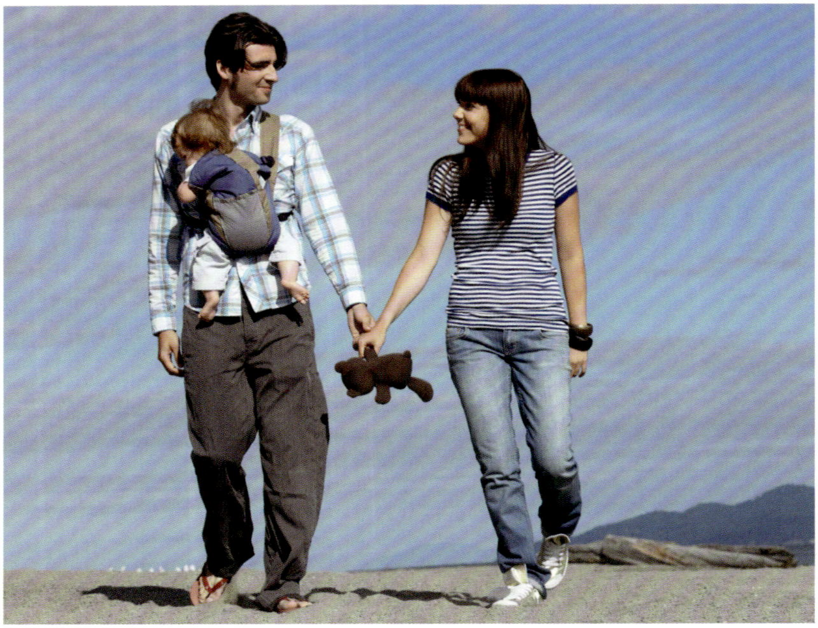

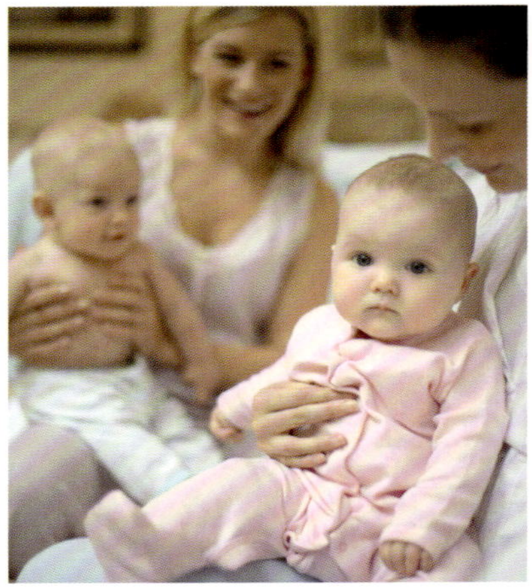

在宝宝满1岁之前，与和你的孩子一样大的孩子妈妈（上图）交往能充实你的社交生活。

抽时间与你的爱人相处（左图）并让孩子的父亲帮着带孩子，有助于家庭的稳定。

有了宝宝之后还有自己的生活吗

当然有！但会与你现在的生活有所不同。你每天都要给宝宝喂奶、换尿布、哄他，周而复始，根本没有时间干别的。新生儿一般每天要睡16～20个小时，但是断断续续睡的，你不会感觉有足够的时间做什么事。但随着时间的流逝，宝宝的作息也渐渐有了一些规律，你就能挤出一点儿时间给自己了。在那之前，应该给自己一些时间来调整，对自己的要求也不要太高。如果你给宝宝喂奶、换尿布、抱着他，你做的就已经足够了，所以即使衣冠不整又怎样！

刚当上妈妈的时候，最难适应的一件事就是总觉得自己的时间不属于自己，除此之外，你还会觉得有很多事情需要调整。你和你的爱人要彼此适应对方成为家长的角色，这个过程将会很艰难。你给予宝宝的关注太多，他会嫉妒；而如果你辞了职，哪怕仅仅是暂时的，你都会嫉妒他在外面的生活。从好的一面来看，在你们成为一家人的这个过程中，你们会发现彼此的另一面。

你可能会觉得，有了宝宝，自己的社交生活就结束了，然而，事实并非一定会如此。只是，倘若你以前出去玩的方式就是下班后去喝一杯的话，那你就需要结交一些可以在白天陪伴你的新朋友了。在你的宝宝满1岁之前，结交和宝宝一样大孩子的妈妈再合适不过了。还有很多学习班和活动，你都可以带宝宝去参加。这样一来，你不仅没有失去社交生活，反而比以前更忙了——即便过去出去玩一个晚上这么大的事也不能和现在相比。如果你打算在产假结束后就回去工作，你就会发现，宝宝出生后，你的想法也不一样了。你可能会想做份兼职工作，或者干脆决定从事一份全新的工作。因此，毫无疑问，有了宝宝后生活还将继续，所以也许最好把思想放开些，不要去限定生活应该的样子。

在英国，尽管大部分新妈妈在产假结束后还有6个月的无薪假期，但76%的新妈妈产假一结束就马上去做兼职工作。当然了，你是否也选择这么做完全取决于你自己。

避免孤独

在宝宝出生后的一段时间内，你会感到十分孤独。走出家门变得很难；与人交往和结交新朋友似乎没有可能。别担心，有很多方法可以结识新的“妈妈朋友”，并且尤为重要的是，这些新妈妈能够理解你的感受。

有时候，如果白天漫长的时间被划分成几小段，可能会让人觉得更容易度过。如果天气条件允许，带着宝宝出去散步是个好主意，尽管每次出门都可能觉得非常麻烦，新鲜的空气和运动，无论对你还是对宝宝来说，都有好处。在自然的环境里浸染，你的精神会感觉更为愉悦，孤独感自然就消失了。

如果你居住的社区附近有早教班，帮助开发宝宝的听力和运动能力等，你都不妨在条件许可的范围内参加。一些机构也会在自己的图书馆或书店里举办故事会，为小宝宝读书。倘若你碰上这样的机会，千万不要错过。不仅宝宝能看到和她年龄相仿的孩子，你也可以找到境遇相同的妈妈聊天。

你可能担心你会是这些人中唯一在前襟上有奶渍、眼睛下面有眼袋的妈妈。你可能想象每一个人都很平静、克制，比你做的好得多。不过等你跟其他新妈妈接触后就会发现，每一个有宝宝的人甚至比你还要疲倦，睡眠状况比你还要糟，你甚至可以用自己的经验来帮助别人，像你一样渡过难关。

不必害羞，不妨在小区里或周围多结识新妈妈新爸爸，孤独可能是许多新手妈妈的真正问题。与人保持联系和交流会对你有益的。

获得帮助

在刚当上妈妈的头几个星期里，很难获得所需的帮助。你觉得你好像突然间要同时处理上百件事情，空前地疲惫。去你家的客人往往会问你需要什么帮助，那么尽管告诉他们好了。

客人造访你家的目的是为了看望你的宝宝，因此可以利用这一点，请他们帮忙照看一下宝宝，然后你就可以去洗一个你渴望已久的澡或者睡上一觉。如果有客人给你打电话，说他们正在去往你家的路上，不要急急忙忙地去烧水、收拾房间，等他们来了以后会非常乐意替你做这些事的。

如果你知道有客人会在几天后来访，那就给他们打个电话，请他们在路过超市的时候停一下，买点你需要的东西带过来。你可能会羞于启齿，但是在你能够自己去超市抢购东西之前，这样做能帮你解决大问题。

你甚至还可以请客人烧几样菜带过来。你是个新妈妈（其实不管什么样的妈妈都一样），没有什么比别人做饭、自己享用更惬意的事了。

职业妈妈

担心有了宝宝之后会对你的职业生涯产生何种影响？这太正常了。

“我还是不知道宝宝出生后是否要回去工作。我知道我至少可以休上6个月的产假，但我仍没有决定产假结束后是去做兼职工作还是全职工作，或者干脆要不要回去工作。

尽管我确信我们能攒下很多钱，我仍旧努力地考虑我们俩是否要有一个人专心带孩子，而仅靠一个人挣钱养家。如果我留在家里，我就不能再像从前那样，每天早上去咖啡店喝上一杯咖啡再开始一天的工作了，而且我们在假期上的花销也会减少。

不过还不仅仅是钱的问题。我非常卖力地工作才做到了今天这个位置，我担心一旦不回去继续工作，想再次获得晋升就得等到几年之后了。我的公司对有孩子的员工有个很好的照顾政策，我可以选择回去做兼职工作，但我觉得还是让别人看到我全心全意地扑在工作上比较好。

我想我会等到宝宝出生，看看到那时我又将会怎样想。”

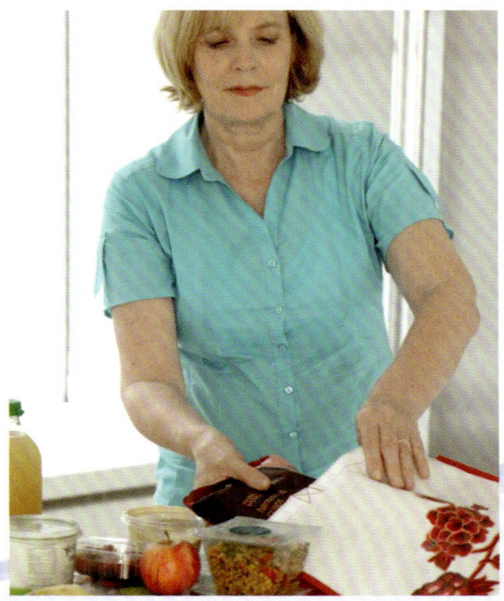

如果你母亲要来你家，那么就请她买些吃的东西带过来。

让老大准备好迎接小宝宝

宝宝来到这个世界后的最初几个星期通常都让人兴奋无比，但是如果你已经有一个孩子了，那情况就不同了。事先帮你的大孩子做好迎接弟弟/妹妹的准备，这样他就能更顺利地对待这件事。幸运的话，这还有助于避免日后发生手足相争的情况。

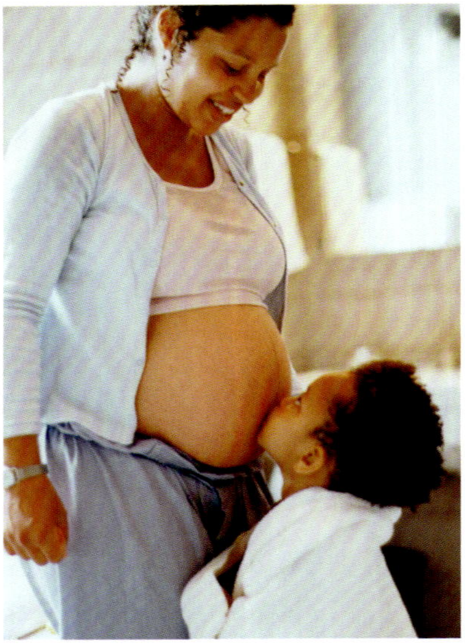

不管你的大孩子对成长中的小宝宝产生了何种兴趣，都要给予鼓励，这能帮助他处理好将会滋生的各种嫉妒情绪。

做好准备

一旦你告诉了你的大孩子他将要有一个弟弟或者妹妹了，关于这个话题要谈论多少就听他的吧，或者让他来决定要不要帮你做准备。

他可能想知道即将出生的小宝宝在你的肚子里做些什么：“他在四处挪动吗？”胎儿动得比较厉害时，让他感觉一下。还可以带他跟你一起去做超声波扫描检查，这样他就能看到你肚子里的宝宝了。越能让他身临其境越好。

轻松而积极地谈论即将出生的小宝宝。比如，假如你想告诉他你很累，就可以说：“让小宝宝慢慢长大是很辛苦的，你在我肚子里一点点长大的时候我有时也会很累。”小孩子喜欢听他们自己的故事，让他了解一些自己与即将出生的小宝宝的相似之处，能够让他与之更亲近。你还可以给你的老大讲讲他还是个小不点的时候的事，告诉他在他刚出生的时候你是多么兴奋，这样他就能明白，在他还是个婴儿的时候也得到过特别的关注。

当你越来越关注日益临近的分娩时，你的大孩子可能会开始缠着你不

爸爸妈妈问……

我该怎样跟我的大孩子挑明此事呢？

准备好告诉他你怀孕了这件事时，措辞一定要积极而简单。比如，你可以说：“有个小宝宝正在妈妈的肚子里长大，你明年就会有一个小弟弟或者小妹妹了。”也可以开始给他讲有关小宝宝或兄弟姐妹的故事，或者跟他谈谈他的朋友及他们的兄弟姐妹。

我能让我的大孩子和我刚出生的小宝宝单独待在一起吗？

恐怕在刚开始的几个星期里你最好还是不要离他们太远，以防你的老大误伤了新生宝宝。如果你要离开宝宝们较长一段时间，那么就让你的老大过去给你帮忙，或者给他一些事情做，好把他的注意力从新生宝宝身上转移开。

处理好子女关系的最重要的窍门

●准备工作要做得尽量充分。比如说，尚在怀孕期间就把饭做好并冷冻起来，这样在宝宝出生后的最初一段时间里，你就能吃到营养丰富的食物了。

●把对自己的要求降低。没有打扫房间不要紧的，地板上有点碎屑或者你穿着没有熨烫过的衣服都无所谓。

●帮助你的大孩子产生归属感。让他去玩新宝宝的东西，让他打开别人寄给新宝宝的礼物。

●经常对你的大孩子说你爱他，小宝宝的到来不会改变你对他的情感。

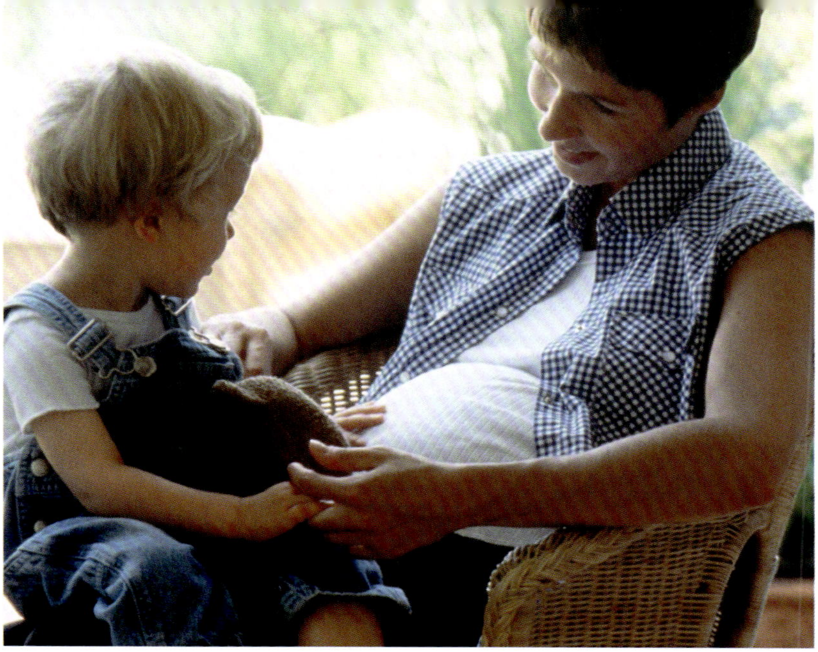

孩子们都喜欢听自己小时候的故事。跟他讲讲他在你肚子里的时候你是什么感觉，这能使他对尚未出世的宝宝感到更加亲近。

放，开始有一些新的东西让他害怕，甚至会故意做坏事。这些都太正常不过了。爱与关心能帮他重拾自信，抓紧宝宝出生前的最后几个星期，尽量多和你的大孩子待在一起。

关于嫉妒

对于一个自认为是宇宙中心的小孩子来说，迎接一个新宝宝到他家来是件特别困难的事。他会不顾一切地引起你的注意，于是他可能会故意做坏事，甚至会使劲掐、戳或者打他的小弟弟或小妹妹几下。

不要责备他，你应该理解他的感受。要对他说：“我知道你不希望我陪他那么长时间，可他需要换尿布了，我一忙完就跟你一起看故事书。”每天都要抽时间和他一起做些事情，即便只用几分钟的时间画个画或者玩一会儿也可以。如果他欺负小宝宝，应该立刻进行干预。直接告诉他，他的行为是不对的，他永远都不应该伤害小宝宝。这样也许能让他休息一会儿，直到他平静下来。

有条不紊的妈妈

即便是那些做事最有条理的妈妈，在她下一个孩子即将出生的时候也会需要一些帮助。

“我们的小汤姆快要出生的时候，我们觉得自己什么都能应付。可当这一天真的到来时，我们才意识到需要一些帮助。我妈妈曾经说过，我快要生的时候她会帮忙照顾埃玛。很幸运，她就住在我家附近，所以当一阵阵疼痛袭来时，我就给她打电话好让她有个准备。我们决定由我俩来告诉埃玛她有了一个小弟弟，因此尽管我妈妈很想将这个消息告诉埃玛，我们还是确信她没这么做。我们通知她汤姆出生了以后，她就带着埃玛去医院看望我们。我喜欢把汤姆当成一个惊喜！

我最好的朋友乔也很了不起。我入院时她做了饭放在冰箱里……而且在我回家之前迅速地把一切都收拾干净了，这就是朋友的用处。”

组合家庭

对于许多人来说，婚姻失败都是生活中一件令人伤感的事情，有一半离了婚的父母还会再婚或与新的伴侣生活在一起。如果两人又生了宝宝，那么他们原来各自的孩子的处境就会很尴尬。这些孩子往往会就此认为自己的爸爸妈妈再也不会合好了，还可能会嫉妒这个新出世的宝宝。要使新宝宝能够较为顺利地来到这个世界上：

- 你和你的爱人应该一起跟你们各自的孩子讲讲这个新宝宝——要是让他们从别人那里获知此事可不怎么好。
- 大家都知道此事以后，你应该多抽出些时间与你自己的孩子和继子待在一起，告诉他们你仍旧爱他们，永远不变。
- 跟你的爱人商量一下，看看该如何确定已有的孩子和新宝宝之间的关系——他们是同父异母或同母异父的兄弟姐妹呢，还是亲手足？
- 新宝宝出生后，要给其他孩子机会来帮忙照料他，并为他选购礼物、取名字和买衣服。要是他们不愿意做这些也不要勉强——他们可能是还需要一些时间。
- 在新宝宝刚刚降生后的一段时间里，每天都应抽出一点儿时间专门和大孩子待在一起。

怀孕期间的性生活

孕早期的孕吐和疲倦感会使你们的性生活受到影响。但是一旦你感到自己想要它了，那么虽然你日渐隆起的腹部挺碍事，但你和你的爱人也应该能享受正常的性生活。

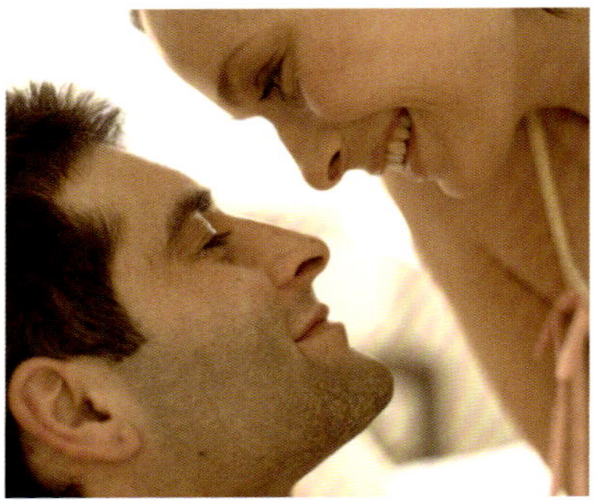

怀孕期间过性生活是非常安全的，但你俩的性欲在你怀孕的各个阶段会有大幅的起伏变化。

爸爸妈妈说……

“我必须承认，我觉得我爱人怀孕后，身体变得更加性感了。而且在得知我们要共同生育一个孩子后，我们俩的关系更亲密了。我觉得此时我们的性生活真是再完美不过。”

大军，31岁，孩子川川6个月大

“在怀孕的头3到4个月里，我与性生活彻底绝缘了。这除了是因为我大部分时间里都感到恶心以外，还因为我对性生活没了兴趣。但是在我孕中期的时候，情况则大为改观，这很大程度上使我丈夫深感宽慰！”

纳迪娅，20岁，初次怀孕

我怎么没有性欲了

对于某些女性来说，怀孕期间性欲反而会更加强烈，而对于其他女性来说却并非如此。流向骨盆的血液增多，导致生殖器充血，性欲增强。但同样是生殖器充血，却使其他女性在做爱之后感到发胀难受。女性朋友们发现，在怀孕期间过性生活有的时候会很疼。

还有些女性在做爱期间或结束后感到腹部绞痛，这是因为性高潮会引发子宫收缩，在妊娠最后3个月会尤其明显。这种感觉令人相当不爽，但是过上几分钟，子宫就会松弛下来，就像假宫缩那样。

身体上的巨大变化会改变你的性生活。怀孕以后终于不用再为怀孕和避孕忧心了，此时有些女性感到自己变得更加性感了，而有些则因备受孕吐和疲倦感的折磨而无法做爱，这种情况在妊娠的头3个月内尤甚。有的女性发现，在孕中期，她们的性欲高涨。不过，每个女性的感觉大不相同，每对伴侣的性活跃度也相差甚远。

所有这些感觉和经历都再正常不过了——人和人不一样，而且在妊娠的各个阶段性欲的旺盛程度也不相同，这些都是正常的。

而对于男性来说，他们的爱人在怀孕的前6个月里对他们颇具吸引力，但是在最后3个月里就没那么迷人了，这也十分正常。不必担心，这并不见得是因为他觉得你魅力不再了，他可能是害怕性生活会伤到你们的宝宝，因而造成性欲降低；要不就可能是他担忧你和你们未出世的宝宝的健康，或者是意识到了养育孩子的负担有多重，甚至是觉得在未出世的宝宝面前做爱很难为情。

这样做安全吗

在正常的怀孕期间过性生活是非常安全的，而且只要你愿意，在破水之前都可以做爱。如果你感觉很有“性”趣并且身体状况良好，那么在怀孕期间过性生活不仅在当下，而且在宝宝出生之后，对于你和你爱人之间的关系都有好处。但是假如你的身体有问题，比如胎盘低置（胎盘前置）或出血，又或者你有宫颈机能不全病史，那一定要先去找医生做个检查。有些情况下是不能过性生活的（见下页）。

怀孕晚期的性生活

在妊娠最后3个月，随着腹部增大以及分娩的临近，你的性欲有时会降低，你也有可能会觉得自己失去了吸引力或者担心你的爱人对你们的性生活不满意。但是，要知道在整个怀孕期间享受积极的性生活是完全有可能的。

怀孕后，你会渐渐感到男上女下式的做爱体位不再那么舒服了，你们得想办法发明新的体位。以下是在怀孕后期可以采用的体位和相关窍门，这些体位都经过了时间的检验，比较适合在这段时期采用：

- **侧躺** 略微侧躺，你爱人的大部分体重就不会压在你的子宫上了。
- **用床做支撑物** 仰面平躺在床沿上或床角，屈膝，臀部和双脚架在床垫边缘，这样一来，你的腹部就一点儿也不碍事了。你的爱人可以或跪或站在你面前。
- **屈身并排躺在一起** 采用这个姿势的话，他只能插入得比较浅。到了怀孕后期，深度插入会变得越来越不舒服。
- **女上男下** 这个体位不会让你的腹部承受任何重量，你还能控制插入的深度。
- **坐立体位** 这个体位也不会让你的子宫承受重量。让你的爱人坐在椅子（一定要够结实）上，你坐在他的膝头。

要有坚定的信念——有志者，事竟成。多试验几次，你们俩一定能找到适合自己的技巧。

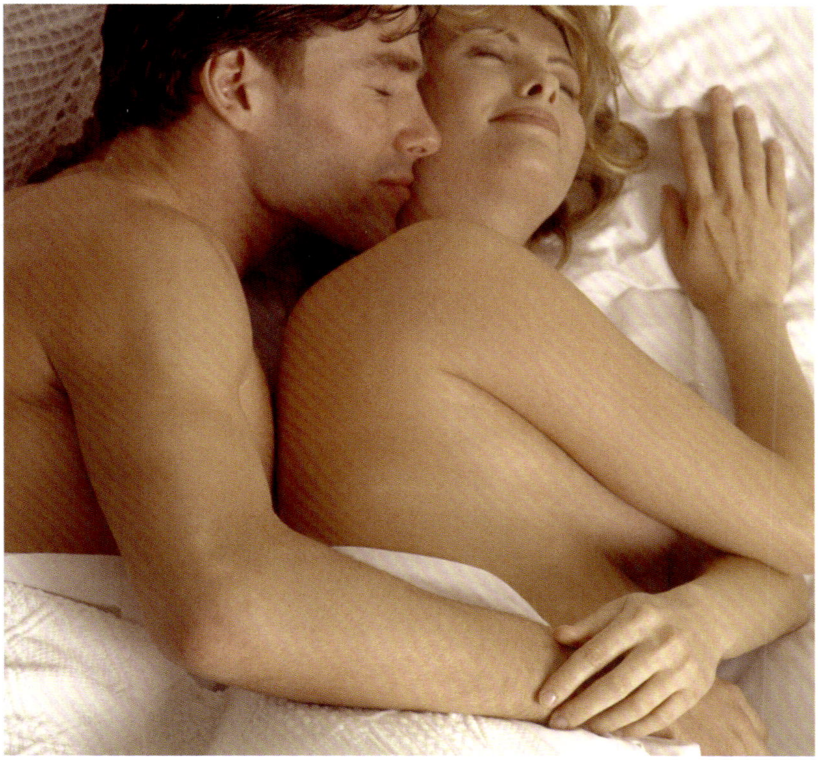

在怀孕后期过性生活时，尽管你的腹部会很碍事，也应该努力去找到一个舒服的体位。不必担心，行房不会伤害到你们的宝宝，他正舒舒服服地待在羊膜囊中呢。

怀孕期间何时不宜做爱

在有些重要的情况下，建议你最好还是不要做爱。这些情况包括：

- 出血。
- 腹痛或腹部绞痛。
- 破水。
- 有子宫颈机能不全病史。
- 怀孕20周后出现了胎盘低置（胎盘前置）。

假如你的爱人有外生殖器疱疹，那么你们也不要过性生活了。怀孕期间要是被感染了这个病的话，就有可能影响宝宝的发育。

爸爸妈妈问……

性生活会伤害宝宝吗？

在妻子怀孕期间，夫妻之间中止性生活的一个最常见的原因可能就是怕伤了宝宝。如果你也担心这个问题，那么你现在就可以把心放下了。你的宝宝包裹在充满液体的羊膜囊中，又舒服又安全，除非你俩的房事动作过猛，否则根本不会伤害到任何人。然而，在某些重要的情况下，最好还是避免过性生活（见上面）。

风格、时尚与舒适度

即使是怀孕了，你也依旧可以楚楚动人。事实上，虽然隆起的腹部会影响你对服饰的选择，但你会发现，你可以尝试各种不同的着装风格来适应你的新体形。下面就告诉你如何让自己在这个特殊时期变得性感动人。

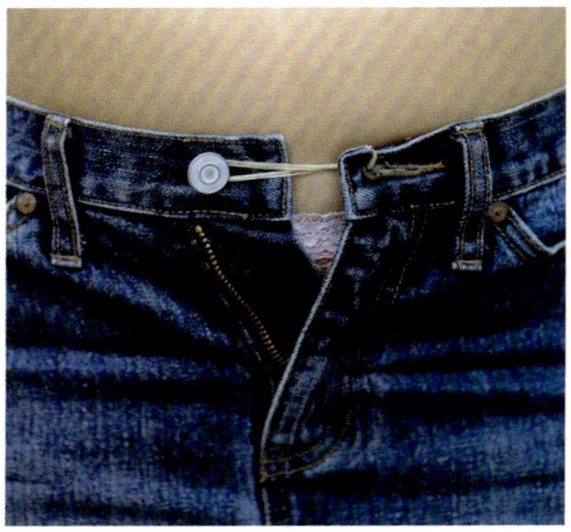

裤腰紧了，一个暂时的解决方法是在扣眼里穿一根橡皮筋，然后把橡皮筋套在扣子上。

环保妈妈

不用担心——你还是可以买到有机材料制成的孕妇装的。

“我曾经担心买不到有机织物制成的孕妇装，可是后来发现可供选择的孕妇装琳琅满目，着实让我惊喜万分。我上网查看了一下，发现有很多公司销售有机织物的孕妇装。这些衣服比普通的孕妇装要贵一些，不过我还是买了满满一个衣橱——其中包括几件用竹纤维和大麻纤维制成的服装。现在我只需再买几件基本用品就够了。”

怀孕各个阶段的时尚准妈妈

大约在孕早期，你可能还能穿平时的衣服。如果裙子或裤子最上面的扣子可能系不上了，那就不要把衬衫的下摆塞进裙子或裤子里，这样就能遮住未系上的扣子了。当你的裙腰或裤腰变紧了时，可以在扣眼中穿一根橡皮筋，然后用橡皮筋系住扣子，这样的话，你的呼吸也不会因为裙腰或裤腰过紧而受到影响。

如果你的乳房增大得很快，那么在衬衫或T恤衫外面套一件宽松的上衣或西装外套，不要系扣子，这样就能把它们隐藏起来了。你还应该去买几件好的孕妇文胸（见第92～93页）。

披肩和围巾是很棒的配饰，能遮住你的腹部，转移别人的视线，因此你可以穿无袖的或低胸的衣服，但一定是能用披肩或围巾遮盖住的。在大部分商场的配饰区都能找到式样简单而考究的围巾。

混合与搭配

当你开始出怀的时候，就穿不上平时的衣服了，但这时因为还用不着穿孕妇装，所以该如何穿衣着实让人头疼。一般来讲，以下方法可以解决这个问题：

- 买几条腰部带松紧带或抽绳的裤子和裙子，要比你平时穿的尺码大一些。你可以问问那些身材比你大的朋友（一定要谨慎），她们是否有这样的裤子和裙子可以借给你穿一周左右。
- 能够妥帖地系在腹部下方的低腰裤。
- 能凸显身体曲线并能适应腹部变化的裹身裙。
- 套头衫、开襟羊毛衫、宽松的衬衫和漂亮的宽松式上衣。

在这一阶段，穿长外套再合适不过了，能完美地将你日渐隆起的腹部隐藏起来，不会引起任何人的注意。假如你还没有将怀孕的事告诉你的同事，那么穿这样的衣服可以帮你把这个秘密多保守一阵子。

你把怀孕的消息公开之后，穿一身合适的衣服能让你过得轻松一点儿。现在该去商店采购新装了。你可以买5件面料和颜色与你的眼影相似的衣服：1条裤子、1条裙子、1件短外套、1身套装和1件上衣。如果买得好的话，这几件衣服在接下来的几个月里就足以应付你的日常穿着所需了，你甚至还可以把它们与普通衣服混合搭配着穿，从而营造出一些变化。

配饰

珠子、手镯、提包、丝带、丝巾、鞋——很多很多东西都可以用做配饰，配饰可以让孕妇装增色不少。想象一下，在腹部下方系一条腰带，一套普通的黑色套装因为搭配了一串彩色珠饰而大放光彩，再在胳膊上戴几只时髦的手镯。

你可以穿戴全套的服饰，而且配饰最大的优点就是在宝宝出生之后仍旧可以使用，不像那些肥大的裤子，会让你突然想到军用降落伞。不管你的身材如何变化，必备的手包永远都能用。

最合适的鞋子

怀孕期间，控制下背部活动的韧带会变得柔软，因此更易拉伸和受损。高跟鞋会造成的问题是，它们会改变你的体态，使本来就已经很脆弱的下背部承受更大的拉力，从而导致下背部疼痛，甚至是剧烈的疼痛。

因此，平跟鞋或低跟鞋可以保护你的韧带。穿这样的鞋不仅感觉舒适，而且能最大限度地减少背部受到的抻拉。折中的做法是，每天可以穿一会儿高跟鞋，再在你的提包里放一双低跟鞋，觉得累了的时候换上。

买一双式样优雅，能与很多套装搭配的平跟鞋。芭蕾舞鞋式样的皮鞋搭配裙子、长裤或牛仔裤都很合适，而窄筒羊皮靴也是百搭。复古运动鞋往往比其他类型的运动鞋显得精神，而且非常适合散步或周末出游时穿着。

总而言之，最好还是把高跟鞋留在特殊场合穿吧。特别是在怀孕期间，脚会变得肥大，因此如果你有一双令人艳羡的鞋，怀孕时穿着会把它们撑大，以后就没法再穿了，多么可怕！

挑选舒适服装的要诀

随着身材的变化，衣橱里的衣服也要相应地变化。以下是如何挑选舒适服装的要诀。

- 内衣的质量一定要好。参见本书第93页给出的如何选择孕妇文胸的建议。虽然你可能还能继续穿普通的文胸，但是在整个怀孕期间要频繁地试穿，以确保你穿的尺码是正确的。
- 孕妇灯笼裤非常棒，因为它能随着你腹部的增大而拉伸。低腰裤甚或能服服帖帖地提到腹部下方的贴身短内裤也都是不错的选择。
- 选购孕妇牛仔裤时，要按照你怀孕前的号码来买。这类牛仔裤有很多种风格和样式，要选择那些贴合你腹部的裤子，能提到腹部上方或下方的都可以。

Johnson's® baby
强生®婴儿护理研究中心

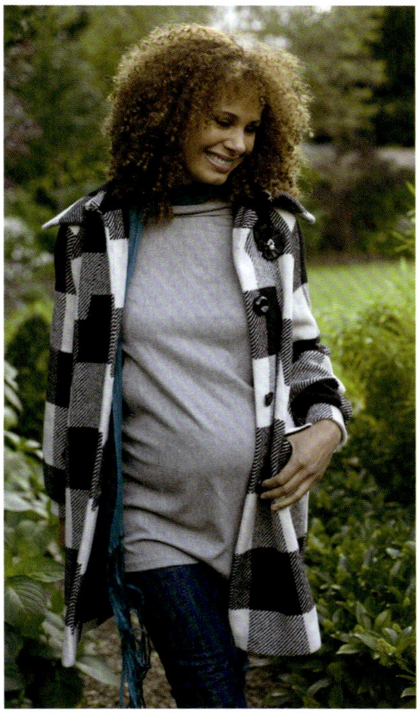

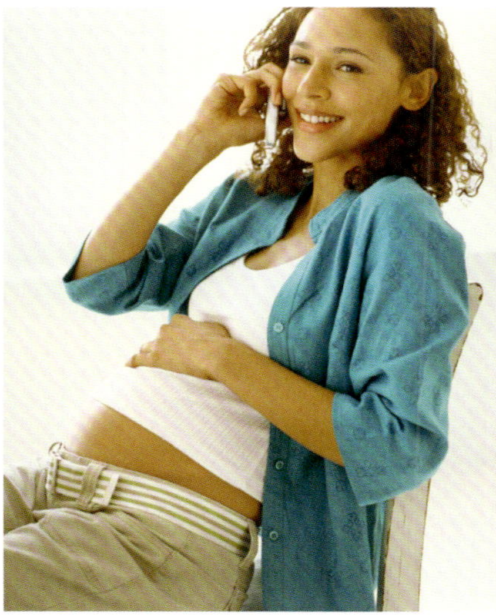

低腰裤（上图）——不管是能提到腹部上方还是下方的，都很适合怀孕时穿着。

如果天气允许，敞怀穿开襟羊毛衫或外衣（左图）可以省去购买新外衣或短外套的麻烦，而且显得超有型。

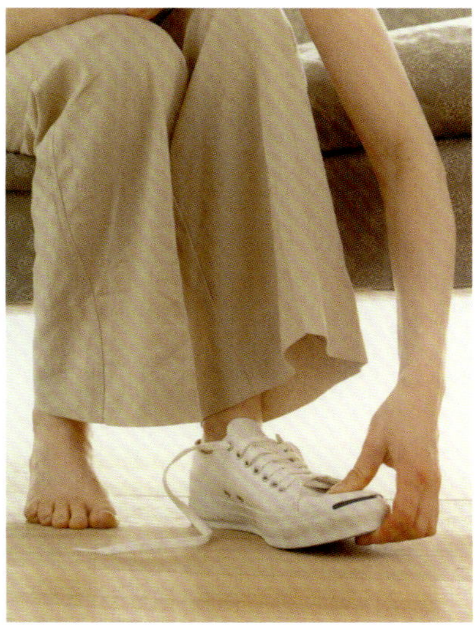

当你身体的重心发生变化，并且腹部的韧带受到拉伸时，你会发现，穿高跟鞋会引起背痛。你的双脚也会变得肥大。还是买两双平跟或低跟鞋、胶底帆布鞋或运动鞋吧。

孕妇装

怀孕后，上衣的问题很好解决，但是随着腹部的隆起，穿裤子或裙子可就有点麻烦了。买两条孕妇裤，要不再买一件孕妇套装，能让你无论是居家、上班，还是出去参加晚会，都显得光彩照人。

挑选裤子时的注意事项

差不多每个女性的衣橱里都会有两三条牛仔裤，那么凭什么怀孕以后就不再穿牛仔裤了呢？一条合身的孕妇牛仔裤能为你的衣橱增色不少。以下是选购孕妇牛仔裤时应注意的问题：

- 式样和品牌不同，裤子的剪裁方式也不相同，因此在购买之前一定要试穿。
- 按照你平时穿的号码购买，但一定要保证是孕妇牛仔裤。不要脑袋一热，买条大号的普通牛仔裤应付了事。
- 不要只顾式样不顾舒适度。要买那种每天连续穿上12个小时依然会觉得很舒服的裤子。
- 孕妇牛仔裤的式样繁多，不要只看裤腿的版型（比如靴型裤、直筒裤或窄脚裤），还要看裤腰是到你的腹部上方还是下方。
- 有些式样的孕妇牛仔裤适合在怀孕的不同阶段穿着，因此要考虑购买两种不同式样的裤子。
- 要选购价格合理而不是昂贵的裤子，这样的话，你就不会为只穿了6个月就不能穿了而感到内疚。

上班时，你可能不必用更加柔软的开襟羊毛衫或束腰外衣换下身上的短外衣，不过穿一条好的工作裤是起码的要求。选购工作裤的时候：

- 没有必要花太多的钱买孕妇裤。记住，你只需穿大约6个月的孕妇裤，就算你有好几个孩子，再次怀孕的时候还可以继续穿。
- 买两种颜色的孕妇裤，让你怀孕期间的工作装也能有一些变化。

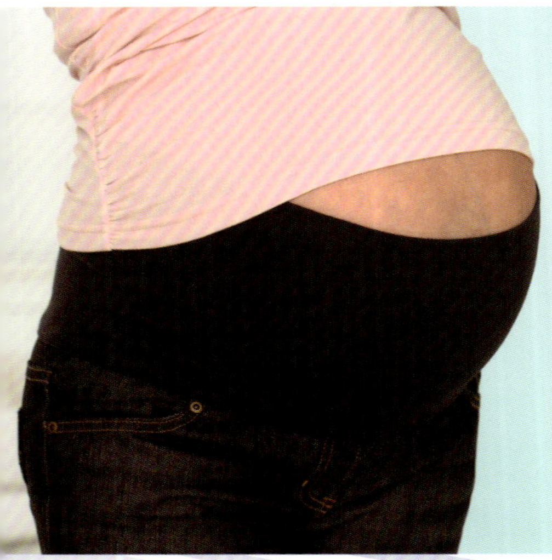

买一条合适的孕妇牛仔裤再好不过。比你平时穿的牛仔裤大一些的普通牛仔裤可没那么舒服。

懒散的妈妈

你得给自己买几件孕妇装，但也不必在这上面花太多的钱。

“一连几个星期我都在说，决不买只能穿一个月的孕妇装，可最后我还是‘投降’了。

我所有的外衣都短了，我都能感觉到肚子凉飕飕的。我彻底整理了一下衣橱，不得不把大部分衣服收进箱子里，因为一件合身的都没有，就连我的宽松式上衣都裹不住我的肚子了。几个星期前我还能穿上我的裤子，不过不能系扣子，可现在连拉链也拉不上了，于是我只好去买几件新衣服。

就像我之前说过的那样，我仍然不想花太多的钱买孕妇装。幸运的是，如今大街上有很多价格合理又时尚的孕妇装可供选择，我甚至还从几个不久前才当上妈妈的朋友那里借到了几件。

另外，正如大家都说的那样，在宝宝出生后，我可能还得继续穿上一段时间的孕妇装，因此，我的钱至少是花得值了。”

合理开支购买孕妇装

在怀孕期间你当然应该容光焕发，感觉良好，不过要做到这一点却并不那么容易，特别是当你的衣服和财务状况双双吃紧的时候就更难了。在你打消购买新衣服的念头并准备一头扎进离你家最近的小店前，看看下面这些建议吧，这些都是怀孕时既省钱又能打扮得体的要诀：

●**购置基本的服装** 买几件“关键的”孕妇装，能相互混搭，这样就能多穿一段时间了。试试买两条剪裁合体的裤子、1件式样普通的裙子或套装、1件开襟羊毛衫或短上衣、1件能与大部分服饰搭配的式样普通的套头衫、两件休闲上衣和1件可以在特殊场合穿着的比较正式的上衣。

●**搞一个互换衣服的聚会** 把所有的男士拒之门外，只邀请同样怀孕中的和已经当上妈妈的朋友来你家，后者会很愿意把她们穿过的孕妇装借给你，可能也会向你借几件衣服作为交换。这种交换不是永久性的。你们还可以互相讲故事听，甚至不妨做几个傻傻的游戏，这个晚上你们会过得很开心。

●**借你爱人的衣服穿** 如果你正待在家里，那么就扫荡一下你爱人的衣橱吧。他的衬衫和套头衫可能足够大，而你自己的衣服就可以留在有客人来访的时候再穿了。穿着男式平脚短裤和睡裤躺在床上时，它们的松紧带裤腰令人感觉十分舒服。要是你能做得很巧妙，你的爱人很长时间都没发现他的衣服被人动过的话，那么他的浴衣也是你的了。

●**网购** 如果你喜欢在网上购物，那么网络可真就是个宝库。有些网站为那些不再需要孕妇装的女性提供交换服务，还有的网站出售已经停产和库存的衣服，价格要比其原价低得多。如果你喜欢竞购，那么网上有大量物美价廉的孕妇装拍卖。

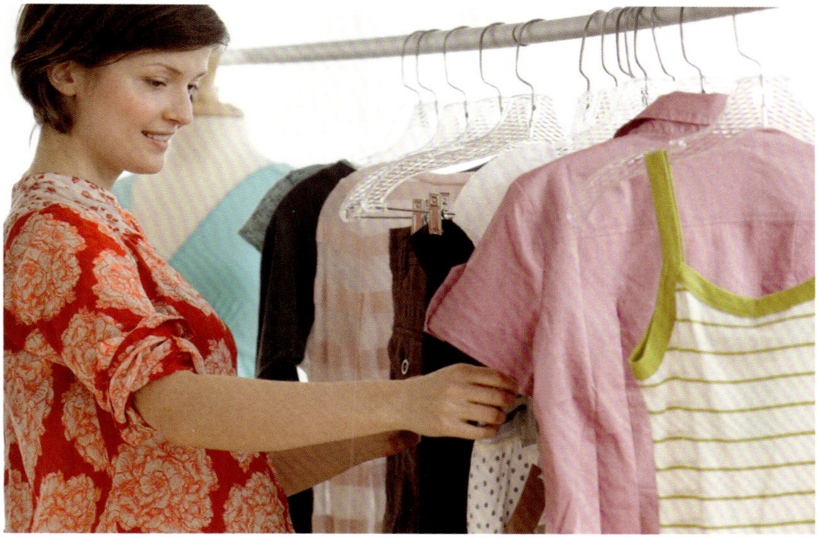

怀孕后，尽量去打折店买衣服，你会淘到很多便宜货。

传统妈妈与时尚妈妈

从对孕妇装的选择上最能看出谁是传统的妈妈，谁又是时尚妈妈。

选择孕妇牛仔裤时

传统妈妈：使劲把自己塞进自己的旧牛仔裤里，穿的时间越长越好，即便是最上面的扣子被绷掉了也在所不惜。

时尚妈妈：一头冲进时髦的孕妇装商店，定制最好的牛仔裤。

选择孕妇装时

传统妈妈：从大街上买最便宜的。

时尚妈妈：购置了整整一个衣橱的新衣服，还结交了一大群购物伙伴。她怎么把这些大包小包弄回家呢？

选择鞋子时

传统妈妈：把我们肿胀的脚踝塞进大号的厚底鞋里。

时尚妈妈：知道当妈妈意味着要做出牺牲——于是把她的Jimmy Choos鞋的85毫米高的鞋跟截短至毫无魅力可言的65毫米……

选择内衣时

传统妈妈：不再使用皮带，因为害怕它会在不适当的地方松脱。

时尚妈妈：打算在去酒店参加一个重要的晚会时穿Agent Provocateur。

特殊的休闲装

怀孕了并不是说你就得灰头土脸。不管是穿黑色的小礼服还是惊艳的曳地晚装，准妈妈在晚会上照样能光彩夺目。

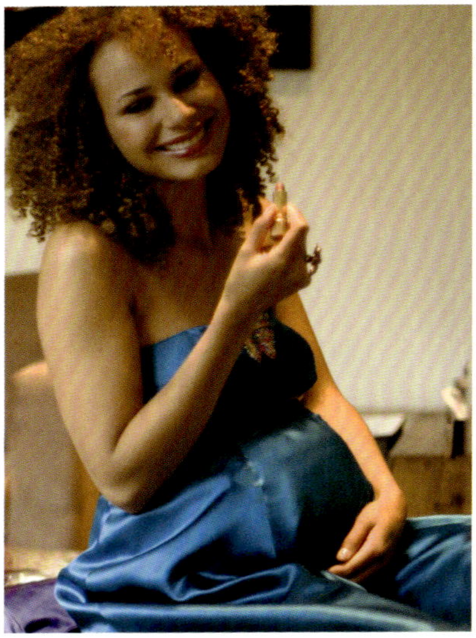

晚装

晚装要简单，一条裤子或裙子，再配上一件漂亮的外衣足矣。这身装扮不仅能使你形象出众，你还可以把这身组合拆开，分别与你其他的孕妇装搭配，最大限度地把它们利用起来。除此之外，漂亮的上衣还是展现你迷人乳沟的最佳方式！

裹身裙在怀孕的任何阶段都可以穿着，只要在穿的时候松开一点儿就可以了。裹身裙能使身体曲线暴露无遗，因此要准备好展露你的腹部。试试使用不同的配件，使你的衣服看起来与众不同。

经典的高腰线裙多年来一直是时尚达人的衣橱里必不可少的“装备”。这种式样的衣服在胸底骨处收紧，然后又向外逐渐展开，可以起到修正身材的作用。为了获得最佳的效果，注意要买斜裁（逆布料的纹理剪裁）的裙子。

试试穿着华丽的高腰线裙出席重要的晚会吧。如果你不想仅仅为了参加一次活动而花那么多钱买衣服，那就可以考虑租衣服穿。

如果你不想买不常穿的衣服，就可以考虑租衣服穿。租衣服出席特殊场合同样可以光彩照人，而且也更为经济。

结婚日

如果你正准备结婚，这可是个应该热烈庆祝的日子。结婚日是你一生中最为重要的日子之一，就算怀孕了也不能不追求美。应选购专为准妈妈设计的婚纱，这样的婚纱能够更好地美化你的腹部。你可以穿式样简单但很漂亮的裙子去参加低调的婚礼，也可以穿曳地长裙出席要求着正装的场合。如果你喜欢租的话，亦有很多孕妇婚纱供租用。

爸爸妈妈说……

“我居住的小镇没有商店卖超大号的孕妇装，我买不到再大一号的孕妇装了。更糟糕的是，我度假回来后发现，除了我随身带去的短裤以外，一件能穿的衣服也没有了。上班时可是不能穿短裤的呀！救命啊！”

路易丝，27岁，即将初次当妈妈

“如果你不想花大把的钱买新衣服，那就可以上网看看。网站上总是出售打折的孕妇装，各种身材和体型的人都能穿。”

美芬，27岁

“我身材高大，普通的衣服很快就穿不上了，可我在怀孕末期必须穿新衣服参加一个婚礼。我去了一家专卖大尺码衣服的路边商店，买了一条不错的裙子和一件外衣，我真是太高兴了。”

薇姬，26岁，孩子亚历山大11个月大

“大约在怀孕中期的时候，我平时的衣服都不能穿了，可也买不到新的，似乎只能穿那件从衣橱后面找出来的旧工作服了。老公会怎么说呢？”

媚，31岁

“我很走运，发现有两家路边连锁店出售大号的孕妇装。这下我又能打扮入时了，我感到自己又像个人了。”

杰姬，30岁，即将初次当妈妈

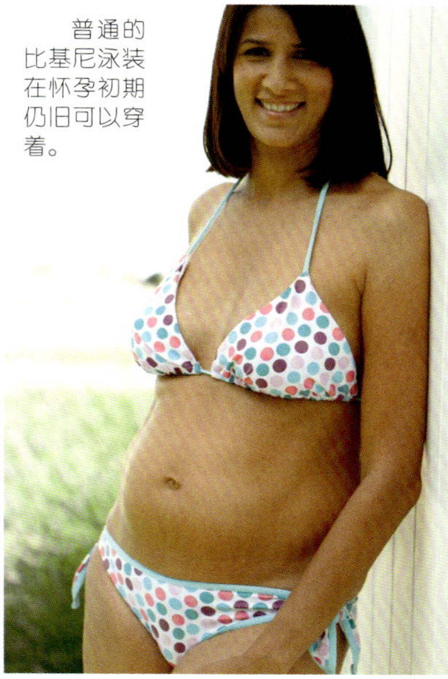
普通的比基尼泳装在怀孕初期仍旧可以穿着。

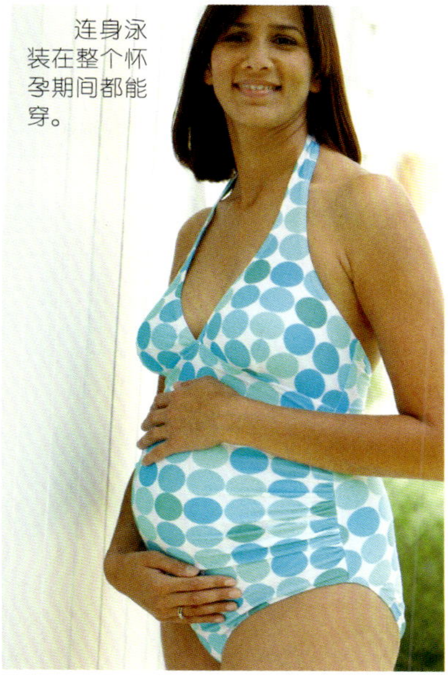
连身泳装在整个怀孕期间都能穿。

活力妈妈

在怀孕期间也想穿运动衣吗？有几种运动衣很适合你穿。

“商店里除了瑜伽裤和无袖上衣之类的基本款式的运动衣之外，就没有多少适合准妈妈穿的运动衣了，这让我十分失望，后来我发现，低腰竞赛服的下摆能服服帖帖地裹住我的肚子，我才如释重负。在怀孕的最后几周里，这种运动服穿起来超级舒服。带有加垫文胸的运动T恤还能使我的乳房固定不动。”

孕妇泳装

游泳是很适合在怀孕期间做的运动，可以使你保持健康，因此值得一试。如果你打算在宝宝降生以前最后来一次浪漫之旅，那么你当然希望在海滩上展现迷人身姿。普通的泳装弹性不够大，在你怀孕3个月以后就没法穿了，因此应该尽早买一件孕妇泳装。以下列举的是市场上已有的孕妇泳装品种：

- **连身泳装** 这种泳装基本上是最容易找到的，由弹性很强的材料制成，能随着你腹部的隆起而拉伸开来，因此整个怀孕期间皆可穿着。
- **比基尼泳装** 如果你觉得连身泳装太保守了，那么就试试孕妇比基尼泳装好了。这种泳装带有内置式加垫文胸，能展现你漂亮的乳沟，使它成为众人瞩目的焦点，并将你的腹部和双腿展露无遗。
- **两件式泳装** 这种泳装适合那些不喜欢连身泳装，但也不愿穿太过暴露的比基尼泳装的女性。与比基尼泳装的文胸不同，两件式泳装的上衣为背心式，有弹性，能遮盖住大部分腹部。
- **哺乳泳装** 如果你正在哺乳，准备开始带着宝宝一起游泳的话，那么穿哺乳泳装再合适不过了。肩带上的夹子能使你轻松地打开或系上活动罩杯。可调节的肩带和加垫文胸令穿着始终舒适，而且你也不必担心乳房会不慎露出来！
- **纱笼** 对于那些很在意自己的臀部、大腿或其他有赘肉的身体部位的女性来说，纱笼是一件必不可少的“装备”。纱笼花色繁多，可以由多种材料制成，慵懒地躺在沙滩上或游泳池边时，就可以把它裹在身上。也不用购买专门的孕妇纱笼——一个尺码什么时候都能用！

职业妈妈

在怀孕初期，你可能还能勉强穿上普通的工作服——但是浑身上下皱皱巴巴的！

“我在公关部工作，在会见客户和讲话的时候总得精精神神的。我有个朋友去年怀孕了，她告诉我一个很棒的方法，能够在怀孕的头几个月里依然保持神采奕奕。她建议我穿一件长外衣，不系扣子，这样就能把肚子遮住了。很走运，我正好有这样一件外衣。

不过到了我开始出怀的时候，我还是得买一件孕妇装，有些孕妇装甚至还是可以调整的，可以适合不同身材的准妈妈穿着。这些衣服很贵，但是能让我显得很职业也值得了。我逛了很多地方，发现了不少出售这种衣服的商店，所以说还是挺好买的。”

乳房与文胸

怀孕的好处之一就是能让你胸部丰满。不过你刚刚增大的乳房需要额外的支撑，因此一定要测量胸围，确保买到合适的孕妇文胸。以下我们会给出在怀孕期间保持乳房健康舒适的方法。

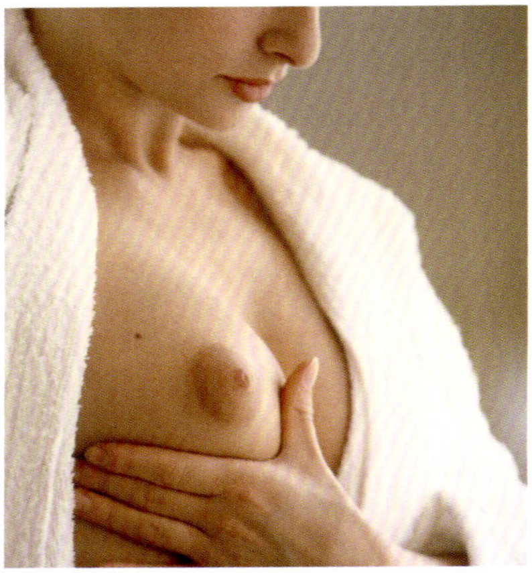

你的乳房会发生变化——当你的普通文胸开始让你感到不舒服时，你就需要购买一至两件孕妇文胸了。

乳房会发生怎样的变化

怀孕最初的迹象之一就是乳房增大，并且随着时间的流逝，它们会变得越来越大，越来越重。由于乳房内只有韧带而没有肌肉，因此如果不给予适当的支撑，乳房就会下垂。

在怀孕初期，大多数准妈妈的乳房在腹部尚未隆起之前就会开始增大，有时还会感到乳房疼痛，很多准妈妈都穿不下普通的文胸了。一旦你的普通文胸开始让你感到不舒服了，你就得穿孕妇文胸了。

爸爸妈妈问……

我怎么才能知道何时需要新文胸？

一旦你的普通文胸开始让你感到不舒服了，你就应该开始穿孕妇文胸了。孕妇文胸能给你逐渐增大的乳房提供最好的支撑。

带钢托的文胸好吗？

有些医生和商店建议不要穿带钢托的文胸，他们认为钢圈会影响乳房大小和形状的自然变化。如果你刚好穿着一件这样的文胸，一定要确保钢托没有压迫乳房的任何部位，并不要穿着它睡觉。

晚上还需要穿文胸吗？

如果你的乳房变得异常敏感，孕妇睡眠文胸就会很有用了。这是一种柔软宽松的纯棉质地的文胸，一些经营孕妇装的商店会卖这种文胸。

我何时需要穿哺乳文胸？

信不信由你，宝宝出生后，你的乳房会变得更大，所以应等到怀孕的最后一个月再去买两至三件哺乳文胸。好的哺乳文胸应有足够的弹性，无论是在你开始泌乳（乳房增大），还是当你的乳房缩小（一般在宝宝出生后12周左右）时，都能伸缩自如，给予你的乳房妥帖的保护。

如何挑选孕妇文胸

选购孕妇文胸时要注意以下几个方面：

- **支撑强度** 要选择肩带、侧边和罩杯下边宽，两个罩杯连接处深的文胸。结实的弹性肩带不会松弛，能给你提供额外的支撑。
- **覆盖面积** 罩杯应尽可能多地包裹住乳房，这样的话，当你的乳房开始变得更加敏感时，你会感觉舒服一些。
- **可调节** 文胸至少要有4排挂钩，这样才能随着你乳房的增大调节松紧。
- **舒适度** 要选择大部分面料是纯棉材料的文胸。很多准妈妈发现自己总是感到很热，纯棉面料能让皮肤顺畅地呼吸，就不容易出汗了。

不管你是去商店还是专卖店选购文胸，一定要让销售人员为你量身。他们能估计出你的乳房日后的形状和大小，保证你买到极为合身的文胸，为你提供所需的支撑。每6～8周就要重新量身，如果你的文胸不合适了，就要再买新的。

如果你打算去锻炼，那么穿一件合身且支撑效果良好的文胸就尤为重要了，因为在怀孕期间，乳房变得更重了。运动文胸能提供良好的支撑，将不适感降至最低。

乳房疼痛

怀孕最初的迹象之一就是乳房变得异常敏感并感到疼痛。事实上，有些女性的乳房会变得连衣服的摩擦都难以忍受。在妊娠头3个月过后，体内不断上升的激素水平趋于稳定，身体也适应了激素水平的变化，这种情况就会有所改善。

似曾相识的感觉

在身体进行自我调节，以适应怀孕的状态时，会分泌更多的雌激素和黄体酮，与每次月经来潮前一样。实际上，每次月经来潮前你的乳房都会变得敏感，怀孕后不过是这种敏感的程度加深了而已。随着激素的大量分泌，乳房内的脂肪层开始变厚，乳腺增加，更多的血液流向乳房，因而乳房也开始增大。尽管这些变化会暂时使你感到不舒服，却有着很重要的作用：帮助乳房为哺乳做好准备。

虽然在整个怀孕期间乳房都在不断地增大（比如说，B罩杯一般会变为D罩杯），但是在孕早期里，乳房会感到尤其的不舒服。假如你是初次怀孕，乳房大小的变化最为明显。

刺痛感与溢乳

你可能会注意到，在做爱最初的“激情”阶段，你的乳房会有抽痛或刺痛感。在孕早期，你还会发现你的乳房不再喜欢被触碰。到了孕中期和孕晚期，所有这些疼痛和不适都会减轻。

到了孕晚期，你可能会发现你的乳房开始轻微地溢乳，这种现象完全正常，没什么可担心的。溢出来的液体叫做初乳，是宝宝的第一餐。初乳营养丰富，富含蛋白质，初乳的出现说明乳房已经准备好迎接宝宝的到来了。

如果你的乳房敏感，最佳的解决之道是去买一件有支撑作用的文胸（见上页）。也许在商场或孕妇用品商店就可以请专业人士为你量身。而要解决泌乳的问题，就得买几个乳垫放在文胸里。

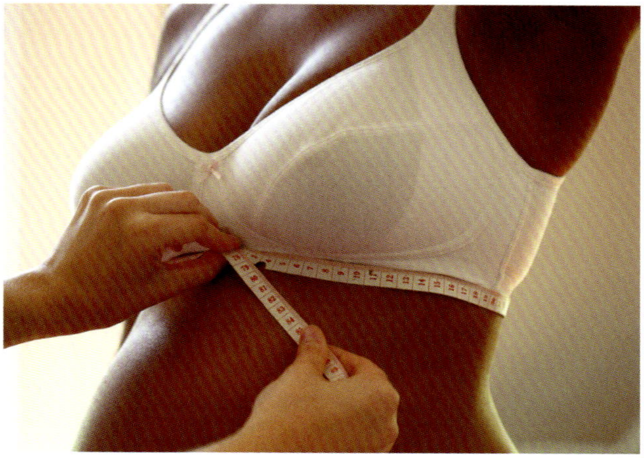

请销售人员为你测量胸围大小，选择合身的孕妇文胸，由于你的乳房会不断地增大，因此每6~8个星期就应重新量一次身。

如何买到尺码正确的文胸

按照如下几点去做，就能保证你在整个孕期都能买到尺码合适的文胸。

- 确保罩杯完全而熨帖地包裹住你的乳房，最高点没有空隙。
- 确保中心线舒服地贴在你的胸骨上。
- 整个怀孕期间多量几次身，因为随着乳房的逐步增大，罩杯的尺码可能要改变好几次。
- 在孕早期，确保穿文胸时能舒服地系在第一排挂钩上，因为你的胸腔将会增大，这样就能给增大的胸腔留出足够的空间。
- 在孕晚期，买能够舒服地系在最后几排挂钩上的文胸，这样当乳房日后缩小时，你还能继续穿它。

Johnson's baby 强生®婴儿护理研究中心

爸爸手记……

乳房的问题

“当我爱人的乳房开始变大时，就仿佛潘多拉的盒子被打开了。

她会问：‘我的乳房看起来还行吧？’

‘是的，非常好。’

‘可你总说你喜欢小乳房。’

‘也不是啊，你的乳房永远都棒极了。’

‘那么它们变大以后是不是更好些？’

‘呃，不是。是的。怎么样都行吧。’

我妻子绝对比我还要在乎她自己体形的变化。她时常会哀叹自己胖得像个球，挺着个啤酒肚，每当这时候我就会赶紧对她说，她仍旧像以前一样，永远都那么有魅力。为什么这么说呢？我要说的是，你只要随便找一家新闻媒体，看看关注度最高的新闻的标题就会明白，怀孕的女性如何能让许多男人跃跃欲试……”

做美容

如果你有定期光顾你家附近的美容院的习惯，那么我们很高兴地告诉你，怀孕以后也照样可以去。不过，此时你的皮肤会变得更加敏感，所以如果在做美容的过程中需要用到墨水、电、乳霜和乳液，一定要小心谨慎。

爸爸妈妈问……

怀孕期间能做面部护理吗？

能做面部护理。不过，这时你的皮肤要比平时敏感，应该更小心地做面部拉拽、揉捏等动作，记得告诉美容师动作轻柔些。怀孕还可能使得你的肤色发生变化，使面部的皮下血管更明显，所以即使美容师动作很轻柔，你也许仍会对美容的结果感到失望。

孕妇可以烫发或把头发拉直吗？

我们目前对怀孕期间使用化学品烫发或者把头发拉直是否安全还知之不多。虽然有一项研究指出拉直头发的产品不会增加你的胎儿早产或低体重的风险，但遗憾的是，这项研究没有涉及出生缺陷的问题。你可能听说过孕期烫发对胎儿有害，但其实目前并没有可靠的研究数据来支持这一结论。在一些美发步骤中会用到溶剂。溶剂对发育中的宝宝的影响应该引起注意，但这更可能对那些整天在有溶剂环境工作并出现症状的孕妇会是个问题。

在你烫发时，有可能会有非常少量的化学品进入你的头皮。而且中国的有些美发产品质量也不够让人信服，所以为了以防万一，你在孕期烫发或是把头发拉直还是少做或不做为妙。

好处与坏处

你在孕期是自我感觉很好、女人味十足，还是觉得自己胖得不成样子、邋邋遢遢？不管你的感觉如何，怀孕肯定会改变你对你自己身体的感觉。当你感到恶心、呕吐、紧张或者什么都不想做时，即将当妈妈的喜悦就会一扫而光。随着乳房增大、腹部隆起以及水桶腰的出现，你可能就会非常渴望恢复以前的身材。

因此在庆祝自己怀孕的时候，你恐怕不会庆祝自己变得体态臃肿。做做按摩或其他什么护理能让你振奋起精神，也能感觉好些。如果你因为怀孕而生出了痤疮，那么做个专业的皮肤护理能改善你的肤质，让你信心爆棚。哪怕只是剪剪指甲或趾甲，都能让你感觉更加干净清爽，充满魅力。

然而，在你与你家附近的美容院预约之前，有件事你得记住，那就是怀孕后，对于某些事情要格外当心。下面列举的事情，有些是安全的，有些则是应该避免的：

纹身

文身用的墨水究竟会对妈妈和宝宝产生怎样的影响，目前还几乎是一无所知。倘若做文身时使用的工具不干净，你还有可能感染某些疾病，比如乙肝。最好还是提高警惕，等到宝宝出生后再去文身。

脱毛膏

没有证据表明，在怀孕期间使用脱毛膏会带来安全或其他问题，但是你的皮肤可能会变得比以往更加敏感。如果你在家使用脱毛膏，一定要在使用之前仔细阅读包装盒上的说明书；皮肤有破损的时候就不要用了；使用前一定要先做个皮试。如果你是去美容院做脱毛治疗，记得要提前告诉美容师你怀孕了。

电针除痣

尚无记录表明怀孕期间进行电针除痣会产生不良影响。然而电针治疗师建议，在怀孕末期切勿在乳房或腹部做电针治疗，因为乳房和腹部在这一阶段十分敏感。

比基尼和腿部脱毛蜡

怀孕期间使用脱毛蜡的最大问题是，到了怀孕末期，对于某些身体部位你不但够不着，甚至看都看不见了！另外，这种方式也许会疼，一定要有所准备。

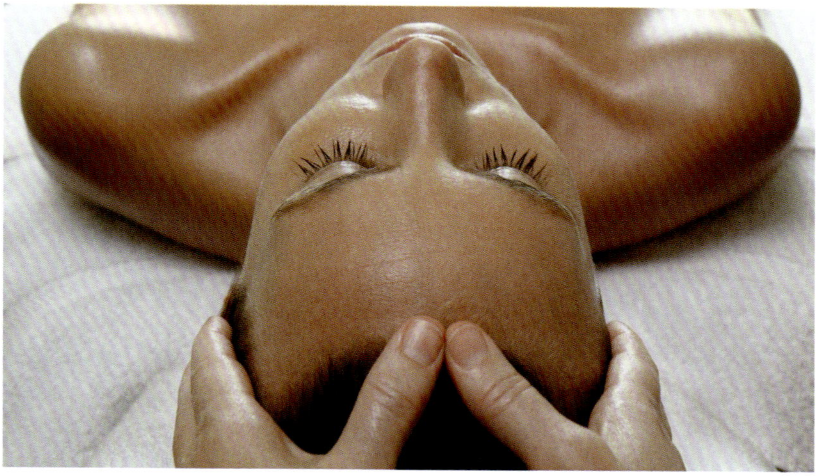

在你家附近的美容院做一次放松身心的面部按摩或全身按摩能让你感觉棒极了，而这正是你所需要的。在接受按摩的同时，你也享受了属于自己的时间！

应禁用的精油

以下列出的是一些常用的香料按摩精油，不宜在怀孕期间使用。

- 八角
- 当归
- 罗勒
- 香柏木
- 肉桂
- 鼠尾草
- 丁香
- 茴香
- 茉莉
- 杜松
- 柠檬草
- 没药
- 欧芹
- 薄荷油
- 百里香

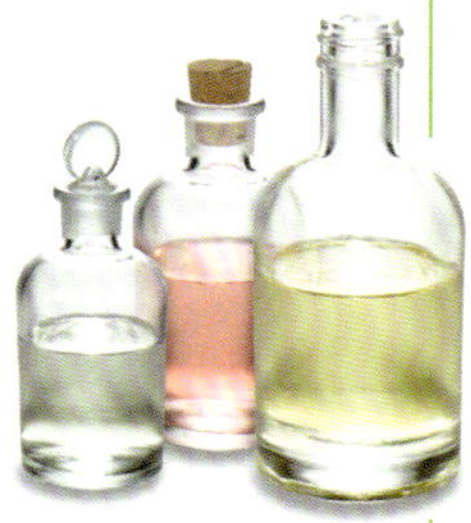

芳香按摩

许多芳香按摩师坚信，在做芳香按摩时使用的精油（即某些植物或花的提取物）能调节激素平衡、提振情绪并缓解压力。

毫无疑问，在做芳香按摩时采用的很多精油和按摩技巧有助于身心放松，能增强幸福感，还能提高整体的健康水平。但是在怀孕期间，有些精油是不能用的（见右上角）。

怀孕期间，最好是向专业的芳香按摩师咨询，确保你使用的精油或按摩技巧都是恰当的。最好先问问周围做过按摩的人，请他们帮忙推荐一位离你家不远的合格的按摩师，这个按摩师应该有为准妈妈做芳香按摩的丰富经验。有些按摩师认为，女性在妊娠头3个月和最后3个月不宜接受香料按摩，而另外一些按摩师则会在按摩时注意使用特别的、动作较轻的按摩技巧。

创造自己的微型水疗馆

如果你喜欢在怀孕期间提提神，那就弄个家庭水疗馆吧，只需准备几件护理产品即可。

- **准备工作** 保持浴室安静，把灯光调暗，再在安全的地方放几支香味蜡烛。把你最喜欢的泡泡浴液倒在流动的温水下，把你自己深深地浸入水中，享受一次奢华的沐浴。
- **磨皮与去角质** 用去角质刷或磨砂盐刷洗身体，以去除死皮。要格外注意肘部和膝盖，这两部分的皮肤通常要比身体其他部分的皮肤粗糙。用去角质洗面乳洗脸，使血液流到脸颊部，然后用深度洁面膜洗脸，再放松几分钟。
- **隆重结束** 沐浴结束，用一条温暖蓬松的浴巾把自己包裹起来。待全身擦干之后，花上几分钟的时间，用倍润身体润肤乳滋润一下肌肤。
- **该睡觉了** 此时，你应该感到无比的放松和平静，因此，吹灭所有的蜡烛，蜷缩在床上，美美地睡上一觉吧。做个好梦！

保护自己不被晒伤

不少女性发现，她们的皮肤在怀孕期间变得对紫外线辐射更为敏感了。即便如此，去晒个健康肤色的愿望还是很强烈。可这么做是否安全呢？以下是有关日光浴的危险以及使用日晒床、防晒霜和人工日晒肤色的风险的最新建议。

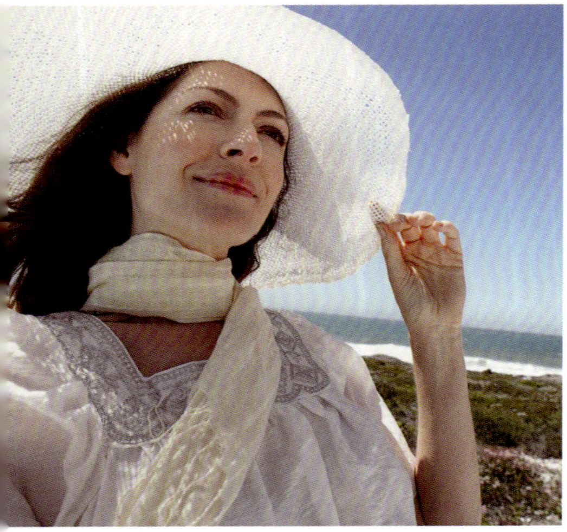

你的皮肤现在可能会变得更加敏感，因此，在阳光强烈的时候应使用防晒霜，戴上遮阳帽。

做日光浴安全吗

许多专家建议，无论是在美容院还是阳光下做日光浴都不好，即使你没有怀孕也是如此。皮肤被晒黑是皮肤对有害的紫外线辐射做出的一种自我保护。有证据表明，长时间暴露在紫外线中会加速肌体的老化，还能增加罹患皮肤癌的概率。

日光浴的危险

很多准妈妈发现，她们更易晒伤了。如果你也是如此，那么就应涂抹防晒霜（见下页），并尽量避免阳光的暴晒。由于准妈妈体内的黑色素刺激激素的水平较之以往要高，因此更易出现大量的皮肤色素沉着。如果你生了黄褐斑（见第69页），你的皮肤对于日光的反应会比平时更为强烈。要当心，日光浴会使情况变得更糟糕。

同样的，在炽热的阳光下连续躺上几个小时会增加灼伤和脱水的危险——这对你和你正在发育的宝宝十分不利。炎热的天气会使你的排汗量增加，所以一定要留意自己是否出现了脱水的迹象：鼻子和嘴巴发干、尿液变成暗黄色。不过，倘若你只是想沐浴在阳光里，享受一个宁静的下午，那就没有什么可担心的——做好预防晒伤的准备就行了。

防晒霜的安全性

你可能会发现，怀孕期间更易晒伤，或者说，晒过太阳之后你可能会感

爸爸妈妈问……

假如我在不知道自己已经怀孕的情况下使用了日晒床会怎么样呢？

有些女性定期使用日光浴床，但要知道有关怀孕期间使用这种东西会有何影响的研究却寥寥无几，针对阳光或人工紫外线照射会如何影响正在发育的宝宝的研究也是如此。一些初步的研究发现，缺乏叶酸可能与暴露在紫外线中有关，这是因为叶酸在强烈的阳光照射下会分解。在怀孕的最初几周里，高水平的叶酸有助于防止胎儿出现神经管缺陷，如脊柱裂等。有研究表明，在受孕和怀孕初期，应避免频繁或长时间地暴露在紫外线中（如使用日光浴床）。在怀孕的头12周过后，宝宝的主要器官都已长成，此时日光浴对宝宝造成危害的风险也随之降低了。

孕期你的皮肤可能会变得更加敏感。如果你的皮肤有红肿、起水泡、长皮疹，有持续两天以上的刺痛或发痒现象，就该及时就医。

到“如芒在身”，这就是为什么应使用高防晒指数（SPF15或以上）的防晒霜来保护皮肤，并且无论何时外出都应戴上遮阳帽，这十分重要。一般来讲，在怀孕期间使用防晒霜很安全，但此时你应该使用适合敏感皮肤使用的防晒霜。每过一段时间就应该重新涂抹一次防晒霜，且应避免在正午时分外出。记住，无论是化学的还是物理的防晒霜，超过保质期后都会变质，因此在使用之前，一定要检查包装盒上的保质期。如果找不到保质期，或者防晒霜好像变干、变色或结成块了，那么虽然可惜，但是安全更重要——把它扔掉，再买新的。

“一般来讲，在怀孕期间使用防晒霜很安全，但你应该使用适合敏感皮肤使用的防晒霜。”

日光浴床是可以代替阳光营造健康肤色的用品，但最好还是不用（见上页的“爸爸妈妈问……”）。如果你有皮肤问题，用可控制的光照处理治疗效果不错，那么就跟皮肤科的医生提出来，这样在治疗的时候就能恰当地控制光照，将各种有害的影响降至最低。

假如你特别想拥有褐色的皮肤，那么目前有一种药物疗法，就是使用人工日晒肤色洗液（见下面），这种方法更加安全也更加简便易行。

人工日晒肤色安全吗

近些年来，人工日晒肤色变得愈加流行了。人工日晒肤色中的活性成分是二羟基丙酮（DHA），这种物质只会与皮肤的表皮细胞发生反应，而且不会被人体系统吸收。然而，英国医师协会却建议，准妈妈不要使用人工日晒肤色洗液，因为她们的皮肤会比平时更为敏感，可能更易出现过敏反应。

如果你已经下定决心要使用人工日晒肤色，那么即便你以前用过这种洗液，还是要先做皮试。倘若对该洗液出现了过敏反应，应立即停止使用。

日晒肤色药丸

如果你在杂志或网络上看到了日晒肤色药丸的广告，千万不要购买，因为这种药丸可能会使未出生的宝宝中毒，还会引起肝炎和眼部损伤。因此，这种药丸在英国被禁止当做化妆品使用。

紫外线指数

阳光中紫外线的强度是用“紫外线指数”来衡量的。这个测量系统由世界卫生组织确定，很多国家都把它标注在天气预报图的旁边。在地图上用不同的颜色来表示某一地区有害紫外线的强度水平，因此可以根据这些颜色来选择使用正确的防护措施。

紫外线指数		防护措施
11+	极强	穿防晒服装
8, 9, 10	很强	涂抹SPF30+的防晒霜，每2个小时涂抹一次
6, 7	强	戴宽檐帽，涂抹防晒霜
3, 4, 5	适中	躲在阴凉处，涂抹防晒霜
1, 2	低	除非长时间待在户外，否则无须采取任何防晒措施

假期与旅行

一旦宝宝降生，如果不带上一大堆东西，你根本就没法外出。所以，在宝宝出生之前，这可是最后享受一次浪漫之旅的好借口。怀孕期间乘坐飞机基本上是安全的，但是千万不要潜水！

旅行之前

怀孕期间去度假相当不错，特别是在你首次怀孕的时候，就更应该度个假了。从这次旅行到再次有机会放松自己，中间可是要间隔好一阵子了。

旅行的时机

只要你怀孕期间身体一切正常，那么旅行就是安全的，可以制订旅行计划了。如果你患有并发症，如高血压、阴道出血或糖尿病，那么就要先请医生做个检查。大多数准妈妈发现，孕中期（即怀孕14～27周）是旅行的绝佳时机。此时的你不再感到恶心呕吐，精力充沛，流产的可能性降到最低，可以出门去好好玩玩了。

只要你没有任何并发症，怀的不是双胞胎或多胞胎，之前也未发生过早产，那么在怀孕36周前，大部分航线都可以乘坐。在你向旅行社或航空公司预订机票的时候，他们都不会问你是否怀孕了，但是在办理登机手续的时候可能会遇到点麻烦。因此，在怀孕28周前后，你应该在出发之前检查一下航空公司关于孕妇乘坐飞机的政策，不要忘记，这些政策也适用于你的返程旅行。

怀孕期间也照样可以乘汽车旅行，但是千万不要忘记系好安全带！然而到了怀孕末期，最好还是让你的爱人开车，因为此时你的肚子几乎已经会触到方向盘了。

需要长时间开车时，至少每90分钟就应去一下卫生间并舒展一下身体。久坐不动会使你的双脚及脚踝肿胀、腿部抽筋。乘飞机时，双脚格外容易肿胀，因此应把鞋子脱掉。如果是坐飞机应在飞机的过道上来回走动并伸展身体，以保证血液循环的畅通；还应选择靠过道的座位，这样你就不必打扰其他旅客，方便地去卫生间了。最后，不论是乘坐飞机、火车还是汽车时，如果你的旁边恰好有一个空座位，那就把脚放上去。

安全乘坐飞机的注意事项

按照下面列举的注意事项去做，可以保证你在怀孕期间安全地乘飞机旅行：

- **穿有支撑作用的袜子** 可以保证血液循环的畅通，减少血栓形成的概率。
- **伸展身体** 不时地在飞机的过道上来回走动，并做一些简单的伸腿运动。
- **勿穿紧身衣** 这种衣服会让你的身体处在潮湿的状态下，增加你患鹅口疮的概率。
- **多喝水** 飞机上的空气会很干燥，你可能会脱水。不要喝茶和咖啡。

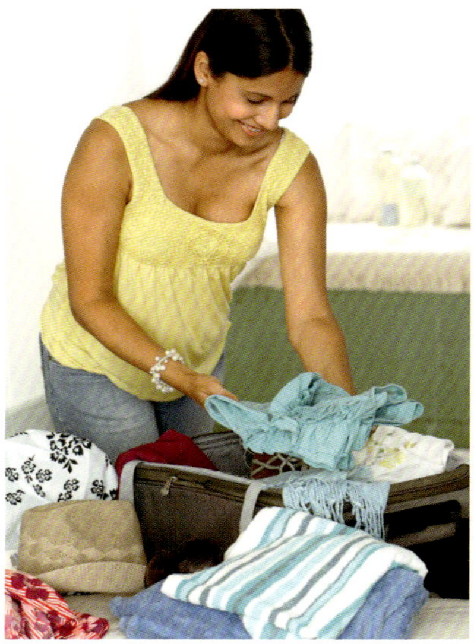

开始收拾行囊为最后一次浪漫之旅做准备了吗？尽量少带些东西，穿宽松的纯棉质地的服装，这样你会感觉清爽而舒适。

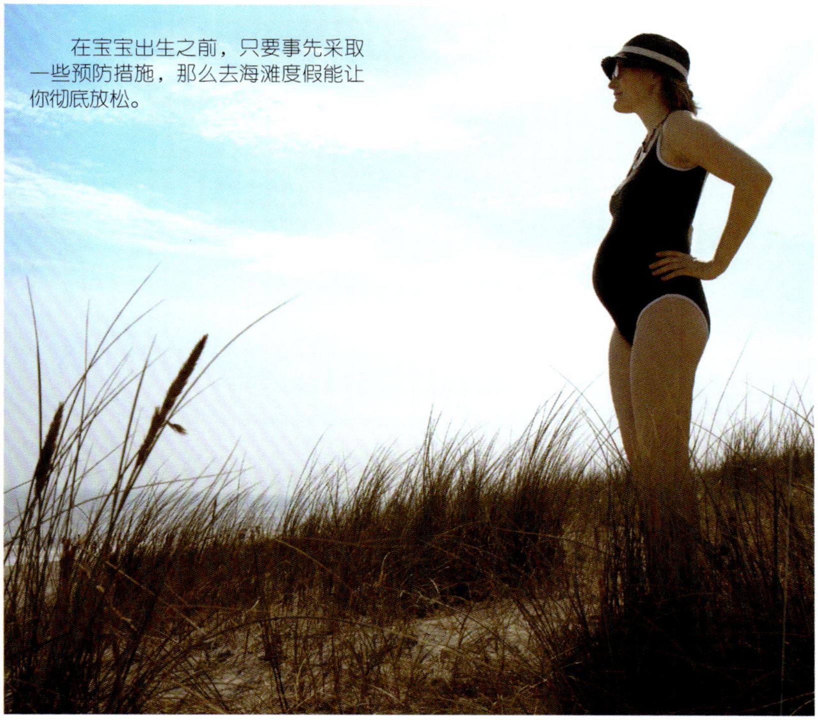

在宝宝出生之前，只要事先采取一些预防措施，那么去海滩度假能让你彻底放松。

准妈妈旅行时的注意事项

按照下列注意事项去做，能确保怀孕期间平安地旅行：

- **减轻压力** 确保旅行时间充足，轻松上路。读书或听音乐来放松自己。
- **攒足精力** 每天都享受一段安静的时间。洗个澡、小睡一会儿、躺在海边看书、享受一下客房送晚餐的服务。
- **吃好** 在手提包里放一些健康的零食。但假如你要乘飞机，记住，在安检的时候，这些食品都会被拿走。水要喝足。
- **经常停下来去卫生间** 并且带上湿巾和免洗洗手液。
- **远离鹅口疮** 穿纯棉的短裤和宽松的纯棉衣服，特别是在炎热潮湿的天气里更应如此。

到达目的地时

怀孕期间度过的假期可是终生难忘的记忆，所以当然应该让这个特别之旅顺利地度过。你应该多加关注你自己和胎儿的安全，并确保外出旅行期间不会生病或出事故。滑水、单板滑雪、滑雪和冲浪等运动都有摔跤的危险，应该禁止参加。游乐园中的潜水等“有压力的”运动项目也不要参加。

穿天然材料制成的衣服能让你保持清爽，而且不会对身体产生摩擦。要多喝水，尤其是瓶装水。为了避免出现肠胃不适，在吃东西前、去卫生间及游玩后一定要洗手。最后，不要吃或接触冰块；如果饭店供应的自助餐暴露在室温下的时间过长，或者是街边小摊贩卖的食品，都不要吃。

爸爸妈妈说……

“假如你想在怀孕期间去度个假，那就干脆彻底放松一下。我怀孩子的时候和我爱人去塞浦路斯玩了一个星期。我们在海滩旁边的一个风景如画的景区预订了一个宾馆房间，那家宾馆有水疗设施、宽敞的就餐区，还有许多可做的和可玩的东西。一周以来，我们享受阳光，放慢生活的节奏，享用美食，欣赏美景，这些绝对能让人焕发活力。”

梅，31岁

“如果经济不宽裕，想要去度那个非度不可的假还是有很多办法的。我怀第二个孩子的时候，我们把两岁的大女儿托付给我的父母照顾两天，而我们则去乡下的旅馆里小住了一段。我们去做水疗、散步、喝酒（我丈夫喝）、吃饭，很晚才睡。等我们回到家的时候感到精神焕发、浑身放松，准备好了迎接即将到来的一切。”

朱莉娅，34岁，有两个孩子保罗和米莉

与未出世的宝宝培养亲子感情

对于准妈妈来说，同肚子里的宝宝培养亲子感情一点儿也不难。宝宝轻踢你的肚子、打嗝，都能温暖你的心，让你感知这个即将来临的小生命。而准爸爸则要花上一段时间才能跟宝宝培养亲子感情，不过参与产前检查和给宝宝取名字有助于建立起这种亲子关系。

单身妈妈

如果在第一次做B超检查时你的爱人不能陪伴在你身边，那么请你妈妈过来陪你再好不过。

“我第一次做B超检查时是妈妈陪我去的。我很担心宝宝会有什么问题，但她一直向我保证说什么问题都不会有。当我在检查仪器的屏幕上看到已经完全成形的宝宝时，我如释重负，他的心脏有力地跳动着。随后他直直地坐了起来，我们就把这张照片带回了家！这将是我妈妈的第一个外孙。从我发现自己怀孕的时候起，她就一直强有力地支持着我，我再也不想要别人来陪伴我了。”

建立亲子感情的重要性

“亲子感情”这个词指的是妈妈和宝宝之间的依恋之情。讨论“亲子感情”通常集中在宝宝出生后的那段时间里，但对于很多准妈妈来说，这种亲子感情往往早在检测试纸显示阳性，即你得知自己怀孕的那一刻起就开始了。

关注你的腹部对你自己和你的宝宝都有好处，其原因有很多。首先，选择健康的饮食或生活方式变得更容易了，因为你会记得为什么要这么做。

怀孕是件艰苦的事。你会经常感到疲倦、恶心、浑身酸痛或发胖。感受到自己与宝宝之间的亲子感情会让你觉得这一切都是值得的。而当你首次见到自己的宝宝时，这种亲子感情能帮你以最佳的方式开始与他相处。

在怀孕初期，听着宝宝的心跳声，在B超检查仪上看到他的身影，这一切都会让他显得更加真实。

大约在第16～20周之间，当你第一次感觉到胎动的时候，你与宝宝的关系就会变得更加紧密了。随着轻如蝶飞般的感觉变成强有力的踢动和滑动时，每天尽量抽出一些时间来放松自己，并集中精神注意宝宝的动作，你就会发现，通过他轻柔的打击、轻刺甚至是打嗝，你仿佛已经开始了解他的个性了。

此刻，倘若你轻抚自己的腹部，你的宝宝就能感觉到你的抚摸。他还能听到你的说话声，当他听到你的声音时，心跳会略微加快。有的准妈妈发现，对着腹部说话、读书甚至唱歌都是与宝宝联系的好方法。不过如果你不喜欢这么做也没关系，你和别人说话时，宝宝也能听到你的声音。

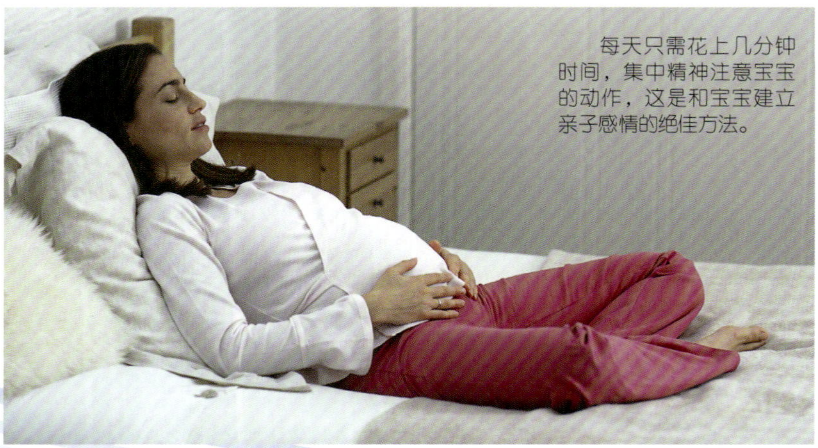

每天只需花上几分钟时间，集中精神注意宝宝的动作，这是和宝宝建立亲子感情的绝佳方法。

给宝宝起名字（如果你还没想好给他起个什么名字，那么起个小名也行）能帮你想象他的样子。宝宝中心的起名栏目（www.badycenter.com.cn/pregnancy/babynaming）能给你很多灵感。

当你的预产期临近时，你就该花时间为养育宝宝做准备或者购买婴儿服装了。现在你可能会开始想象宝宝穿着这些衣服或者睡在婴儿床里的样子。而当这一切都成为现实时，你与宝宝的亲子关系就将进入一个新的阶段。

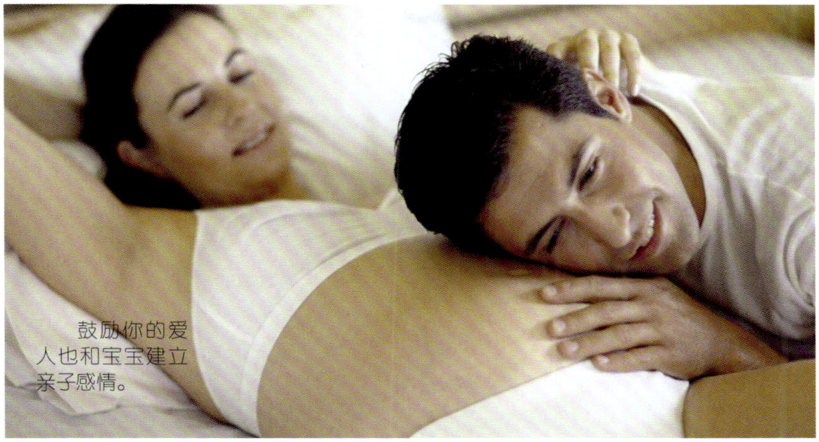

鼓励你的爱人也和宝宝建立亲子感情。

爸爸的参与

在你刚怀孕的时候，准爸爸会显得好像是个局外人似的，这很正常，毕竟，他需要考虑的事情太多。他的脑海中会出现这样的问题：他会成为一个好爸爸吗？分娩的过程会不会顺利？我会爱这个宝宝吗？

没有一个爸爸能真正地体会到宝宝在身体里一点点长大的感觉，但他可以成为一个积极的观察者。鼓励他拍照片记录下你腹部逐渐隆起的过程，或者在你感到疲惫的时候让他给你按摩按摩背部。宝宝踢动的时候，把他的手放在你的肚子上，让他感受一下宝宝的活动。

让他陪你一起去做产前检查。第一次做超声波扫描检查的时候，一定要让他看到你们的宝宝。除此之外，你们当然还要一起参加孕妇学校。宝宝出生之前，你和你的爱人应该准备好相关的婴儿用品，在车上装好婴儿汽车安全座椅，给宝宝起好名字，并决定是要母乳喂养还是用配方奶喂养。

爸爸手记……

第一次做B超检查

“我必须承认，第一次在扫描仪器上看到我们的宝宝时，我瞠目结舌。现实排山倒海般地一下子摆在了我们的面前，一切都在一瞬间变得如此真实。最终所有的事情都清楚了。我就要当爸爸了。有个真正的宝宝就在那——在接下来的18年里，我要照顾他、养育他！我不知道究竟是该大笑、哭泣、微笑还是别的什么。

我什么都没做，我妻子对此颇感迷惑，可我真的找不到合适的词来形容我的感受。说我很高兴一点儿也不搭调。

B超仪器上的图像如此清晰，这也令我十分惊讶。以前我在看朋友们的B超图片时，我总是开玩笑说这些图片都那么相似，而且根本看不出宝宝的样子。但是当我在屏幕上看到自己的宝宝时，我看到他的小心脏在跳动（谢天谢地，跳得很有力），他的小胳膊小手（有一只搭在脐带上），还有他的腿，他的小脚丫交叉着叠在一起，还在踢动着，这一切真是太神奇了。

得知宝宝什么问题也没有，我大大地松了一口气。尽管我知道下一次B超检查会告诉我们更多的东西……

我们俩决定，在做过第一次B超检查之后再把我爱人怀孕的消息告诉给大家，这样我们就能把我们的小宝贝的B超照片拿给亲朋好友们看了。”

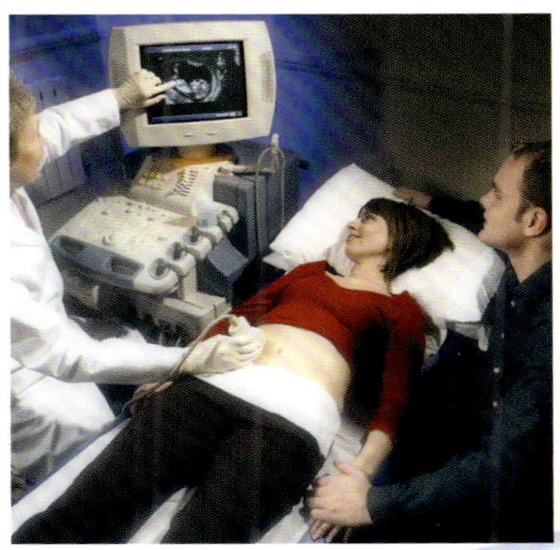

准爸爸们往往会发现，第一次在B超仪器上看到自己的宝宝是件动人的事情。

准备婴儿用品

准备婴儿用品是件令人兴奋异常的事，也是一件你和你的爱人喜欢一起做的事。在宝宝出生之前，首先要备齐基本用品——婴儿床、床垫和几条被褥，还要考虑安全、取暖及照明的问题。

主要的婴儿用品

不管你的宝宝是男孩还是女孩，所需的基本婴儿用品都是一样的：

●婴儿提篮或轻便婴儿床及支架，以后还会需要一张全尺寸的婴儿床。

●床单和毯子或者保暖睡袋。

●储物柜（带抽屉的衣柜或柜橱），用来装衣服、毯子和玩具。

●一把舒服的椅子，给宝宝喂奶时用。

●一个婴儿看护器和一个烟雾探测器（如有必要）。

不必每样东西都买全新的。抚养孩子的花销巨大，但若是掌握一点儿诀窍，就能省下一大笔银子。不过还是有一些例外。大多数人建议，垫子不要用二手的，但使用你侄女用过的婴儿床就一点儿问题也没有，或者可以在网上淘几件合适的装饰品，像抽象派雕塑什么的。一定要记住衡量物品安全性的现行标准，如婴儿床栅之间的距离（见下页），还要确保所有的二手物品都是干净、无破损并可以正常使用的。

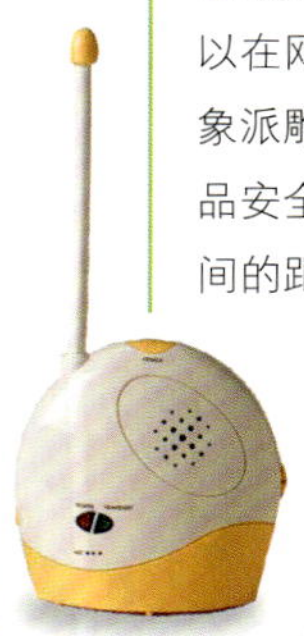

开始订计划

在婴儿床或摇椅搬进你家之前，“要当家长了”这件事就仿佛一个朦胧的梦境一般。但是在此之前就该开始制订计划了。就从实际问题开始着手吧，比如是否要换一台空调以及如何给房间照明。

你可能无法选择让宝宝睡在哪个房间，不过理想的房间应该是挨着你们俩的房间并且安静的。假如你家漏风或潮湿，是否有可能使用新型绝缘材料、双层玻璃窗或防湿层来使宝宝的房间保持温暖和干燥呢？当宝宝开始探索周遭的世界时，不能让他开窗、锁门，也不能让他玩电源插座、绳子或电线，去楼梯那也不行。你能轻松地擦洗地板吗？周围有合适而卫生的地方用来堆放脏尿布或脏衣服吗？

要有一个柜子用来储存宝宝所有的衣物、毯子、毛巾以及书和玩具。架子要稳固；箱子不能有会夹着手的盖子，也不能把宝宝关在里面出不来。家具要够重，万一宝宝爬上去不至于翻倒；还不能有松动、尖利或易损坏的部件。还要当心含铅的涂料，对于准妈妈来说，刮除这种涂料很危险；而对于宝宝来说，把这种涂料撕下来摆弄或吃到嘴里也十分危险。

婴儿床和床垫

在宝宝两三岁前，可能都要睡婴儿床。婴儿床应该结实稳固，床板没有断裂，也没有突出的边角。如果你愿意，从宝宝出生起就可以让他睡婴儿床，不过很多父母更愿意在宝宝出生后的几个月里让他睡婴儿提篮或轻便婴儿床，要不就是让他与自己同睡。要是独自睡在一张大床上的话，宝宝可能会感到孤单。

婴儿床的价格很高，所以你可以买二手的。婴儿床的外形和大小多种多样，像转角婴儿床适合放在房间的墙角处，而椭圆形婴儿床以后可以改成儿童床、椅子甚至是沙发。你还可以买张可以放在床边的婴儿床，方便你晚上起来给宝宝喂奶。这种床有一边可以放下来，这样就能把它与你们的床“对接”起来。

购买床垫

市面上有多种类型的婴儿床垫，因此一开始你可能会眼花缭乱。你可能还想知道哪种床垫最好、最安全。实际上，英国的婴儿死亡研究基金会认为，用什么样的床垫都无所谓，只要结实、不是太软、不塌陷，没有出现任何磨损或破损的迹象就行。如果不知道某个旧床垫过去的情况，那就干脆买个新的吧。

●海绵床垫 一般来讲，这种床垫最便宜，外面包的是一层易清洗的PVC膜。要挑选厚度至少达到8～10厘米的，这样的垫子才能在宝宝睡着的时候给予他足够的支撑。有些床垫带有通气孔，不过英国的婴儿死亡研究基金会认为这根本没有必要。

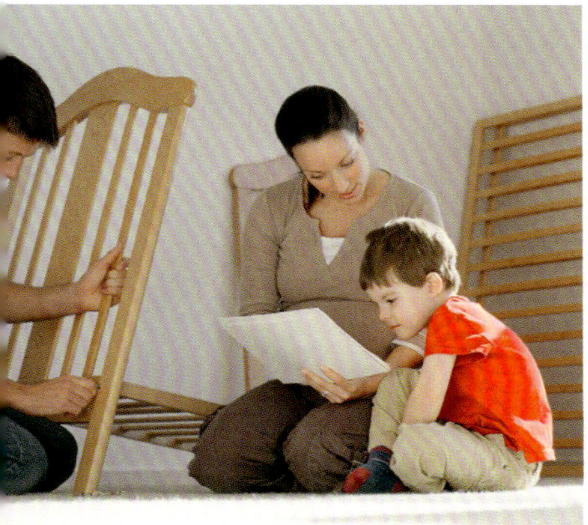

准备婴儿用品会是件激动人心的事，还给了你一个让全家人共同参与的机会。

●弹簧床垫 这种床垫的里面是螺旋形的弹簧，外面包裹着一层泡沫塑料和柔软的纯棉布。床垫的一面一般是纯棉布，而另一面则是可擦洗的塑料。

●天然纤维床垫 天然纤维床垫的内胆一般都是椰子纤维，外包一层防水的橡胶，最外面则套一层纯棉织物。

●低过敏床垫 如果你家有人过敏或患有哮喘，那么就要买这种床垫了。这种床垫的最上层是一层软垫，能很容易地与床垫主体分开，可放在洗衣机中用60℃的热水洗涤，杀死引起过敏的尘螨。不过，可能很难买到这种床垫。

婴儿用品的安全问题

在准备婴儿用品时，一定要记住以下这些安全注意事项：

●婴儿床要够深，栏杆之间的距离小于45～65毫米。

●检查一下床垫是否舒适；床垫四角不能有角柱支出来，床垫上也没有会缠住宝宝四肢的装饰物。

●不要给宝宝睡枕头。为了安全起见，宝宝应睡在结实而平坦的东西上。

●把宝宝单独留在房间里时，一定要把婴儿床放下去的那一面掀起来并锁好。

●婴儿床要远离阳光直晒、窗户、暖气、灯和壁饰。

●不要使用带拉绳的窗帘或百叶窗，因为悬垂的绳索会有勒死宝宝的危险。如果你已经安装了这样的窗帘或百叶窗，一定要把它们系好。

●宝宝坐在换尿布台旁边时，一定要守在他身边。

太热吗？太冷吗？

出于天然的本能，你会把宝宝严严实实地包裹起来，给他保暖，在冬天更是如此。但是千万不要过度，因为太热会增加宝宝患上婴儿猝死综合征的危险。室温为16℃～20℃时，宝宝会睡得比较舒服。下面的表格会告诉你在不同的室温下，宝宝需要盖多少条毯子。

室温	被褥的数量
24℃及以上	1条被单
21℃	1条被单+1条毯子，或1条1 托格（译者注：托格测量标准是欧洲的保暖等级，托格值越高，产品的保暖度就越高）的睡袋
18℃	1条被单+2条毯子，或1条2.5托格的睡袋
16℃	1条被单+3条毯子，或1条2.5托格的睡袋+1条毯子

精打细算置办婴儿用品

如果你精打细算，就能备齐婴儿用品而用不着花多少钱——这对于小夫妻或预算紧张的人来说可真是太棒了。

●你的宝宝以后反正都要睡在婴儿床里，所以就不必买婴儿提篮了，直接买婴儿床就可以。最为经济的做法是买二手的婴儿床，这样一来你只需买一张新床垫（见第103页）和新被褥就够了。

●不用买最新型的换尿布台，买一个最基本的换尿布垫花不了多少钱。

●用一点儿油漆和几张海报来装点宝宝的房间。

●买玩具和工艺品用不了多少钱，去折扣店淘几样物美价廉的宝贝来吧。

●如果亲朋好友想买礼物送给你的宝宝，那就让他们买些专用的东西；或者去商场转转，然后列个礼品清单。

装饰

现在进行到好玩的阶段了。如果你已经想好了一种颜色或一个主题，那么就把它用在家具周围以及其他必备的婴儿用品上吧。在一个装修精致的房间里，窗户装饰物会营造出一个焦点；这样的窗户也可以对房间其他地方的布艺用品及遮光物起到协调的作用，成为房间主色调的补充。不管是哪种情况，你挑选的窗户装饰物应该能够在午睡时或在夏季明亮的傍晚有效地遮挡光线，而在冬季则能够隔热保温。窗户装饰物的材料应该是不会褪色也不会吸附尘土的，而且不要让宝宝够到任何绳索。还应确保窗户装饰物同被褥及房间里的其他纺织品一样，都是防火的。

何不让你的家人也来参与房间的布置呢？有人甚至会自愿做窗帘或者帮忙粉刷房间！

颜色、动态和音乐

婴儿的视力都不太好（只能看清23厘米远的物体），但他们喜欢黑白图案。老式房子的白色天花板上会有黑色的横梁穿过，有的宝宝甚至会对这根横梁着迷。

小宝宝还喜欢颜色鲜艳、带音乐或夜灯的手机，在准备婴儿用品的时候不妨再添几张画或一面镜子，不过千万不要挂在婴儿床或换尿布台边，也不要挂在宝宝长大一点儿后就能爬上去碰到这些东西的地方。

你还可以选择几种颜色的地板装修材料，这些材料必须舒适、易于清扫且防滑。实木地板或复合木地板都不错，橡胶或竹地板也可以考虑。不过什么样的地板也不能自动保持整洁，但只要满地的书和玩具还不至于把你绊倒，你的宝宝就不会嫌乱。

爸爸妈妈问……

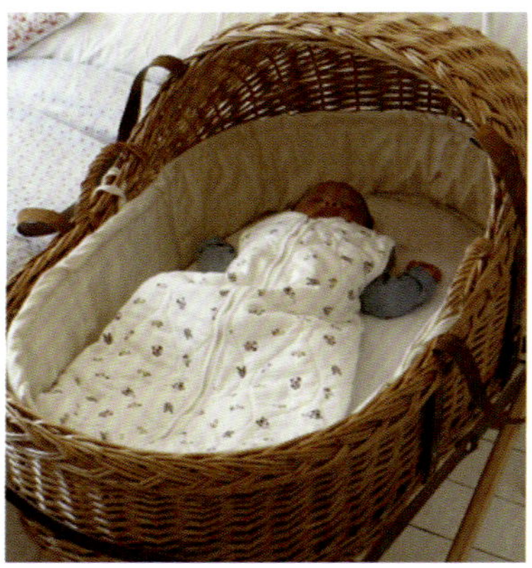

宝宝出生后的头两个月睡婴儿提篮非常合适——这种提篮可以方便地提来提去，而且体积很小，宝宝睡在里面很舒服。

用不用给宝宝买个夜灯呢？

对于已经开始蹒跚学步的宝宝来说，夜灯很有用，因为他们害怕黑暗，但是尚在襁褓中的婴儿并不需要这东西。小孩子在两三岁之前还不会想象与黑暗有关的恐怖的事情，因此是不懂得害怕黑夜的。你的宝宝在漆黑的房间里会睡得更加香甜。

我们要买个呼吸监测仪吗？

宝宝呼吸停止的时候，呼吸监测仪会发出警报声。英国卫生部认为，正常而健康的宝宝不需要呼吸监测仪，也没有证据表明这种仪器能防止婴儿猝死。如果有可能的话，在宝宝出生后的头6个月里，应该让他和你睡在一个房间，这样如果宝宝的呼吸在夜间有任何变化，你就能随时观察到。

让宝宝睡在婴儿睡袋里好不好呢？

让宝宝睡在婴儿睡袋里最大的好处就是他不会把睡袋踢散。如果你打算给宝宝买一个婴儿睡袋，那么英国的婴儿死亡研究基金会建议，不要买带兜帽的，并且要确保睡袋环绕宝宝颈部的部分大小合适，这样宝宝就不会滑到睡袋底部了。该基金会还建议，不要使用带被子或羽绒被的睡袋，否则宝宝就会太热了。

椅子与储物柜

舒适的座椅对你的背部很有好处，所以应该多花些时间来挑选一把适合你的椅子。你可能会觉得你祖母的摇椅很不错，但是你要想想，坐在里面给宝宝喂奶的时候该怎么抱着他，而且这把椅子能不能坐得下你们两个人。可不要以为这无所谓，在忙碌了一天之后，你会很需要坐在一把结实的椅子上休息休息：你就想能懒散地、蜷缩着或扭着身体瘫在椅子上。有的妈妈离开了摇动式沙发椅就没法活，这种椅子虽然很舒服，但也十分昂贵；而有的妈妈则喜欢坐那种最简单的长凳。你甚至还可以把椅子放在一个现成的地方，形成一个嵌入式的储物柜。

储物柜这种东西一点儿也不复杂，但筋疲力尽的父母们却没有精力去弄它。幸运的是，有些大企业专门致力于收纳整理这方面的业务——上网快速搜索一下就可以了。简单的篮子、可叠放的箱子或架子都可以收纳婴儿用品，但是一定不要挑花了眼。

方便固然最重要，不过储物柜也可以精心设计一番，成为室内装饰的一个补充。在篮子上系一条丝带，让它们与窗帘相配，或者给木箱漆成与房间的踢脚板搭配的颜色。把尿布放在换尿布台旁边的架子上或有装饰作用的吊袋包里。你甚至可以把你最喜欢的婴儿帽或其他衣物挂在墙上当装饰品。

爸爸手记……

准备好婴儿用品

“我们从这周开始准备婴儿用品。我说‘我们’的意思是，彩芬选择房间的主色调、家具、窗帘，还有品位不俗的毛绒玩具；而我把不好做的事情全包了下来：所有的粉刷工作（为了彩芬的安全，粉刷工作她一概不参与）、支起婴儿床和衣橱（婴儿用得着衣橱吗？他们的衣服那么小）、修理架子、挂上遮光窗帘、把摇椅拖上楼。哦！我做完这些事情以后，彩芬只需把那些室内装饰品放在合适的地方，让它们发挥装饰作用就行了。”

与哥哥姐姐共享

专家建议在宝宝出生后的头6个月内和父母睡在一个房间里，这样有助于减少婴儿猝死的概率，照顾起来也方便，因为宝宝在刚出生后的一段时间里，晚上总要醒过来喝几次奶。

如果你还有一个大孩子，在那段时期过后，假如你的小宝宝和他的哥哥或姐姐都睡得很好，就可以让他们睡在一个房间里了。很多小孩子都不会被他们兄弟姐妹的哭声吵醒，而只是在他们经常醒来并互相不让对方重新睡去时才会有麻烦。除此之外，不同年龄段的孩子睡觉的时间也不同，因此有可能互相干扰。不过，一定要确保小哥哥或小姐姐在身边无人的时候不会把不适宜的玩具从婴儿床的栏杆空隙中塞进去，因为这些玩具可能会成为小宝宝的灾难。晚上让他们睡在一起会加强孩子们之间的关系，而且在他们小的时候可以互相安慰，彼此依赖。在他们的成长过程中，共用一间卧室将教会他们何为界限与分享。

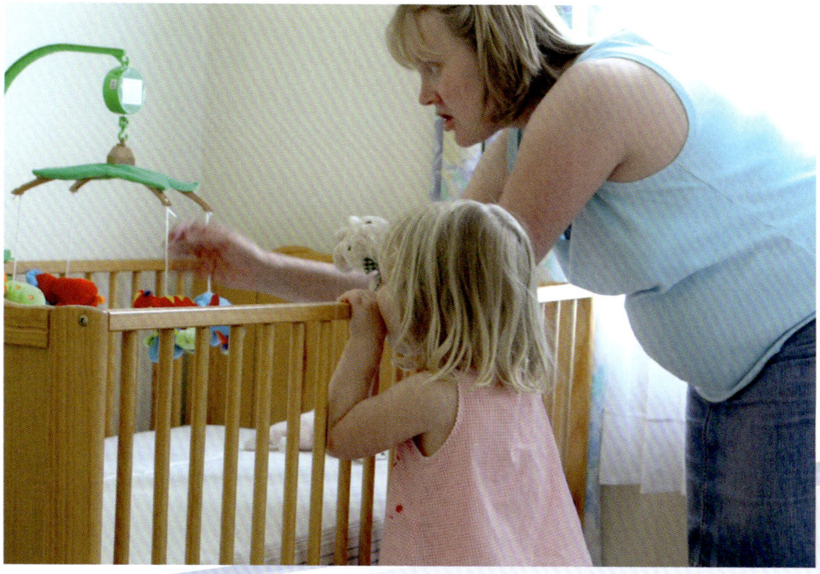

当你的小宝宝熟睡时，对于他和他的哥哥或姐姐来说，共用一个房间会很舒服。

主要的婴儿用品

对于准父母们来说，逛婴儿用品商店会是件既让人手足无措又印象深刻的事。你的宝宝真的需要这么多东西吗？实际上他可能并不需要。试着只购买基本的用品——别的东西等他出生之后再买也不迟。

爸爸妈妈说……

"我是第一次怀孕，大家都问我需要买些什么，因此告诉大家我需要（并且想要）什么给他们列个礼物清单比较好，否则我就会得到20件一样的连身衣。"

小安，28岁，预产期在3个月后

"对于我们俩来说，礼物清单真是棒极了。我们俩真的是穷光蛋了，所以我们就把昂贵的东西列在了清单上，像婴儿床啦、童车啦，等等。我们建议大家分工购买，因此但愿我们能得到大部分所需的东西。"

克恩，24岁，预产期在6周后

婴儿服装

在为即将出世的宝宝选购婴儿用品时，有必要知道什么东西才是有用的，没有这些东西的时候又该怎么办。以下是必须知道的几个要点：

- 圆领和肩膀有纽扣的纯棉内衣/连身内衣：需要3～4件。
- 睡衣、睡衣裤、连身衣：至少3至4件和/或下摆带抽绳的睡衣——在夜间给他换尿布的时候非常有用。
- 为冬天出生的宝宝准备一顶出门时戴的软帽或童帽，而夏天出生的宝宝则需要一顶宽边遮阳帽。
- 一两条用来包裹宝宝的毯子。
- 冬天出生的宝宝还需要一件保暖连身衣，可以穿在睡衣裤的外面，出门的时候也容易穿戴。
- 一两件羊毛衫备用。羊毛衫比套头衫要好，因为婴儿都不喜欢从头上把衣服套在身上。

实际问题

确保宝宝所有的衣物都可以机洗！如有可能，要买100%纯棉质地的，这样的衣物才不会伤害宝宝娇嫩的皮肤。聚酯羊毛外套和毯子会让宝宝感觉太热，对他的皮肤也不好。此外，在给宝宝穿戴这些衣物之前要先用非生物性的洗衣粉洗一遍，从而避免刺激宝宝的皮肤。

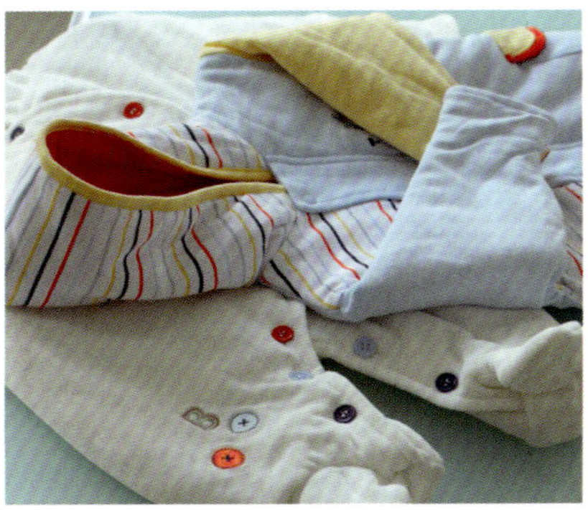

对于冬天出生的宝宝来说，暖和的衣服必不可少。买件带兜帽的连身衣出门时穿。

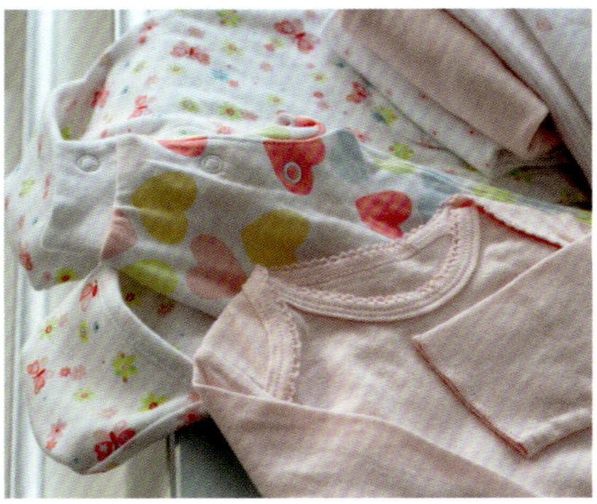

要买几件领口有扣子内衣，因为新生儿都不喜欢衣服从脸上套过去穿在身上。

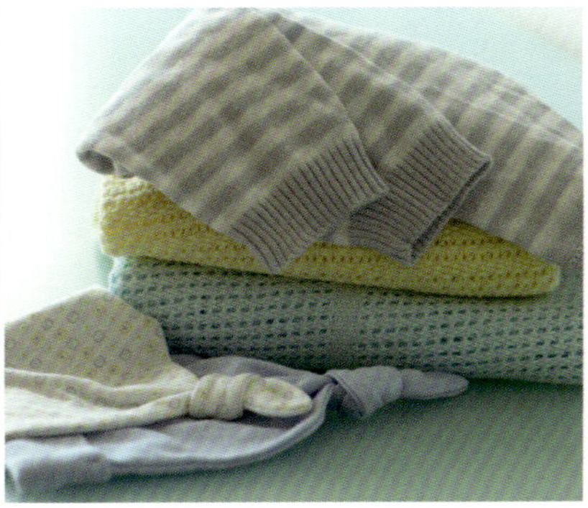

网状纯棉毯子对折起来可以当被子用，也可以用来把宝宝包裹起来抱着。买两顶软帽也用得着。

被褥与装备

尽管现在可以为新生婴儿买到婴儿睡袋（见第104页）了，大多数父母一开始还是会给宝宝使用棉布床单和多孔毛毯。

刚开始的时候，你需要大约4条床单和两三条毯子。床单可以是传统的棉织品、拉绒法兰绒、弹力棉织毛巾被或纯棉汗布。弹力床单用处很大，因为这种床单不易散开，铺开和收起也很容易。

如果宝宝房间很凉，可以给他使用腈纶多孔毛毯，这种毯子容易清洗。如果你买的是传统的羊毛毯，那么应该检查一下是否能机洗。聚酯羊毛毯也不错，在天冷的时候可以用在童车里。

建议在宝宝满1岁之前不要给他盖羽绒被，因为这种被子会限制他的活动，还会让他感到过热。

其他主要装备

除了婴儿提篮、婴儿床和床垫（见第102～103页）以外，还需要准备很多重要的东西：

- 婴儿浴盆或能放在你自己的浴盆里的婴儿沐浴架。
- 尿布（一次性的或可重复使用的）——新生儿每天要更换8～10次尿布，因此要至少买够可供开始几天使用的一次性尿布。如果你打算使用布制的尿布，也应该至少准备一包一次性尿布。在使用布制尿布时，你可能还需要用到隔尿垫和防水巾，以及一个带盖子的桶，用来装脏尿布。
- 适合新生婴儿使用的童车，有带垫子的座椅并可以放平，宝宝可以平躺在上面（见第109页）。
- 如果你有车，那么就还需要一把面朝后的车载宝宝座椅（见第109页）。
- 如果你打算用奶瓶喂养，那么你需要准备几个奶瓶、奶嘴、瓶刷以及消毒设备（见第108页）。
- 如果你打算用母乳喂养，那么你就需要准备哺乳文胸和乳垫。
- 换尿布时要用到的婴儿湿巾或药棉、护臀膏和尿布包（要足够多）。
- 换尿布垫或换尿布台。
- 双格清洗盆，这种盆中间有隔板把它分成两半，可以分别盛放冷热水，用来在宝宝出生后的头几个月里用药棉给他洗脸，洗屁屁。盆里面还隔出了一小块地方供放香皂用。
- 两条小毛巾和一些性质温和的婴儿沐浴液。
- 换尿布包——用来装干净的尿布、湿巾、婴儿润肤乳、尿布包、棉布和外出时穿的换洗的衣服，这个包非常有用。

如果你打算使用布制的尿布，也应该至少准备1包一次性尿布。

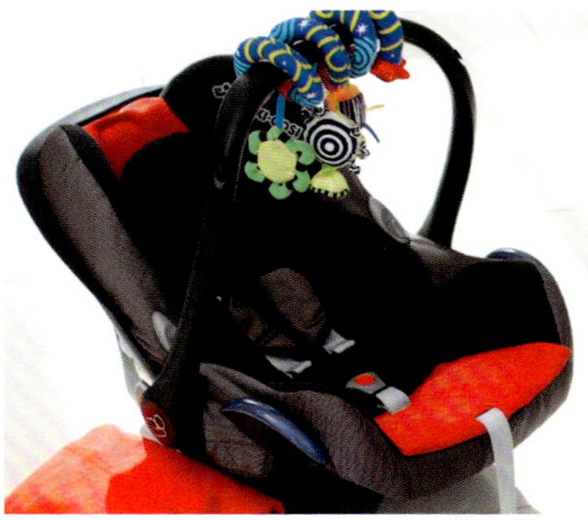

面朝后的车载宝宝座椅对于新生儿来说至关重要。你必须确保把它妥善地安装在车里，并且非常适合装在你的车里。

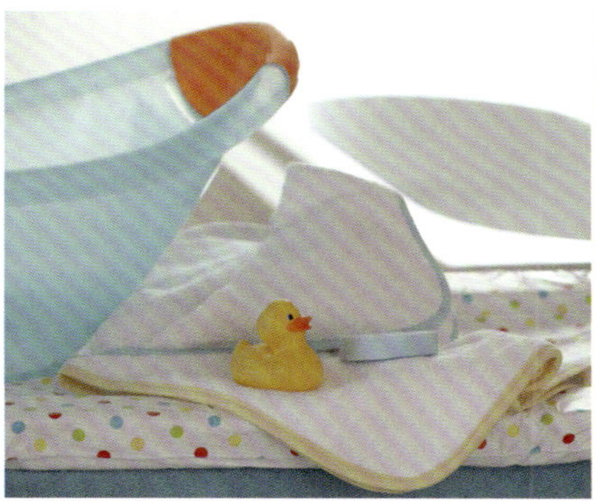

虽然一开始的时候你可以使用普通盆来给宝宝洗澡，但是婴儿浴盆还是非常有用。还必须准备一个换尿布垫或换尿布台。

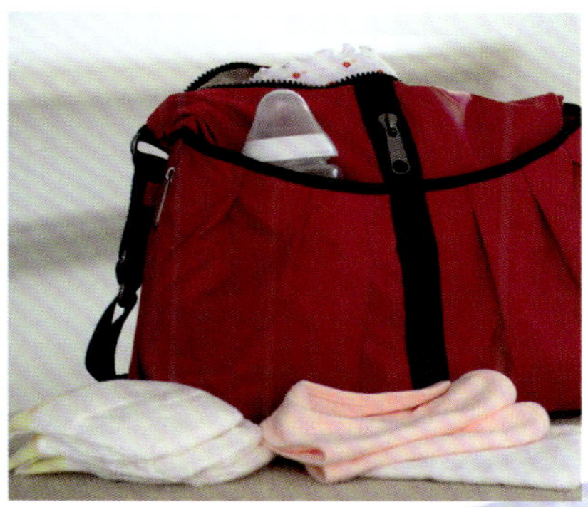

你还会需要一个带有很多口袋的换尿布包，在你带宝宝出门的时候用来装所有的婴儿用品。

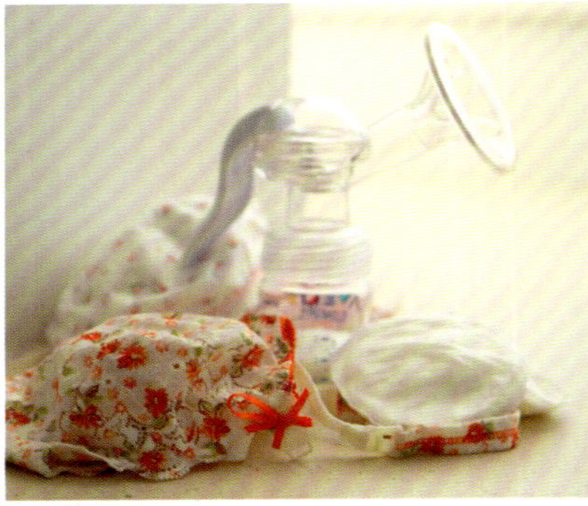

如果你想采用母乳喂养，就需要准备哺乳文胸和乳垫。吸奶器可以用来吸奶。

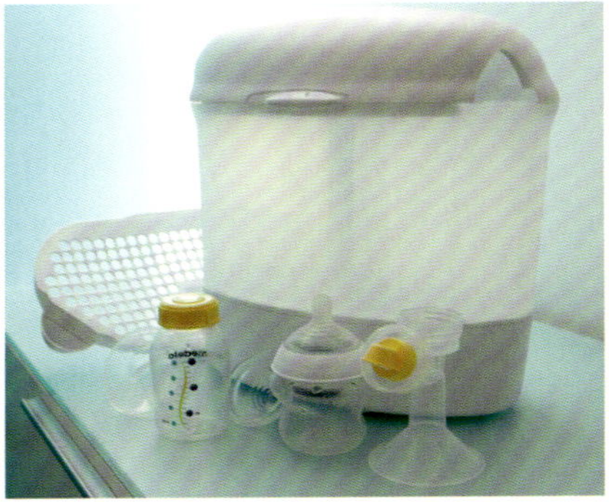

要是使用配方奶喂养的话，就要准备一个消毒器了，要是使用吸奶器也用得上这个消毒器。

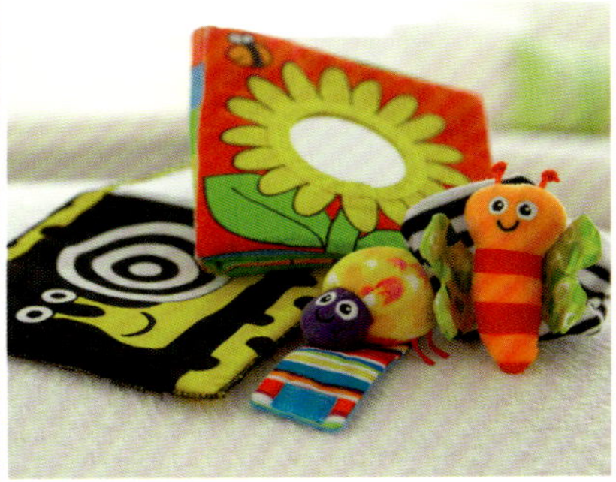

在宝宝出生后的头几个月里，他会对颜色鲜艳的毛绒玩具感兴趣，像能发出咯咯声的玩具和镶镜子的布艺书等。

宝宝也环保

最为环保的做法是不买太多的婴儿用品，而是尽量借用。以下列出的是几种特殊的环保用品：

●天然婴儿床垫，由椰子纤维制成，带有机棉质外罩。这种床垫比传统床垫要贵，但寿命也长。

●兜帽状竹纤维婴儿毛巾，吸水性极强。

有时候你什么都不用买，或是只买少量几种就可以！试试下面的方法：

●带宝宝一起洗澡。

●涂抹橄榄油——橄榄油很适合干性皮肤使用，也可用作宝宝的按摩油。

●一个婴儿背袋（如果你带着宝宝散步的话，就用不着婴儿汽车安全座椅），再借一辆童车。

●可洗涤的乳垫和两件哺乳文胸（如有可能，最好购有机棉质的）。

●二手的或借来的婴儿服装。要是想给宝宝买新衣服的话，要选择有机棉质的。

●选择经久耐用的玩具，能传给下一代继续使用的那种。

喂奶

要进行母乳喂养的话，有宝宝和你的乳房就够了。而对于采用配方奶喂养的妈妈来说，可以购买如下用品和配件，以减轻你的负担。

●**吸奶器** 如果你即将回去上班了，并且想尽可能缩短吸奶的时间，那就买一个安全可靠、安静快捷的电动吸奶器吧。而如果你打算每周只去上一两天班，那么买一个手动的吸奶器差不多就够用了。

●**哺乳文胸** 好的哺乳文胸应该舒适、可调，能提供良好的支撑且穿脱方便。在怀孕36周后最好就买一件。

●**奶瓶** 假如你打算用配方奶喂养的话，可以购买基本型奶瓶，这种奶瓶价格便宜，一般为广口或标准式样。通常每个奶瓶都配有一个橡皮乳头和盖子。

防胀气奶瓶号称能够减少宝宝喝奶时吸入的空气，这种情况被认为可能会引起急腹痛。如果你的宝宝喝完奶之后动个没完，并且不停地放屁，那么就有必要买这么个东西，不过这种东西并非适合所有的宝宝使用。消毒奶瓶比较好用，因为可以用微波炉给它消毒，而不需要再使用其他设备了。

●**消毒器** 有4种方法可以给宝宝的喂奶用具消毒，杀死引起腹泻的细菌：开水煮、冷水消毒、蒸汽消毒和微波消毒。用开水煮的时候，只需要一个带盖子的平底锅就行了。冷水消毒也很经济方便，只要把所有的用具浸泡在一种特制的无毒消毒溶液中就可以了。

电动蒸汽消毒器一次可以给6个瓶子消毒，不到10分钟就可完成消毒过程。微波蒸汽消毒器要装在微波炉里，加热时需要加水来制造蒸汽。

●**橡皮奶嘴** 橡皮乳头“流量”的大小各异，由各种不同的材料（乳胶或硅胶）制成，形状也是多种多样，包括标准形状及“仿生”形状，即模仿乳头的形状制成的。一般来说，一开始时应该给新生的宝宝使用流量最小的橡皮奶嘴。

逗宝宝玩

在逗宝宝玩的时候，你就会发现，在他来到这个世界的头几个月里，他最喜欢的东西是他能够看到和听到的。他可能会喜欢：

●**手机** 选购那些色彩和图案对比强烈、带有音乐铃声的手机。为了安全起见，应把手机放在宝宝够不到的地方。

●**镜子** 虽然此时他还并不知道他在镜子里看到的就是自己，不过他还是会对镜子里的影像很着迷。在宝宝3个月大的时候，会开始对镜子里的影像微笑。选购一面可以挂在换尿布台边的镜子。

●**图案反差强烈的布艺书** 市场上的这类图书很多。你大声给宝宝读书的时候最好躺在他身边，这样他就能看到你。

●**袜子和腕部摇铃** 在宝宝的手腕或脚踝上系一个摇铃，这样他就能自己弄出声响来了。

●**风铃** 在宝宝能看得到也听得见的地方挂一串风铃。

●**黑色、白色和红色的玩具** 这些颜色对比强烈的玩具和游戏毯能帮助宝宝识别不同的颜色和图案。

带宝宝外出

你可能是连童车都得是整个街区里最酷的那种人；你可能需要一个婴儿汽车安全座椅，好带宝宝长途旅行；你也许喜欢把宝宝放在婴儿背袋里，让他蜷缩着睡在你身边。不管你需要什么，总会有一款带宝宝出行的用具适合你们。

●**婴儿车** 基本上已经没有家长会买那种传统的老式童车了，你可以买一辆适合新生婴儿乘坐的折叠式婴儿车。这种车也有新潮的外形（如旋转轮），而且能折叠，可以放进汽车的后备箱里。

●**折叠式婴儿手推车** 主要有两种：伞式折叠婴儿车和平折婴儿车。平折婴儿车一般适合新生儿乘坐（不过座椅一定要绝对平坦且要有垫子）。

伞式折叠婴儿车折起来后像一把伞。这种婴儿车使用方便，但一般不适合3～6个月以下的宝宝使用。

●**旅行套装** 旅行套装即一辆能与面朝后的婴儿汽车安全座椅以及手提式婴儿床兼容的折叠式婴儿车，这两种设备都能收进折叠式婴儿车的车架里。

●**婴儿汽车安全座椅** 选择适合宝宝年龄和体重的车载宝宝座椅十分重要。新生儿应该乘坐面朝后的宝宝座椅。你还应百分之百地确保车载宝宝座椅妥善地安装好了，它必须被安全带牢牢地固定住，不会左右晃动。有些婴儿汽车安全座椅更适合安装在某些款型的汽车里，因此在购买座椅时要先试一试。

●**婴儿背袋** 婴儿背袋能让你把宝宝带在身边，同时还能让你把双手解放出来做别的事。小宝宝通常都喜欢被放在背袋里带着到处走的感觉，往往还会愉快地坐在里面睡大觉。

懒散的妈妈

如果你希望能爽爽利利地起床出门，而不必拖着婴儿手推车这个累赘，那么就试试使用婴儿背袋吧。

“我在带第一个孩子的时候发现，使用婴儿手推车实在是很麻烦，于是我后来基本上都使用婴儿背袋，这件东西简直太省事了。婴儿背袋其实只是一长条有弹性的布，但戴在身上非常舒服。我的宝宝也很喜欢它——他经常在里面睡大觉。

有时，当我需要腾出手来干点什么的时候，我就会在家里使用婴儿背袋，在我们出门的时候就更离不开婴儿背袋了。我想去哪就能去哪，而不用操心该怎么去，这种感觉真是太美妙了。现在我又怀孕了，我知道使用婴儿背袋能帮助我同时照顾好我的两个孩子。这听起来很傻，可我真的是等不及要再次使用婴儿背袋了。”

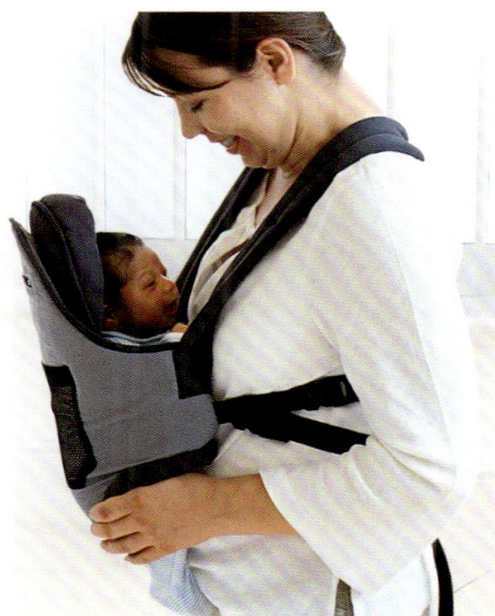

婴儿背袋能帮助你方便地带着宝宝进进出出，而且很多宝宝喜欢婴儿背袋带给他们的与你亲近的感觉。

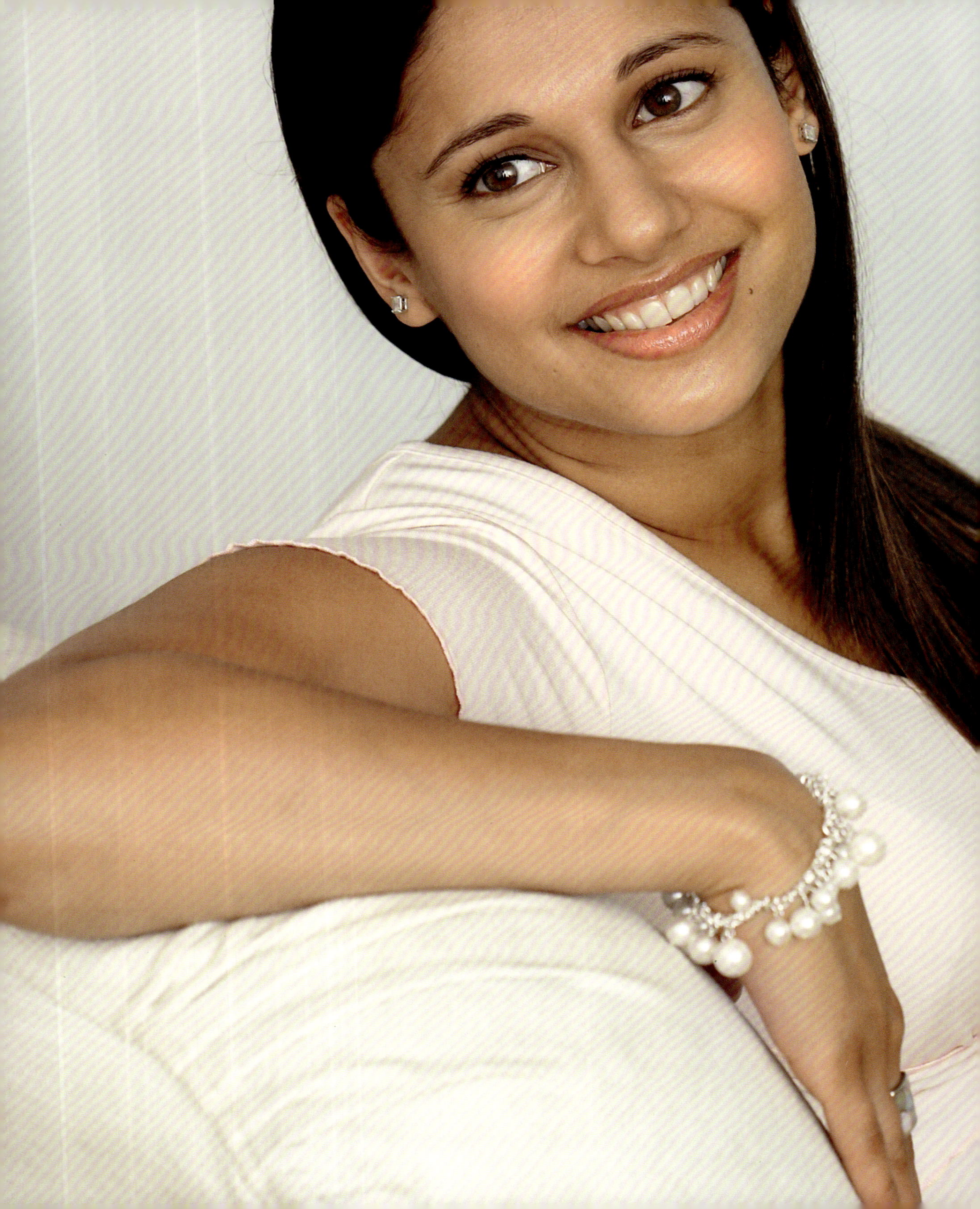

你的怀孕周记

指导你的每一周

本章要点提示

本书的核心部分是怀孕周记，旨在为你提供正好需要的孕育信息。

在这个部分，你能知道胎儿的发育情况以及你的身体正在发生什么样的显著变化；你还能知道准妈妈们普遍关心的健康问题、产前保健项目、怀孕各个阶段要做的运动以及如何协调怀孕与工作的关系。

怀孕周记按照怀孕的三个阶段分三大块，每块包含约12周。这部分会根据怀孕的各个阶段为你设计健康食谱，并且告诉你晚上如何安睡到天明。你还会知道都要做哪些B超检查和产前检查；当你进入孕晚期时，你会了解很多为分娩做准备的知识。

此外，我们还为你特别设计了关于综合保健的内容，帮你排除孕期的所有常见顾虑和担忧。

孕早期

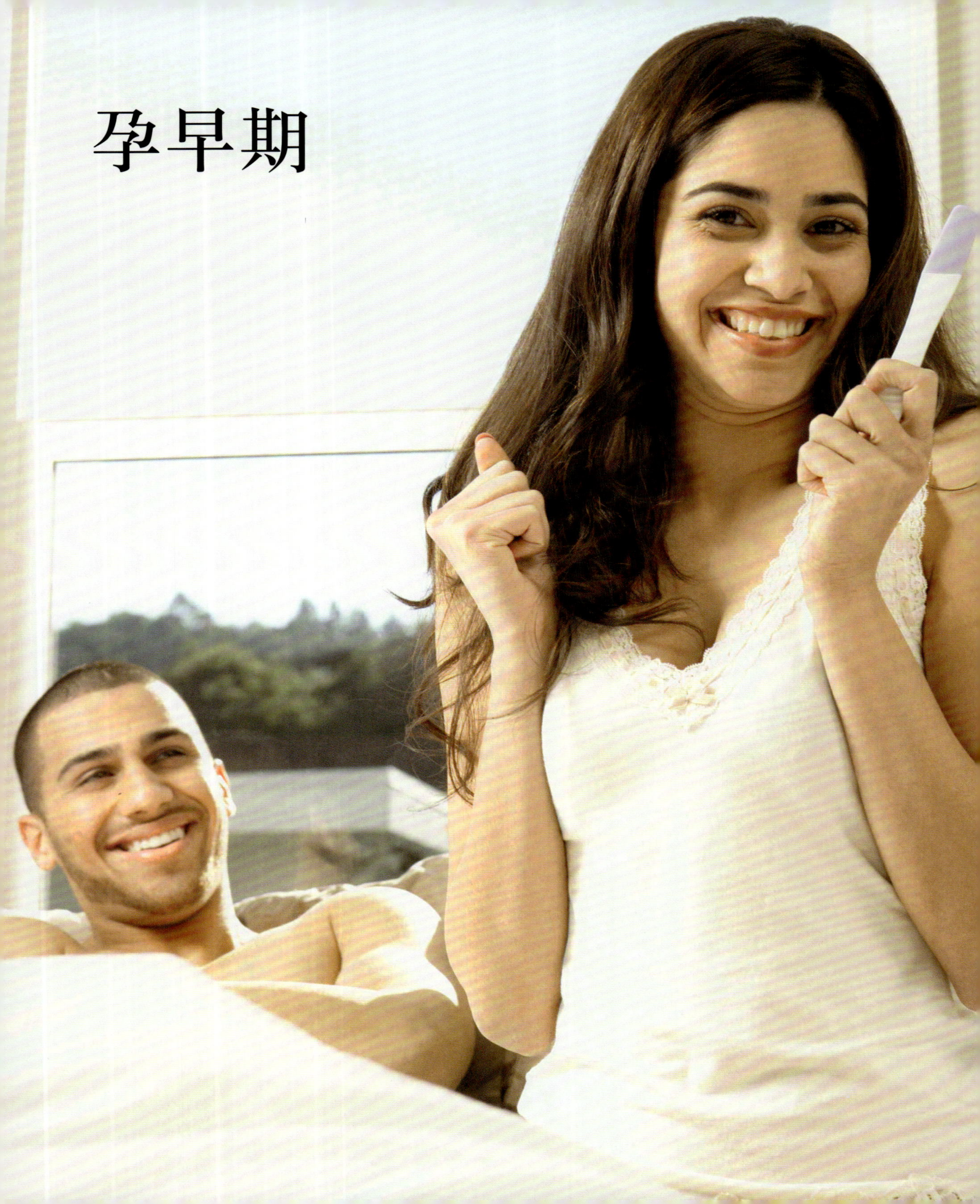

一切都变了

在孕早期里，你要适应很多变化，因此要循序渐进，慢慢来。记住，要吃好，感到疲倦时就休息，还要提醒自己，女性养育孩子已经有几千年的历史了，因此你的身体知道该怎么做。

怀孕伊始

孕早期的结束时间是妊娠第13周末。在这段时间里，你可能会经历若干种最难受的妊娠反应，如恶心和疲倦。这段时间你的情绪也波动不定，一会儿兴奋开心，一会儿又变得焦虑不安。尽量享受这最初的几个星期吧，因为你正在踏上一段不可思议的旅程。

从细胞到小人儿

在孕早期，你的宝宝会从一个微小的细胞发育成为一个健全的人，所有的主要器官在这一阶段都已长成，并准备继续发育。到了第12周，宝宝从头顶到臀部的长度达到5.5厘米，重14克左右。他甚至已经长出了牙蕾和手指甲。在第6周的时候，他的心脏开始跳动，每分钟150下，大约是成年人心率的两倍。

你还会感觉到很多身体上的变化。你的子宫变大，以容下成长中的宝宝。怀孕前，你的子宫像一只握紧的拳头那么大，怀孕6周后，就变得像一个葡萄柚那么大了。你的下腹部还会感到疼痛，因为肌肉和韧带受到拉伸，是为了支撑腹部。你还会发现，由于你的子宫压迫了膀胱，你小便的频率增加了。你的乳房会感到疼痛而且会增大，到了第3个月末，你就得买大一些的文胸了。在第7周时，你身体里的血液量将比怀孕前增加10%（到了妊娠末期，流淌在你血管里的血液量将比怀孕前增加40%～45%，这是为了满足已经发育足月的宝宝的需要）。

一旦你得知自己怀孕了，就要预约做产前检查。一般应在大约8～10周左右做一次产前检查，这样就能有充裕的时间安排孕早期的筛查。在怀孕10～14周时，医生会让你做第1次B超检查，以确定你的预产期。这次检查还能告诉你怀的是不是多胞胎。如果你决定做一个颈部透明带扫描（见第137页），为了筛查唐氏综合征，那就应该在妊娠第11～14周的时候来做。有时候需要尽早做B超检查，比如当你感到疼痛或出血的时候，或者你曾经流产过。

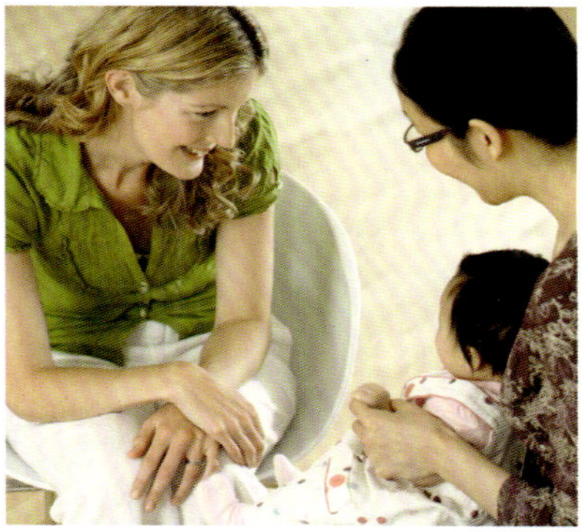

一旦你知道自己怀孕了，应该抓紧机会向朋友讨教她们怀孕的经验。

懒散的妈妈

检查结果证明，你怀孕的时候，放松自己可使你保持镇静。

“我服用避孕药已有5年，但是两个月前，我和我爱人都认为我应该停止服药，顺其自然。我刚刚做了一个怀孕测试，结果呈阳性，我真是高兴极了。我以为发现自己怀孕的时候会有点不知所措，没想到我这么快就怀孕了，不过我还是很镇静，因为我觉得我们俩都认为此事无所谓。我现在就是高兴得要命！”

第3周

*一次重要的会面在你的身体里发生了——一颗精子穿透你的卵子，并使它受精。

*此时你可能还不知道自己已经怀孕了，但是到了本周末，你大概会发现自己有点出血。

在你等待月经来潮时，你的身体里却正在发生着一连串巨大的变化。受精卵正忙着在你的子宫里安顿下来，你体内的激素水平也在剧烈地变化着。

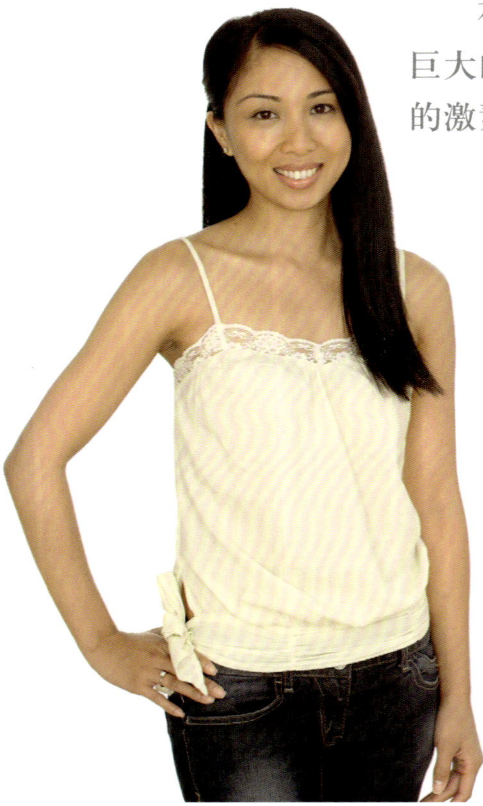

我想我可能怀孕了

一次重要的会面在你的身体里发生了——一颗精子穿透卵子坚硬的外壳并使它受精，于是你就怀孕了。几天以后，受精卵在你的子宫内壁上着床，开始生长。一个小宝宝正在形成！此时你可能还不知道自己已经怀孕了，但是到本周末，你大概会注意到自己有点出血，这叫做“植入性出血”，可能是由于受精卵在血管密集的子宫内壁上着床造成的（这个过程在受精后6天开始发生），不过确切的原因尚不得而知。不管怎么说，这种出血很轻微，且只有极少数女性在怀孕时会出现这种现象。

激素的变化

你的子宫里正在发生着什么事？很多。正在发育的宝宝此时还只是个小球，或者叫做胚囊（见第34～35页），由几百个正在快速分裂的细胞构成。胚囊在子宫里安顿下来以后就叫做胚胎（见第34～35页）了。胚胎上将要发育成胎盘的部分开始产生一种叫做人绒毛膜促性腺激素的孕激素，它会指示你的卵巢停止排卵，并促进人体产生更多的雌激素和黄体酮。这些会阻止子宫内膜携带着胚胎一起脱落，还能促进胎盘的生长。令怀孕测试结果呈阳性的激素就是人绒毛膜促性腺激素；在本周末，你就可以进行早孕测试了，结果呈阳性。（假如你的测试结果呈阴性，而两三天以后你还没来月经，那么就再做一次测试。）

与此同时，羊水开始在胚囊周围聚集，最终会发育成羊膜囊。在接下来的几个月里，你的宝宝都将被羊水包围。

此时，小小的胚胎正在通过一套原始的循环系统获取氧气和养分（同时排出废物），这套循环系统由许多微小的管道构成，这些管道将发育中的宝宝和你子宫内壁上的血管连接在一起。到了下个周末，胎盘就会发育成熟，接替这套循环系统工作。

宝宝在第3周

奇妙的事情正在发生，此时你甚至还不知道自己已经怀孕了。

*在这一周里，各种变化层出不穷。在你排卵且有一颗卵子进入一侧输卵管后的12～24个小时之间，如果正好有一个精子从3亿个（每次射精平均射出的精子数）奋力游向输卵管（从阴道到子宫）的精子中脱颖而出，到达卵子身边并穿透它的外壳，卵子就被受精了。

第2次怀孕

很多人发现，生过一次宝宝之后再度怀孕时，整个孕期一眨眼就会过去，转瞬之间就将临盆，根本不容你做好思想准备或者像你第一次生孩子时那样做一些实际的安排。

不一样的孕期

你可能会发现，与第一次怀孕时相比，你显怀的时间提前了许多，你开始感觉到胎动的时间也比第一次早了好几个星期。很多女性恶心、呕吐的症状也不那么强烈了，但并不是所有的女性都这样。你在第一次怀孕时出现的症状（如静脉曲张和痔疮）这次可能还会出现，但是你已经知道该如何处理了。

如果你在第1次怀孕时患有某种疾病，如妊娠糖尿病（见第229页）或产科胆汁淤积症（见第230～231页），那么再次怀孕时可能还会患上。如果你在第1次怀孕时患有先兆子痫（见第233页），那么你再次患上该病的概率就是20%。不过，此时你已经知道自己应该吃什么、应该采取什么样的治疗方法，以及该去看哪些专家了，因此你和你的医生都能更有效地处理各种情况。

烦恼重现

你可能会发现，你自己正为那些在第一次怀孕或分娩时出现的问题而忧心忡忡。可能在那些不愉快的经历过去之后你就已经把它们抛到九霄云外了，然而此时它们又回来了。不要对谁都不说，只是自己独自一人扛着，跟医生、朋友或孕妇学校的老师聊聊吧。要不然就去复印一份你上次怀孕时的病历记录，从头至尾读一遍。英国的国家指导方案建议，健康的女性在第二次怀孕期间应做7次产前检查，而第一次怀孕时应做10次。你可能会觉得自己这一次获得的关照没有上一次多，这是因为再次怀孕一般来说都会比较顺利。如果有什么问题困扰你，那么就向医生咨询一下吧。

经验分享

或许你再次怀孕的时候有朋友也恰好在此时怀孕了，你就可以跟她们分享经验，安慰一下彼此出现的妊娠不适。你们的孩子在一起玩耍的时候，你们还可以见缝插针地喝杯咖啡！你也可以到宝宝中心的社区论坛，和其他怀老二的准妈妈畅谈体会，分享心得。

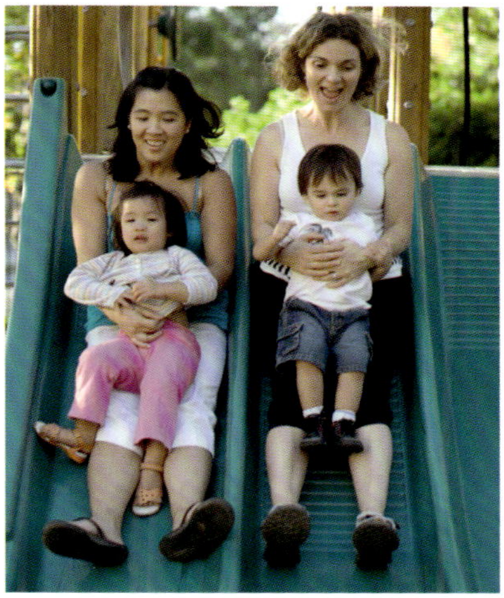

如果你又怀孕了，那么在宝宝出生之前，要抓住一切机会陪伴你的第1个孩子。

爸爸妈妈问……

我有轻微的出血，这是月经呢还是别的什么？

此时还无法确定。如果你的月经一向很准时而这次晚了，那么你可能就是怀孕了。不过月经偶尔迟来几天也很正常。

受精卵着床（即胚胎附着在子宫内壁上）有时也会引起轻微的出血。然而，在美国进行的一项小型的研究发现，有9%的女性在怀孕初期都至少会有一天有出血，而如果胚胎着床的时间在她月经来潮的时间之前，那么与在经期内着床相比，就更容易出现出血。

倘若你还有其他症状（如下腹部一侧疼痛），就应立即去就医，因为这有可能是宫外孕（即胚胎在输卵管内而非子宫内着床，见第44～45页）。伴有腹痛的出血还有可能是先兆流产的征兆，不过也并非每个这样的病例都是先兆流产。

最后要说明的一点是，你的出血也有可能与怀孕无关。可能是你的子宫颈发炎引起的出血，特别是在做了宫颈涂片检查、阴道检查或行房后，更易造成宫颈发炎出血。又或许是你受到了感染。不管是因为什么，如果在两次月经周期之间或做爱后出现出血，都应去看医生。

第4周

*你可能还没有感觉到怀孕了，但你的身体正在经历着巨大的变化。

*开始感觉恶心了吗？如果还没有，那就打起精神来——恶心、呕吐（孕吐）随时都可能袭来。

如果发现自己怀孕了令你心中五味杂陈，那么就用心体会并找个人好好说说这些感觉。记住，你还有8个月左右的时间来适应“即将当妈妈”这个念头。

期盼的感觉

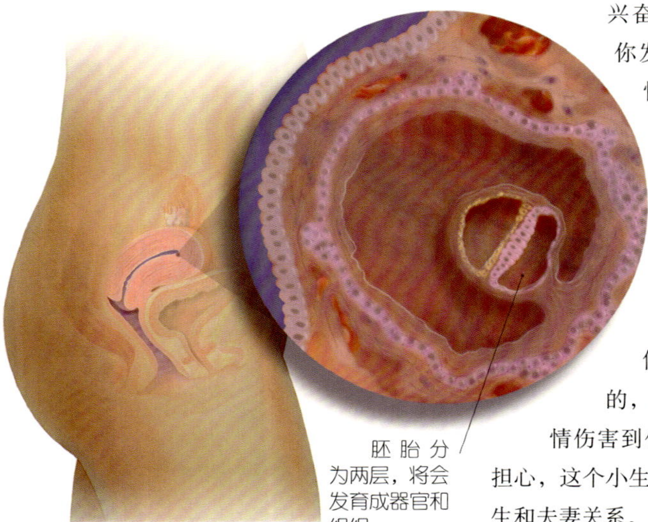

胚胎分为两层，将会发育成器官和组织。

兴奋、开心、期待——当你发现自己怀孕时，这些情绪会一股脑地涌上心头。但怀孕也会让你忧虑，这一点都不奇怪，因为你的身体里有个小生命正在成长。为该吃什么、喝什么、想什么以及做什么而操心是很正常的，因为你不希望有任何事情伤害到你的宝宝。你可能还会担心，这个小生命将会如何改变你的人生和夫妻关系。

怀孕会带来压力并占据所有的时间。可能你今天还在为即将当妈妈而高兴不已，明天就开始忧虑你把自己带入了一个什么样的境地。你可能会担心自己能否成为一个好妈妈、宝宝是否健康、养育孩子的花销会给你家未来的财务状况带来怎样的影响。你还会担心你与爱人及其他人的关系会受到什么样的影响——你是否仍旧能给予他们所需的关注。如果你就是这样焦虑不安（特别是假如你为自己能掌控这一切而感到得意时），试着提醒自己，在这种时候，情绪上发生这样的巨大变化很正常。情绪波动被认为部分是由于激素变化（见第71页和76页）的影响。在怀孕的头12周里，这种情绪的波动最为剧烈。当你把事情都打理好，你的身体也适应了各种变化之后，你的情绪就会慢慢恢复正常。

如果你感到情绪低落，那么就按以下这些建议做做试试：

- **把它说出来** 跟你的爱人或善解人意的朋友说说你对未来的忧虑，把你的烦恼说出来往往有助于排解它或帮助你找到解决的方法。
- **做做能让你感觉好些的事情** 这指的是为你和你的爱人创造一些特殊的时刻，也可以是你自己一个人做些什么，比如小睡一会儿、出去散步、做个按摩，或者和朋友一起看场电影。
- **照顾好自己** 保证充足的睡眠、吃好、做运动，还要努力寻找乐趣。如果你还是感到焦虑，那么就参加一个孕期瑜伽班，练练冥想或其他放松的技巧。

宝宝在第4周

此时，你身体里的那一团细胞的学名叫做胚胎（见第34页），它正在飞快地发生着变化。

*胚胎此时分成了两层，将会发育成宝宝的各个器官和组织。胚胎由一根柄与正在发育的胎盘连接，这根柄将会发育成一部分脐带。胚胎的形状开始从圆盘形变成倒置的梨形，中间有一根线，这根线就是原条。

一团细胞

胚泡在这周着床并变成了胚胎，于是从这一周开始就进入了胚胎期。从现在起直到第10周，宝宝所有的器官都将开始发育，其中有一些甚至开始发挥作用了。因此在这一阶段，任何可能会干扰宝宝发育的事情都可能伤害到他。

宝宝现在有一颗罂粟籽那么大，分成两层：外胚层和内胚层，宝宝所有的器官和身体的各个部分都是由这两层发育而来。

这个时候的原始胎盘也分为两层，胎盘的细胞正忙着与你的子宫内壁相连接，使你的血液有地方可流。这样一来，当胎盘在这个周末开始发挥作用时，就能给发育中的宝宝提供养分和氧气了。

在这个时候，羊膜囊（以后会包裹宝宝）、羊水（在宝宝发育的过程中给他提供保护）以及卵黄囊（制造红细胞，且在胎盘发育成熟并开始发挥作用之前，负责帮助把养分输送给宝宝）也开始形成。

如果你正在用药，不管是处方药还是非处方药，那么现在就应该问问医生，继续用药是否安全。还要问问医生注意其他需要注意的事情。

接下来的6个星期对于宝宝的发育至关重要。初步长成的胎盘和脐带（负责将养分和氧气输送给宝宝）已经开始发挥作用了，宝宝通过胎盘获取你摄入的养分，因此要确保你吃喝的东西对你俩都有好处。

如果你还没有在家做早孕测试，那现在就做以确认你是否已经怀孕。一旦确认了你已怀孕，你就可以去医院做进一步的检查，并预约产检时间。良好的产前检查是保证你和你的宝宝在整个孕期平安健康的最佳方法之一。

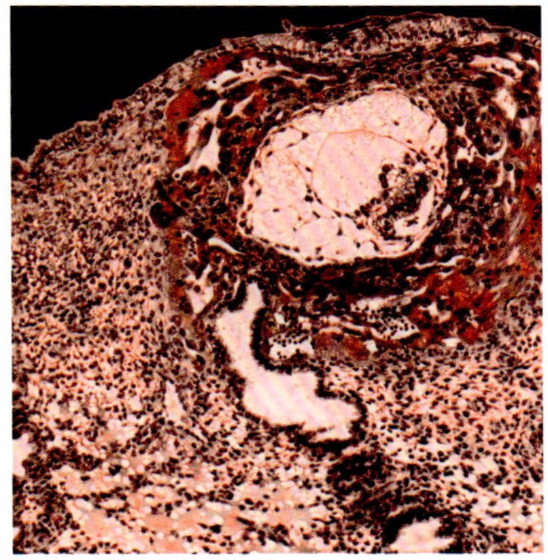

受精11天后，胚胎内部的细胞开始发育成两层——外胚层和内胚层。

爸爸手记……

从药房到父亲

"'我能为您做些什么？'药剂师问我。我的脸涨得通红。'您是不是想要安全套？'她开始猜了。'其实我想要的是早孕测试仪。'

"'哦！请问您想要哪种类型的呢？'我对此一窍不通，所以我摇了摇头，我没有特别想要使用的怀孕测试方法。

"药剂师面带亲切的微笑递给我一个盒子。'这个肯定好用。'我迅速地离开了药店，感觉就像一个淘气的男孩逃学一样。但我已年近40，已经不再是孩子了。

"我回到家后和乔一起做这个测试，我监控着整个测试的过程，严格地按照说明书来进行。我们必须做好它。'两分钟。'我开始倒计时，就好像监控航天飞机的发射一般。我的秒表转动着，这就是见证事实的时刻。我们俩一言不发地对望着，就这样一直到我按下了秒表的按钮，测试时间已到。'好了？'乔问我。

"我从手指缝里盯着测试仪上的窗口。我看到一道浅浅的蓝线慢慢地出现了。我能听到远处的什么地方传来乔的声音，但是我不敢把视线从那道蓝线上移开。来吧，你能行的！我下定了决心，就仿佛我们已经快速地过完了9个月的时间，即将迎接宝宝的出生。

"'是的！'最后我终于能抬起眼睛来看着乔了。'是的，你就要当爸爸了！'"

如果你们决定了要孩子，那么在得知你怀孕了时，你会很想与你的爱人分享这份喜悦。

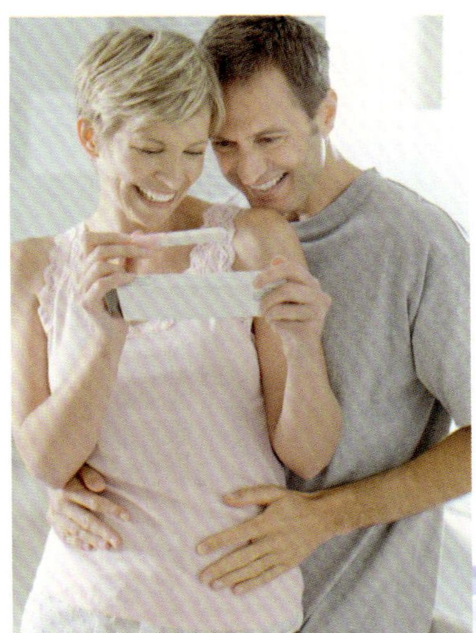

第5周

*在这一周里，怀孕的症状或继续或开始显现。此时，大部分女性都会感到恶心、疲惫以及乳房疼痛。

*在这一周，激素的变化将开始对你的肾脏产生影响，你小便的次数比平时多了。

怀孕令你激动万分，但它影响了你以前的生活方式，这让你一点儿也激动不起来了。不过要记住，戒酒、戒烟并戒除娱乐性毒品是保护宝宝的最佳途径。

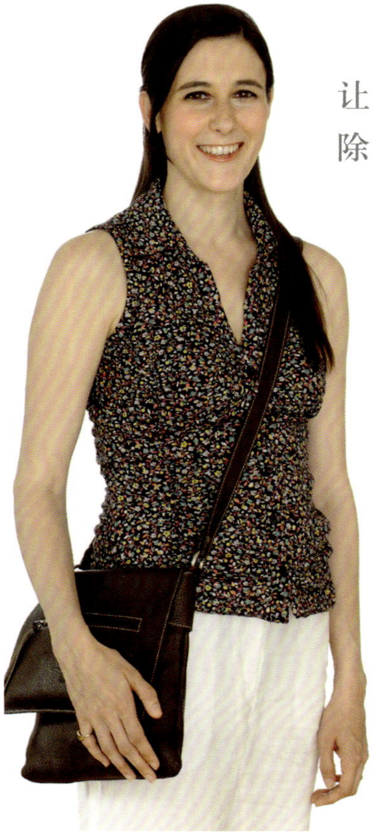

该摒弃那些坏习惯了

我们都有一些不良的习惯，但是当你怀孕的时候，就应该暂停参加社交活动了——哪怕只是一阵子也行！

我吸烟……

即便你以前一直都没能戒烟，这次你就能把它戒掉了。约有30%的女性烟民在怀孕后都戒了烟。不同的人戒烟的方法也不同。

大多数成功的戒烟者都会设定一个“戒烟截止日”，然后把这个日期告诉朋友、家人和同事。一旦确立了最后期限，就该想想怎样戒烟的问题了。问问自己，是否已经准备好了马上把它戒掉，还是打算采用尼古丁替代疗法。你还应该事先计划好怎样应对烟瘾。烟瘾袭来时平均仅会持续两三分钟，所以简单地计划一下就行了。有些人的方法是嚼口香糖或随便吃点东西，还有人会出去散散步。找一些能够让你的注意力分散几分钟的事情做做。要是请别人帮忙的话，戒烟就会容易得多了，朋友和家人的支持能够增加戒烟成功的机会。请身边的人来帮你戒烟吧。

我吸毒……

如果你吸毒成瘾的话，那戒毒就很困难了，即使怀孕了也是如此。应该让为你做产前检查的医院知道你是否在吸食某种毒品，尽管这样做需要勇气，然后他们就能给你和你的宝宝实施适合你们的治疗和护理方案。记住：像你这种情况的准妈妈他们遇见得多了，他们会尽全力帮助你。向医生求助的时候，你要表现出把宝宝的健康放在第一位的愿望。

“酗酒对正在发育中的宝宝十分有害。”

宝宝在第5周

此时可能还看不出你已经怀孕了，不过你的身体里正在发生着很多变化。

*此时，你甚至可能还没有出现任何怀孕的症状，但你的宝宝正在快速地成长着。胚胎的样子更像一个蝌蚪而不是人的样子。而到了本周末，宝宝S形的小心脏就开始跳动了，他的眼睛和耳朵也开始生长。

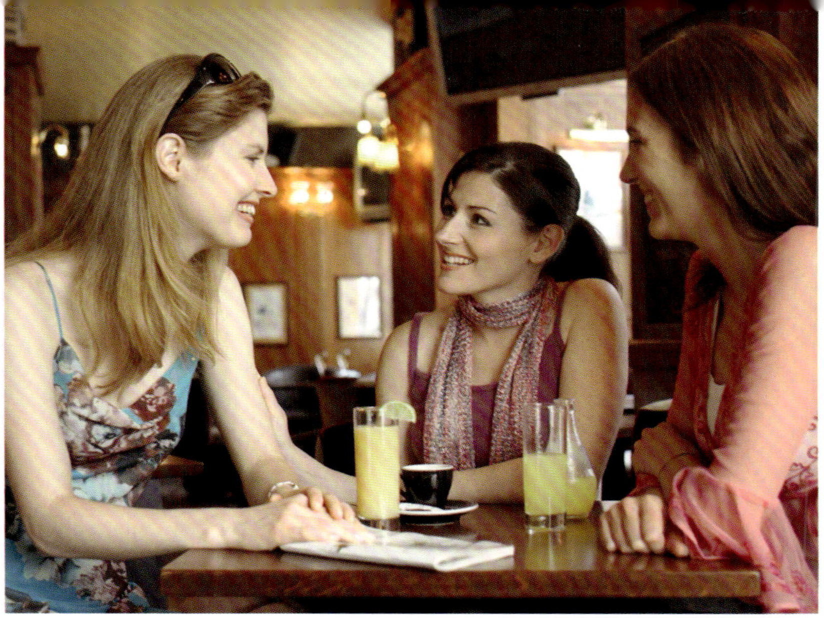

虽然你已经怀孕了，不过你还是能与你的女性朋友去酒吧或餐馆玩一个晚上，但是喝酒一定要悠着点。

就算你只是偶尔或者只在周末吸食娱乐性毒品，也会对宝宝造成伤害，因此现在该戒毒了。

我喜欢喝上一两杯

怀孕期间酗酒或醉酒对发育中的宝宝很危险。所谓酗酒指的是一次喝5杯以上。酒精有毒，喝酒时，酒精会通过你的血流和胎盘迅速进入宝宝的身体。过量的酒精能够对正在发育的宝宝造成永久性的损伤，引起一系列名为胎儿酒精谱系障碍的问题，还能带来与怀孕有关的问题，如流产和早产。英国卫生部建议，应在怀孕前戒酒，而胎儿酒精谱系障碍专家还建议，整个怀孕期间都不要饮酒。还有些专家并不太确定，怀孕期间少量饮酒是否有危险。英国皇家妇产科学院认为，尚无证据表明在怀孕期间每周饮酒1～2次，每次喝一两杯是有害的。如果你确实饮酒，也不必过于担心。有几千名女性在还不知道自己已经怀孕的情况下每天都要喝上一两杯，或者是在酗酒期间怀孕的，但她们的宝宝都安然无恙。尽管如此，你最好不要太乐观，还是尽早戒酒为妙。

有条不紊的妈妈

写怀孕日记有很实际的用途，还可以成为你的家族史的一部分。

“我从十几岁起就没再写过日记了，但是当我发现自己怀孕时，我真的很想把所有发生在我身上的不同寻常的和精彩的事情记录下来。不管什么时候我问我妈妈她怀着我的时候的事，她都记不起来。我可是什么也不想忘记，而且我还希望我的孩子有一天能读我的怀孕日记。我记录下了我身体的变化、我的感觉以及我的焦虑。把心中的感受写出来真是棒极了，就算没有人来读它们也无所谓。这样做也有实际的用途，我记下自己吃了什么，这样就能知道自己摄入了多少热量，并且确保自己摄取了必需的营养。”

娱乐性毒品与怀孕

在怀孕期间吸食娱乐性毒品会对你和你的宝宝造成伤害。以下列举的是这类毒品会对你产生的各种影响：

- **大麻** 有若干项研究表明，胎儿发育延迟和出生时体重偏低与怀孕期间定期吸食大麻有关。
- **麦角酸二乙基酰胺** 一项研究表明，纯的麦角酸二乙基酰胺不会造成任何胎儿缺陷，也不会增加流产的概率。然而有报告显示，吸食麦角酸二乙基酰胺和其他毒品的女性，她们的宝宝会有先天性缺陷。尽管我们还不知道这些毒品到底会对未出生的宝宝造成什么样的影响，但明智的做法还是应该远离这些毒品。
- **可卡因** 这种毒品能够造成严重的问题。假如在怀孕的最初几个月吸食可卡因，流产的概率就会增加；而若是在怀孕的最后几个月吸食这种毒品，就会引起早产。在分娩的过程中，可卡因还会造成胎盘从子宫壁上脱落。
- **摇头丸和安非他命** 这两种物质与先天缺陷有关，特别是四肢和心脏的缺陷。
- **海洛因** 这种毒品能够造成胎儿生长受限、早产（海洛因成瘾的母亲所生的宝宝中，约有一半是早产儿）和死产。

准备怀孕 保证安全与健康 你的怀孕周记 分娩及新生儿

孕早期的饮食

如果你迷恋奶酪三明治和咖啡，那么现在就应该调整一下你的饮食了，这不仅能帮你应付怀孕初期的各种症状（如疲劳和恶心）还能确保在怀孕期间，你和你的宝宝摄取所有所需的重要营养物质。

完美的孕期饮食

此时你可能没有什么胃口，特别是当你正在遭受恶心呕吐的折磨时更是如此。而在另一方面，你的饭量可能要比你预料的大得多。然而，怀孕正在影响着你的食欲，当你能吃点东西的时候，就应该吃健康食品，这很重要。健康的饮食不仅能让你感觉好些，还能给你的宝宝提供生长发育所需的各种营养。

少吃多餐并且经常喝些（不含咖啡因的）饮料，能缓解恶心或乏力的症状。与人们通常的看法相反的是，在孕早期和孕中期里无须增加额外的热量，这样你就不会觉得应该吃两人份的东西了。

水果和蔬菜

官方的指导建议是，每天所吃的健康饮食中应包括5份水果和蔬菜，这一点在怀孕期间尤为重要。如果你不怎么爱吃水果和蔬菜，那么刚开始的时候比你想吃的量多吃一点儿就行了。在你的谷物早餐中添加几块香蕉或苹果；往你的午餐面包卷里加几块胡萝卜，再喝一杯纯果汁（这可以算作1份水果）或在用主餐时吃两种不同的蔬菜。

在妊娠头3个月里，叶酸是一种特别重要的营养物质（见下页）。过度烹调会破坏食物里的叶酸，因此应该生吃蔬菜，略微蒸煮或用微波炉加热一下再吃也可以。

最后要注意的是，一感到饿了就应吃点东西。只要你吃的是新鲜而健康的食物，并且体重增加适度，那么就没什么可担心的！

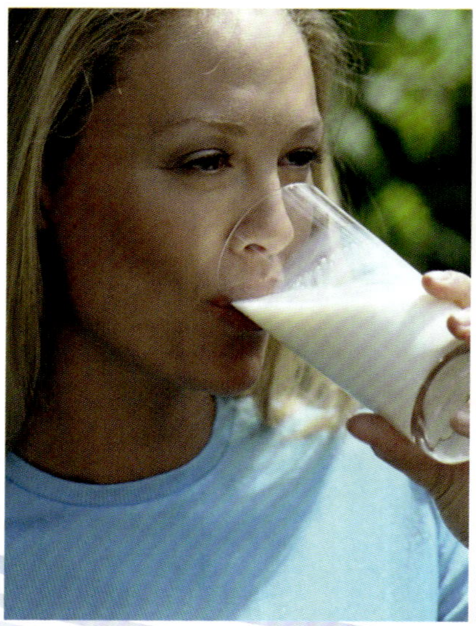

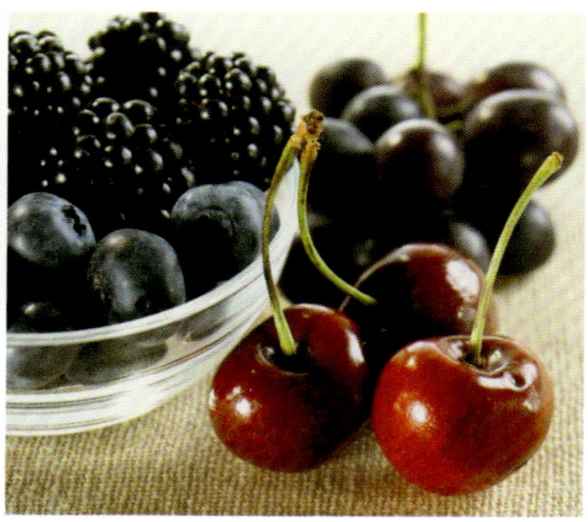

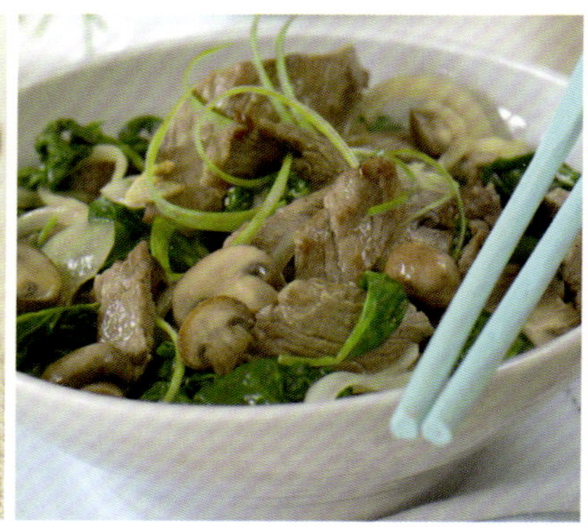

你每天的饮食中都应该包括5份水果或蔬菜（上图）。一把葡萄、两把樱桃或其他浆果就可算作1份。

牛奶和奶酪、酸奶之类的乳制品（左图）是钙的来源。

如果在怀孕的最初几个月里你都在忍受着恶心的折磨，那么少吃多餐要比多吃少餐更好。吃略微烹制的食物可能会让你感觉好些。用旺火炒制的食物要比油煎的食物好。

基本的维生素和矿物质

有时候，仅从饮食中是很难获取所需的所有营养成分的，比如说，假如你恶心、呕吐得很厉害时。在这种情况下，医生可能会建议你额外补充一些维生素和矿物质，最好服用专为怀孕的女性设计的维生素补充剂。

至于这些补充剂里要含有哪些营养物质才能称得上产前维生素补充剂，并没有一定之规，不过一般来讲，好的补充剂中所含的叶酸、铁和钙都应比普通的营养补充剂中含的要多。此外，这类补充剂中不应含有视黄醇形式的维生素A，因为这种物质可能会对发育中的宝宝有害。

叶酸

叶酸是B族维生素中的一种，存在于多种食物中，如绿叶菜、豇豆、鹰嘴豆、花椰菜、芦笋、豌豆、糙米、强化谷类、小麦胚芽和木瓜。人体内储存的叶酸不多，因此医生建议，在怀孕的头12周内，每天应摄入400毫克叶酸，最好在怀孕前至少3个月时就开始这样做，这样可以降低宝宝患神经管缺陷的概率，如脊柱裂。

铁

要制造更多的血液供给发育中的宝宝就需要铁。怀孕期间你的身体会多制造出很多血液，因此你每天需要30～60毫克的铁——这比15毫克的建议每日铁摄入量要多15～45毫克。含铁量较高的食物有瘦肉、强化面包和谷类、深绿色叶菜（如羽衣甘蓝和豆瓣菜）、豆类和小扁豆，以及水果干（如无花果干）。尽管动物的肝脏含铁量也很高，但是怀孕期间还是不要吃了，因为如果摄入过多集聚起来，就会伤害你未出世的宝宝。

钙

在孕期的不同阶段，你对钙的需求量也不同。你在孕早期每天钙的适宜摄入量是800毫克，孕中期是1000毫克，孕晚期是1200毫克。乳制品、深绿色叶菜、豆腐、罐头大马哈鱼和沙丁鱼（要连鱼骨一起吃）中钙的含量比较高。

其他营养成分

除了叶酸、铁和钙以外，好的产前维生素补充剂里面还应含有维生素C和维生素D、B族维生素（如维生素B_6和B_{12}）、钾、锌以及维生素E。一旦你找到了适合你的维生素补充剂，每天的摄入量一定不要超过推荐的摄入量。大量摄入某些维生素对你和你的宝宝有害。

严格的素食者以及患有糖尿病、癫痫、妊娠糖尿病或贫血症等疾病的女性应向医生咨询，看自己需要特别补充哪些营养成分。

事实： 核黄素（存在于奶、蛋和蘑菇中）不仅能明目、润肤，而且对宝宝的骨骼、肌肉和神经的发育也十分重要。

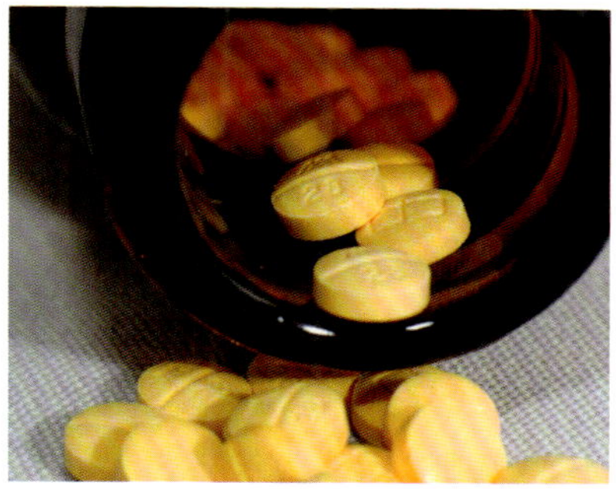

如果你从饮食中无法获取所有所需的营养，那么在怀孕期间你就得服用多种维生素补充剂了。

环保妈妈

怀孕期间吃素食也能获取所需的营养。

“我已经知道自己怀孕了，因此我大量食用豆类、坚果、植物种子和大豆制品，就为了保证自己能够摄取到足够的蛋白质。我还知道，铁和钙是怀孕期间两种特别重要的营养物质。我读到过这方面的材料，发现铁对于身体制造额外的血液有着重要作用，而钙能保护我的骨骼。我是个素食主义者，因此得略微调整一下自己的饮食，以保证获取到足够的营养。为了获取铁，我多吃全麦面包、豆类、强化谷物和绿色蔬菜；为了获取钙，我食用了不少奶酪和奶，而我的一个同样是素食主义者的朋友，在怀孕期间什么乳制品也不吃，而是服用钙片。”

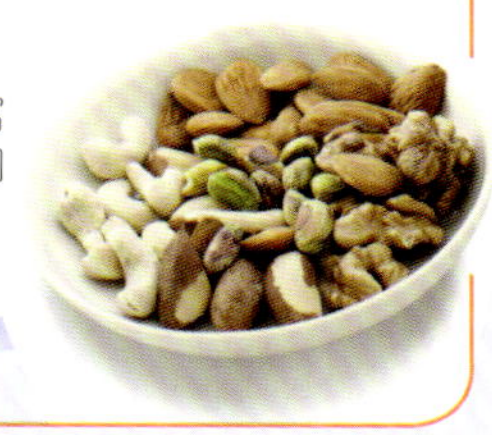

坚果中富含蛋白质和钙。

你的身体在第6周

第6周

*差不多在这个时候，乳房疼痛和尿频就该开始影响你的睡眠了。

*你的身体开始逐渐适应了变化的激素水平，因此你会感到疲惫甚至精疲力竭，这很正常。

一旦得知自己怀孕了，就应该去看医生。医生会确认你已经怀孕、解答任何你可能会问到的问题并且帮你预约第1次产前检查。她可能还会建议你做几次体检。

第一次看医生

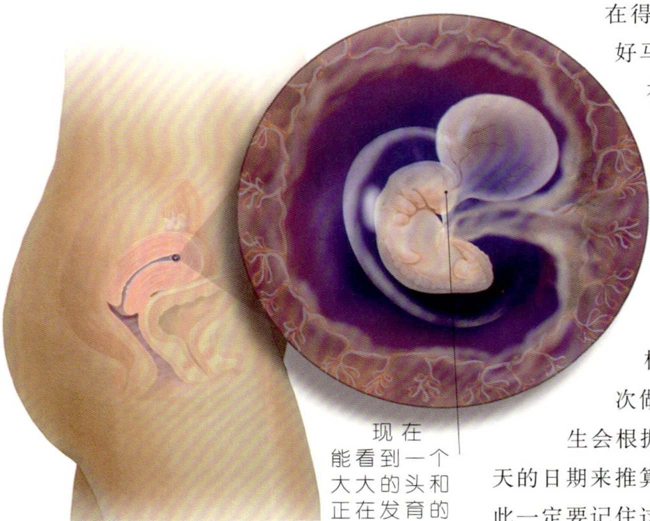

现在能看到一个大大的头和正在发育的器官了。

宝宝在第6周

在这个阶段，宝宝已经有一颗小豆子那么大了。

*假如你能够看见自己的体内，那么在这周即将结束的时候你就会发现，你的宝宝有一个大大的头，上面有两个黑点（将来会发育成眼睛），小耳朵也开始长出来了。宝宝的肝脏、肺、胃和胰腺开始发育，他的血液循环系统继续变得愈加复杂。

在得知自己怀孕之后，最好马上去看医生。虽然你在家已经做过早孕测试了，但医生仍会给你做个尿检，以便确定你是真的怀孕了。在做完一系列检查后，医生还会给你安排第一次产前检查的时间。在你第一次做产前检查的时候，医生会根据你末次月经来潮第一天的日期来推算出你已怀孕几周，因此一定要记住这个日期。医生还能据此计算出你的预产期。他会给你量血压、体重和身高，并检查你的腹部。他不大可能会给你做阴道检查，除非你有出血或腹痛的情况。

医生还可能会询问你是否有什么疾病史，以及你之前的怀孕（如果有的话）是否有什么问题，比如发生流产或高血压等。假如你已患有某种可能会对怀孕产生影响的疾病，比如癫痫或糖尿病，医生就会为你安排适合你的产前检查，还会就在孕期如何处理这些疾病给出建议。

医生还会告诉你该怎样做才能保证你和宝宝的健康，他会建议你补充叶酸（见第49页），有可能的话，还要补充维生素D。假如你吸烟，她会跟你说说吸烟给宝宝的健康会带来哪些危害（见第17页），还会给你提些建议，或者让你去找相关的机构帮你戒烟。她亦会问你喝多少酒（见第119页），也许还会问你是否吸食娱乐性

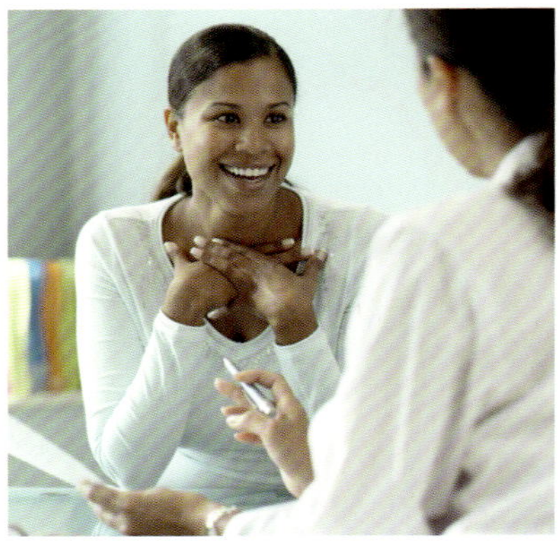

医生会计算你的预产期、回答你的所有问题，并安排产前检查。

毒品或服用处方药。

如果你有问题要向医生咨询，那么事先把这些问题写下来再去看医生吧。不管你的这些问题是关于工作场所的安全或者是已经预订的旅行，还是关于你担心会影响宝宝健康的遗传病，现在提出来正是时候。在做这次产前检查的时候，医生会帮你安排预约助产士（见第128～129页）。

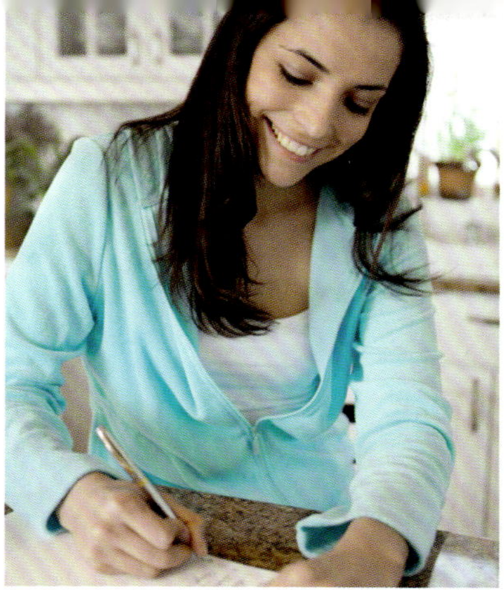

把要向医生咨询的问题列一个清单，能够帮助你在做产前检查时有的放矢。

孕期一般要做几次B超检查

如果你孕期一切正常，通常情况下，医生会建议你做2～3次B超检查。孕中期进行第一次B超检查。这次B超检查的主要目的是检查胎儿是否存在畸形，包括心脏和神经管。

孕晚期进行第二次B超检查。目的是检查宝宝的胎位、羊水及胎盘位置与功能等，主要是为分娩做准备。

有些地区会在孕晚期36周前安排一次常规的B超检查，主要目的是监测一下胎儿的发育情况，同时复查胎儿的脏器，以排除畸形。如果你想事先了解你所在的医院是怎样安排B超检查的，可以在任何一次产前检查的时候咨询医生。

有条不紊的妈妈

如果你从来都是列好清单后再购物的，那你肯定会在去做第一次产前检查之前就已经列好一份清单了。

“怀孕了，我真兴奋，不过因为这是我的第一个孩子，我可不想把要问医生的重要问题忘记了。我要去找医生做第一次产前检查了，为此，我已经准备好了一份问题清单。这就是我的清单。

●要保证我的健康，有没有什么特殊的事情需要做的？

●我需要服用维生素补充剂吗？

●哪些食物不能吃呢？

●我得什么时候做第一次B超检查？

●除了当地的医院，我还可以在哪里生产（比如在家）？

●我要不要上孕妇学校？

●我能做哪些运动呢？有没有准妈妈健身班我可以参加？

●怀孕后有哪些处方药和非处方药应该停用？”

羊膜囊的作用

羊膜囊是子宫中的一个充满了液体的囊，包裹着宝宝。羊膜囊由两层膜构成，分别叫做胞衣和绒毛膜。羊膜囊里面充满了羊水，可以保护宝宝不受撞击和其他伤害，这些液体还可以供他呼吸和吞咽。这种淡黄色的透明液体能使宝宝所处的环境保持恒温，亦是防止宝宝受到任何感染的屏障。

受孕后一两天内，羊膜囊就开始形成并充满液体。在妊娠38周前，羊水的量都会一直逐渐地增加，在38周以后会略微减少，直到宝宝出生为止。

有时候，构成羊膜囊的膜在分娩开始时会破裂，但在分娩的第一阶段结束前，这两层膜一般都会保持完好。助产士或医生在做引产或催产时，也可能会把这两层膜弄破。

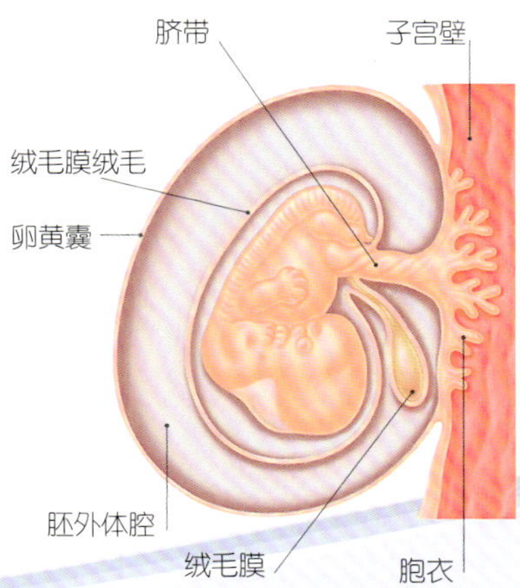

你的身体在第7周

第7周

*短短两个月内，你子宫的体积就增大了1倍，但还是不大看得出你怀孕了。

*在怀孕的最初几个星期，你的情绪处于亢奋状态，所以你肯定会不时地感到脆弱或易怒。

如果你不幸是那些饱受恶心、呕吐折磨的准妈妈之一，那么一定要善待自己，接受别人所有的帮助，并试试我们实践验证的小窍门对你是否有效。

恶心与呕吐

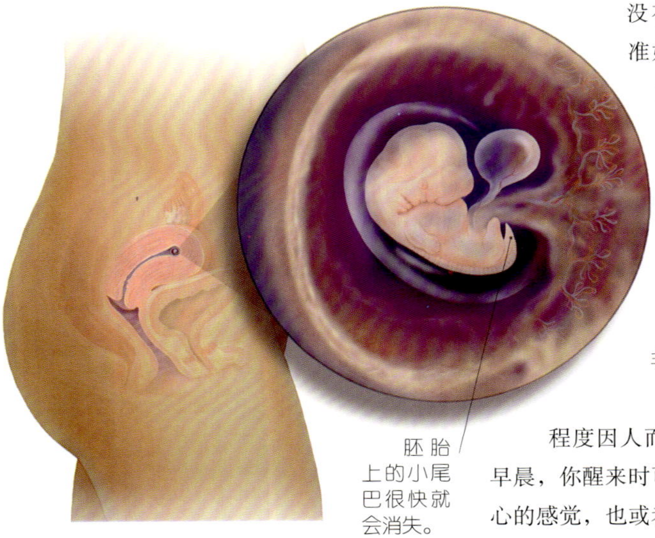

胚胎上的小尾巴很快就会消失。

宝宝在第7周

现在，你的宝宝长得很快，已经比上周大了一倍。

*从理论上来说，此时你的宝宝仍旧是一个胚胎，因为他还残留有一小段尾巴，几周后才会消失。他的大脑和心脏结构正在变得更加复杂，眼睑正在形成，鼻孔也隐约可见了。他的臂芽更像手臂的样子了，微微蜷曲着放在胸前。

没有人知道为什么许多准妈妈出现的第1个怀孕的迹象是一大早冲向卫生间。大约有五分之四的准妈妈会感到恶心，有一半的人会呕吐。很多女性在怀孕的头几个星期里感到难受而非“美妙”。

怀孕对准妈妈的影响程度因人而异。怀孕后的第一个早晨，你醒来时可能会有一种奇怪的恶心的感觉，也或者你要在接下来的几周甚至几个月里都会感到恶心甚至呕吐。

过去把孕吐称为“晨吐”，不过这种叫法有误导之嫌。孕吐在早上可能会更为严重一些，但是大多数遭受孕吐折磨的准妈妈从早到晚都会呕吐。这种状况可能会持续一段时间。如果你呕吐得很厉害，你会发现自己根本无法工作，也无法做饭、买东西和收拾家务。

孕吐的原因尚不得而知，不过一般认为，恶心呕吐与人绒毛膜促性腺激素的作用有关。尽管呕吐并不能让你不再感到恶心，但它的确是一个好的征兆，因为这意味着你体内的孕激素水平已经足够高了。其他激素，如雌激素和甲状腺激素也被认为是造成孕吐的部分原因。

恶心、呕吐的症状一般在怀孕5～6周前后开始出现，但大多数女性发现，到了第14周的时候，恶心、呕吐的症状变得更严重了。有的人要一直到第16周时才不再恶心、呕吐了，还有的人在9个月的孕期内都摆脱不掉恶心、呕吐的困扰，只是程度时轻时重而已。幸运的是，这种情况很罕见，而且也有一些缓解的方法。

最为严重的孕吐叫做妊娠剧吐（从字面上来讲就是“妊娠期间剧烈呕吐”）。如果你频繁呕吐，无论吃喝什么都会吐出来，或者体重减轻，可能就是妊娠剧吐了。妊娠剧吐可能会影响你和你宝宝的健康，因此要尽快去看医生。有一些在家就能治疗妊娠剧吐的方法，或者你还是需要去医院治疗。

把你的感觉和你的需要告诉你的爱人、家人和朋友是个不错的做法，

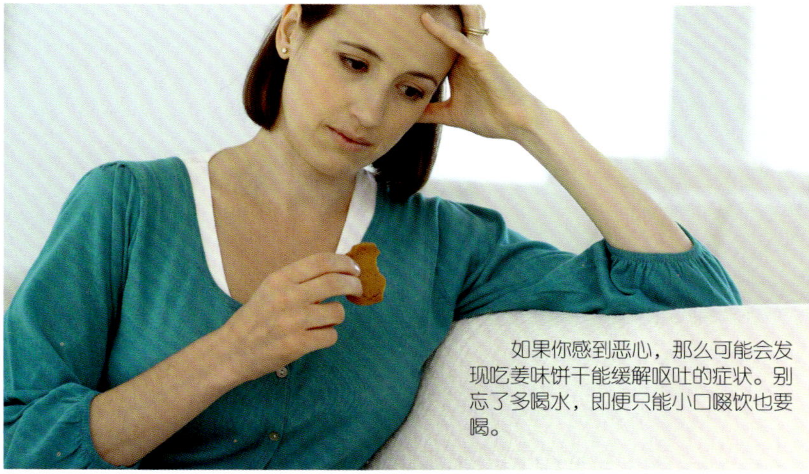

如果你感到恶心，那么可能会发现吃姜味饼干能缓解呕吐的症状。别忘了多喝水，即便只能小口啜饮也要喝。

因为他们可能会想尽一切办法来帮助你。你可能还应该比你原来计划的早一点把你怀孕的事（以及你恶心、呕吐的症状）告诉给你的同事，这样你就能得到所需的支持了。

尽量不要让自己过于劳累，要最大限度地给自己减轻压力。有必要的话，请假休息一阵。要少吃多餐，看看哪些食物适合你，而哪些食物不好。高热量、高脂肪以及调料过多的食物都没什么好处。最重要的是要多喝水，冰水、柠檬汁、白水或别的什么饮料都可以。

安全地治疗恶心和呕吐

假如孕吐让你的生活乱成一团，那么希望下面的治疗方法中能有一个帮到你。

姜 把生姜切成末，用开水浸泡，待冷却后饮用，全天饮用。

针压法 你可以戴止吐腕带试试，腕带通过刺激内关穴（即心包经6），能缓解呕吐的症状。每天早上要做的第一件事就是戴上腕带，而不是起床。在这一天里，你要是一阵一阵地感到恶心，就按压腕带上的纽扣（先按一只手腕上的，再按另一只手腕上的），每隔1秒钟按一下，共按20～30下。

薄荷 饮用薄荷茶或荷兰薄荷茶。无糖口香糖或薄荷糖可能也会起作用。

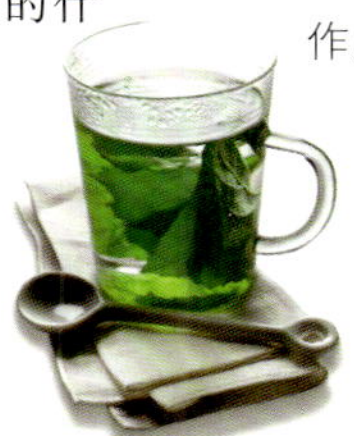

宝宝的发育

在这一周里会有重大的事情发生。宝宝的小手小脚开始从正在发育的胳膊和腿上长出来，不过此时的小手小脚就像船桨一般，与你梦想着又抓又挠的胖嘟嘟的小手小脚的样子相去甚远。从科学的角度来说，你的宝宝在这个时候仍旧只是一个胚胎，还残存着一根小小的尾巴，这是他尾骨的延伸。尾巴几周之内就会消失，这也是宝宝身上唯一一个会变小的东西。宝宝已经比上个星期长大了一倍，有1.25厘米长了，就像一颗蓝莓那么大。宝宝的肌肉也在发育，这使他看上去就像个会跳的豆子，不时地动一动。

你的宝宝现在已经长出了一点儿眼睑，半遮着眼球，宝宝的眼睛已经有颜色了。薄如蝉翼的皮肤下面，静脉血管隐约可见。此时，宝宝的牙齿和腭正在形成，耳朵继续生长。

宝宝大脑的两个半球也在生长着，肝脏制造着红细胞，要一直到宝宝的骨髓形成并接替肝脏的工作开始生产红细胞为止。宝宝已经有了阑尾和胰腺，以后会分泌胰岛素，有帮助消化的作用。宝宝正在发育的肠子上有一个环状突起，与脐带相连，脐带上的血管能够携带氧气和营养物质进出宝宝的身体。

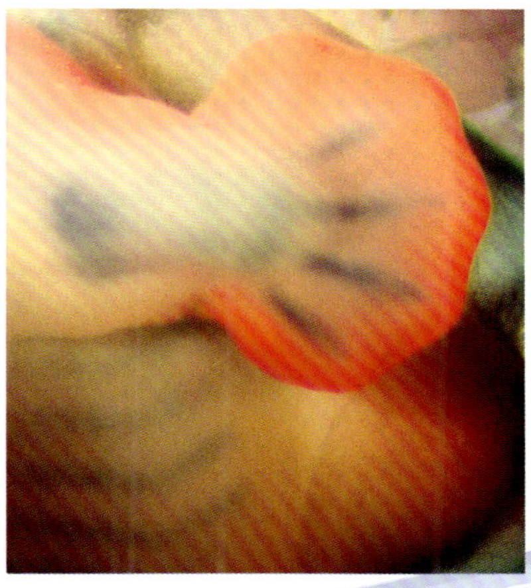

胚胎长到6~7周大时，手和胳膊已经成型并开始发育，尽管此时的小手有点像船桨。

孕早期 孕中期 孕晚期

你的身体在第8周

第8周

*尽管你的体重还不会增加，不过你身体的某些部分（比如乳房）的体积正在增大。

*随着子宫的变大，你下腹部的韧带会受到拉伸，因此你会感到腹部绞痛。

虽然你可以自由选择做产前检查的医院，但如果没有特殊情况，你最好选择距离家或者你上班的公司近的医院，以便今后免受车马劳顿，节约时间和体力。

安排你的产前检查

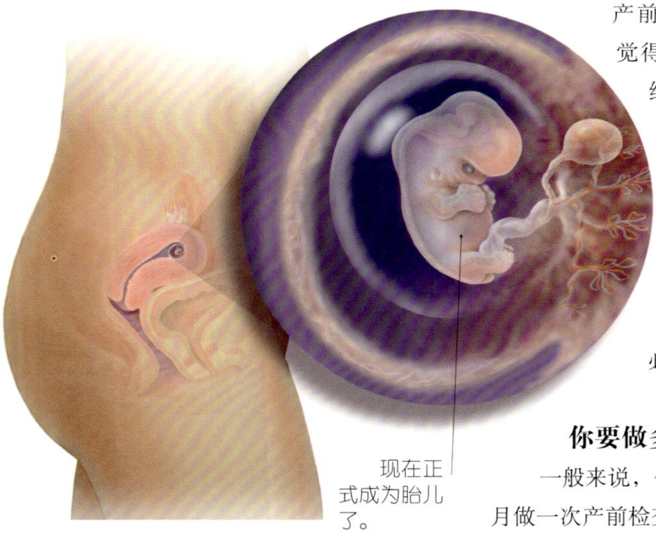

现在正式成为胎儿了。

宝宝在第8周

祝贺你！你腹内的胚胎现在可以被称为胎儿了。

*宝宝现在大约有1.6厘米长了，他的小尾巴已经不见了，所有的器官、肌肉和神经都已经开始发挥作用。他的小手攥成拳头，脚也渐渐地变得不再是长着蹼的样子了。眼睑开始覆盖住眼球，舌头上开始长出味蕾。

产前检查有时候可能让你觉得有点麻烦，或者还会给你带来一些困扰，但在很大程度上却可以为你和宝宝的健康提供保证。定期进行产前检查，与医生保持密切的联系，是保证你和宝宝健康必不可少的手段。

你要做多少次产前检查

一般来说，你在怀孕28周前需要每月做一次产前检查，28～36周每两周做一次产前检查，36周后每周做一次产前检查，但各个不同地区和医院的规定可能会有一些差别。整个孕期，你可能需要进行10～15次产前检查。

产检的次数取决于你的健康史、怀孕过程中是否出现并发症，以及是否有像高血压这类需要更多产前检查的情况。如果你过去曾经有过任何健康问题，或随着孕期的发展出现新的问题，你的产前检查次数可能会更多一些。除了按照医生的预约，如果你出现任何不适时，也要及时就医。

产前检查的常规项目有哪些

产前检查的目的是看看你的孕期进程是否顺利，并给你提供有助于你和宝宝健康的信息。医生可能一开始会问你感觉怎么样，有什么不舒服或感到担心的地方，有什么想要问的问题。医生可能还会问你一些与你所处孕期相关的问题，以及她对你有哪些需要特别关注的地方。

在每一次产前检查时，医生都会询问你及胎儿的情况，并记录你的体重、血压，有无浮肿，测量宫高、腹围，检查宝宝的胎位；用多普勒胎心仪为宝宝听胎心；安排你进行血、尿化验，以及其他相关的检查和化验程序；在必要时，还会对你已有的或可能发生的并发症进行严密监控和治疗，并做B超或胎心监护等辅助诊断。妊娠晚期医生会对你进行骨盆测量，在怀孕37周时和你一起制订分娩计划。

在产前检查最后，医生会给你进行一个小结，向你解释到下次产检之前会发生哪些正常的变化，以及有哪些需要引起注意的情况，对可能影响到你怀孕的生活方式（如均衡营养的重要性，避开烟、酒及药物等）提出建议。并和你讨论你可能需要考虑的可选择检查的利弊。

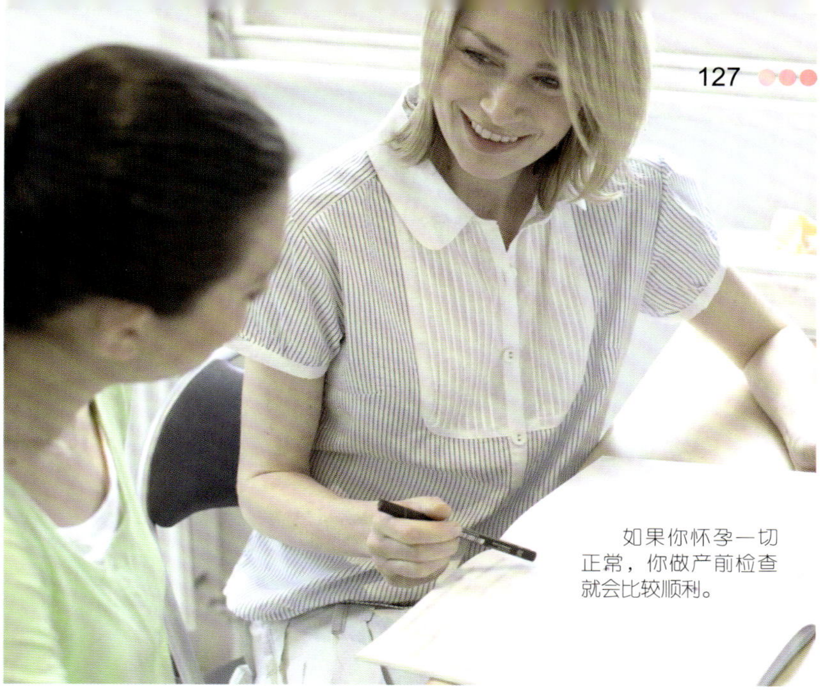

如果你怀孕一切正常，你做产前检查就会比较顺利。

单身妈妈

为产前护理做好计划能让你感到自己的整个孕期“尽在掌控”。

“尽管我已经从恶心发展成呕吐了，不过我还是开始以一种积极的心态看待怀孕。第一次去做产前检查时我有点紧张，我担心医生发现我是个单亲准妈妈后会为难我，不过她根本就没有。她告诉我，我家附近的地区都提供哪些孕期服务项目、我什么时候应该做B超检查，以及产前检查都会查些什么。所有这一切都让我感觉非常真实，现在我知道我能控制接下来的7个月里会发生的事情，因此我更有信心了。

所以，我已经不再那么担心一个人怎么应付以及如何解决财务问题，而是开始操心所有的准妈妈都会面临的问题了——这种感觉真是棒极了！”

必须要做的产前检查

从伦理学角度看，所有的孕妇及她们的胎儿均有享受相同医疗保健的权利。保健专家们曾讨论研究过在孕期必不可少的产前检查，应包括以下内容：

在早孕期，至少要进行一次全面身体检查状况及必要的化验、心理状况及妊娠状况的评估及保健指导。

在孕中期，要进行胎儿质量筛查，包括知情同意下的唐氏综合征筛查。

怀孕20～24周的系统筛畸B超，对胎儿的生长发育进行监测。

在孕晚期，至少要进行2～3次产前检查，其中一次在36周或以后，做出分娩计划，并至少包括一次B超了解胎儿的生长发育及胎位、胎盘、羊水有无异常。

产前检查时血尿常规是必不可少的，可及时发现贫血、血小板减少或尿蛋白等异常。

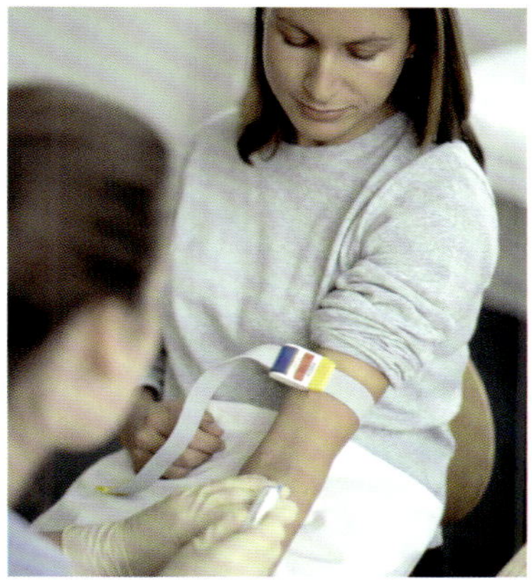

如果你对自己的产检医院不满意，也可以更换，但最好别更换得太频繁。

孕早期 孕中期 孕晚期

你的身体在第9周

第9周

*现在你会发现体内的激素变化的确影响你的情绪。

*本周，你体内的孕激素可能会让你头疼得厉害。

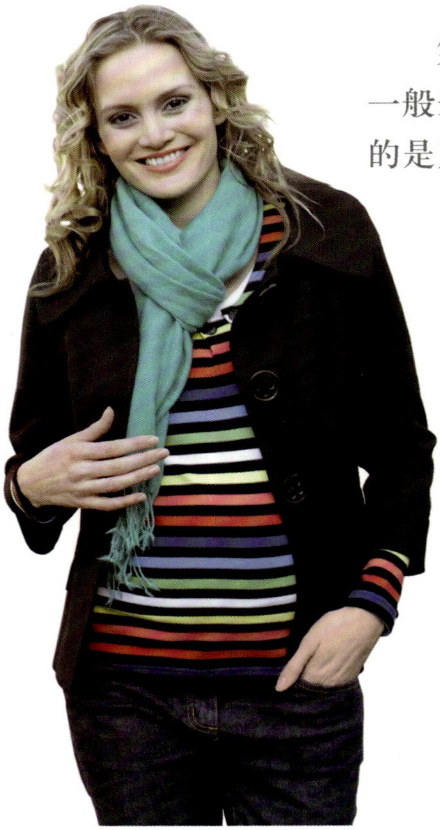

第一次产前检查的时间可能在不同的医院会略有差异。一般来说，系统的产检应该从怀孕12～13周开始。以下列举的是产前检查的内容。

你的第一次产前检查

去做第一次产检时，除了必要的检查，医院还会为你建卡，即为你建立正式的孕期体检档案。如果你有严重的健康问题或者其他并发症，那么你还需经常去看专业的产科医生。准备好回答许许多多问题，填许许多多表格吧！以下是医生会问到的问题：

●**末次月经的日期** 知道了这个日期，医生就能计算出你的预产期了。还会要求你做一个B超检查，以便确切地知道怀孕期间你的状况如何。

●**流产、堕胎和分娩** 你的“产科史”会对本次妊娠和分娩有些影响，因此你也许会需要额外的治疗。

●**家族病史、基因缺陷** 目前普遍采用筛查的方法来检查基因缺陷，如囊性纤维化。

宝宝在第9周

你的宝宝现在的重量不到10克，不过他正在按部就班地成长着。

*宝宝身体的各个部分都已经成型，这些身体部分包括胳膊、腿、眼睛、生殖器和其他器官。此时，宝宝的上下眼睑还是连接在一起的，要到第27周时才能睁开。他的手腕进一步发育，脚踝已经成型，手指和脚趾清晰可辨。此时他的胳膊甚至都能在肘部弯曲了。

看懂你的产检报告单

产检报告单把你搞得晕头转向了吗？以下是这些缩写词的意思：

BPD：代表胎头双顶径，是指胎儿头两侧顶骨间的测量值，也是推算胎儿大小的指标之一

HC：代表胎头周径，是指胎头的周长，是推算胎儿大小的指标之一

AC：代表胎儿腹围，是指胎儿腹部的周长，是推算胎儿大小的指标之一

FL：代表胎儿下肢股骨的长度，是推算胎儿大小的指标之一

CDFI：彩色多普勒超声检查

PI：搏动指数，代表所检测血流的阻力指数之一

RI：阻力指数，代表所检测血流的阻力指数之一

S/D：S/D比值，代表所监测血流的阻力指数之一

●**你的生活方式** 医生会问你平时喝多少酒以及是否吸烟。她还会指导你在怀孕期间应该吃些什么，应该如何锻炼。

●**在哪里分娩** 医生会告诉你都有哪些选择，这样你就能有足够的时间来好好考虑这个问题了。

医生还会给你做下面的检查。

●**验血** 她至少会采集两试管血去进行化验。

●**筛查** 医生可能还会问你是否想验个血，检查你的宝宝罹患唐氏综合征和脊柱裂的概率。

●**验尿** 她会检查你尿液中的蛋白质含量（先兆子痫的早期症状，见第233页）和是否有尿路感染（见第228页）。

●**量血压** 测量结果将被用作日后检查的“基准线”。

●**测量你的体重和身高** 医生会记录下你第1次做产前检查时的体重，但不会太过关注这个数据，除非你的体重开始大幅增加。

职业妈妈

有时候，提前一些告诉你的同事你怀孕了很明智。

“我真的想等到我做过B超检查之后再告诉我的同事们我怀孕了，但我最终提前两周就告诉我的老板了。我得让他明白我为什么不想承担以往那么多的工作量了——工作忙起来的时候，我有时每周要工作50~60个小时。这个消息公开之后，我感到松了一口气。

做完B超检查的第二天，我正式把我怀孕的事告诉了我们公司的人力资源部，随后又告诉了我所有的同事。到目前为止大家都特别好，铺天盖地地送上对我的祝福。我孕吐很严重，我为此请了好多天假，但到目前为止尚未有人责怪我。不过今后当我的工作负担转移到其他同事身上时，我预计肯定会与他们发生几次矛盾。我一点也不希望这样的事发生，但从现在开始，我的宝宝至上。”

公布自己怀孕的消息

要什么时候告诉大家你怀孕了完全取决于你。很多准妈妈至少要到怀孕13周时才公布这个消息，此时流产的风险已经大大降低。有的准妈妈要等到做了第一次B超检查后才将这个消息公之于众。还有的准妈妈，尤其是那些初次当妈妈的女性，刚一怀孕就迫不及待地向大家宣布这个消息。

在妊娠头3个月期间对这个消息守口如瓶是可以理解的，特别是当你曾有过流产史的话就更是如此了。但是，假如你直到妊娠结束也没有把你怀孕的事告诉任何人的话，你可能就没机会得到其他人的帮助。

倘若你已经有孩子了，就要根据他们的年龄来决定该在什么时候、以怎样的方式告诉他这件事。如果你有个大一点儿的孩子，那么你也许可以在向你家的其他成员宣布这一消息的同时告诉他这件事。他一旦知道了此事，就会想把这件事告诉别人。

对于一个正在蹒跚学步的孩子来说，要等到你显怀时——甚至你的小宝宝已经降生后，他才会真正明白你又有一个宝宝了。你应该在你的预产期到来前告诉你的老板你怀孕了。

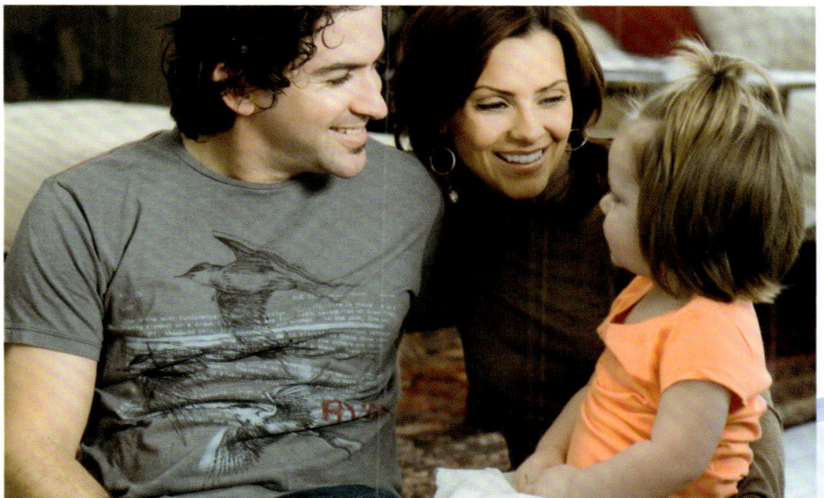

你把怀孕的消息告诉给其他家庭成员时，最好也同时告诉你的大孩子。

孕早期的睡眠

假如你记不清上一次熟睡是什么时候的事了，不必感到沮丧。在怀孕初期，孕激素水平升高，令你白天昏昏沉沉，疲惫不堪，而晚上又辗转反侧，彻夜难眠。不过，到了孕中期，这一切不适都会过去。

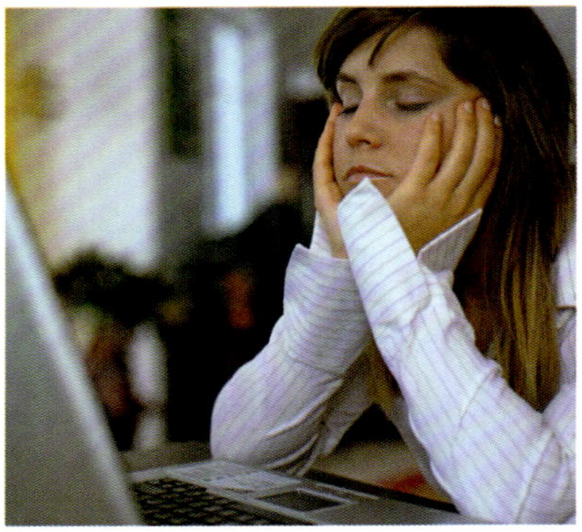

在怀孕初期感到疲劳是正常的。遵从你自己身体的感觉，为了你和你的宝宝要尽可能地多休息。

小窍门助你一夜安睡

假如怀孕的你正在遭受睡眠紊乱的折磨，那么就试试下面这些有用的小窍门吧：

●少喝诸如茶和咖啡之类含有咖啡因的饮料，在下午和傍晚更是应该一点儿也不喝。

●保持卧室凉爽。

●你的床应该只是用来睡觉和做爱的。

●如果该做的家务活到了吃晚饭的时候还没做，那就把它们留到明天再做。

●锻炼完毕后至少要过3～4个小时再去睡觉。

●每天晚上的同一时间上床睡觉，好让你的生物钟变得规律。

总是疲惫不堪

在这一阶段，你可能在白天都会感到困倦，这是由于你体内增加的黄体酮造成的。尽管这种激素令你总是昏昏欲睡，却让你在晚上彻夜难眠。遗憾的是，尚无解决这个问题的良方，只能是尽可能地休息，即便不能睡觉也要休息。

你的乳房开始变得敏感，让你找不到舒服的姿势睡觉，特别是假如你平时习惯趴着睡觉的话，就更麻烦了。妊娠头3个月是逐步适应左侧卧睡姿的绝佳时机，这个姿势能够促进血液循环，使输送给宝宝的养分增加，还能帮助你的肾脏排出废物和液体。

逐渐增大的子宫也会影响你的睡眠，它会压迫你的膀胱，让你没完没了地往卫生间跑。你可能会发现，在白天喝足水，而在下午或傍晚少喝水能缓解这种情况。

如果你觉得自己陷入了晚上睡不着、白天醒不了的恶性循环之中，你的情况绝非个案。有超过一半的准妈妈在每周的工作日中至少会打一次盹，有60%在每个周末至少会小睡一次。孕早期会是你整个孕期里最疲倦乏力的一段时间，因此，假如你的身体要求你放慢节奏或休息一下的话，记得照办。

爸爸妈妈问……

我是不是太累了？是不是贫血？

贫血的一个常见的症状就是疲倦乏力（见第229页）——但很多不贫血的准妈妈也会感到疲惫。贫血的症状还包括气短、头痛、耳鸣和心悸，同时伴有不正常的强烈食欲。你的眼睑、牙床和舌头也会显得比往常苍白。

我怎么知道自己贫血呢？

在做产前检查时，医生会给你做常规的验血，看看你的血色素水平是否正常。在怀孕期间，血色素水平有些许下降是正常的，因为你血液中的含水量会大幅增加，稀释了红细胞。只有当你的血色素水平极低的时候，医生才会给你开补铁剂。

你的梦境……

首先，你会梦到你丈夫和你最好的朋友睡觉，然后就是你和你学生时代的男朋友睡觉。现在你正试图立即逃离——可是从哪里逃？你正沿着高速公路疾驶的时候，忽然产生了一种让你坐立不安的感觉——你忘记了什么。突然间你想起来了：你把宝宝丢在体育馆里了！

你曾经失去过意识吗？不，这里指的不是清醒的意识。在怀孕期间，你的梦境异常扭曲，比以往更加怪诞，这都是你体内激增的激素在作怪，其间可能还混杂着对于你的身材逐渐发生变化的复杂情感，也许还有点对于即将当妈妈的焦虑和兴奋。

梦境变得荒诞不经的另一个原因是，你每晚都要频繁地起夜、舒解腿部抽筋，或者换个舒服的姿势，你的眼球速动期睡眠因此被打断，而这个阶段正是梦境出现的时段。

几种常出现在梦中的形象

虽然无法预知你会做什么梦，不过在怀孕的某些阶段还是会有一些特定的形象经常出现在梦境中，这些常见的形象包括分娩和当妈妈、做爱、高大的建筑物以及水。

你可以在日记中记下你的梦以及你认为它们意味着什么。跟你的爱人分享你奇怪而精彩的梦境，别忘了问问他在即将“晋升”为爸爸之际做的梦是什么样的。身为准爸爸，兴奋、期待和担忧的复杂情感会引得梦境如潮水般涌现。在你的整个怀孕期间彼此分享你们的梦境和感觉，能让你俩都感到被爱和被需要。

职业妈妈

总是有做不完的工作？现在发现自己几乎睁不开眼？这都很正常。

“我怀孕10周了，目前我最严重的孕期症状是疲惫，有时在工作的时候都睁不开眼。这周，我在午休的时候回到车里小睡20分钟，好给自己补充点能量。午睡后我感觉好点了，但是精力很难集中。最艰难的时候是下午的中段——在这个时候我都能倒在办公桌上睡着了。我的同事都不知道我怀孕了，我的工作量也没有任何变化，因此我觉得我得尽最大努力闯过这段时间。我每天好不容易回到家以后，经常在晚上7:30的时候看着电视就睡着了。”

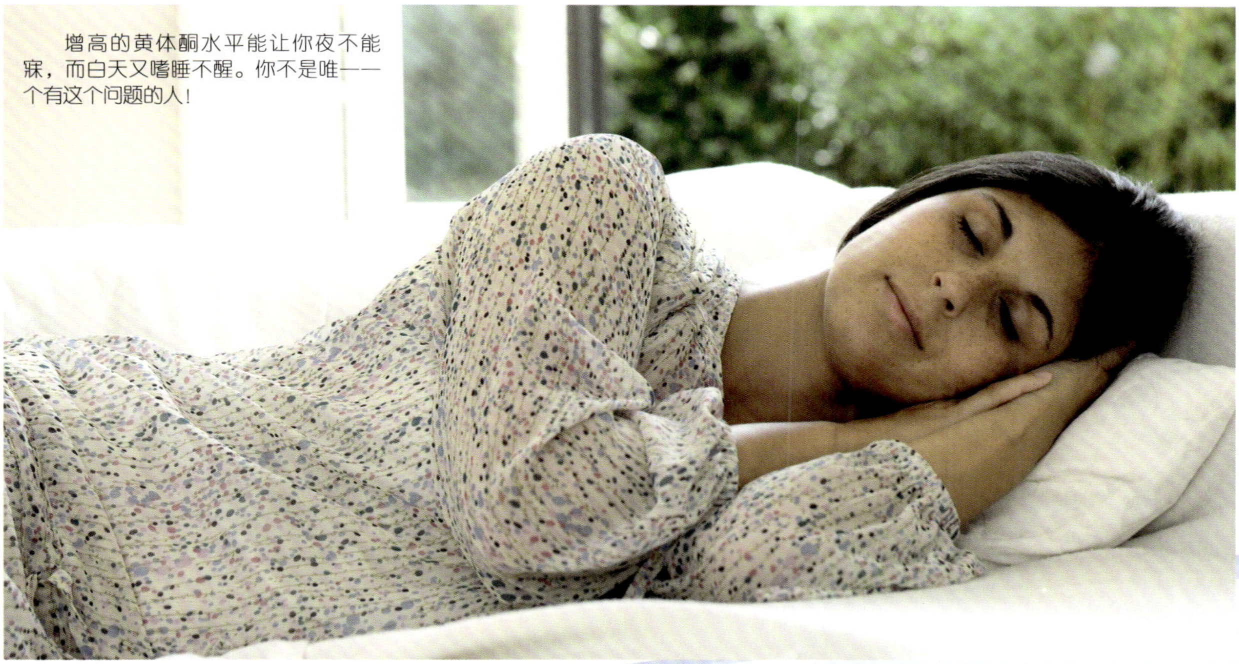

增高的黄体酮水平能让你夜不能寐，而白天又嗜睡不醒。你不是唯一一个有这个问题的人！

孕早期 孕中期 孕晚期

你的身体在第10周

第10周

*此时你的子宫有一个柚子那么大了——几乎能充满你的整个骨盆。

*怀孕期间做奇怪的梦很正常，而且会让你整晚无法安眠。

怀孕后当然应该关注肚子痛了，这种疼痛很正常，没什么可担心的。不过，要是出现了某些特殊的迹象，那就要当心了。

妊娠最初几周的疼痛

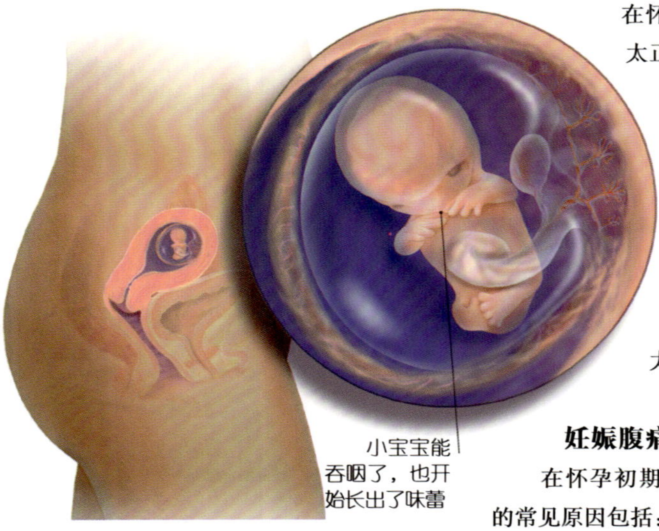

小宝宝能吞咽了，也开始长出了味蕾

在怀孕初期感到腹部疼痛太正常了，基本上都不是严重问题的征兆。怀着宝宝会给肌肉、血管、韧带和体内的其他器官带来很大的压力，因此你感到些许不适，尤其是腹部上方周围不太舒服很正常。

妊娠腹痛

在怀孕初期，一些引起腹部绞痛的常见原因包括：

●**韧带抻拉** 你可能会感到腹部一侧或双侧微痛，这是由于韧带被拉长，以便能够支撑你逐渐增大的子宫。这种疼痛可能会从妊娠初期一直持续到妊娠末期。坐下或躺下休息能缓解这种疼痛。感到疼痛的时候就舒服地休息一会儿，一般就能使疼痛得到缓解。

●**性高潮** 你可能会发现，在性高潮期间或过后会感到腹痛，有时还会伴有背痛，这可能是由于骨盆的血管充血造成的；也可能是因为你太紧张了：有人在怀孕期间做爱会感到紧张。这种情况在怀孕期间的任何时候都会发生。尽管你在正常的怀孕期间不必戒除性生活，但在做爱时应该轻柔而缓慢些。高潮过后轻轻地按摩一下背部也许有助于舒缓疼痛。然而，如果你腹痛且有少量出血、严重出血、发烧、畏冷、阴道分泌物、持续的压痛和疼痛，或者几分钟后腹痛的感觉仍未消失，那就应该赶快与医生联系。

疼痛会变得更加严重吗？

有些发生在孕早期的腹部绞痛是由宫外孕（见第44～45页）及早期流产（见第42～43页）引起的。如果你的症状符合上述各项中的任何一项，就应该立即与医生联系。假如你觉得自己是早期流产，那么就赶快躺下或坐下休息，尽量放松。

如果你出现了腹部绞痛并伴有严重的出血，赶快拨打急救电话或去离你最近的医院挂急诊。

宝宝在第10周

又过去了3个星期，宝宝的身体增大了一倍。

*他现在会吞咽和踢动了，主要器官已完全长成。他的外生殖器正在开始发育，几个星期后就能成型，能看出你肚子里是个儿子还是女儿了。宝宝更加细小的身体部分也长出来了，如手指甲和毛茸茸的胎发。

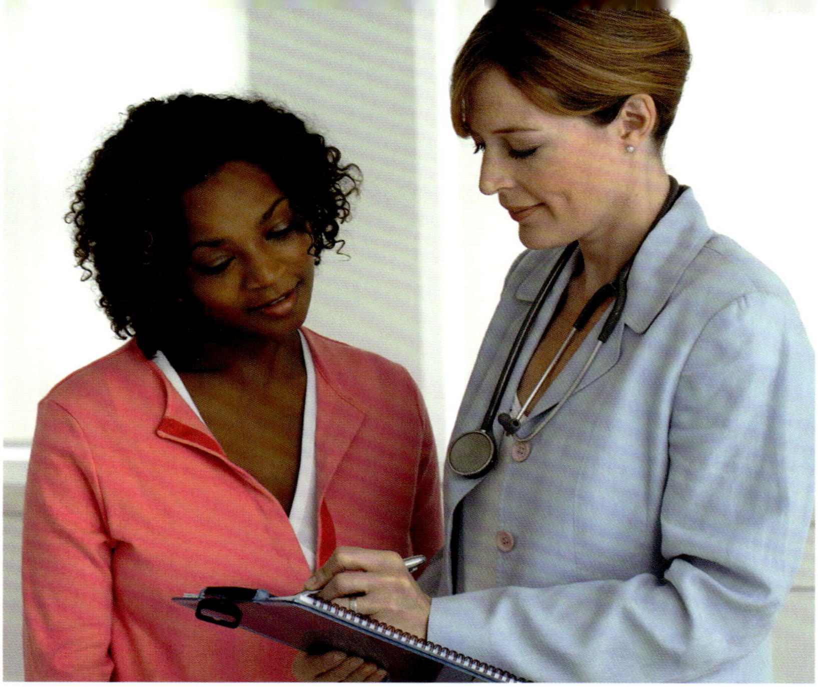

产检医生应该能帮你解决任何问题——有问题别不敢提，即使你觉得这些问题很傻也要问。你可能会得到双倍的问诊时间。

有条不紊的妈妈

一旦出现了令人不安的症状，就要马上去医院，请医生为你仔细检查。

“我已经遍览有关怀孕的各类书籍，对于怀孕期间可能出现的每种疼痛和不适都了如指掌，我希望这些问题都不要太严重。我知道我才刚刚怀孕，我敢肯定，等我做完第1次B超检查后，我就能稍稍安下一点心了！

我的下腹部有一种奇怪的剧痛，我知道这可能是某种正常的症状，如韧带拉伸什么的。但我也知道，这还可能是更为严重的问题，像尿路感染或宫外孕。

我做事的风格一向是有备无患，如果我真的感到担心，我就会去医院做检查，医生能把不好的情况提前排除，让我安心。”

最大限度地利用产检医生

怀孕以后你会发现，你去看医生的次数越来越多了。产检的次数取决于你的健康史、怀孕过程中是否出现并发症，以及是否有像高血压这类需要更多产前检查的情况。如果你过去曾经有过任何健康问题，或随着孕期的发展出现新的问题，你的产前检查次数可能会更多一些。

所以一旦知道自己怀孕了，最好立即去医院。如果你出现了某种让你感到不安的妊娠症状，或者仅仅是“感觉不对劲”，那么随时都可以去医院——安全总比遗憾要好。

产检医生每天都要接待很多准妈妈，因此为每个准妈妈做检查的时间约为10分钟左右。如果超过了这个时间，那么等待的时间就太长了。这也就是说，一定要充分利用与医生面对面的机会。以下是几个有用的窍门：

- 假如你有不止一个问题需要向医生咨询，那么就写一个“日程表”，一见到医生就给她看，或者告诉她你都写了什么，这样最重要的问题就能最先讨论了。
- 如果你确实觉得你的问题10分钟之内解决不了，那么就问问护士能否将问诊的时间延长一倍，医生有时候是能做到的。
- 如果你的问题反复发作或者是长期性的，那么尽量去找熟悉你和你的情况的医生，这样她就不必花费时间去了解你的病史，从而能够更为有效地利用问诊的时间了。

在产前检查最后，医生会给你进行一个小结，向你解释到下次产检之前会发生哪些正常的变化，以及有哪些需要引起注意的情况，对可能影响到你怀孕的生活方式（如均衡营养的重要性，避开烟、酒及药物等）提出建议。并和你讨论你可能需要考虑的可选择检查的利弊。

在和医生沟通的时候，要挑最重要、亟待了解的问题问。如果医生不能给你满意的答复，或者态度冷漠，你可以考虑换别的医生，你和你的宝宝理应得到更多的关注。

孕早期 孕中期 孕晚期

你的身体在第11周

第11周

*腿疼和烧心会让你白天坐立不安，晚上彻夜难眠。

*你的腹部将会出现一条由黑色素沉积形成的黑线，即所谓的黑线。

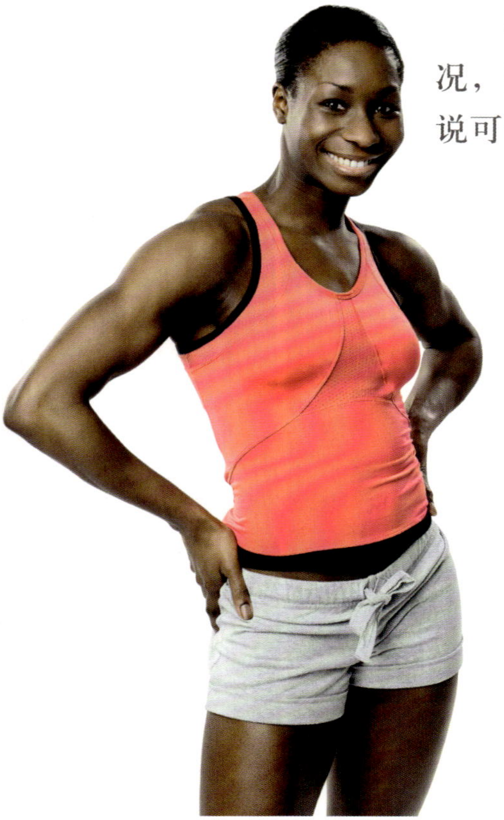

孕早期即将结束，如果你仍旧没怎么在意自己的健康状况，那么此时开始注意还为时不晚。经常锻炼对于准妈妈来说可谓好处多多。

保持健康

分娩的过程就好比跑马拉松——它需要毅力、决心以及注意力。在怀孕的数月内坚持锻炼身体可以为艰苦的分娩过程做好准备。

英国皇家妇产科学院表示，整个怀孕期间做负重练习能够缩短产程，减少分娩期并发症。负重练习可以是利用你自己身体的重量来做的练习，比如快走、慢跑或跳舞；也可以是使用负重器械或设备进行力量训练。如果你已经在进行负重练习了，那么在怀孕后最好继续坚持做下去，不过首先要和医生商议一下。假如你是怀孕后才开始锻炼的，那么就要问问医生，哪些锻炼项目是安全的。你若是参加了一个健身班的话，一定要告诉教练你怀孕了。

保持健康的其他理由

此时你的腹部可能还没有开始隆起，不过你的身材很快就将不似以往那般苗条了。尽管你知道造成身材走样的原因是令人愉悦的，但眼睁睁地看着自己的身体增大到了前所未有的尺码还是不免让人心情沮丧。坚持锻炼能使你不至于那么自卑，还能帮助你在产后较快地甩掉多余的体重。此外，一些研究表明，妈妈在怀孕期间坚持锻炼的孩子，以后在自己生孩子时的表现可能比那些妈妈在怀孕期间没有锻炼的孩子要强。

如果这些理由还不能打动你，那么锻炼还有一个好处，那就是能使你的心血管更强韧，这样你就不那么容易疲劳了——对于怀孕的你来说这的确是件好事。锻炼还能帮你对抗压力，使你晚上睡得更安稳（参见第56～57页，了解更多适合怀孕期间进行的运动项目以及如何安全地进行锻炼。）你还等什么呢?

小贴士：骨盆底肌肉练习有助于防止今后出现压力性尿失禁，还能确保宝宝出生后你性生活的质量像以前一样高，因此这些运动常被称为“性运动”。

宝宝在第11周

宝宝此时的身长已经有4厘米了，从牙蕾到脚趾甲，他身体的各个部分都已长全。

*他现在整天伸腰踢腿，没完没了。他的动作轻柔似水，假如你能看到他的话，会以为他在跳水上芭蕾。他的手指和脚趾也已经完全分开了。他现在的主要任务就是长得更大更壮，要一直长到在离开你的子宫以后能继续生存。

做普拉提的益处

在普拉提课上，腹部和骨盆底肌肉（见下面）被称为“稳固核心”。怀孕会削弱这部分肌肉的力量，使体态变得难看，，还会造成背部疼痛。对于怀孕的女性来说，练习普拉提十分有用，很多女性通过这项运动强化了“稳固核心”的肌肉。普拉提的部分动作是要四肢着地来完成的，这个姿势能减少背部和骨盆承受的压力。滑墙动作能够强健“稳固核心”的肌肉，还能提高臀部的灵活性，因此在怀孕期间值得去练一练普拉提。

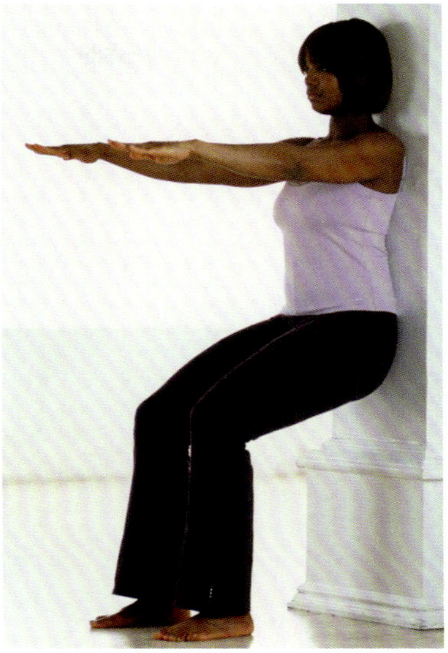

背部紧贴墙壁，双脚分开与髋部同宽。屈膝时抬起手臂，身体沿墙面轻轻向下滑动，尽可能多向下滑动一段距离，然后再向上滑动。

你的骨盆底

你的骨盆底肌肉位于两腿之间，呈宽宽的吊索状，从耻骨一直延伸到脊柱末端。怀孕后，这些肌肉要承受很大的压力，会变得软弱无力，并从怀孕第12周起开始拉长，你生完宝宝后，压力性尿失禁（大笑、咳嗽、打喷嚏或运动时，尿液就会流出）的概率就会增加。为了增强这些重要肌肉的力量，试试下面这些运动：

●一只手放在腹部，另一只手放在一侧肩膀上，像平时一样呼吸4～5次。

●你会发现，放在腹部的手上下起伏的幅度要比放在肩膀上的那只手大。倘若不是这样，那就让肩膀保持不动，但不要迫使腹部运动——这一切都应该是自然而然发生的。

●一旦你掌握了这个动作，那么在呼气的时候轻轻地收紧“下面”。

●接下来，在正常呼吸的同时保持肌肉收缩状态几秒钟。

●你会感到下腹部的肌肉缩紧了——这不成问题。但如果你肚脐上方的肌肉缩紧了的话，就说明你练得过头了！

●当你完成了以上所有的动作后，再从头开始重新做。

在保持正常呼吸的情况下，你应该能使骨盆底肌肉保持收缩的状态10秒钟。如果你没控制好呼吸，那就停下来重新开始。这个运动每天做3次，每次至少做8遍。

活力妈妈

如果你经常运动，那么当你发现以后得做“温柔”一点的运动时会感到很惊讶。

“我喜欢泡在健身房里不出来，怀孕前，我每周下班后至少要去健身房5次。我做负重练习、有氧健身以及自行车健身运动。你说还有什么运动项目吧——我都会试试的。

但是在妊娠头3个月，我感到难以置信的疲劳。我无法再像以前那样坚持健身了，因为下班以后我只想回家倒在床上。

放弃锻炼让我感到很内疚，并且开始为要增加多少体重而头疼。我把这些都跟医生说了，她说尽管我以往的运动强度对于现在的我来说大了些，但也没有必要彻底放弃锻炼。因此我现在开始做一些比较柔和的运动了，像游泳、瑜伽以及长时间的散步什么的。我感觉棒极了，我已经准备好迎接接下来的几个月了！”

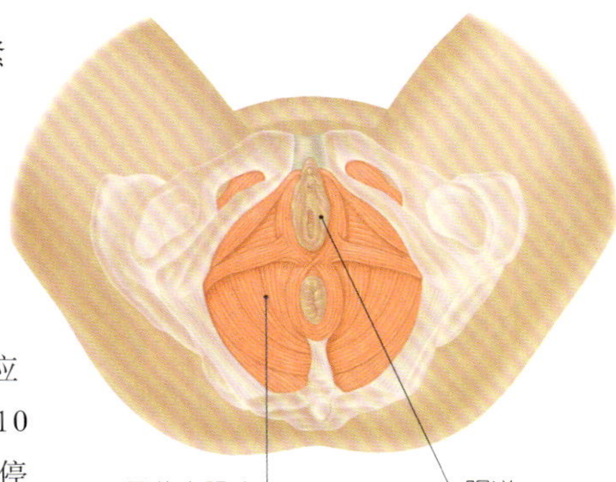

你的骨盆底肌肉就像一根吊索或者说吊带的样子，从前部延伸至后部。在怀孕期间，这些肌肉被拉长，会引起压力性尿失禁。

孕早期的B超检查

孕早期B超对于大多数准妈妈来说都不是必需的。但如果你有过流产史、接受过不孕治疗，或出现出血、肚子疼等情况，医生可能会让你在怀孕6～11周之间做一次B超检查。

怎么做孕早期B超检查

B超检查通常是经腹部进行扫描的，但有时也会经阴道进行扫描。进行腹式扫描时，医务人员会让你躺在诊断床上，露出肚子来，B超操作人员先把一种凉凉的胶状体（可以促进声波的传导）抹在你的腹部。然后，在你的肚子上来回滑动传感器（它看起来有一点像电话听筒）来发射声波。最后，计算机将反射回来的声波转化为电视监控器上的图像，宝宝就会呈现在你眼前了！

目前，怀孕前3个月的B超有可能使用一种特别的探头，通过阴道进行。这种方法可能会让你感到有点不舒服，但在怀孕早期，它可以提供比腹式扫描更好的图像，在诊断宫外孕及胚胎畸形方面也非常有效。

如果你在孕早期进行腹式超声波扫描，医生可能会让你提前喝几杯水，使你的膀胱膨胀起来，但这可能会令你感到非常的不舒服。如果你担心因为检查前不能成功憋尿而耽误了检查，你可以适当喝点碳酸饮料。有些准妈妈说，喝水后多走动也会有帮助。

绒毛活检

绒毛是胎盘上的微小突起，揭示了宝宝的染色体组型。做绒毛活检时要提取绒毛样本，用以检测宝宝是否患有染色体异常，如唐氏综合征。在决定做这个检查之前，你可以充分考虑它的利弊。这个检查可以用以下方法来做：

- **经腹部的绒毛活检** 会先给你做个局部麻醉，然后将针头从腹部刺入你的子宫，直达胎盘。
- **经宫颈的绒毛活检** 医生会将一把精巧的钳子或一根管子从你阴道和子宫颈伸入你的子宫。你可能需要等上2～3周才能知道绒毛活检的结果。

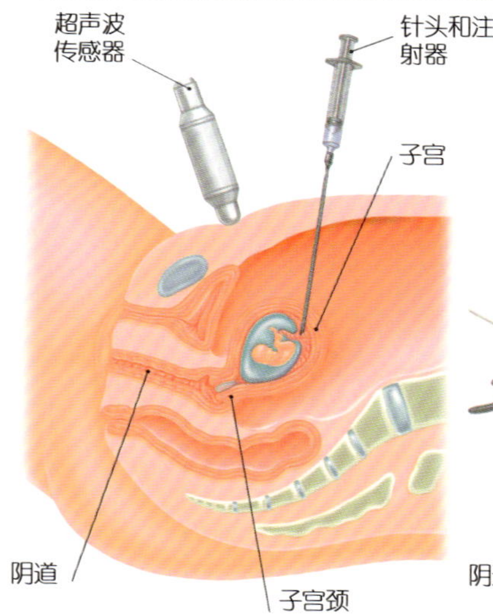

经腹部的绒毛活检的程序

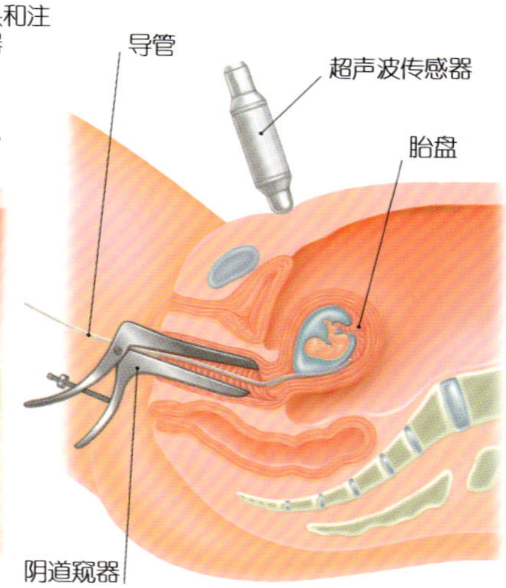

宫颈的绒毛活检的程序

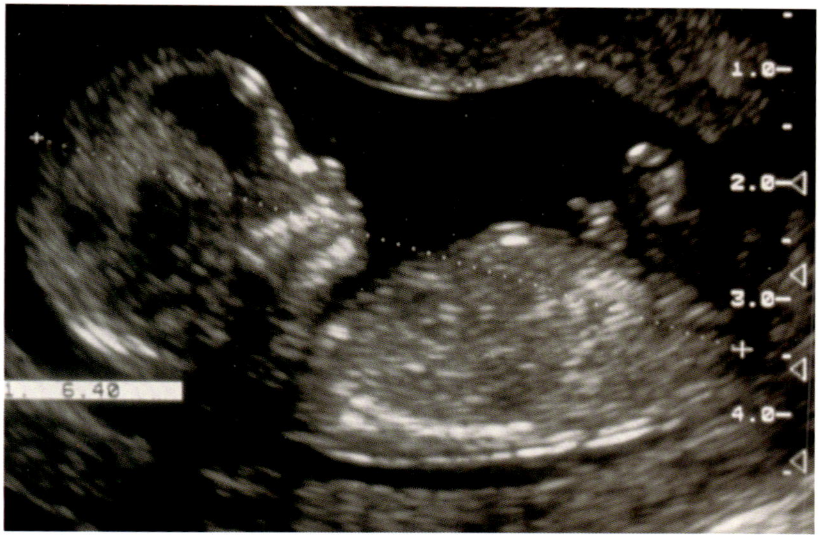

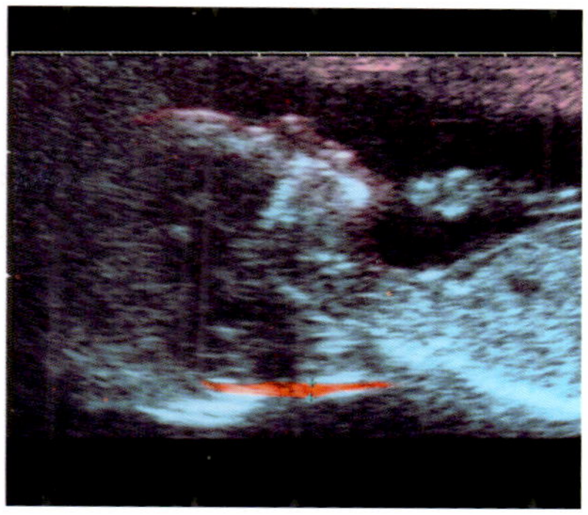

这个胎儿的颈褶（红色部分）窄且清晰。其褶皱的透明度比较高，因此这个宝宝患唐氏综合征的概率很高。

在怀孕的第12周，超声波扫描清晰地显示出了胚胎的轮廓和部分身体（左图）。

颈后透明带B超检查

颈后透明带扫描检查能检测出宝宝是否可能患有唐氏综合征。颈后透明带指的是宝宝后颈部皮肤下面积聚的液体，所有的宝宝都有这种液体，但患有唐氏综合征的宝宝这种液体的量很多。

检查结果能说明什么?

颈后透明带扫描检查无法确切地说明宝宝是否感染了唐氏综合征，但能帮你决定要不要做进一步的检查，如绒毛活检（见上页）或羊水穿刺（见第147页）。颈后透明带扫描检查必须在妊娠11～13周零6天时做。一般采取的都是经腹部的检查方式，但是如果有要求的话，偶尔也会采用阴道扫描，这样能够看得更清晰。

要精确地知道你怀孕的日期，超声波检验师会测量宝宝从头顶至脊柱末端的长度以及颈后透明带的宽度。正常情况下，颈后透明带在怀孕11周前后的宽度为不超过2毫米，在13周零6天时不超过2.8毫米。颈后透明带的宽度大于3毫米为异常。颈后透明带越宽，宝宝患上唐氏综合征和其他染色体异常的概率也就越高。

扫描检查的结果要与你的年龄综合起来确定你此次怀孕的风险，这个值可能会比平均值（即与你同龄的女性总的风险率）要高，也可能会低。扫描检查结束后马上就能出结果。

大部分被认定为极有可能（不超过1/150）患唐氏综合征的宝宝最后都很正常。即便你的宝宝患此病症的概率为1/5，他仍旧有4/5的机会不会患病。唯一能确认你的宝宝患有唐氏综合征或其他染色体异常的方法是，做绒毛活检检查或羊水穿刺。

要下决心接受深入体内的检查很难，不过你不用马上就做决定。有时候，筛查会误将正常的宝宝诊断为极易患唐氏综合征，这叫做假阳性。将颈后透明带扫描检查与血液检查结合起来（称为联合检查）能得出更为精确的结果。中国一般对唐氏综合征高危人群建议做颈后透明带扫描，如大于35岁的高龄孕妇、以前分娩过唐氏儿或有分娩唐氏儿家族史的孕妇等。通常在大医院(三甲医院)或大的专科妇产医院都可以做颈后透明带扫描。

75% 患有唐氏综合征的宝宝会通过颈后透明带扫描被检查出来，还有5%的是假阳性，这也就是说，每20个准妈妈中就有1个被误诊为宝宝极易患有唐氏综合征。

你的身体在第12周

第12周

*幸运的话，从这周开始你会渐渐地不再感到恶心了，很快就会感觉精力充沛。

*差不多就在这个阶段，你变化不定的激素开始稳定下来。

假如你已经超过35岁了，你可能很想知道自己的年龄会对怀孕产生怎样的影响。好的一面是，绝大部分在这个年纪怀孕的女性都平安无恙，宝宝健康。

高龄孕妇关心的问题

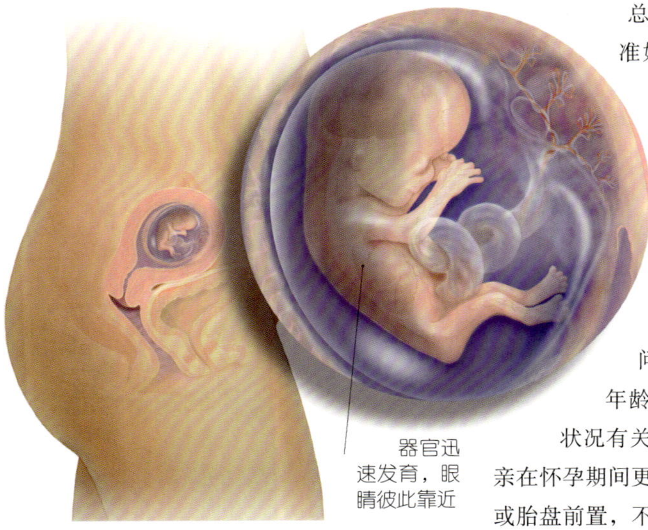

器官迅速发育，眼睛彼此靠近

总的来说，35岁以上的准妈妈面临的风险大得惊人。不少最新的研究表明，健康的女性不孕的概率很低，即使是年过35岁才怀孕，患有某种并发症的概率也相应较高，但仍旧不至于不孕。怀孕的问题似乎不仅关乎你的年龄，也与你怀孕前的健康状况有关。有证据显示，高龄母亲在怀孕期间更易患上糖尿病、高血压或胎盘前置，不过准妈妈和宝宝通常都能应付得很好。而且尽管高龄母亲胎死宫内的风险也要高些，但这个比率却非常非常低。

现代的产科医院能处理好高龄妈妈的并发症。要积极地与为你做产前护理的医生和护士配合。比如说，假如你患有糖尿病，就应控制自己的饮食，这样你就能降低你和宝宝出现各种问题的风险。在英国，年过35岁怀孕的女性接受引产、产钳助产和剖宫产的比率越来越高，但是出现这种情况的确切原因尚不清楚，有可能是因为产科医生在高龄妈妈分娩的过程中进行了更多的干预。

基因缺陷

你的年龄越大，你的宝宝出现基因缺陷（如患上唐氏综合征）的概率也就越高。比如，英国国家卫生服务体系2007年的数据显示，女性在20～30岁之间怀孕，其宝宝患唐氏综合征的概率是1/1500；在35～40岁之间怀孕，这个概率就上升至1/270，而如果超过了45岁才怀孕，宝宝患唐氏综合征的概率就会达到1/50。假如你怀孕时已经是40岁左右，那就绝对应该考虑做基因检测了，因为在这个年纪怀孕，宝宝出现基因问题的可能性大大增加。由于基因异常是造成流产的最为常见的原因，因此怀孕时年龄越大，流产的发生率也就越高。

不管你年纪多大，只要你考虑要宝宝，那就应该事先找医生给你做个孕前检查。医生会给你和你的爱人做一次细致的体检，还会了解一下你俩的家族病史，从而甄别出可能会影响你或宝宝健康的因素。

宝宝在第12周

现在宝宝的组织和器官开始迅速地发育并成熟。

*首先是宝宝的面部，先前在他的头部两侧长出的眼睛开始彼此靠近，耳朵也已经基本就位。他的肠子最初只是脐带里的一大团肿胀物，此时将开始向腹腔内移动。

胎盘的作用

胎盘形成于子宫内膜上。受精后大约10周左右，胎盘完全长成，有两根动脉和一根静脉。你血液中的氧和营养物质通过胎盘被输送到宝宝的血液中；而宝宝的血液携带着废物和二氧化碳通过静脉流回胎盘，并通过胎盘排出。尽管你和宝宝的血液循环是相通的，却并不直接相连。

胎盘的另一个功能是制造激素，如雌激素和黄体酮。在你怀孕期间，这些激素能帮助宝宝生长、发育，并使你的身体发生诸多变化。

胎盘还能保护宝宝不受感染、不受有害物质的伤害。此外，胎盘宽大的表面以及里面的血液很好地分散了热量，帮助控制宝宝的体温。

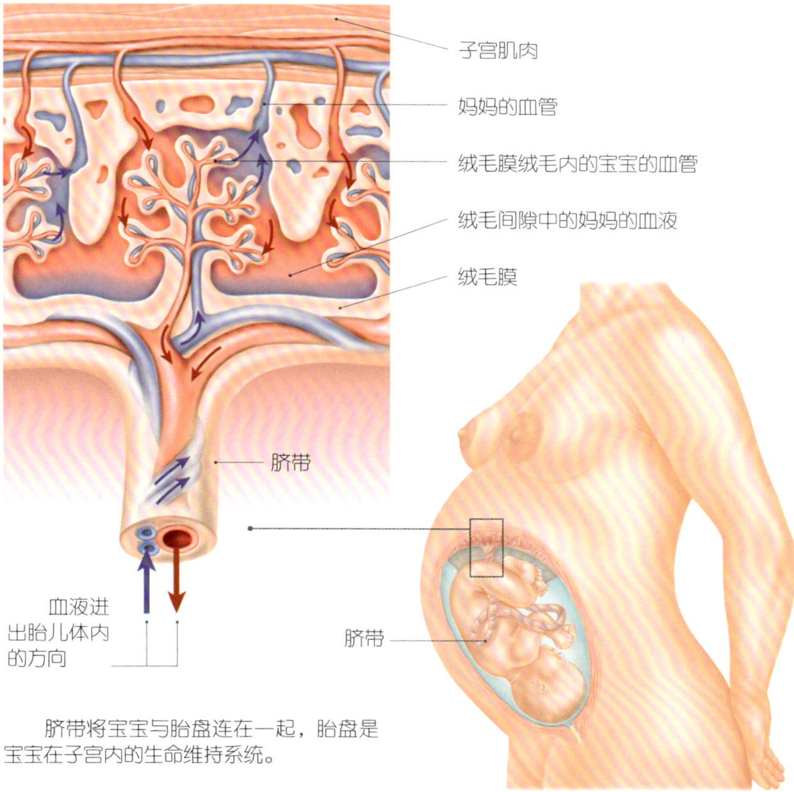

脐带将宝宝与胎盘连在一起，胎盘是宝宝在子宫内的生命维持系统。

胎儿发育

宝宝在本周内最显著的发育变化是：出现反射作用。宝宝的手指很快就能开始开合，脚趾会弯曲，眼部肌肉会收缩，嘴也开始做吮吸的动作了。事实上，你要是用手指轻戳自己的腹部，宝宝就会动一动来回应你，只是你也许感觉不到他在动。

宝宝的肠子长得很快，已经长进了脐带里，大约从这周开始向他的腹腔内移动。他的肾脏也在发育，已经开始将尿液输送进他的膀胱。

与此同时，宝宝的神经细胞正在迅速增多。在他的大脑中，突触（即两个神经细胞的连接点）也在快速地形成。他的脸部已经完全长成：双眼位于头的前部，耳朵基本上是在正常的地方了。此时，从宝宝的头顶到臀部的长度超过了5.5厘米，相当于一个酸橙的大小，重量为14克。

现在，医生能在你的下腹部摸到子宫顶部（即子宫底）了，就在耻骨上方。你可能已经开始穿孕妇装了，如果这次不是你初次怀孕，那么你穿孕妇装的时间就会更早。不过，即便你的身材依然没有太大的变化，还用不着穿孕妇装的话，那么你肯定已经注意到自己的腰正在变粗，而且更喜欢穿那些宽松、不那么拘束的衣服。现在你可能会发现，当身体不适的感觉消失时，你的食欲也恢复了。

孕早期 孕中期 孕晚期

你的身体在第13周

第13周

*幸运的话，你会发现你的性欲在这周逐渐恢复。

*你的乳房可能已经开始分泌初乳，这是宝宝出生后的第一顿营养餐。

此时你即将进入孕中期，你可能很快就会发现，你的精力正在恢复到正常水平。不要辜负了重新恢复的精力，去做做运动吧，不过也别忘记了休息。

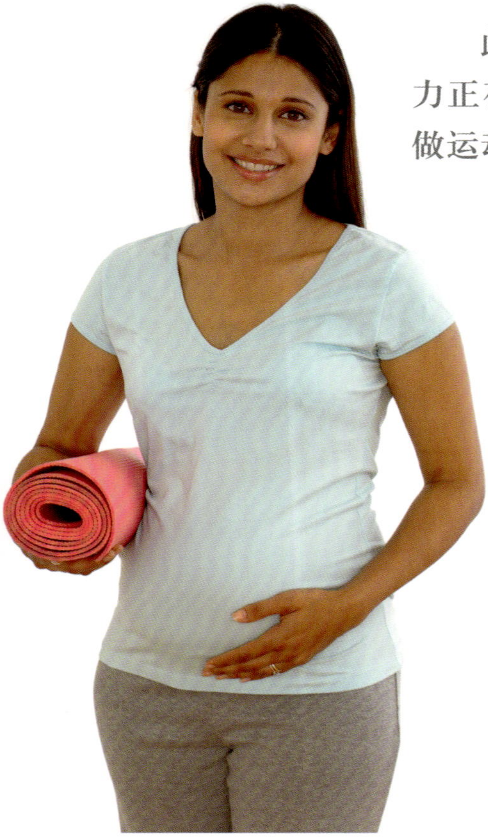

感觉好些了吗

在孕早期行将结束之时，你有望告别恶心、呕吐最严重的阶段。一旦不再感到恶心，你甚至可能会觉得饥饿难耐。到了怀孕的第16周，你的体重可能已经增加了4.5千克，而到了第22周，你的体重每个星期就会增加225克左右。你可能还会注意到，你突然想吃奇怪而美味的食物，那么尽管去满足你活跃的味觉和嗅觉好了！现在不是担心体重的时候。要吃健康食品，特别是在你感到饥饿的时候，但是不要控制食量——要知道，体重的逐步增加是正常怀孕的一个积极的信号。所以，何不约上个朋友共进午餐，边吃边好好聊聊呢？

运动与休息

你的精力已经恢复，正好利用这个时机来健身，并为即将到来的分娩和带孩子做好身体上的准备。瑜伽（见第59页）和普拉提（见第57页）有助于缓解背部和骨盆的疼痛，而且到了妊娠末期，甚至还能帮助调整宝宝的胎位，为分娩做准备。生完宝宝后有规律地做一些舒缓的运动还能让你更容易地恢复身材。关于健身方面的窍门和注意事项，请参阅第56～57页和第134页。

虽然你很快就会开始感到精神振作，但也要保证一定的休息时间。无论是身体的还是精神的健康，此时都同等重要，所以一有机会就休息一下吧，能打个瞌睡就更好了。如果你的脚又疼又肿，那就奢侈一回，洗个长长的泡泡浴，然后用你最喜欢的保湿乳液或脚跟龟裂膏按摩一下双脚。

关键时刻

在孕中期，最为激动人心的时刻之一是能感觉到宝宝在动了。大多数女性在首次怀孕的时候，都会在怀孕的第16～20周时注意到这种“胎动”，也就是在你的下腹部能感到宝宝在扭动。

在此期间，你还要做一个胎儿异常扫描——做这项产前检查是要筛查各种先天缺陷（见第156～157页）。

宝宝在第13周

令人惊叹的是，尽管宝宝此时仍然很小，却已经有指纹了。

*宝宝此时已有7～8厘米长，体重将近23克重。你用手指轻戳肚子的时候，他可能会开始四处翻拱（是在寻找乳头）。如果你怀的是个女孩，那么此时她的卵巢中已经有了大约两百万颗卵子，但是到她出生时，卵子的数量就只剩下一半了。

感觉好极了

随着怀孕初期那种疲惫感的消失，你可能会感到性欲又恢复了，你的爱人对此当然会感到高兴。实际上，有的女性发现自己的性欲在孕中期十分旺盛。不过，不管是在妊娠的哪个阶段，每个女性的感觉和夫妻双方的性活跃度都有很大的差别。

与此同时，你怀孕的身体也不断地勾起他的欲望——他可能会觉得你愈加丰满的乳房和柔美的身体曲线令他无法抗拒，何不穿上一身崭新的性感内衣，为你俩的肌肤之亲增添一些情趣呢？或者跟你的爱人策划一个浪漫的夜晚——赶在你们成为爸爸妈妈之前，去剧场、电影院、你们最喜欢的餐馆或其他任何一个你们愿意共度良宵的地方！倘若由于种种原因你无法出门，那就让你的爱人为你俩做一顿晚餐，或者把你们的卧室布置成一个浪漫的私密空间，点燃几支蜡烛，再放上一曲轻柔的音乐。关掉手机，把所有与工作有关的东西都收起来。

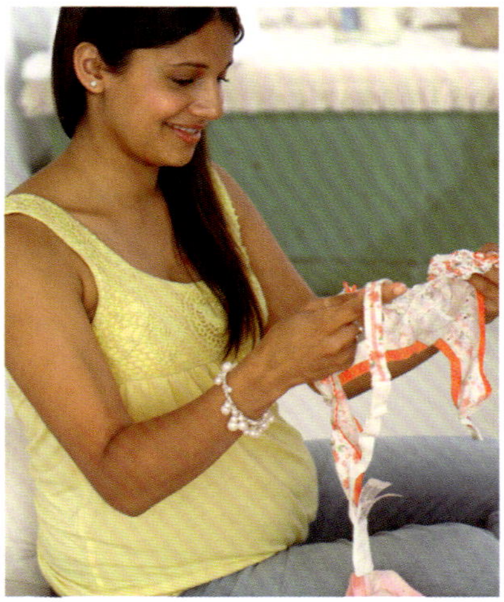

孕妇文胸不仅具有相应的功能，款式和花色也是多种多样，你能够买到几件非常不错的孕妇文胸。

购物

最后要注意的一点是，需要购买一些孕期装备了。尽管很多女性在怀孕第13周时“将就”着穿原来的衣服，但很快就得买几件孕妇装了。由于输乳管的增多，你的乳房也变大了，因此你应该定期更换合适的孕妇文胸（见第92页）。

如果你双脚肿胀，那么最好买一双比你以前穿的大一号的鞋。你的身体越来越重，所以还是穿平跟鞋吧。日渐隆起的腹部改变了你身体的重心，穿高跟鞋时保持平衡变得更难了。

爸爸妈妈问……

我现在怀孕13周了，是不是已经不再有流产的危险了？

在有案可查的妊娠中，约有15%以流产告终。98%左右的流产是在怀孕的前13周内发生的，但偶尔也会有流产发生在13周以后。

流产是由什么引起的呢？

在孕早期，可能至少有一半的流产是由染色体异常造成的，染色体异常会影响宝宝的正常发育。在这段时间之后（即怀孕20周后），流产的发生可能是由于某种感染，或者是子宫或者是胎盘异常引起的，要不就是因为子宫颈强度不够，无法在宝宝出生前使子宫紧密闭合。

听说有些检查会引起流产，真是这样吗？

不幸的是，有两项用于检测宝宝是否正常的检查——羊水穿刺（见第147页）和绒毛活检（见第136页）——会造成流产。在做羊水穿刺的女性中，约有1%会发生流产，而绒毛活检引起的流产率为1%～2%。跟医生商量一下做这两项检查的危险性以及你对它们的看法，再决定要不要做。

双胞胎和多胞胎

怀一个宝宝的准妈妈整个孕期一般只需做两三次常规B超检查。如果你怀的是双胞胎或多胞胎，则可能需要多做几次其他的超声扫描，以监测宝宝们的健康和发育情况。

给双胞胎做B超扫描不像给一个宝宝做扫描那样容易，因为双胞胎宝宝中，常常出现一个在另一个后面的现象，可能导致B超医师看不清楚。如果其中一个宝宝的头在你的骨盆下面，医生也许就无法测量。

虽然观察发育的B超扫描不能确切地告诉你宝宝有多大，但隔一段时间量一量，还是能大致了解他们是否发育正常。有时候通过屏幕，你会很容易看到一个宝宝的头或肚子比另一个大。只要每次做扫描时，他们都比上次发育得更好，羊水和活动也都正常，就说明宝宝们的情况应该不错。

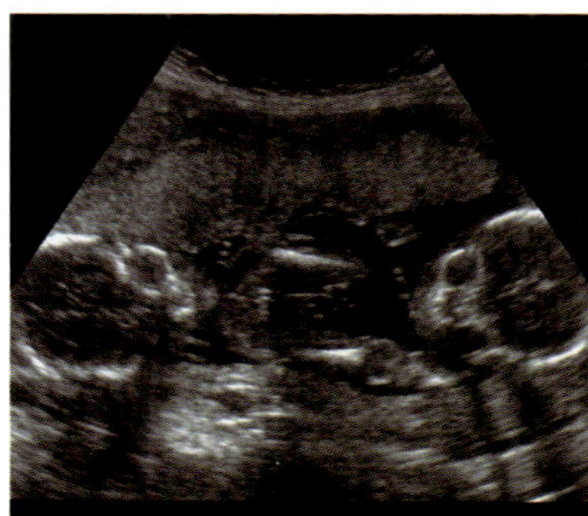

孕中期

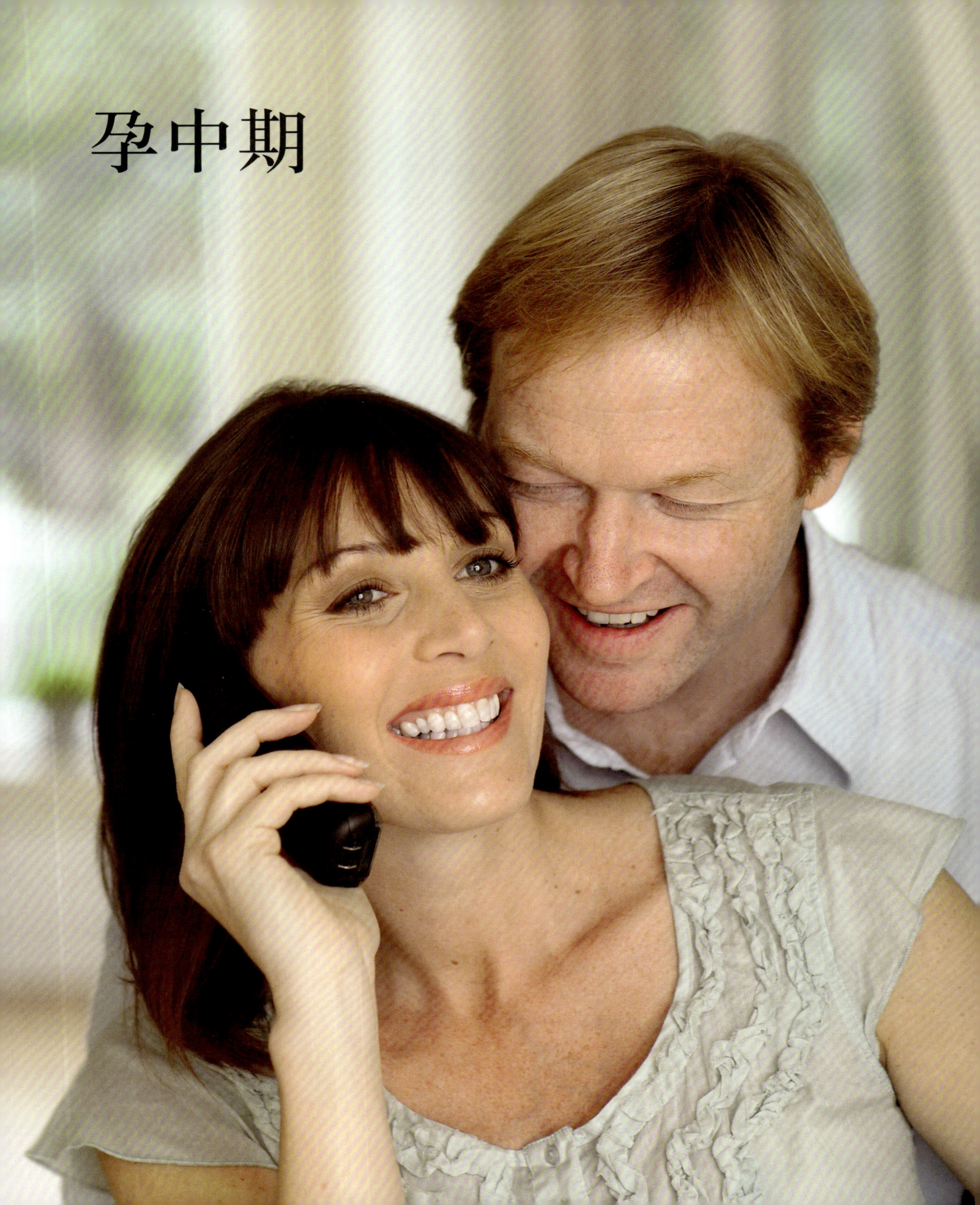

你生命中的重要时光

孕中期是一段激动人心的时光。此时再也不会恶心、呕吐，也不用担心流产的问题了，因此大部分准妈妈会感到精力旺盛，而且腹部渐渐隆起也让她们兴奋不已。为什么不买几件新衣服犒劳自己一下，或者干脆休几天假呢？

充分利用这段时光

大多数女性都觉得孕中期是整个孕期最轻松的一段时间。她们可以舒舒服服地睡个好觉，腹部还不是太大，不至于妨碍她们的活动。此时还能轻松自如地活动，也不用担心宝宝可能会在预产期之前出生。那么，充分利用这段时间做做强度不太大的运动（见第57页）吧，或者还可以安排一次旅行。你还可能会注意到，随着恶心和乏力的感觉消失，你的性欲也有了显著的提高，精力也更加旺盛了！

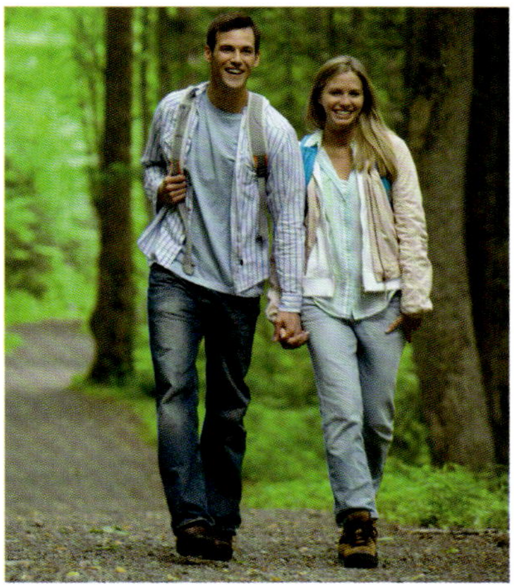

怀孕的这一阶段可能是你感觉最好的时期，你会期待宝宝的出生。

日渐隆起的腹部

在孕中期的初期，你的子宫已经大到能让人看出你怀孕了，不过你的宝宝仍旧很小，大约只相当于半根香蕉。

在接下来的几个星期里，宝宝会长出毛发——不只是头发和眉毛，而是全身都会长出毛发，且都是茸毛，这叫做胎毛。他的部分肌肉也开始发挥作用了——他很快就会抓、皱眉、做鬼脸，还会吮吸大拇指。

从妊娠第17周开始，宝宝的眼睛不再向两边看，而是开始向前看了。有弹性的软骨将要开始变硬，形成骨骼，最终将会发育成他的骨架。到了第18周，他就有了触觉和听觉。一致的观点认为，此时他能听到的是你的心跳声和消化系统发出的声音，但很快他就能听到子宫外面传来的声音了，还能分辨出你的说话声。

当整个孕程过去一半的时候，宝宝开始迅速地长大。到了第21周，宝宝从头顶到脚跟的长度将会达到27厘米左右，他的眉毛和眼睑已经完全长成，手指甲已经覆盖了整个指尖，像个真正的小宝宝的样子了。

在第24周的时候，宝宝就能“存活”了，这也就是说，如果他此时出生，虽然尚未足月，但若是加以特别护理的话，也能活下来。到了第26周，他的眼睛就能睁开了。到第7个月末的时候，他对声音的反应越来越强。到了孕晚期，也就是妊娠最后3个月时，宝宝真正开始成长了，将会填满子宫内的全部空间。

活力妈妈

大多数女性在孕中期感受到了宝宝的快速成长。

“对于我来说，妊娠头3个月简直就是一场噩梦，我整天恶心、呕吐，还疲惫不堪。我觉得我有生以来从未这么难受过。不过，当我进入妊娠中期3个月时，一切都变得好多了，真是不错。我不再感到恶心，疲倦乏力的感觉消失了，而且我又能像以前那样定期锻炼了。我每天都去游泳或者散步。我正在享受怀孕的美好时光！”

第14周

你的身体在第14周

*有的女性仍旧会感到恶心。如果你这个症状依然很严重，就要去向医生咨询一下。

*你可能会发现，你的头发变得更加富有光泽，也更加浓密了。

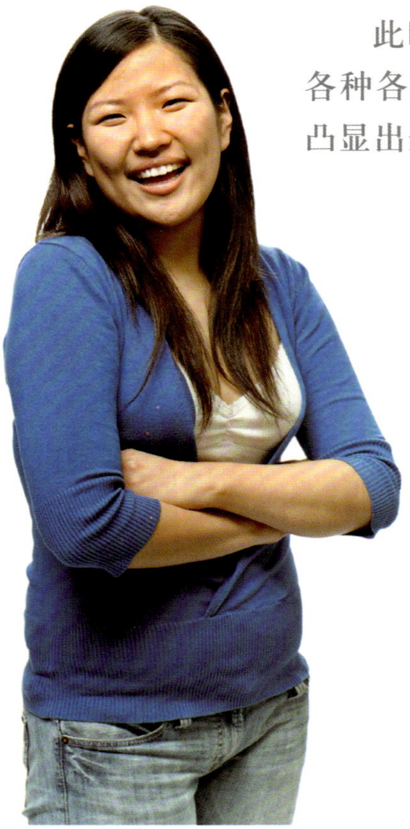

此时，你的宝宝开始像个真正的人的样子了，还会做出各种各样的面部表情。与此同时，你的子宫开始从子宫上方凸显出来——证实了你的宝宝正在成长。

宝宝是如何成长的

此时你已怀孕14周了，宝宝身体的各个部分都在发育成形，他开始像个真正的人的样子了。现在，宝宝大约像一只柠檬那么大，体重在过去的一周里增加了将近一倍。在这个时候，宝宝的身体比头部长得快，脖子开始变得像个真正的脖子了。到这个周末，宝宝的胳膊将长成，这样就能和身体的其他部分成比例了。不过，他的腿还需要再长一些。

此时，宝宝的皮肤异常敏感，浑身上下开始长出绒毛，这种绒毛叫做胎毛，在出生前会消失。尽管他开始长出眉毛，头顶上开始长出头发，不过在出生时，眉毛和头发的质地都会改变。他的牙床上有了牙槽，20颗乳牙将会从这里长出。虽然他在出生前还不能发出任何声音，但是已经长出了小小的声带。在大脑发出的脉冲的作用下，宝宝能做出一个又一个表情，证明他的面部肌肉发育良好。他会斜眼看、皱眉，还会做鬼脸。虽然此时你还感觉不到他微弱的拳打脚踢，但他的手脚已经有大约1.25厘米长了，而且非常灵活好动。他的手指甲开始长出，会做抓的动作了。如果做个超声波扫描的话，你也许还能看到他吮吸自己的大拇指。

宝宝的器官

很重要的一点是，宝宝的肝脏在这一周开始分泌胆汁了，这表明他的肝脏正常地发挥着自己的作用。宝宝的脾脏也开始辅助制造红细胞了，肠子已经从脐带里移动到腹腔中，消化道的肌肉开始收缩。他的肾脏开始制造尿液，他把这些尿液排泄到包围着他的羊水里——在出生之前他会一直这么做。

最后需要注意的一点是，宝宝的生殖器官开始呈现出男性或女性的特征了，不过在做B超检查的时候还看不出来。

宝宝在第14周

在这一周，宝宝薄薄的皮肤上开始长满了胎毛。

*如果宝宝不是早产，那么在他出生时这层茸毛就会消失。此时他会抓、会斜眼看、会皱眉，还会做鬼脸了。他甚至还可能会吮吸大拇指。他的动作可能是在大脑脉冲的作用下做出来的。此时，宝宝从头顶到臀部的长度大约有8厘米，体重为43克。

宝宝是如何变化的

子宫的顶部此刻已探出了耻骨，因此你的腹部也就被顶出来了一点儿。开始显怀确实让人激动不已，因为你和你的爱人真真切切地“看”到了你们一直都在期待的宝宝的存在。花一点儿时间来做计划，做做白日梦，享受这个神奇的时刻吧！时不时有点担心也是正常的，不过还是要集中精力照顾好你和你的宝宝。

宝宝还有好几个月才会出生，但是你的乳房已经开始分泌初乳了，这是宝宝来到这个世界上以后马上就会享用的第一餐。即使你的乳房很小或乳头内陷，你要是想采用母乳喂养的话也还是可以做到的。

怀孕以后，你的免疫力会略微有所下降，因此你可能已经注意到，最近咳嗽和感冒的次数比以往多了一些。尽管这些小病很讨厌，却不会伤害你的宝宝。

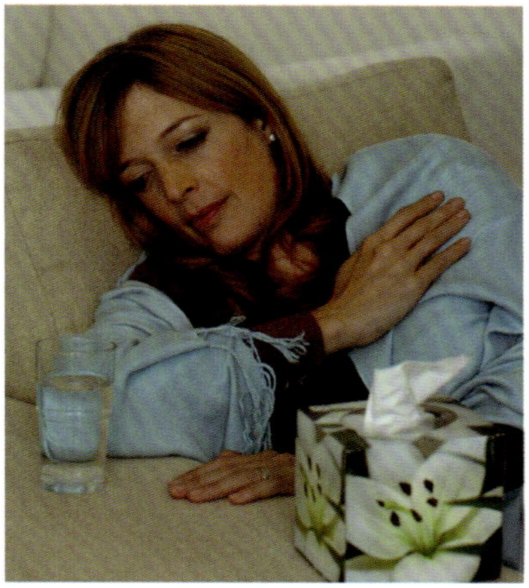

怀孕对你的免疫系统是一个挑战，所以你会发现自己咳嗽和感冒的次数比以往多了。

爸爸妈妈问……

我的手脚为什么总是热的？

怀孕以后手脚比过去热是很正常的，很多女性甚至说她们的手脚特别热，这可能是由于怀孕期间体内激素发生变化以及流向皮肤的血液增多。别害怕，你可以试试下面这些方法，也许会有所帮助：

●往足浴盆中注满温水或稍凉一点儿的水，把脚泡进去。

●买一台电池驱动的迷你电风扇，无论去哪都随身携带着。

●穿天然材料制成的衣服和鞋，这样皮肤就能自由呼吸了。

●在水龙头下用冷水冲洗双手和手腕，使你脉搏跳动的部位冷却下来，再用一块湿凉的毛巾敷在前额和后颈上——这样做能帮你快些降温。

爸爸手记……

准爸爸，你家最近发生的变化将会让你的生活来个180度的大转弯，不过到目前为止关于宝宝你知道多少呢？做做下面的小测验吧，看看你对于宝宝的事情了解多少，以及还需学习哪些有关生活和如何当爸爸的事。

1 宝宝在半夜哭闹，应该让他哭多久再把他抱起来？

(a) 不到1分钟
(b) 5至10分钟
(c) 10至15分钟
(d) 直到他停止哭闹以后

2 新生婴儿平均每天要吃多少顿？

(a) 每天3顿
(b) 每4个小时吃一次
(c) 每天8～10顿
(d) 1小时一次

3 根据公认的标准，宝宝出生后多久你才能再次与你的爱人过性生活？

(a) 1个星期
(b) 6个星期
(c) 直到爱人要求时
(d) 直到爱人的医生允许时

4 宝宝长到6个月大时，若是要带他去公园玩一个下午，最应随身携带的是什么物品？

(a) 你的手机
(b) 一块平纹布或其他软布
(c) 摄像机
(d) 一块尿布

5 你的爱人给宝宝哺乳时，应该把什么递给她？

(a) 一杯水
(b) 一本杂志
(c) 她最爱喝的啤酒
(d) 电视遥控器

6 建议让宝宝采取什么样的姿势睡觉？

(a) 趴着睡
(b) 侧身睡
(c) 仰面躺着睡
(d) 坐在婴儿汽车安全座椅中睡

答案：1.a，2.c，3.b，4.d，5.a，6.c

孕早期 孕中期 孕晚期

你的身体在第15周

第15周

*你可能第1次感觉到了宝宝轻微的胎动，就在你的下腹部。

*你的免疫力略有下降，因此你可能更容易咳嗽和感冒了。

你也许已经发现，怀孕后你变得更加敏感了，不仅是在看肥皂剧时会哭泣，你的皮肤也比以前更容易发炎，因此要格外仔细地呵护它。

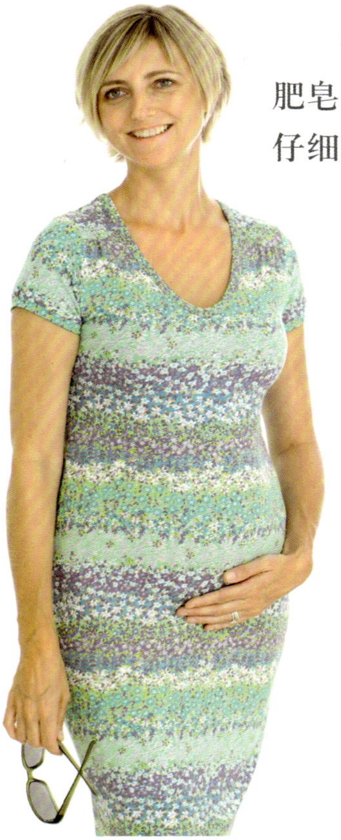

皮肤的变化

怀孕期间皮肤出点小问题很正常，大多不会造成什么伤害。不过，假如你的皮肤发炎或起疱，抑或生了皮疹、发炎或瘙痒超过两天也不见好转，那就应该去看医生了。

擦伤

随着体重的增加，你的大腿之间或乳房下面很容易发生擦伤，那里的皮肤变得潮湿、发红，你的皮肤随后可能就会发炎，你会闻到一股气味，这就是所谓的擦烂。

应穿着纯棉质地的衣服，不要穿紧身内衣，以尽量保持感染皮肤的干燥和凉爽。由于擦烂会引起鹅口疮（见第238页），因此应去看医生。

敏感易发炎的皮肤

怀孕期间，皮肤会变得更加敏感，这不仅是因为体内激素水平的升高，还因为皮肤受到了更多的拉伸，也更加娇嫩了。肥皂和清洁剂可能会突然造成皮肤发炎，要是再出现湿疹可就更糟糕了。

找出能造成皮肤发炎的东西——是你使用的洗衣粉还是香水呢？要穿着宽松的纯棉质地的衣服，并保持全身肌肤的湿润。洗热水澡的时间过长会使皮肤变干，因此要尽量少洗。

皮疹和瘙痒

怀孕期间反复患上皮疹和瘙痒真是太正常了，患病原因不明。轻涂一些炉甘石乳液有助于缓解皮肤瘙痒。

全身严重瘙痒（特别是发生在晚间，在你的手掌和脚掌部位）可能是产科胆汁淤积症（见第230～231页）的表现，这是一种罕见的与怀孕有关的肝脏功能失调。倘若皮肤瘙痒一连持续数日，那么赶快去看医生。

75%～90%的准妈妈都会出现妊娠纹，不过宝宝出生后这些妊娠纹的颜色就会变浅，接近你的肤色。

宝宝在第15周

宝宝的腿长得比胳膊长了，手指甲已经完全长成。

*此时，你的小宝宝经常会打嗝，不过你可能还不知道。宝宝不会发出任何声音，因为他们的气管中充满了液体而非空气。宝宝这个时候的体重是70克左右，身长将近11厘米。他所有的关节和四肢都能动了。

羊水穿刺

羊水穿刺是一种诊断性检查，指从你的子宫中取一点儿羊水的样本，看看你的宝宝是否有严重的异常情况。羊水穿刺通常检测宝宝是否有染色体异常，如唐氏综合征（见第214～215页）。

一般是在孕中期做羊水穿刺，也就是从妊娠的第15周起。医生会用一根细长的中空针刺入你的腹部，抽取一点儿包裹着你的宝宝的液体。做完该项检查后2～3周才能知道结果。

不幸的是，约有1/100的女性在做完羊水穿刺后会流产。如果你无法确定是不是要做羊水穿刺，或者害怕这个诊断的过程，那就把你的想法跟医生谈谈。

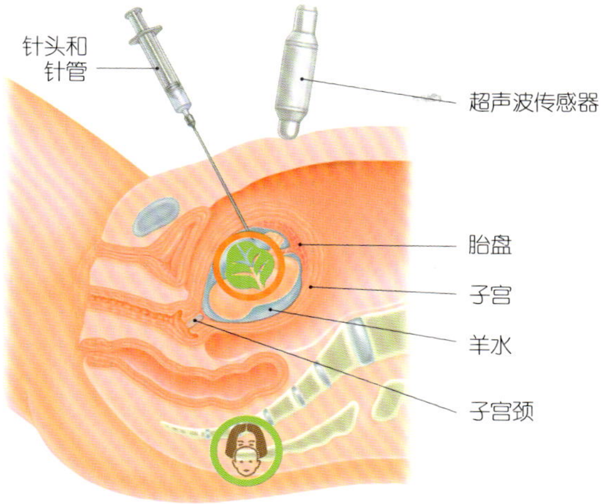

孕中期的产前检查

你的下一次产前检查要在第16周前后做。不过，要是做唐氏综合征的筛查，你就得在16周之前去验血。以下是要在妊娠中期3个月做的检查：

- **14～20周** 假如你要做孕中期测试筛查唐氏综合征（见第214～215页）的话，那就得在第15～20周（最好是在15～16周时）单独验一次血。假如你要做一个综合检查（见第127页），那么就应该在此期间验第二次血，最好也是在15～16周时。
- **16周** 在做这次产前检查时，医生将会跟你讨论验血和尿检的结果。如果你缺铁，她会建议你采取一些措施补铁（见第149页）。

她还会给你量血压，并且像先前那样给你验尿，查看蛋白质痕迹，以排除先兆子痫。产前检查可是个好机会，可以把你的问题和任何令你担忧的事情提出来。你还可以跟医生说说选择的分娩方式和你家附近的产前培训班。

- **18～24周** 如果你决定做胎儿排畸扫描（见第156～157页），就应该在第18～24周时做。如果医生发现胎盘堵住了子宫颈口，那你就得再预约1次B超检查，在第34～36周时做，目的是确认胎盘是否已经移开，这种情况是经常发生的。
- **24～28周** 在你怀孕24～28周之间的产前检查中，医生会建议你做常规的糖筛查，来检查妊娠期糖尿病，也就是一些女性在孕期会出现的血糖升高状况。糖筛查不是诊断性检查，它的目的是尽量查出可能出现问题的孕妇，以便做进一步检查确诊。因此，即便你糖筛查的结果是阳性，也不表示你有妊娠期糖尿病。事实上，糖筛查阳性的女性中只有大约1/3的人真的有妊娠糖尿病。要确定你在那1/3中，还是在占大多数的2/3中，你需要进一步做耗时更长的诊断性检查，叫做葡萄糖耐量测试（GTT）。

有条不紊的妈妈

第1次察觉到胎动是个非常特别的时刻，你肯定想把它记录下来。

“我怀孕19周时第一次感觉到宝宝在踢动，当时我正在上班，在开会。一开始，我无法确定那是我的幻觉还是我的肚子在咕咕叫，因为那时我饿了。几分钟以后那种感觉又出现了，与我以往的任何感觉都不一样——就像蝴蝶在扇动翅膀。我激动极了，想告诉我的同事们。他们都聚拢过来，把手放在我的肚子上想感觉感觉，可宝宝的动作太轻了，他们感觉不出来。

等到有了机会，我马上打电话把这件事告诉我的丈夫，他也十分激动。事实上，他整晚坐在我身边，把手放在我的肚子上，希望能够感觉到宝宝的动作。大约一个星期之后，胎动强了许多，能摸到了。第二天我就把这件事记在了我的怀孕日记里。哪怕一点点事情我也不想忘掉。”

孕中期的饮食

宝宝在这3个月里长得很快，你的饭量也随之增大。尽量不要吃垃圾食品，而应该准备一些健康食品当零食，如生的蔬菜或豆类，想吃东西的时候就吃一点儿。但要注意所吃食物能提供给你需要的各种营养。

健康食品中必须含有的营养物质

你现在应该想办法恢复一些体力了，而在另一方面，你可能会发现自己突然变得容易咳嗽、感冒，也容易受到感染了。

抗氧化剂

新鲜的水果和蔬菜富含抗氧化剂，能帮助你免受感染，因此要尽量多吃水果和蔬菜（不管你是否怀孕，推荐摄入量都是每天至少5份）。有些专家认为，饮食中富含抗氧化剂还有助于预防先兆子痫。

Ω－3必需脂肪酸

这些物质对于宝宝大脑、眼睛和视力的发育十分重要，怀孕期间应注意摄入，油性鱼（如鲭鱼、青鱼和沙丁鱼）都富含这些营养物质。如果你是素食者，那么就吃亚麻籽油。英国食品标准局建议，每周应食用不超过两份的油性鱼，这是因为，油性鱼体内会含有环境污染物，会影响宝宝的发育（见第53页）。然而，油性鱼不仅是Ω－3脂肪酸不错的来源，还富含其他营养物质。

4种健康的孕期零食

现在已经是妊娠中期的3个月了，但愿你感觉精力恢复了一些；倘若之前还备受恶心、呕吐的折磨，那么希望现在你的食欲变好了。不管你的生活有多忙碌，都应该抽出时间来好好吃饭，在饥饿的时候试试下面这些健康的零食吧。

蔓越梅和外裹豆瓣菜的软质乳酪

将一些蔓越橘干和奶油干酪混合在一起，均匀地撒在玉米薄饼上，再在最上面放一点儿豆瓣菜。把薄饼卷起来，与樱桃番茄或配意大利甜醋酱的翠绿沙拉同吃，再加上一杯蔓越梅汁。

木瓜汁

取半个熟透的小木瓜，去掉籽和皮，切成几块后放入搅拌机内。加200毫升冰苹果汁和冰芒果汁，然后搅拌均匀。

甜瓜蓝莓配酸奶

把甜瓜切成小块，与一些新鲜的黑莓或蓝莓混合在一起，吃的时候加一匙酸奶和一点儿蜂蜜。

红豆沙配包子

把1听400克的鹰嘴豆全部倒入食品加工机，加入15克芝麻酱、半个柠檬榨的汁和1瓣大蒜。再加15毫升橄榄油和一点儿水，这是为了使搅拌出来的汁更稠。和几个包子一起吃。

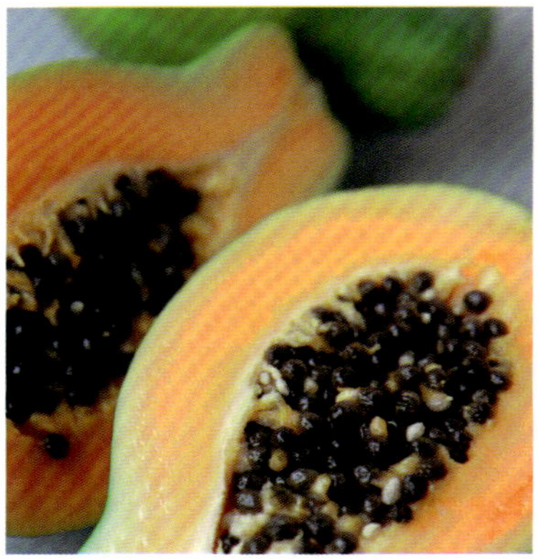

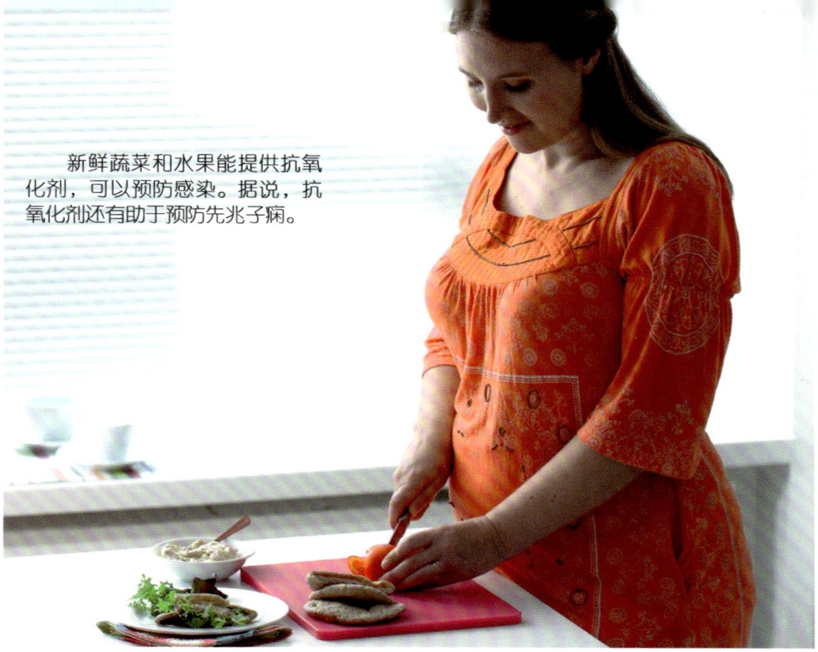

新鲜蔬菜和水果能提供抗氧化剂，可以预防感染。据说，抗氧化剂还有助于预防先兆子痫。

维生素A

我们的眼睛、皮肤都需要维生素A，要保持孕期健康也离不开它。维生素A以两种形式存在：视黄醇和β－胡萝卜素，都是人体必不可少的。但视黄醇摄入过多对发育中的宝宝不利，会造成先天缺陷。动物的肝脏和肝脏制品中含有丰富的视黄醇，怀孕期间应避免食用。其他食物，如蛋黄、黄油或人造黄油、牛奶虽然也都含有视黄醇，但含量在安全范围之内。胡萝卜、甘薯、木瓜、柑橘和绿色蔬菜（特别是花椰菜、豆瓣菜、菠菜和嫩圆白菜）中都富含β－胡萝卜素。

爸爸妈妈问……

医生刚刚告诉我说，我患上了妊娠糖尿病。什么是妊娠糖尿病？我又该怎么办呢？

这种糖尿病会在初次怀孕时发生（见第229页），通过改变饮食结构和定期运动就能控制它。营养门诊的医生会告诉你该如何通过少吃甜食、少喝含糖的饮料来控制血糖水平。医生会帮你检查一下你的饮食结构，还会建议你选择均衡饮食，如吃全粒的碳水化合物食品、精益蛋白质和健康的脂肪。

医生还会要求你监控自己的血糖水平，为了看看这些饮食上的改变是否带来了什么不同——产检医生或糖尿病专家会告诉你怎么监控。在你怀孕的第28至36周，每4周就要额外做一次B超检查，看宝宝的发育情况以及你有多少羊水。

摄取铁

怀孕前，你每天约需要15毫克铁，这个量实在是太大了，很多人摄取的铁可能根本达不到这个推荐量。怀孕后，你需要更多的铁才能保证你和宝宝的健康——铁能使你的血液携带更多的氧输送给宝宝。

如果你摄取的铁不够，身体就无法制造出足够你和宝宝使用的血色素（血色素可以产生红细胞），你就可能患上缺铁性贫血症（见第229页），这是怀孕期间最为常见的一种贫血症。约有1/5的女性怀孕后会患上缺铁性贫血症，这个比例堪称惊人，因此你应该注意这个问题。

就像维生素和矿物质一样，铁的最佳来源也是食物。如果你注意吃富含铁的食物，那就不必再专门补铁了。富含铁的食物指的是那些深绿色叶菜、全麦面包、铁强化谷类食品、瘦肉、水果干和豆类。维生素C有助于身体对食物中铁的吸收，因此在吃富含铁的食物时，还要尽量多喝橙汁或吃富含维生素C的水果或蔬菜。茶和咖啡会影响身体对铁的吸收，因此在吃饭时最好不要喝茶或咖啡。如果你确实需要补铁，这些补铁药会有一些不大好的副作用，能引起便秘和其他腹部不适，如恶心、腹泻和腹痛。多吃纤维素含量高的食物有助于预防便秘，在吃饭时服用补铁药能减轻副作用。

如果副作用太严重了，就请医生给你开些其他品牌的补铁药或减少服用量。少吃总比不吃要好。

孕早期 孕中期 孕晚期

你的身体在第16周

第16周

*子宫被撑大了许多，因此腹部的韧带也被拉长，好制造出更多的空间。

*到目前为止，你的体重已经至少增加了2.2千克，甚至能达到4.5千克。

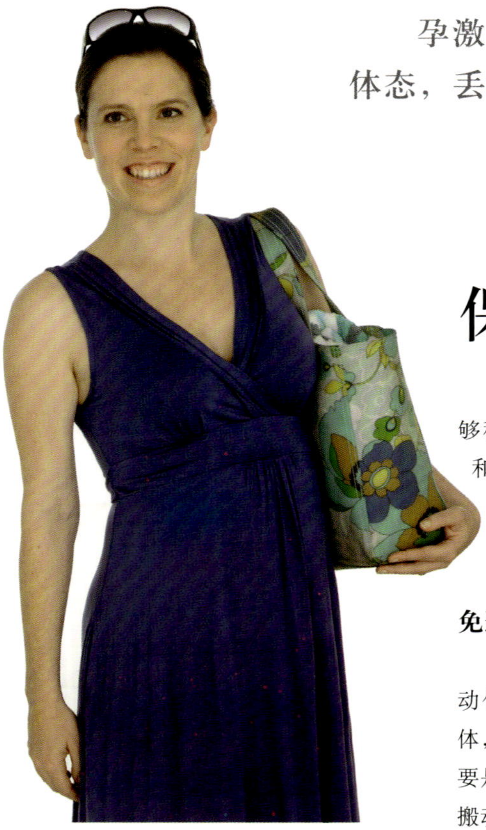

孕激素和增加的体重会引起背部问题。随时注意自己的体态，丢掉高跟鞋，定期做些运动有助于减轻背痛。

保护你的背部

背部、下腹部和骨盆底的肌肉能够移动和固定骨盆的关节。随着子宫和宝宝逐渐长大，肌肉越来越难以移动和固定骨盆的关节，因此就会造成背痛。

免遭背痛折磨的小贴士

不要搬动重物 如果要搬动或移动什么东西，一定要让它贴近你的身体，屈膝而不要弯腰，尽量不要扭动。要是你还有个蹒跚学步的宝宝，那么在搬动椅子或沙发前要看看你的宝宝是否会爬上去。

●**定期锻炼** 定期锻炼能减少背痛的概率。第57页、第134页以及第184～185页上有最适合在怀孕期间采取的运动项目的建议。

●**穿舒适的鞋子** 有些女性只适合穿平跟鞋，而有些则要穿有一点儿鞋跟的鞋，这可以减轻她们背部承受的压力。

●**改善你的体态** 站着的时候，想象有个人用绳子拴住你的头顶和后脑勺，然后向上提，好让你长高些。收紧骨盆底肌肉（见第135页）和腹肌能在你保持这个姿势时支撑你的背部。

●**翘起骨盆** 背靠墙站立，双脚与墙壁保持几厘米的距离，膝盖微屈。一只手放在背部凹陷处，向后翘骨盆，让背部挤压手。现在骨盆向前抬起，使那只手不再受到挤压。有节奏地重复向后、向前翘骨盆的动作（见下页，“怀孕期间的背部运动”部分）。

●**练习良好的坐姿** 坐着的时候，要确保背部得到了良好的支撑。把一条小毛巾卷成香肠的样子，然后垫在背部的凹陷处。

●**四肢着地** 这个姿势能减轻腹中的宝宝对背部的压力。弓起背（将尾骨缩进），然后再把背部向下塌，这样臀部就会翘起（弓背、塌背）。反复重复这两个动作有助于减轻背部或骨盆疼痛。

宝宝在第16周

宝宝现在已经长到一个大鳄梨那么大了。

*宝宝的体重大约有100克了，并且在接下来的3个星期里，他的体重还会翻倍，身长也会增加不少。不管是在妈妈的肚子里还是出生以后，宝宝都很贪玩。你的宝宝可能已经找到了他的第一件玩具——脐带，他喜欢对脐带又拉又抓。

策划一次休假

如果你打算在安下心来准备迎接宝宝到来之前最后与爱人疯狂一次，那么你的旅行计划一定要舒适而不要冒险，同时还要保证有良好的卫生和医疗条件。要选择飞行时间不太长的旅程（尽量选择南北向而非东西向的航线，从而尽可能地缩小时差），目的地的气温应舒适宜人，而不要燥热难耐。

你的行李中一定要装上下面这些东西：

● **如果是出国旅行** 一定要带好护照这听起来是理所当然的事，但是如果你有妊娠健忘症的话，就千万要仔细检查一下是否已经把护照装好了！

● **如果你打算坐邮轮** 订票前要咨询医生，看看你是否适合坐邮轮旅行。如果你有某种孕期并发症以及早产过，或者怀的是双胞胎或多胞胎，医生可能都会反对你坐邮轮旅行。另外，你在咨询的时候，还要问问他们有没有限制准妈妈的规定，船上是否有医生、护士等。

● **你的产科病历** 因为医院通常不会让你把病历带走，所以你可以在产检的时候复印一份留存。假如你的确患有与怀孕有关的病症，那么在你去到外地的时候，当地的医生就可以查看你的病历，并在上面详细写明你接受了哪些治疗。

● **处方药** 如果你出国旅行，应该请医生给你写一份说明带在身边，说明上要解释清楚这些都是什么药以及你为什么需要服用。

● **旅行保险单的复印件** 还应该在若干张明信片上写上求助电话的号码，并把它们放在不同的地方。

● **目的地当地的医生或医院的详细联系方式** 如果你准备出国旅行，那么事先在网上搜索一些相关信息很有用。

适合怀孕期间做的背部运动

跪姿抬骨盆

这个动作要求四肢着地，能加强腹肌的力量，缓解背部疼痛。

● 四肢着地，双臂分开与肩同宽，双膝分开与臀部同宽。胳膊保持垂直，但切勿把肘部卡住。

● 吸气时收缩腹肌，臀部往里收，背部弓起。

● 呼气时背部放松，恢复水平状态。

● 重复上述动作，做的时候动作要与呼吸的节奏保持一致。

裁缝式或鞋匠式坐姿

这是个瑜伽的动作，能帮助骨盆打开，臀部的关节松开，为分娩做准备，还能改善你的体态并减轻下背部承受的拉力。

● 靠着墙坐直，双脚的脚底对在一起（如果能让你感觉舒服的话，那就把1条毛巾卷起来坐在上面）。

● 轻轻地把双膝放下，分开，但注意不要硬来。

● 这个姿势尽量多保持一会儿，直到感到难受为止。放松，呼吸几次，然后再重复这个动作。

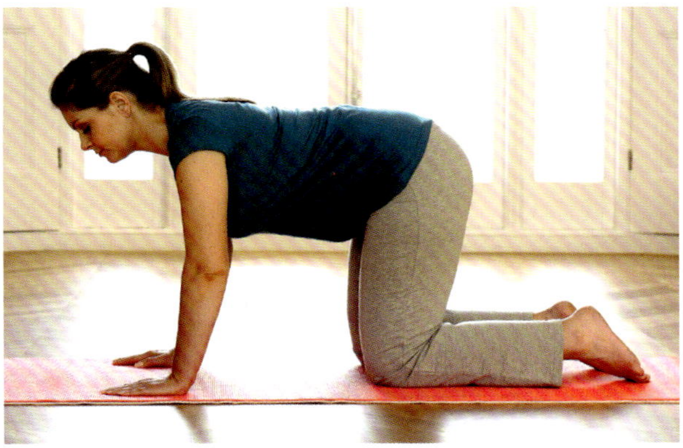

四肢着地做抬骨盆的动作。随着呼吸的节奏做动作，即吸气时收缩腹肌，呼气时放松腹肌，且将背部恢复为水平状态。

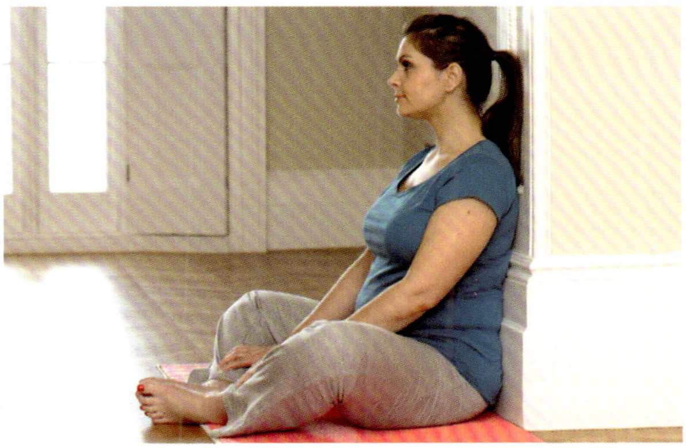

采取裁缝式或鞋匠式坐姿能使臀部关节松开，为将来的分娩做好准备。轻轻地把双膝按下，但不要硬来。这个姿势尽量多保持一会儿，直到感到难受为止，然后放松，再重复这个动作。

孕早期 孕中期 孕晚期

你的身体在第17周

第17周

*如果这次是你初次怀孕，那么差不多在这个时候就能感觉到胎动了。

*在这个时候，即使你吃得不多，但随着宝宝的生长发育，你的体重也会迅速增加。

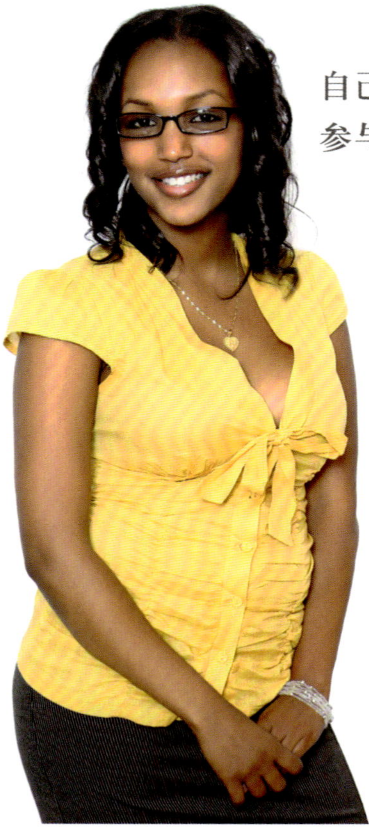

怀孕大多被看做是女人的事，基本上没有哪个女性相信自己的爱人真的明白怀孕是怎么回事。但是准爸爸们也可以参与进来。你们还应该考虑参加孕妇学校的事。

宝宝在第17周

要是幸运的话，此时你的医生就能听见宝宝的心跳了。

*几乎没有哪件事比能听到宝宝的心跳更让人激动的了。宝宝此时有将近13厘米长，体重约有140克。他的骨架大部分是有弹性的软骨，这些软骨以后会逐渐变硬。一种叫做髓磷脂的具有保护作用的物质慢慢地开始把宝宝的脐带包裹起来。

准爸爸们该如何参与进来

爸爸们——你们是不会怀孕的，但是你们可以做个积极的观察者。要让你的爱人知道你喜欢她怀孕的身体；为她拍照，记录下她腹部隆起的过程；为她按摩背部；感受宝宝的踢动。如果你读过了本书中的怀孕周记，你就会知道都发生了些什么，也知道需要做些什么。

陪在她的身边

你的爱人要做好多次产前检查，那么尽量陪她去做几次，不要错过做扫描检查时看看宝宝影像的机会。如果你的爱人要做羊水穿刺或其他检查，那么一定要陪她一起做。当然，还要跟她一起去上孕妇学校，一起做呼吸和放松的练习。

在你的爱人努力改善自己的饮食习惯、戒酒并且多喝水的时候，你也可以做这些改变，以此来支持她的行动。把那些对宝宝没有好处却又能对她产生诱惑的食物从你家和超市的购物车里扔出去；你自己要少喝酒或干脆戒酒；不要吸烟；还要从事一些健康的娱乐活动——去公园散步、去游泳，甚至可以带她去专为准妈妈服务的水疗馆（如果有的话），给她一个惊喜。

爱她变化的身体

你的爱人怀孕以后可能会觉得自己失去了吸引力，因此你应该尽全力赞美她，说她的样子有多可爱，并告诉她你都喜欢她怀孕的身体的哪些方面。与此同时，你可能还会发现，由于你爱人体内激素的变化以及背痛和恶心对她的折磨，你们的性生活暂时会受到了影响。

你的爱人可能还会变得十分苛刻，那就顺着她来吧。大部分艰难的时刻都要由她自己来扛，而你所能做的不过是购买食物、送花给她以及顺从她的要求，给她做顿美味的午餐。

75% 的准爸爸患上过“感性怀孕”。听起来可能很奇怪的是，有些男性在自己的爱人怀孕时，开始感到自己好像也怀孕了似的——甚至表现出了与爱人相似的妊娠症状。

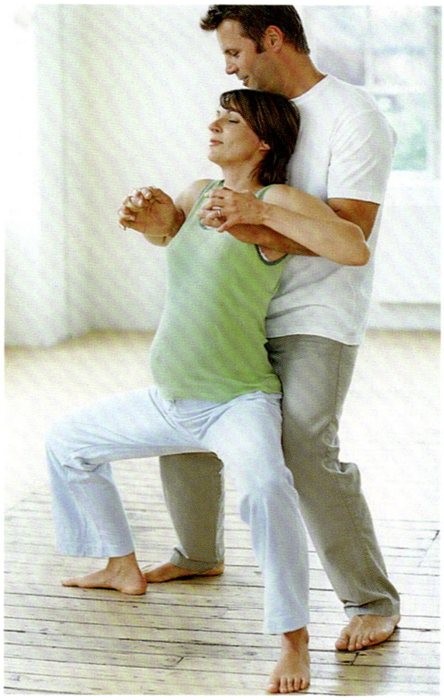

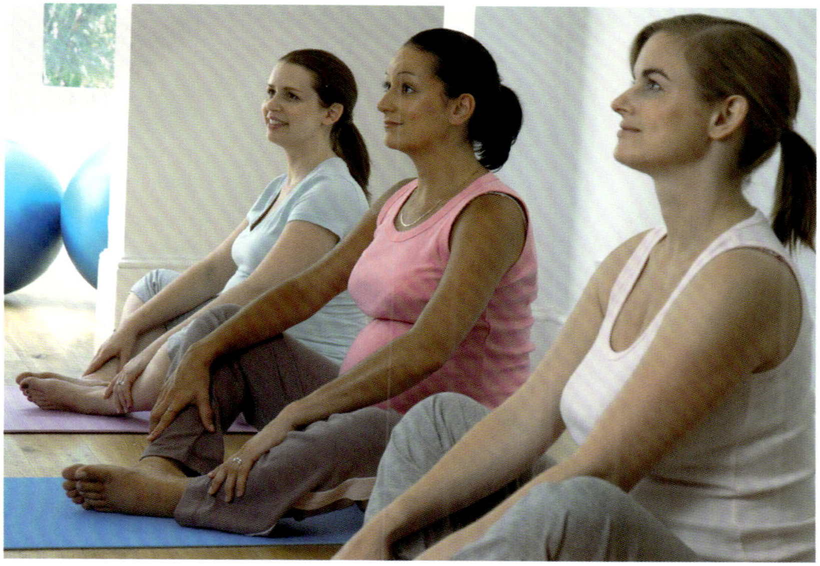

上孕妇学校能让你有机会练习分娩的胎位，还能做一些呼吸训练。这也是一项集体活动。

孕妇学校的产前培训班

孕妇学校除了能为你讲解各种孕期营养保健知识外，还可能会开设多种形式的产前培训班，帮你从身体的角度做好分娩准备。我们在这里主要谈谈参加孕妇瑜伽培训班的注意事项。

如果你打算参加孕妇瑜伽培训班，一定要咨询医生，问问她你的健康情况是否允许。如果你有过流产史或任何其他疾病或不适，医生可能会告诉你不要练习瑜伽体位，或者等到过了孕早期再参加孕妇瑜伽培训班。虽然人们认为瑜伽对关节的压迫相对轻柔，但是如果你有任何疾病或不适，还是首先要征得医生的同意。

大多数女性在怀孕期间都更愿意参加专门的孕妇瑜伽培训班。如果你参加的是普通的瑜伽培训班，一定要记得告诉老师你怀孕了，因为有些常见的瑜伽姿势对准妈妈可能不安全。普通的瑜伽培训班也许能够满足你的一般健身需求，但是孕妇瑜伽培训班则是专门针对你的特殊需求来设置的。

在孕妇瑜伽培训班，老师会着重帮助你保持身心的健康。参加专门的孕妇瑜伽培训班还有一个额外的好处，那就是有机会跟其他准妈妈交流，与她们分享你的担心和梦想。你不妨问问你所住区域的其他准妈妈，附近哪里有孕妇瑜伽培训班。你还可以到宝宝中心社区问问同城的准妈妈，没准你们会成为孕妇瑜伽培训班的同学呢。

最后要提醒你，练习孕妇瑜伽时最好穿质地轻盈、透气性好的宽松舒适的服装。通常，运动装和孕妇装商店都有各种尺码的田径服和瑜伽服。虽然大多数瑜伽中心都提供瑜伽垫，但是如果你担心卫生问题，最好还是带上自己的瑜伽垫。练习孕妇瑜伽时最好光着脚，因此也就不需要鞋了。

有条不紊的妈妈

孕妇学校能帮你为分娩做好准备，还能让你的爱人也参与进来。

“我发现自己怀孕了的时候，简直是迫不及待地要去上产前培训班了。我讨厌那种什么事都无法控制的感觉，我知道他们会告诉我将会发生什么，以及如何把怀孕和分娩尽可能地变得有趣和健康。当我可以去上孕妇学校时，我立刻给我自己和我爱人预约了一个夫妻班，我觉得这是个绝好的方法，能让我爱人也更加真实地感受到整个事情的存在。”

准备怀孕
保证安全与健康
你的怀孕周记
分娩及新生儿

孕早期 孕中期 孕晚期

你的身体在第18周

第18周

*现在必须穿宽大而舒适的衣服了。你的脚也肿了，因此你可能还需要一双大一点儿的鞋。

*由于血液量的增多，鼻子里的毛细血管承受的压力增大，因此你会经常流鼻血。

你的腹部迅速隆起，你的“孕相”可能很明显了。陌生人也许会对你微笑，甚至会议论纷纷。你要做好准备，接受善意却无用的建议。

快速生长期

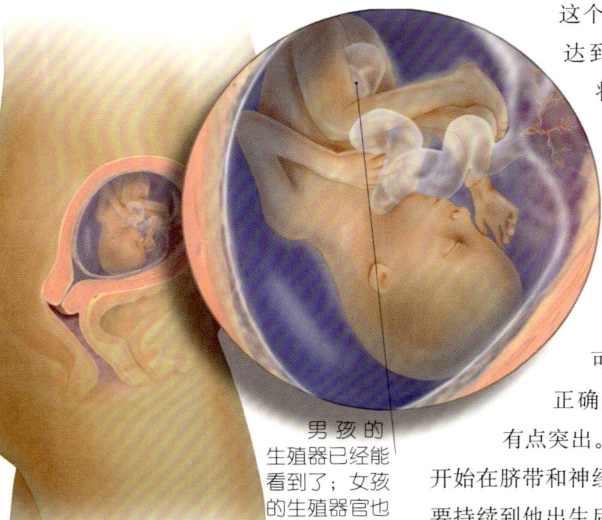

男孩的生殖器已经能看到了；女孩的生殖器官也都长好了。

宝宝在第18周

宝宝的胸脯上下起伏，但是他吸进去的是羊水而不是空气。

*宝宝在羊膜囊内一天天长大，羊水保护着他。现在从他的头顶至臀部大约有14厘米长，体重190克左右。如果你怀的是个女孩，那么她的阴道、子宫和输卵管已经长好；而如果你怀的是个男孩，他的生殖器已经长出来，能看到了。

这个时候宝宝的身长已经达到12厘米左右，体重将近190克。小家伙整天忙着活动胳膊和腿——在接下来的数周内，你会越来越多地感觉到他的这些动作。他薄薄的皮肤下面血管清晰可见，耳朵也已经长到正确的位置了，不过还是有点突出。起保护作用的髓磷脂开始在脐带和神经周围形成，这个过程要持续到他出生后一年。如果你怀的是个女孩，那么此时她的子宫和输卵管已经长成，并且在正确的位置上了。而如果你怀的是个男孩，那么他的生殖器已经可以看到了，但是在做B超检查时可能会藏起来不给你看！他的胸脯上下起伏，模仿呼吸的动作，不过吸进去的不是空气，而是羊水。

在这一阶段，由于宝宝长得太快了，你的饭量自然也就大增。要吃营养丰富的饭和零食，而不要选择那些高热量无营养的食物。由于你的腹部和腰围都增大了不少，因此应该穿宽松肥大的衣服。

你的心血管系统变化巨大，在这3个月中，你的血压可能会变得比往常低。躺着或坐着的时候起身不要太猛，否则你会感到有点头晕。

从现在起，最好侧身睡觉或向一侧倾斜。如果仰面平躺着睡，子宫会压迫主静脉，减少流回心脏和宝宝的血液。把枕头垫在背部，也可以垫在臀部或大腿下面，这样你能感觉舒服些。

孕中期超声波扫描检查

这个扫描检查常在妊娠中期3个月期间进行（一般是在怀孕的第18～22周），目的是评估胎儿的生长和发育的情况、筛查某些先天缺陷、检查胎盘和脐带以及孕龄是否正确。在做这次扫描检查的时候，你可能会看到你的宝宝踢腿、弯折四肢、伸手、滚动，甚至吮吸自己的大拇指。和你的爱人一起来做这个扫描检查吧，另外，不管他能否陪伴在你身边，都要请医生把宝宝各种姿势的图像打印出来。

体验宝宝的第1次胎动

准妈妈们通常会在怀孕的第16～20周左右感觉到宝宝的第1次胎动。一开始，这种感觉就像是什么东西在轻轻地拍动翅膀，常会被误认为是“风”吹到了腹部。随着宝宝的长大，你对胎动的感觉也会发生变化，你开始感觉到重击或踢动了，而且这些动作会日渐增强。由于不知道该注意些什么，初为人母者开始感觉到胎动的时间往往会比那些当过妈妈的女性迟一些。喜爱运动的女性也不大能注意到早期微弱的胎动。

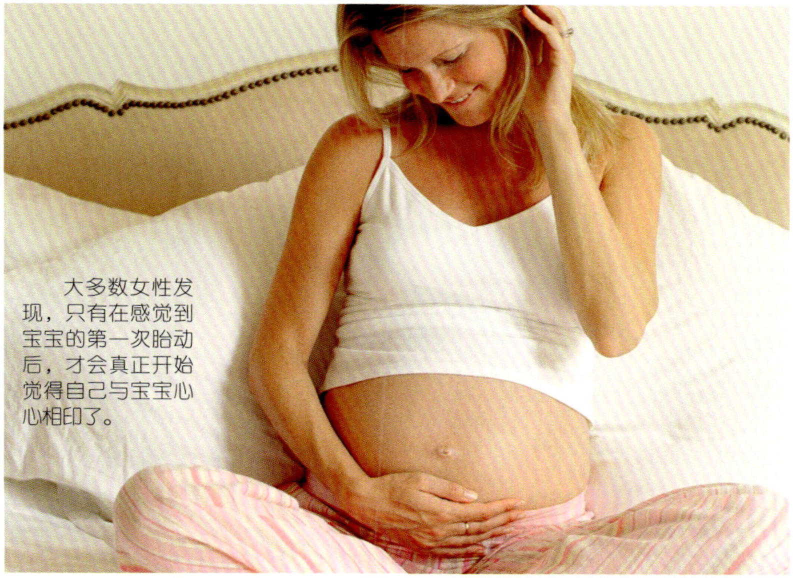

大多数女性发现，只有在感觉到宝宝的第一次胎动后，才会真正开始觉得自己与宝宝心心相印了。

应对多余或无用的建议

怀孕后，特别是出怀以后你会发现，你的亲朋好友甚至是陌生人会给你很多建议。有些很有用：“睡觉时把枕头垫在腿下”或者“不要乱吃感冒药”；而有些就没什么用了：“趁现在还能睡觉就多睡会儿——宝宝出生以后你就没时间睡觉了！”或者“你都怀孕7个月了，可还是那么苗条——你确定你没记错日子？”

应付这些多余的建议和傻乎乎的评论时要小心——尤其是在孕激素搞得你焦头烂额的时候。记住，大多数人给你提建议的时候都是心怀善意的，特别是朋友和家人，因为他们都很关心你。

事先准备一些固定的答法还是不错的，有人主动给你建议的时候就能用上了，有时这些建议甚至不大对劲儿。要彬彬有礼地向提建议者致谢，感谢他们对你的关心，告诉他们你会考虑这些建议，或者会在你下次去做产前检查的时候问问医生或护士。如果你婆婆告诉你坐月子不能洗澡，要多吃鸡蛋，那么你也许应该给她讲讲当今对于坐月子的一些说法。

如果有人没等你问就给了你一大堆建议，或者给你的建议让你忧心忡忡，也尽量不要生气或心烦，因为实在是不值得这样。假如某个朋友或亲人的建议使你感到特别忧虑，你觉得自己无法处理，那就请个人来帮你疏导疏导。

职业妈妈

你恐怕得跟高跟鞋说再见了，不过你仍旧可以神采奕奕，同时又能让自己感觉舒适。

“我最终还是妥协了，买了几双新的正装鞋。我以前的正装鞋都是高跟的，但我最近感到下背部有些疼痛。我得知背部韧带在怀孕时会变得柔软，我可不想给自己的身体造成什么永久性的损伤，所以我就买了一双圆头平底鞋。这双鞋非常舒服，样子也很精神，等我再胖一些后，穿着它们肯定仍旧很好。我还是会穿要命的高跟鞋——不过只在特殊的场合穿。”

穿着平跟鞋有助于防止下背部疼痛。

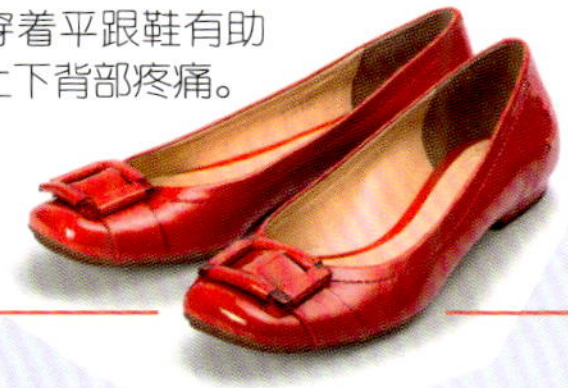

孕中期的筛查

大约在这个时候，你将会接受详细的胎儿排畸B超，这在你的整个怀孕期间是一个激动人心的时刻，你会很希望与你的爱人一起分享。偶尔也会查出问题来，不过一般来讲，你的宝宝都不会有任何问题。

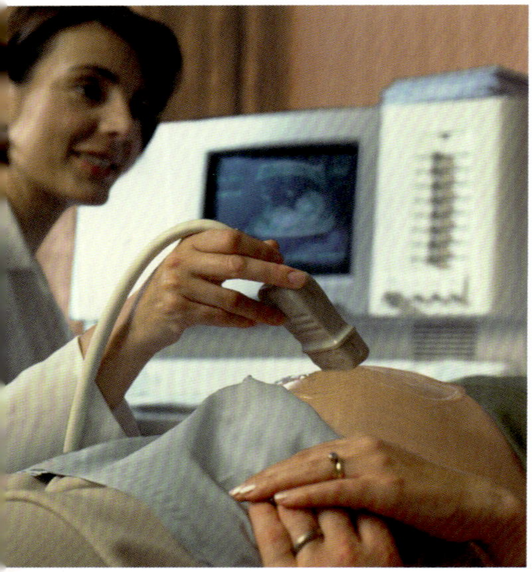

胎儿排畸B超

大多数准妈妈都要在怀孕的第20周前后接受详细的B超检查，看看宝宝的发育是否正常。做这项检查是为了检测宝宝在生长发育的过程中有无异常现象，还要查看一下胎盘的位置。

在显示屏上看到自己的宝宝着实让人激动万分，百感交集。有些医院欢迎你的爱人陪你同来，与你一起分享这个时刻。很多夫妇都想知道腹中宝宝的性别并给他拍几张照片，但你们必须记住，这个扫描检查的主要目的是检测异常情况，而且中国也严格禁止医生事先透露宝宝的性别。

在给你做B超检查的时候，一般都会允许你看屏幕上的画面。如果你还没做过B超检查，超声波检验师就会查看一下你怀的是几个宝宝，再与你确认一下预产期。在仔细查看宝宝之前，他会指出宝宝的心脏、脸部和双手。B超检查一般会持续15～20分钟。

有些医院欢迎有人陪你一起做B超检查，你也许能够在屏幕上看到你自己的子宫里正在发生什么。

爸爸妈妈问……

在做胎儿排畸B超时能看出宝宝的性别吗？

在怀孕20周，也就是通常做胎儿排畸B超的时候，宝宝的性别就能清晰地看出来了，不过按照有关规定，医院是不会把结果告诉你的。一般来说，你可以购买宝宝的扫描图像，这些图像都是用热敏纸打印的，这种纸对热很敏感，难以长期保存。因此，假如你想多要几份，最好还是把它们扫描到电脑里或者复印一下。

如果胎儿排畸B超发现了问题，他们会怎么办？

如果超声波检验师发现了可疑的问题，他就会直接告诉你，然后在72小时之内为你安排一次复查，复查时会有胎儿医学专家在场。如果怀疑宝宝的心脏有问题，会请你再做一次详细的心脏扫描检查（胎儿超声心动图）。

要是宝宝的问题很严重，我们该怎么办？

如果你成为极少数不幸的准妈妈中的一员，B超检查显示你的宝宝有严重的问题，你会得到很多支持，帮助你作出全部的选择。尽管这些严重的问题很罕见，但仍然有一些家庭要面临人生中最为艰难的一次抉择——是否要终止妊娠。其他的问题可以在宝宝出生后通过手术或治疗解决，甚至宝宝尚在子宫里时就能给他动手术治病。会有很多人帮助你渡过难关的，这些人包括护士、产科医生、儿科医生以及理疗医师等。

有时候，超声波检验师会发现或怀疑宝宝有问题。由于这样或那样的原因，重新做B超检查的概率约为15%，不过大部分疑似问题最终都会被确认并不严重。

异常情况

约有一半的主要异常情况都能在做胎儿异常B超检查时被检测出来，这些主要异常情况包括：

●**主要的四肢异常问题（四肢缺失或四肢短小）** 约有90%的此类情况会被扫描检查检测出来。

●**膈疝（胸腔和腹腔之间的肌肉上的孔洞）** 约有60%的此类情况会被B超检查检测出来。

●**脊柱裂** 约有90%的此类情况会被B超检查检测出来。

●**主要的肾脏问题（肾脏缺失或肾脏异常）** 约有85%的此类情况会被扫描检查检测出来。

●**脑积水（大脑里有液体）** 约有60%的此类情况会被B超检查检测出来。

●**唐氏综合征** 约有40%的此类情况会被B超检查检测出来。有时候，患有唐氏综合征的宝宝的心脏或肠子会有问题，这些问题都可以看到。

●**主要的心脏问题（如心室、瓣膜或血管的缺陷）** 约有25%的此类情况会被B超检查检测出来。

有些问题（包括心脏缺陷和肠梗阻）只有到了怀孕末期才能看出来。定期的产前检查一般能查出将来会恶化的疾病的迹象。B超检查记录有时候会说“胎盘前置”，通常是指胎盘附着于子宫下段或覆盖在子宫颈内口处，以后基本上都慢慢地移上来。如果扫描检查发现了胎盘前置现象，过段时间你就要再接受一次B超检查，看看它是否已经移上来了。

胎儿排畸B超的检查内容

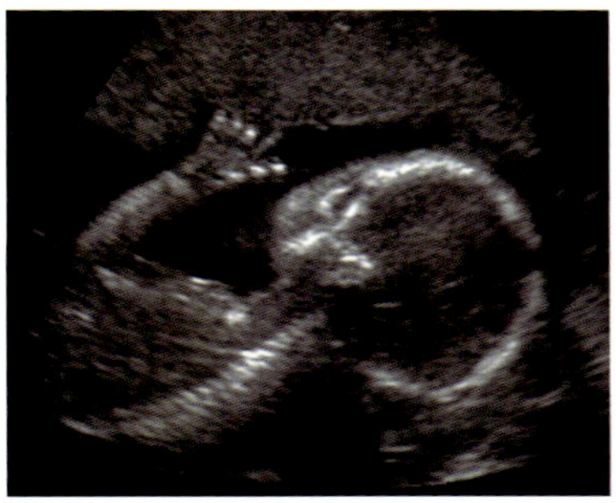

头部 头部的形状和大小通常是需要首先检查的内容。

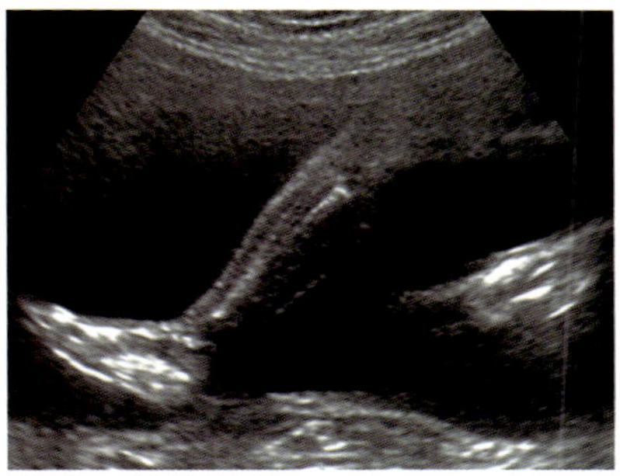

腿和脚 查看一下是否正常。

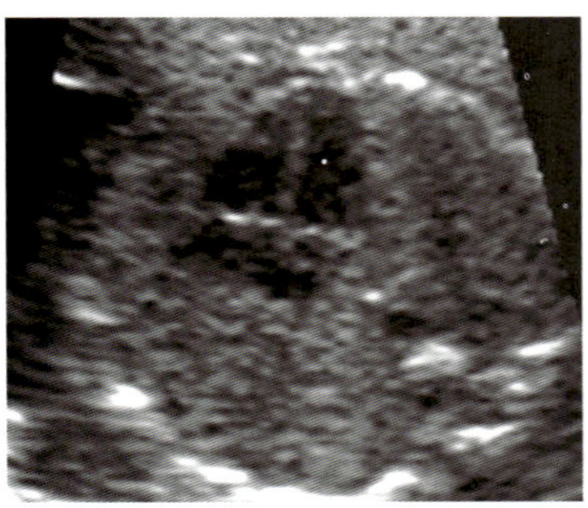

心脏 宝宝心脏的四个腔都能清楚地看出来，需要仔细检查。

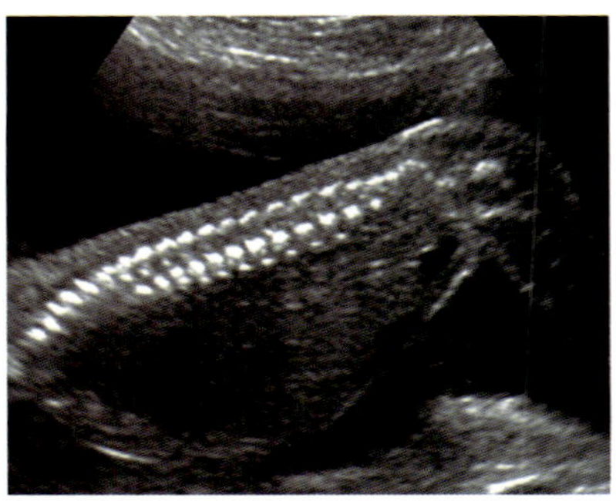

脊柱 要数数椎骨的数量，并检查它们的排列是否正常。

宝宝身体的各个部分超声波检验师都要检查一番，看看宝宝的发育情况如何。

●通常首先会检查头部，看它的形状和内部结构。

●检查脊柱，看所有椎骨的排列是否正常，背部皮肤是否覆盖在脊柱上。

●还要检查一下宝宝的腹壁，看它是否遮盖住了宝宝所有的身体器官。

●查看心脏的大小和形状。

●心脏下方的胃应该清晰可见。

●超声波检验师还要查看一下宝宝是否有两个肾脏，尿液是否能顺畅地流入膀胱。

●看看宝宝的四肢是否正常。

●宝宝的手脚也要检查一番。

●胎盘、脐带和羊水也都在检查之列。

孕早期 孕中期 孕晚期

你的身体在第19周

第19周

*子宫在腹腔中发育良好——子宫的顶部可能达到肚脐的附近了。

*你的下腹部可能会感到疼痛，因为肌肉和韧带被拉长了，好支撑你的腹部。

祝贺你！你的孕程已经过去一半了。此时，你的背部和下腹部可能会感到这样或那样的疼痛，不过用不着担心，大部分的此类疼痛都再正常不过了。

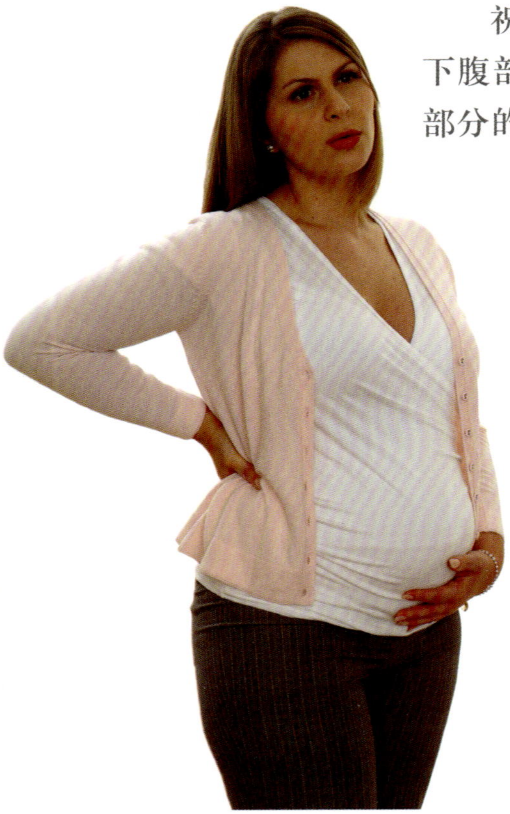

疼痛

在妊娠的这个阶段，下腹部感到这样或那样的疼痛很正常。疼痛（通常是绞痛）一般是由支撑子宫的肌肉和韧带受到拉伸引起的。在你从床上或椅子上起身、咳嗽或从浴缸中出来时，这种疼痛的感觉可能会最为剧烈。

舒服地坐下来休息能够缓解疼痛的症状。出现这些症状实在是太正常了，它们给了你一个解放双脚的借口——甚至要善待你的脚！不过，当腹痛变得剧烈或出现绞痛，并伴有出血、发烧、发冷或头晕目眩时，千万别犹豫，马上与医生联系。

怀孕期间出现背部疼痛也很正常（见第150页）。骨盆后部的疼痛称为骨盆区疼痛（见第231页），这种疼痛往往出现在骨盆的一侧，可能集中在臀部一带，因此常被误认为或误诊为坐骨神经痛。

如果你感到耻骨或其周围疼痛，很可能是患上了耻骨联合疼痛（见第231页）。患上此病后，有时会感到耻骨一带有摩擦感或咔咔响，疼痛还会沿大腿内侧或双腿之间蔓延。双腿分开、走路、上下楼梯或在床上翻身时，这种疼痛还会加重。

臀部疼痛亦十分常见，躺在床上时会变得尤其严重，令你难以入睡。侧身睡觉，双腿蜷曲，并在双膝之间垫上一个枕头能让你感觉好一点儿。如果上面所述所有症状中的任何一个变得严重了，一定要告诉医生。不过医生也可能会让你去看理疗医师，因为他能够分辨各种情况。

> “坐下来休息，能够缓解疼痛的症状。”

宝宝在第19周

在这个阶段，宝宝的5种感官开始发育。

*宝宝的各种感官——味觉、嗅觉、听觉、视觉和触觉——都通过神经细胞来实现，此时，这些神经细胞正在宝宝大脑中各自特定的区域内发育。宝宝现在的身长约有15厘米，体重约为240克。如果你怀的是个女孩，那么，她的卵巢里已经有大约600万个卵子了。

你的乳房怎么了

此时你肯定已经注意到了文胸罩杯的巨大变化：你的乳房变大了，乳头和乳晕（乳头周围的一圈皮肤）的颜色变深了。你还注意到了乳晕周围出现了小突起，这些小突起叫做蒙哥马利结，它们会分泌一种油性物质，能在哺乳期间保持乳头的清洁和润滑，并保护乳头免受感染。

相比这些看得见的变化，在乳房内部也许正在发生着更为巨大的转变。乳房由支持组织、乳腺和起保护作用的脂肪构成，在脂肪细胞和腺体组织中间是由许多"管道"构成的错综复杂的网，这些"管道"叫做输乳管。由于孕激素的作用，输乳管的数量和大小都增加了，每条输乳管在靠近胸腔壁的地方又分化成更为细小的管道，这些小管道叫做小输乳管。每根小导管的末端是一束小小的葡萄状的囊，叫做乳腺泡。一束乳泡叫做一个小叶；一束小叶叫做一个乳叶。每个乳房中有15～20个乳叶。

乳汁就是在乳泡中形成的，乳泡的外面是一层薄薄的肌肉，作用是将乳汁挤入输乳管。这些小输乳管会聚在一起形成大一些的导管，末端集中在乳头处。在孕中期，输乳管系统发育成熟，这也就是说，即使你的宝宝早产，你也能给他哺乳了。

在宝宝出生后的24～48小时内，你就会开始分泌乳汁了，你体内的雌激素和黄体酮的水平开始下降，泌乳刺激素随后指示你的身体产生大量的乳汁，喂养宝宝。

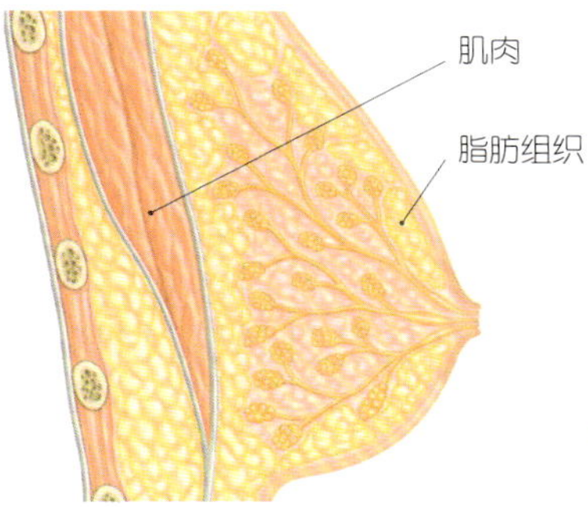

怀孕前，乳房由一层肌肉和其上方的脂肪组织构成。

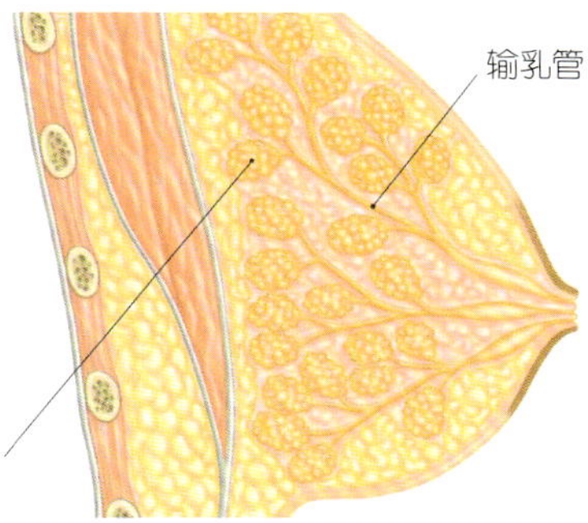

怀孕期间，乳腺受到刺激，输乳管将乳汁输送到乳头。

职业妈妈

没想到买一条舒适的孕妇连裤袜竟然成了一种挑战。

"买一条心仪的孕妇连裤袜着实花费了我不少时间。没有用衣服遮住之前，没有一条连裤袜显得性感（我试穿第一条连裤袜时，我们家那位差点笑瘫了）。但是后来，连裤袜穿在身上简直是棒极了！

有些穿起来要更加舒服一些——价格上有很便宜的，有一般的，也有非常昂贵的。穿纯棉连裤袜要舒服得多——怀孕期间我可不想让自己的两条腿热乎乎、汗津津的。等我的肚子再大一点儿的时候，我打算买一条贵一些的连裤袜，有些连裤袜在腹部周围嵌有内置式的支撑物，听上去不错。"

爸爸妈妈说……

"还不要说剧烈活动，仅仅是起床或者从椅子上站起来，我的下腹部都会疼，我真的很是为此担心。我给助产士打了电话，她向我保证，只要没出现剧烈的疼痛或绞痛就没什么可担心的。她说，这只是因为随着我的宝宝一点点长大，我的肌肉受到拉伸而已。"

心怡，27岁，初为人母

"不管何时，我刚开始感到不舒服，只要条件允许我就会坐下来休息。几分钟后，我一般就会感到疼痛减轻甚至消失了。不过我得承认，我有时的确挺霸道。我很夸张地坐在椅子里叹气的时候，我爱人就会给我倒一杯水。"

阿紫，33岁，第二次怀孕

孕早期 孕中期 孕晚期

你的身体在第20周

第20周

*你有时会感到气短，这很正常，而且随着子宫的增大，向上挤压肺部，气短的情况会变得略微严重。

*此时你大概能感觉到宝宝在肚子里到处移动，这种感觉是怀孕期间的乐事之一。

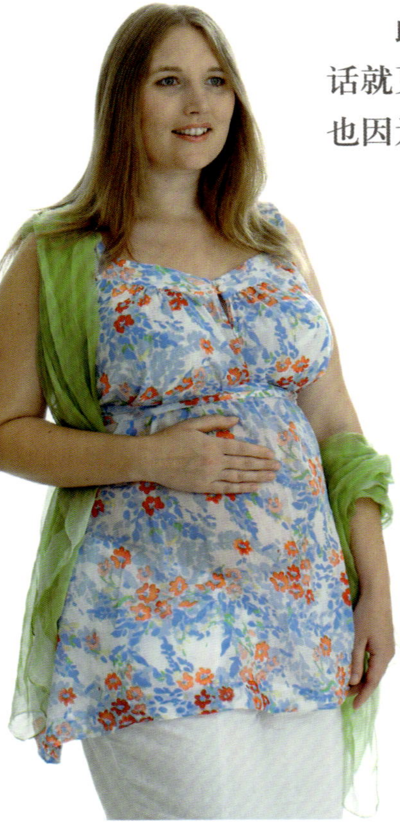

此时，你可能感到身体有点重了，如果你怀的是双胞胎的话就更是如此了。造成这种情况的原因，不仅在于你的宝宝，也因为你的子宫正变得日益强健，这是在为分娩做准备。

怀了双胞胎

假如你怀的是双胞胎，那么出现在你身上的部分妊娠症状可能会更加严重。比如说，怀上了双胞胎以后，贫血症（见第229页）就更加常见了，还会让你感到格外疲劳，你的体重也会比那些只怀了一个宝宝的准妈妈增加得更多。对于任何一个准妈妈来说，都应该保证饮食的健康和均衡，还要确保你的体重增加得足够多，以帮助宝宝正常地发育。

一段时间以后，由于你的身体承受了额外的重量，你的肌肉将会受到更大的抻拉，所以背痛（见第150页）就是个应该注意的问题了。还有一个大问题就是气短（见下页）；你腹中的双胞胎会向上挤压你的横膈膜，使气短的情况变得更厉害。

额外的护理

你可能需要多接受几次B超检查，看看宝宝在子宫中的位置、他们的发育情况以及是否患有并发症。定期量血压和验尿也特别重要，因为你患上妊娠高血压（见第229～230页）、先兆子痫（见第233页）或妊娠糖尿病（见第229页）的概率会更高。如今医生已经不大会建议卧床休息了，不过因为你怀的是双胞胎，还是需要多休息。如果你已经有孩子了，那么尽可能请人来照顾他们，而且白天一有机会，你就应该抓紧时间打个盹。

如果你还在上班，那么应该考虑尽早休产假，这很重要，因为孕育双胞胎可不是件轻松的事，而且约有一半的双胞胎会早产。怀上双胞胎以后，最该学会的事情之一就是求助。如果别人主动帮你，那就接受他们的好意吧；如果没人提出要这么做，那就向他们求助。与同样有双胞胎宝宝的妈妈交朋友也是个不错的办法。你可以到宝宝中心网站社区去看看。

事实： 有超过2/3的准妈妈表示，如有可能，她们愿意生双胞胎。

她们喜欢这个想法——只怀孕一次就能直接拥有一个大家庭了。

宝宝在第20周

在这周里，宝宝将会吞下更多的羊水。

*多余的水都会进入他的大肠。他现在从头顶到臀部的长度约有16.5厘米。一种呈白色、光滑的脂肪状物质开始覆盖在他的身体表面，这种物质叫做胎儿皮脂。宝宝长期浸泡在羊水中，这种物质有助于保护他的皮肤，还能帮助他顺利地出生。

气短

10个准妈妈中大约有7个会在妊娠的某个阶段感到气短，这种情况会从孕早期或孕中期开始，且可能是由于呼吸系统受到了孕激素的影响所致。此外，你的肋骨也向上移并向外张开，这使得你的肺能够吸入更多的空气，帮助身体更为有效地处理氧气和二氧化碳。

一段时间以后，由于子宫把横膈膜挤向肺部，你可能就会觉得有些喘不上气来了，特别是当你怀的是双胞胎或宝宝的位置靠上时更是如此。

大多数初次怀孕的准妈妈会发现，大约从妊娠的第36周开始，宝宝就会下移进入骨盆里（见第205页），这时你会感到气短的状况减轻了。在妊娠末期，宝宝要到临产前夕才会进入骨盆。如果你距离这个时候还有很长一段时间的话，那就试着做一些轻微的运动。倘若你的身体不太好，你就更有可能感到喘不上气了，这也是轻微的运动能帮助缓解气短的原因。

尽管怀孕期间感到气短很正常，但假如你发现自己有其他令人不安的症状，一定要与医生联系，这些症状包括胸痛、心悸或疾脉等。气短还有可能是贫血症（见第229页）的征兆。如果你最近没有验血，那就请医生为你验验血，查查看你是否患有贫血症。

“休息能够确保宝宝获得所需的氧气。”

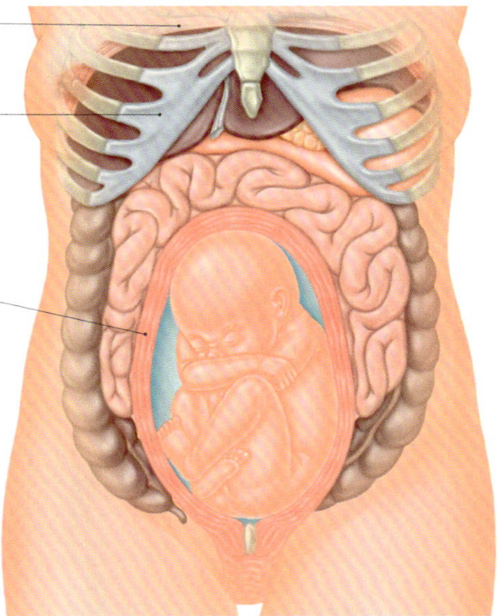

不管宝宝现在是何种位置（大部分是头向下，准备出生），你可能都会感到气短，这是由于你逐渐增大的子宫向上挤压了你的身体器官，特别是横膈膜和肋骨。

环保妈妈

如果你喜欢做瑜伽，那就去找个专为准妈妈开办的瑜伽班，这是为分娩所做的一种理想的准备方式。

“我一直是个瑜伽迷，现在我怀孕了，我的瑜伽教练建议我参加一个专为准妈妈开办的瑜伽班，以保证我和我肚子里的宝宝得到了正确的锻炼。如果在做瑜伽的时候不必担心会伤到关节，那么练瑜伽真是太棒了，它使我的骨盆底更加坚固，还调整了我的身体状况，让我更强壮。我敢肯定，这一切将帮助我顺利地度过整个孕期、分娩的过程以及带孩子的最初几个星期。我也已经学习了瑜伽呼吸技巧，知道了放松的方法，这样一来，不管何时感到有压力，我都能用得上它。瑜伽呼吸技巧也是为分娩所做的一种很不错的准备，因为当你最需要保持镇静的时候，瑜伽呼吸技巧能帮你做到！当我感到疼痛的时候，它能帮我缓解。”

爸爸妈妈问……

我怀的是双胞胎，能自然分娩吗？

很多怀有双胞胎的女性都能自然分娩，不过还是有五分之三左右的双胞胎是通过剖宫产来到这个世界上的。向医生了解一下医院这方面的政策，再跟她讨论一下你的选择。能否采用自然分娩部分取决于临产时宝宝的位置。如果双胞胎中先出生的那个是头位，胎盘也没有堵住子宫颈，那么采用自然分娩就是可能的。还要问问你的医生，她有多少帮助准妈妈自然分娩的经验。

孕中期的睡眠

到目前为止，你的身体已经渐渐适应了怀孕引起的激素和生理上的巨大变化，因此你能睡得更加安稳了——当然，还是会有一些微不足道的小插曲会影响你的睡眠，如腿抽筋、怪异的梦境以及鼻塞。

爸爸手记……

同床而眠

“在度过了妊娠头3个月之后，现在萨莉的睡眠状况真的改善了，她不再那么频繁地去卫生间，也不再因为感到恶心而很早就醒来。可我自己的情况却没有什么改善，这可真没面子。正当她欢天喜地地把这些痛苦抛到身后时，我晚上却被搅得没法睡觉了。她睡觉一向很安静，但是后来，睡在她身边就简直就像睡在一台风钻旁边一样。幸运的是，她的块头没有那么大，我还能帮她翻动身体让她侧躺，这样就能止住她的鼾声了。不仅如此，她睡觉时还不安稳，即便睡得很沉，腿也在不停地动，连踢带打的。”

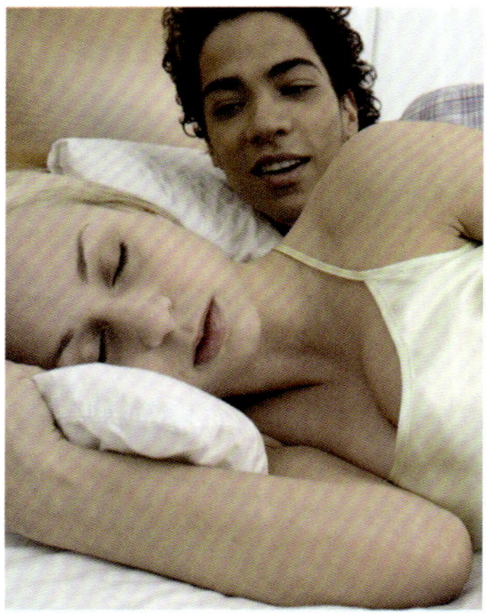

此时你的睡眠状况可能好些了，但是你的鼾声却会影响你的枕边人。

舒服地睡上一觉

此时，你的睡眠有可能比过去几个月要好些了，这是因为怀孕之初身体大量分泌的黄体酮已逐渐减少，且分泌量稳定。因此，虽然你的激素水平仍在升高，但升高的速度慢了下来，你也有可能不再像妊娠前3个月里那么疲倦了。

还有一个好消息是，宝宝现在位于你的膀胱上方而不在膀胱的旁边了，所以你不会再像先前那样频繁地往卫生间跑了。

不过，你还是要记住，无论是你的睡眠质量还是睡眠时间，仍然无法与怀孕前相比，而且在睡眠过程中你还会不时地被打鼾和鼻塞、腿抽筋（见下页）和生动逼真的梦境弄醒。

你会更容易打鼾，因为黄体酮的增多能让你的鼻腔轻微水肿，引起鼻塞。尽量侧身睡觉而不要仰面平躺。如果你怎么也找不到一个舒服的姿势睡觉，那就在床上躺好，用枕头支撑住腹部和背部。在两腿之间垫一个枕头能支撑住下背部，或许能让你侧身睡觉睡得舒服些。还可以买几个孕妇专用的枕头，不过这就需要你去浏览育婴杂志上的分类广告或上网搜索了。

“你不会再像先前那样频繁地往卫生间跑了。”

古怪的梦境

如果你总是做一些奇怪的梦，而这些梦里或许有也或许没有与怀孕或宝宝相关的形象，那就有可能是因为你的睡眠和梦境受到了激素、变化的体形以及混杂了焦虑和对即将为人母的兴奋之情的情绪的影响。你能做的就是尽量去享受这些新的多彩梦境，你还可以在日记中记录下这些梦和你对它们的解释。

腿抽筋和其他影响睡眠的因素

你的腿部肌肉要承受你不断增加的体重，有时出于自我保护的需要，就会在夜间“罢工”了。身体缺钙、缺钾，或者是日渐增大的子宫压迫了通向腿部的神经，也能引起肌肉痉挛。

要防止腿在晚间抽筋，最好在睡前吃1根香蕉或喝1杯牛奶，这样能够快速地补充钙和钾。一有机会就转动一下脚踝，扭动扭动脚趾。上床之前伸展几下小腿肌肉。

假如你的腿抽筋了，那就把腿伸直，先把脚跟往后弯，然后再轻轻地弯曲脚踝和脚趾。你还可以按摩腿部肌肉或用暖水袋来对它进行热敷，这样也能治疗抽筋。走动几分钟也很有效。

你的睡眠可能会受到腿不宁综合征的影响，也就是说，你的脚和小腿会出现诸如蠕动、蚁走、刺痛等感觉。差不多所有遭受这种困扰的人都说，她们的腿部动作不受自己意志的控制。没人知道究竟是什么引起了腿不宁综合征，不过这个现象也许与遗传有关。

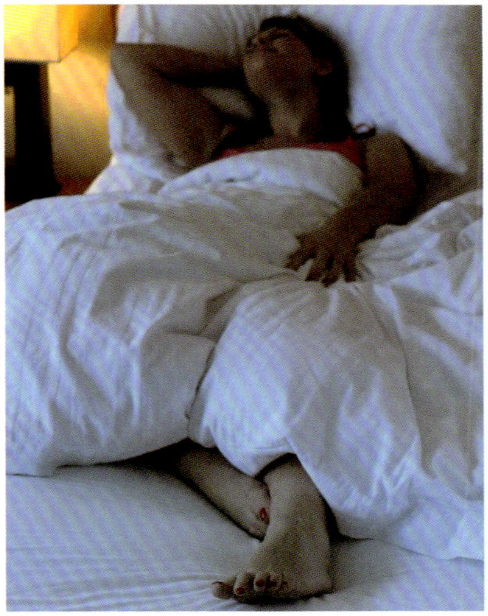

如果你的腿在夜间抽筋了，那就把腿伸直并屈起脚踝。

运动如何改善睡眠

怀孕期间定期运动不仅能让你的身心都更加健康，还能帮你睡得更香——前提条件是你在一天中正确的时候适量运动。

一开始，运动帮你消耗掉了过剩的精力，让你疲惫不堪，于是你就能安静地沉沉睡去了。轻轻地伸展肌肉有助于防止身体产生影响睡眠的各种疼痛，如腿抽筋。

而在另一方面，假如你在上床睡觉之前略微锻炼了一会儿，那你就会感到精神亢奋，反而难以入眠。有专家说，运动距离睡觉的时间太近会干扰人体自然的睡眠周期，让人无法进入深层睡眠，而深层睡眠才是能让人恢复精力的睡眠。因此，不要在傍晚前后锻炼身体，睡觉前至少4个小时不要做任何运动。

天然疗法促睡眠

怀孕后如果睡眠不好，就试试下面这些经过实践检验过的天然疗法吧。

草药疗法　如果你打算采用草药疗法，一定要咨询医生。如果没有有资质的中医开的处方，不要随便服用，以防中毒。

香料按摩　用熏衣草、甘菊或伊兰精油按摩很有效，但不要经常使用，而且每次往10毫升（2汤匙）基础油（如杏仁油）中加入两三滴即可。

鲜花疗法　这种疗法使用的物质中含有各种鲜花精华的混合物，专门用来缓解普通的压力和紧张情绪，可能会有助于促进睡眠。

引导想象　想象自己待在一个安静、放松的地方，譬如你正躺在温暖的沙滩或走在花香扑鼻的田野。然后想象这一场景的每一个细节，包括周围的声音、气味、口感、触感等等。如果你想象不出一个放松的画面，可以借助照片或杂志上的图像，再在脑海里补充那些图像上缺少的细节。这可能需要些练习，不过，引导想象能够舒缓你不安或焦虑的情绪，并帮助你进入深度睡眠。

偶尔使用熏衣草精油做做香料按摩也能有效地缓解失眠。

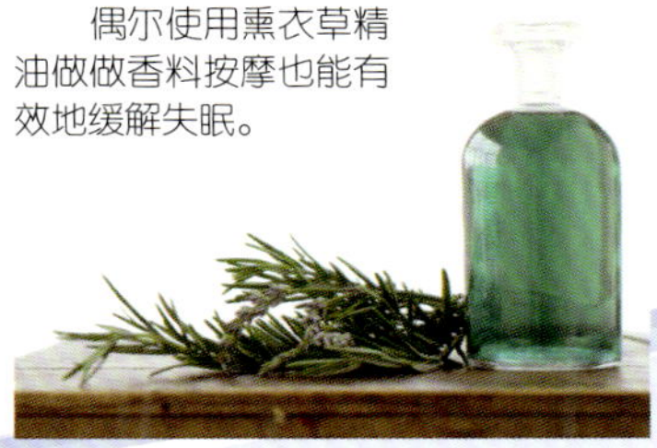

孕早期 孕中期 孕晚期

你的身体在第21周

第21周

*怀孕以后还想保持优雅是很困难的。如果你发现自己动作笨拙，千万不要惊讶。

*你的体重增加了很多，你身体的重心被改变，全身所有的关节都松开了。

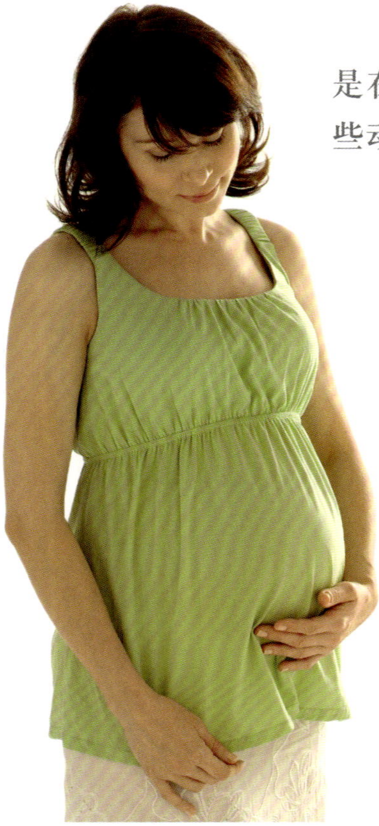

到目前为止，你应该能感觉到胎动很有规律——往往都是在你准备休息的时候！小家伙在你的身体里又踢又打，这些动作把他与你和你的爱人紧密地联系在了一起。

胎动

如果你是初次怀孕，那么你大概会在妊娠18～20周左右开始感觉到胎动。而对于那些当过妈妈的女性来说，她们已经熟悉了这种意味深长的信号，因此开始感觉胎动的时间要略早一点儿，大约会在15～18周前后。

有的准妈妈说，胎动刚开始的感觉就像蝴蝶在扇动翅膀，有些飘渺，随后宝宝的动作开始变得越来越强，也越来越有规律。再往后，你会开始感到宝宝好像是在撞击或者踢打似的，不过并不总是这样，因为他有时候也需要休息。

你忙的时候可能不大能注意到宝宝在动，而当你坐下来想放松一下的时候却很容易感觉到胎动。每个宝宝醒着和睡觉的方式各不相同，到了妊娠末期，你可能就会适应宝宝动作的方式了，随着宝宝的长大，结果必将如此。

●**20～24周** 日子一天天过去，你会注意到胎动是怎样变得越来越频繁的。从现在开始，在接下来的10周里宝宝可忙着呢，他漂浮在羊水中，又是踢又是翻筋斗。

●**24～28周** 在这段时间里，宝宝经常打嗝，不过其实早在你怀孕初期他就已经开始打嗝了，这也就是为什么你会感到宝宝猛地抽动了一下。此时，羊膜囊中的液体最多能达到750毫升，宝宝在里面可以自由地漂来漂去。差不多就在这个时候，你可能会注意到，如果哪里传来突然的一声响，宝宝就会跟着跳一下。

●**29周** 在怀孕的这个阶段，宝宝会开始做一些小点儿的、目的更为明确的动作。他在子宫里的活动空间开始变得狭窄了。

●**32周** 在这个阶段，宝宝动得最厉害。从现在开始，随着宝宝长得越来越大，也越来越壮，他的动作变得更加频繁，花样也更多了。

●**大约从36周开始** 差不多在这个时候，宝宝的位置固定不变了，这也是他在你肚子里最终的位置（一般是头朝下）。假如这是你的首次怀孕，

宝宝在第21周

从现在开始要注意自己的言行了，因为宝宝可能听得见你说话！

*现在你可以通过说话、唱歌、大声朗读来跟宝宝交流。有研究甚至发现，假如你在宝宝吃奶的时候给他读你怀孕时大声读过的书，宝宝就会吮吸得更起劲。宝宝此时的身长大约有27厘米，眼眉、眼睑和指甲都已经长好了。

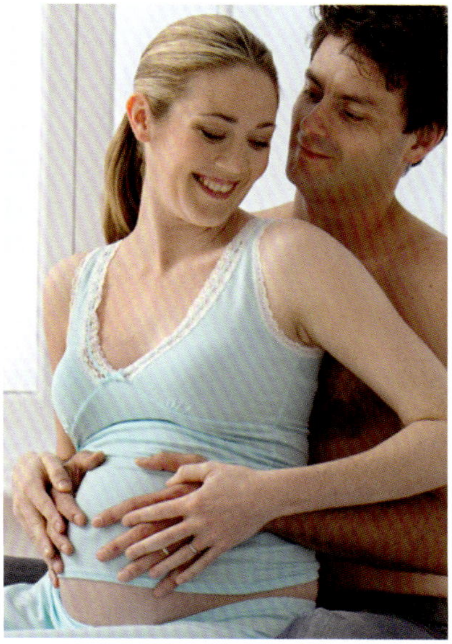

怀孕的日子一天天过去，宝宝的动作也越来越强，就连你的爱人都能触摸到。

情况就更是如此。这是因为，对于首次怀孕的女性来说，子宫和腹部的肌肉依然很紧，能够把宝宝固定在一个位置上。此时你能感觉到的宝宝的主要动作是挥胳膊踢腿，可能还会有几下踢到你的肋骨上，很疼。

而如果你不是初次怀孕，你的腹肌就会松弛一些，这样宝宝就能继续变换位置，甚至临近预产期时他还在变个不停。

●**36～40周** 此时已经到了妊娠的最后阶段，宝宝长得更大了，翻来滚去的动作也少了。如果他正在吮吸大拇指时把它“弄丢”了，你就会感到一阵疾速的动作，这是他在左顾右盼地寻找自己的大拇指。

在妊娠的最后两周，胎动可能会慢下来，宝宝的成长速度也会略有下降。这些都完全正常，没什么可担心的。

职业妈妈

感觉到宝宝在肚子里踢腿有时会令人尴尬，但这也是一个与宝宝心心相印的绝佳经验。

“我的宝宝可不是个夜猫子，现在他动来动去、又踢又打的没个完，但他只在白天折腾。我上班的时候他甚至会搔我的痒，弄的我无缘无故地大笑，同事觉得很好玩！能感觉到身体里有这么个小东西真是太棒了，我觉得我已经和他连在一起了。”

避免增重过多

如果你很关心自己增加了多少体重，那么就坚持记几天饮食日记，这样你一眼就能看出自己的饮食是否均衡。如果你的饮食中含有足够的水果、蔬菜、杂粮和一些优质蛋白及乳制品，那么比光吃薯条和巧克力好多了，没有什么可担心的。但假如你的饮食结构很好，体重却仍然猛增，那就得向有为准妈妈合理配餐经验的营养学家咨询了。他能帮你最大限度地吸收营养而又不至于摄入过多的热量。

最佳策略是，既吃得健康，又要坚持定期运动。有证据表明，怀孕期间坚持健康饮食配合运动，增加的体重比单纯食用健康饮食要少。研究人员还发现，坚持运动的准妈妈生下巨大婴儿的概率也更低。

如果你以前没怎么运动过，现在才开始，那就应该选择强度比较低的运动，如散步、游泳或低强度的有氧运动（见第57页）。打算开始从事一项新的运动之前，一定要向医生咨询一下，看该项运动是否安全。

“坚持记饮食日记可以使你对自己的饮食是否均衡一目了然。”

爸爸妈妈问……

这是我第二次怀孕了，我觉得自己有点臃肿，没事吧？

非初次怀孕的女性，身材有时会比处在同一妊娠阶段的初为人母者略显臃肿，这可能是因为其肌肉由于已经怀孕过而变得松弛了。一切都是十分正常的。

我的脚踝怎么肿了？

这称为水肿（见第238页），十分常见。不断增大的子宫形成了血池，血池迫使水流入脚和脚踝内的组织。一有机会就休息一下吧。虽然肿胀的脚踝可能会让你感觉自己变得更丑了，不过这种水肿是暂时的，宝宝出生后很快就会消失。

你的身体在第22周

第22周

*在这个时候，你的体重差不多在稳步增加——每周大约增加225克。

*你可能会注意到，你的阴道分泌物在增多，这是由于身体的那一部分血流量增加所致。

你是否注意到自己特别想吃烤肠配冰激凌，或者对奶酪和巧克力馋得不行？别担心，很多女性在怀孕期间口味都会变得稀奇古怪。

孕期偏食

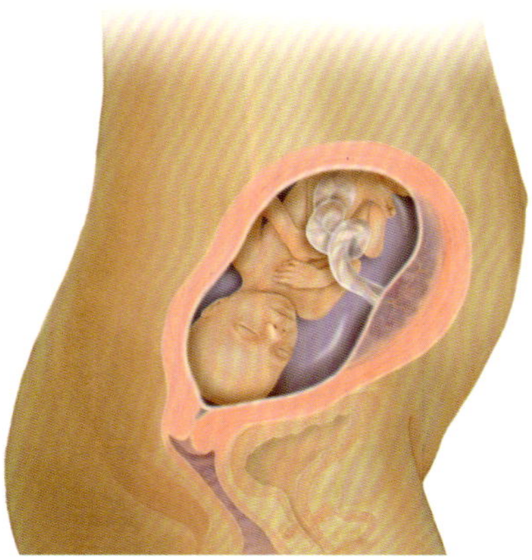

宝宝在第22周

你腹中的宝宝此时已经长成一个微型的小人儿了。

*这是个甚为激动人心的时刻，因为此时你的宝宝已经是一个成形的小孩子的样子了。他嘴唇的轮廓越来越清晰，眼睛也发育完全了；尽管他的虹膜还没有颜色，不过眼眉和眼睑已经长好了。宝宝的胰腺（分泌激素的重要器官）正在稳步地发育，牙齿最初的迹象已经出现在他的牙龈下面。假如你能看到子宫里面的样子，就能发现宝宝的身上覆盖着一层绒毛（胎毛）。

如果你发现自己在怀孕期间想吃某些特别的东西，不要感到惊讶。对于很多准妈妈来说，这种对食物的渴望是怀孕的过程中不可抗拒的组成部分，而且这种渴望无法归类，也无法忍受。你可能会发现自己特别想吃奶酪裹泡菜，或者直接从罐子里舀出来的蛋黄酱，甚至到处找牛排上的肥肉吃！

有些准妈妈还会想吃根本不是食物的东西，像尘土、灰烬、黏土、粉笔、煤、冰、洗衣用浆粉、发酵粉、肥皂、牙膏、颜料、石膏、蜡、头发、咖啡渣甚至烟蒂。这种现象叫做异食癖。“异食癖”这个词来源于拉丁语的“喜鹊”一词，因为喜鹊几乎什么都吃。

原因

没人知道造成这种古怪口味的原因是什么，不过有可能是生化、心理和文化的因素共同作用引起的。有些研究显示，这种怪异的口味与缺铁有关，不过在准妈妈们想吃的东西里面并没有哪样的含铁量很高。有些患有缺铁性贫血的女性想吃冰，而待她们的病治愈以后就不再想吃了。异食癖有时候也被视为缺铁性贫血症的症状之一。

就算你想吃非食物的东西，也不见得就是因为身体缺少某种物质，但这也不是说你就应该吃这些东西！实际上，吃非食物的东西会干扰身体对营养物质的吸收，甚至会造成营养的缺乏。吃冰不会有什么害处（只是有可能会伤害牙齿），而吃尘土及上面提到的其他大部分东西则会致病，如中毒或肠梗阻，后果将会很严重。

听取一些意见

如果你特别想吃非食物的东西，最好还是跟医生谈谈。这种异食癖确实会发生在健康的准妈妈身上，因此有必要做个体检，看身体或精神上是否有潜在的问题。你每天都要吃早饭（吃一些水果即可）、充分运动、确保饮食的多样和健康，这样就能抑制对食物的不健康的渴望。

事先准备好做个职业妈妈

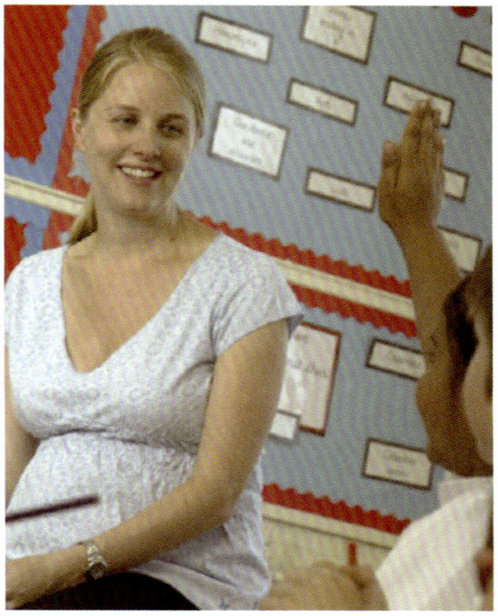

如果你有一份喜欢的工作，那么找一个可以信赖的保姆意味着你在生完宝宝后就可以回去工作了。

职业妈妈

该在何时、以何种方式告诉你的同事们你怀孕了，这个很难。

“我的同事们都知道我怀孕了，我感到轻松了许多，我再也不用想方设法掩藏肚子了！把这事告诉他们之前我很紧张，所以我就先告诉了与我合作最密切的同事。没过多久这个消息就传开了，很多人向我表示祝贺——每个人好像都很为我高兴。那天早上，这件事引起了一阵小小的骚动，有两个同事甚至说，他们已经猜到我可能怀孕了——我想我到底还是没把恶心和疲惫的样子隐藏好！”

当然了，父母们都要工作，在家陪伴一个需要照顾的婴儿或是已蹒跚学步的宝宝都比回去工作要辛苦。有一些新的技巧需要学习，但你的周围却没有人能够教你。不仅如此，这项繁重的工作并不被人认可，到了月底也没人给你支付工资。这当然不全是钱的问题，但是少了一个人的收入是很多夫妇难以承受的。

决定回去工作意味着要在分配给工作和家庭的时间上取得平衡，你还要学会一大堆新的技巧。最有价值的技巧之一是计划和灵活安排时间的能力，这样你就能满足各种需要了。你还需要很强的组织能力。

倘若你想要最大限度地享受新生活，那么就必须找到稳定而靠得住的人来照顾宝宝。准备好拿出足够的时间来为自己作出正确的选择，因为从你雇人来照顾宝宝的那一刻起，你就把一份巨大的责任转交给她们了。你必须确保把宝宝交给了一个熟练而负责任的专业人士，你去工作时绝不应该为宝宝是否受到了良好的照顾而忧虑。

如果你有一份满意的工作，你的宝宝也交给了一个有能力照顾好他的人，那么，作为一名职业妈妈，你的生活将会十分美好。工作给你以挑战、收入及一天中一段与成年人相处的时间，然后你就可以回家，享受与你的小宝宝共度的时光。

环保妈妈

怀孕期间患上尿路感染很普遍，但还是有办法来避免患病的。

“自从我有了上一个宝宝之后，多年以来我学会了好几种防治尿路感染的天然方法，我觉得这些方法要比吃药好多了，而且也似乎很有效，因为从我此次怀孕到现在还不曾患上尿路感染。我在上次怀孕的这个阶段前后就已经得过两次了，我实在是受够了。

首先，在上卫生间的时候，我总是要前前后后都擦拭干净，并且把膀胱彻底排空，而且我每次做爱之后一定要去卫生间。

其次，每次冲澡的时候，我都要用有机沐浴乳仔细清洗两腿之间的部分。当然了，穿纯棉的短裤，并且每天换洗内衣和紧身衣裤也很有用。我每天还要喝1杯蔓越梅汁，这种东西不仅富含抗氧化剂和维生素C，而且据说还有助于排出能引起尿路感染的细菌。”

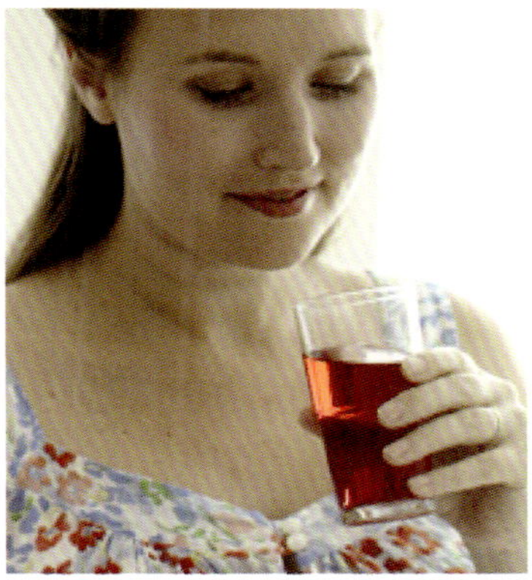

很多女性发现，每天饮用一两杯蔓越梅汁对于治疗尿路感染有辅助作用。

孕早期 孕中期 孕晚期

你的身体在第23周

第23周

*你可能注意到了，刷牙时而会有少量出血——这是怀孕期间的正常现象。

*你的肚脐原来是凹陷下去的，现在却可能凸出来了。别担心，生完宝宝后很快就能恢复成原来的样子。

你是个光彩照人的准妈妈，还是说感觉糟透了？提醒自己，怀孕为何会令你美丽。假如你仍在为给宝宝起名字犯愁，我们倒是有一些小窍门！

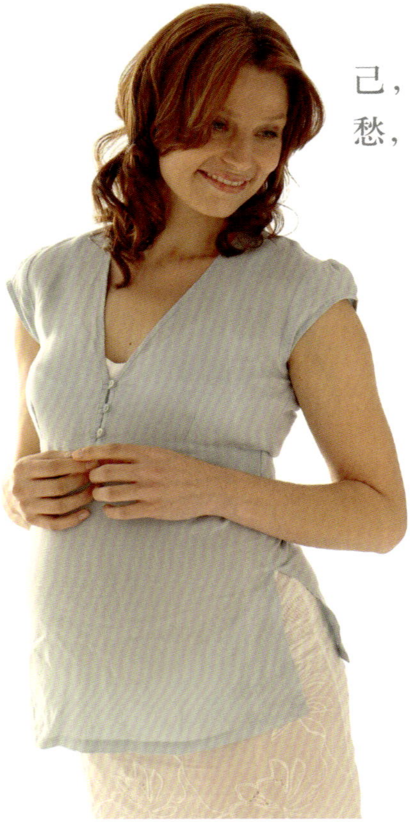

宝宝在第23周

宝宝的听觉已经形成，因此他正在逐步适应各种声音。

*即使你的声音变了形他也能分辨得出，他还能听出你的心跳声和胃蠕动的声音。他在子宫里经常能听到大的响声，如犬吠声和真空吸尘器的声音，不过当他出生时，这些声音大概不会影响到他。此时他的体重有500克多一点儿，身长约为29厘米。

光彩照人的准妈妈

尽管在过去的23个星期里，你可能都在为腹中正在成长的新生命而感到欣喜不已，但还是会有那么几天你迫不及待地希望一切快快结束。随着乳房的增大、腹部的隆起以及腰身的消失，你可能会十分渴望恢复以前的身材，或者甚至都想不起来你自己以前的样子了！在为自己怀孕感到高兴的同时，你恐怕并不会为自己怀孕的样子感到高兴。

在孕中期，准妈妈无论是外貌还是自我感觉都是最佳时期。继续往下读，下面是一些怀孕带给你的“美丽的礼物”。

●你可能会焕发出值得庆祝的“光彩”你可能会注意到，你的皮肤比以往更加富有光泽了，这部分是由于激素的作用，但血液量的增加使皮肤得到了更多血液的滋润，这让皮肤变得更有光彩了。

●**快速生长的指甲** 大约在妊娠的第4个月前后，你的指甲可能就会开始比往常长得快了。这是由孕激素造成的，但也有其不好的一面，因为指甲可能变得更软或更脆。

●**一头惊艳的头发** 很多女性都发现，怀孕期间她们的头发是最好的。你也许会开始注意到，你的头发变多了。

●**增大的乳房** 怀孕期间，文胸的罩杯尺码增加一两号是正常的，所以此时你可以骄傲地炫耀自己的新乳沟了！

●**你幸福无比的爱人** 信不信由你，你的爱人会疯狂地爱上你现在的身材。男人都喜欢增大的性感的乳房和柔美的身体曲线，你怀孕时的身材还能时刻提醒他，他充满了阳刚之气，我们都知道这对于他来说有多重要！

不管你是否变得容光焕发，都该试试下面这两条策略，它们能使你变得更漂亮：

●**强调身上的亮点** 如果你的腿很好看，那么就穿短裙来展示它们。你匀称的上臂宛如超级模特一般吗？那就穿无袖上衣把它们秀出来。你为你更深更美的乳沟而感到骄傲吗？那么，不要害羞，穿低胸或V字领上衣来突出它吧。

●**偶尔放纵一下** 请人给自己修修脚、修修指甲，或买一支口红或一件蕾丝内衣，好好犒劳犒劳自己。

你为自己做的每件事都会让你自我感觉更迷人，与此同时，也别忘了锻炼，锻炼能使你对自己的外貌更有自信，使你保持精力旺盛，还能帮你在产后恢复身材。

有一件小事是没人会告诉你的：准妈妈常常会激发出人们的爱心。大家会忙不迭地为你开门，乘坐火车或公交车时会主动给你让座。尽情享受这一切吧！

到了妊娠末期，你身体里的血液量将增加45%～50%，这是身体在怀孕期间为了满足宝宝的需要而作出的改变。

爸爸手记……

认真对待当全职爸爸的问题

“我失业以后，我们带孩子的计划就颠倒过来了。我的爱人才怀孕3个月，而我们的小女儿快3岁了。我徒劳地找了几个月工作之后（而我们的宝宝再有几个星期就要降生了），我们开始认真地考虑我留在家里照顾孩子们的问题。不管怎么说，劳拉比我挣得多，而且她也曾想过生完孩子后去做兼职。她的公司欣然同意她回去继续做全职工作，因此她的收入将是家里的主要经济来源。现在我们已经决定了。对于留在家里，我并不感到担心——我没有那么强的事业心，不当家里的顶梁柱我一点儿也不在乎。能有更多的时间陪孩子真让我高兴。”

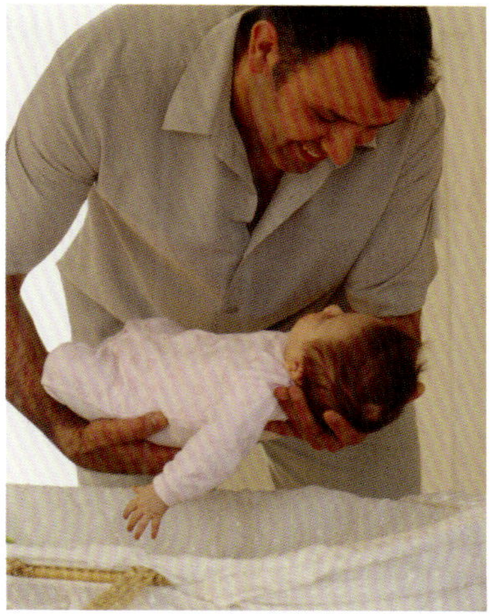

很多父亲喜欢当全职爸爸。

取名字

如果你已经开始考虑给宝宝取名字了，你就会发现，给宝宝命名是孕育新生命的过程中最美好的事情之一，同时也是一项巨大的责任，毕竟，你给宝宝取的名字将会伴随他终生。宝宝中心的起名专栏建议你在取名字之前有几件事需要考虑：

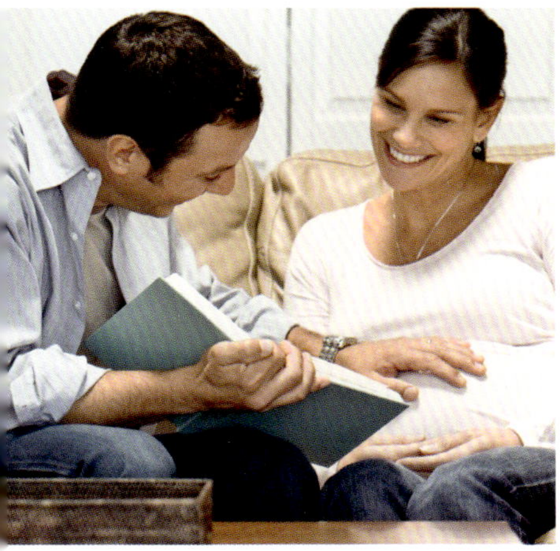

给宝宝取名字时一定要深思熟虑。记住，你的选择将会伴随他终生。

- **发音和协调性** 大声叫出宝宝的名字时听上去如何，这是需要考虑的最重要的问题之一。发音优美吗？还是很刺耳？与姓氏搭配在一起协调吗？
- **独特性** 不同寻常的名字的优点是，能使它的主人鹤立鸡群。而在另一方面，太过于生僻，别人都读不出来的名字会引来不必要的关注。
- **纪念与祝愿** 名字可以是一种难忘的纪念，也可以是一种美好的祝愿。你可以利用宝宝出生时候的地点和情境来为宝宝取个好名字，或采用父母姓名合在一起作为宝宝的名字，作为家庭幸福的见证，也可以在名字中寄予对宝宝事业及其容貌、修养的一种美好期待和祝愿。
- **血统和血脉** 宝宝的血统是他身份的重要组成部分，你可能会希望在他的名字中反映他的血统。
- **文学典籍** 给宝宝起名，要考虑名字来源。名字来源于文字，古代典籍中就有很多现成的好名字。如果是喜欢读书的学者型父母，可以从自己喜欢的文学作品中寻找灵感。
- **外号** 人们，特别是孩子，如果被人起了外号会非常生气，所以在给宝宝取名字的时候要尽可能考虑周全，避免取了有可能被人拿来起外号的名字。

你的身体在第24周

第24周

*到目前为止，你的体形可能已经是“孕味十足”了，肚子上也出现了黑中线。

*你可能注意到了，在你的腹部、臀部和乳房上出现了浅红色的条纹，这就是妊娠纹。

如果你感到很热、心情沮丧且烦躁，那么就该想办法来娇纵自己一下了。如果你一再产生想要小小地放纵一把，以缓解压力的冲动，不要有负罪感。

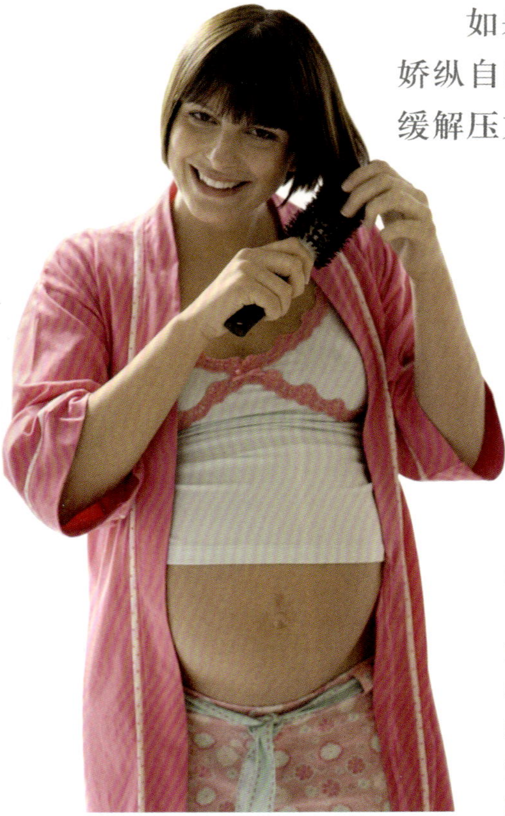

继续，犒劳一下自己

你的孕程已经过半，但分娩的日子似乎依旧遥遥无期。假如你有时感到有点情绪低落，这是可以理解的。如果有那么一阵想要放纵一下，那么这是怀孕造成的。试试下面这些放纵的方法吧，来消除你阴郁的情绪。

●**给自己做个家庭水疗** 把你的浴室变成一个安静的空间：把灯光调暗，插上几支香味蜡烛，再放上一张旋律舒缓的音乐CD。在手边放几条蓬松柔软的浴巾——把它们挂在电暖炉或能加热的毛巾挂杆上，用起来会更舒服。然后做个面膜，泡个泡泡浴，再修修指甲，好好享受一番吧。

●**好好剪个头发** 预订一次发型设计，再请一位不错的发型师给你剪头发。他会帮你弄一个不需要经常打理的发型，在整个怀孕期间直至宝宝出生后的几个星期内都不用去管它。去美发厅剪头发的时候，询问一下那里的滋润型个人护理产品的情况。准妈妈常会发现，自己的头发变得更加有光泽了，那就应该最大限度地彰显这份光泽。

●**出去约会** 这周去和你的爱人共度一个浪漫的夜晚吧，去剧院、电影院、你们最喜欢的餐馆或者任何1个你们愿意同去的地方。如果你们已经有孩子了，那么就请你们最信赖的祖母或朋友帮你们照看一下。

●**丢掉隐形眼镜** 怀孕期间，眼球的形状会发生改变，这是由于体液潴流造成的，或者你甚至会患上干眼症。如果你佩戴隐形眼镜，而它们已经让你感到不舒服，那么就应该考虑配一副式样别致的普通眼镜了。有的眼镜框设计得很时尚而且性感。在宝宝刚出生的一段时间里，最好也戴普通眼镜，因为你可能无暇去打理你的隐形眼镜，特别是在一大早的时候。

●**多买几双鞋** 如果你的脚肿了，那么明智的做法是买一双比你平时穿的尺码大1号的鞋。选择实用和舒适并不等于要放弃式样——平跟鞋也能像高跟鞋一样漂亮，与合适的衣服搭配起来简直棒极了。

宝宝在第24周

如果宝宝在此时或晚些时候出生，要是加以特别的照顾，他就能存活下来了。

*从这周开始，宝宝就能“活下来”了，也就是说，即便早产，在特别的照顾下，他也一点儿事都没有。他的皮肤还很薄、很脆弱，但是身体正在长大，占据了子宫里的更多空间。他的味蕾正在形成，并且他已经开始爱吃甜食了，信不信由你哦！

找谁看孩子

尽早开始考虑带孩子的问题很重要，当你进入孕中期时就该开始着手了。如果你打算产假过后重新开始全职工作。无论是家里的老人还是外面请的保姆，你要百分之百地乐意把宝宝交托给她。当然了，人无完人，你可能会觉得谁带也不如自己带的好，或者觉得对方总也满足不了你的要求。你需要尽量建立起双方之间的信任感，对于一些不影响大局的小问题不要太计较。如果你觉得自己找对人了，要表现出你对她的感谢，尽可能让她能多帮你一段时间。

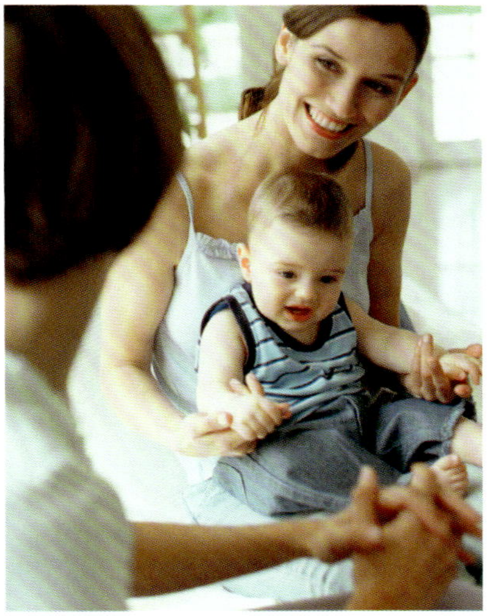

要找到合适的看护孩子的方法很费时间。应确保尽早开始寻找。

此外，你还需要考虑到孩子的看护人生病的情况，特别是如果你是一位全职上班族妈妈。你有没有其他的备选方案？是找亲戚朋友帮忙，还是找钟点工顶替，抑或是你自己来带？如果是后者的话，你可能需要向老板请假，如果你已经超过了请假天数，那就要和老板做好沟通，看看你可以用什么方式把落下的工作补上。

另一方面，如果你家里老人不能带孩子，抑或是你不愿意老人帮你带孩子，再加上你对保姆带孩子又不放心，那么在你丈夫一人的工作足够全家开支的前提下，你可能会选择做一个全职妈妈，自己在家带孩子。

有专家指出，在孩子成长发育的最初阶段，没有任何人或机构能代替父母持续的养育与关爱。特别是如果其他养育方式和父母的照顾相差太多的话。在家带孩子能让你更多地关注宝宝，见证他诸多的“第一次”，不管是情感上的还是身体上的。或许不是今天，但总有一天，你会觉得自己带孩子是一个无比聪明的决定，也是一件最有回报的工作。

早产

早产指的是宝宝未足月（怀孕未满37周）就出生。医生很难预测出哪些准妈妈会早产，但是有证据表明，尿液中的某种细菌会引发早产。现今的建议是，所有的女性都应在怀孕初期做尿检，查一查尿液中是否带有这种细菌。

其他会造成早产的危险因素包括吸烟、服用娱乐性毒品、怀的是双胞胎或多胞胎，以及曾经有流产史。如果怀孕还不满37周就破水或开始宫缩，应立即与医生或医院联系。

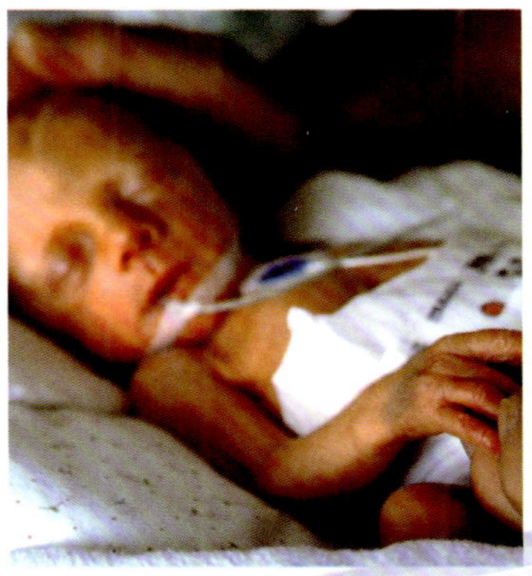

如今，大多数早产儿都能活得很好，但是你可以减少发生早产的概率。

爸爸妈妈说……

“我已经到了妊娠中期，我的皮肤痒得厉害，我肚子上的皮肤更是痒得要命。医生说这是因为腹部隆起使皮肤受到拉伸，我觉得这个说法有道理。很显然，皮肤发痒很正常。但愿宝宝出生后就不再痒了，在大庭广众之下搔痒可一点儿也不好看！”

珍，24岁，初次怀孕

“我在怀孕27周时被诊断出患有产科胆汁淤积症（见第230～231页），现在我已怀孕32周了。我的脚底实在是痒得不行，但实际上我浑身都痒，我的皮肤都被我自己挠出血了，我都要给弄疯了。长时间地洗冷水澡，涂抹炉甘石液能止痒。没有治疗的办法，不过我要额外做一次产前检查来监控我的宝宝。”

红梅，27岁，初次怀孕

孕早期 孕中期 孕晚期

你的身体在第25周

第25周

*体内激素大量分泌，增加的体重会让你浑身疼痛。

*日渐隆起的腹部会使你难以找到一个舒服的姿势入眠。

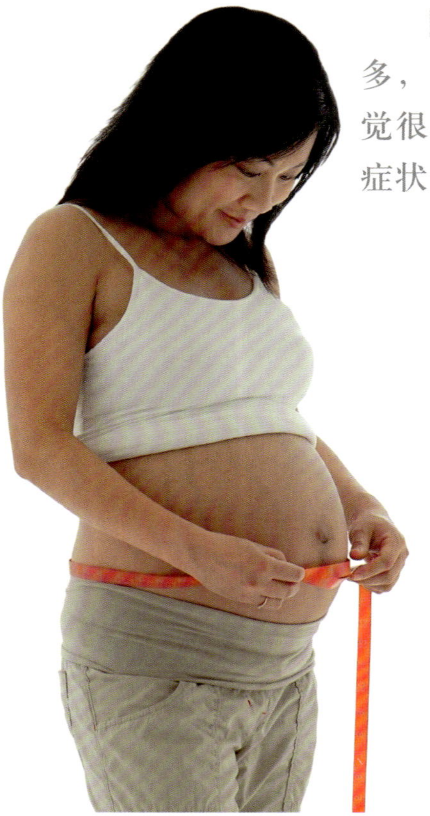

随着宝宝一天天长大，在你的身体里占据的空间越来越多，因此到了怀孕末期，消化不良、肠气以及烧心会让你感觉很不舒服。吃健康的、纤维含量高的饮食有助于消除这些症状。

宝宝在第25周

宝宝的体重将近660克，身长约为34.6厘米。

*他的肺里还没有空气，只有羊水，但是他已经会做出像呼吸一样的动作了。他也长出了一些胎脂，与此同时，他皱皱巴巴的皮肤开始变得平滑。他的胎毛更多了，如果你能看到的话，都能看出胎毛的颜色和质地了。

消化的问题

怀孕往往能让你对自己的身体功能感到放心，事实也的确如此，不过这些天你的消化系统会有些问题。

一开始会有肠气。黄体酮降低了消化的速度，这会造成更为严重的胃肠气胀、肠气和腹胀，特别是大吃一通之后更是如此。要避免产生这个问题，不要吃得太多、太油腻，并且要细嚼慢咽。应少吃会引起胀气的食物，如豆类和花椰菜。

烧心与消化不良

怀孕期间可能会出现烧心和消化不良的现象。烧心就是在胸的上部有一种灼烧的感觉，这是由于食管与胃之间的瓣膜在黄体酮的作用下松开，使得胃酸回流到食管里引起的。此外，宝宝撑满了你的整个腹腔，也会把胃酸挤入你的食管。这个让你感到很不舒服的过程其实对你的宝宝有好处——游移在你血液中的营养物质可以被宝宝的身体系统更充分地吸收，知道了这些，你就不会感到太难过了。

要防止烧心，不要吃过于油腻、甜腻或辛辣的食物，并且要细嚼慢咽。饭后过两三个小时再去睡觉，以便食物能充分地消化。采取半躺的姿势睡觉，这样胃酸就能在重力的作用下存留在胃里。你还可以问问医生，哪些非处方抗酸剂可以在怀孕期间安全服用。

便秘

怀孕期间的另一常见问题是便秘：约有30%～40%的准妈妈会出现不同程度的便秘，引起便秘的罪魁祸首是不断增大的子宫，它压迫了直肠，

事实： 在怀孕后期，宝宝充满了你的整个腹腔，会使你消化的速度减慢，挤压你的胃部，你吃东西的时候会感到格外腹胀。

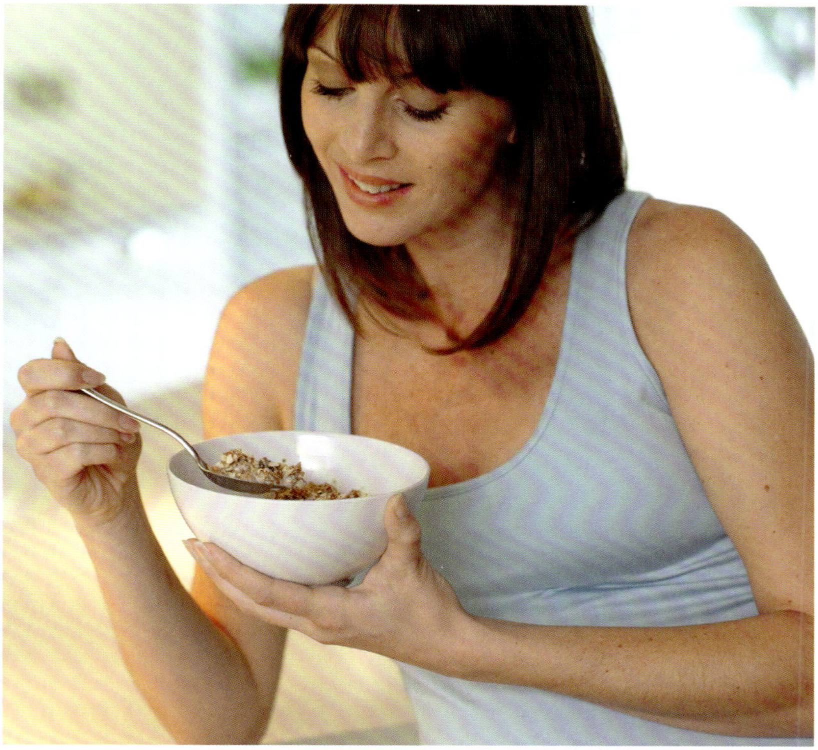

便秘是怀孕期间一个常见的问题。吃富含膳食纤维的食物，如全粒谷物食品、全麦面包、新鲜的水果和蔬菜有助于防治便秘。

再加上孕激素的作用，使得食物通过消化道的速度变慢了。有些补铁药会加重便秘的症状，因此在选用补铁药时要注意这个副作用。

每天吃富含膳食纤维的食物（如全粒谷物食品、全麦面包、新鲜的水果和蔬菜），多喝水能缓解便秘。散步、游泳和骑车等轻度的运动也能消除便秘。

如果你的便秘迟迟不见好转，那么一定要告诉医生。要是改变饮食和生活方式也不起什么作用的话，医生就会给你开一些可以在怀孕期间安全服用的泻药。有时，便秘会导致痔疮（见第237～238页），会很疼、很痒，非常不舒服，不过，有很多种药膏能够消除这些症状。通常在宝宝出生以后，痔疮很快就会自行消失。

“富含膳食纤维的食物和轻度的运动能够消除便秘。”

职业妈妈

办公室工作对于你和你不断增大的腹部来说都是一个特别的挑战。

“我工作的时候，我的肚子总是和办公桌‘打架’，而且每次好像都是肚子获胜！我确实已经注意到我的肚子在这个星期变高了，现在宝宝的位置正好卡在我和桌子中间，总而言之，这可真是有点难受。我真希望能有一种办公桌枕头给我当缓冲垫，或者有专为准妈妈设计的人体工程学的办公桌，根据准妈妈肚子的外形切割掉一块！

我已经向人力资源部申请了一个脚凳，我的脚踝也开始肿了，所以我希望有个放脚的地方能缓解一下。我尽量做到差不多工作一个小时左右就起来伸伸腿，每天午休时都会出去散一会儿步，呼吸一下新鲜空气。但是随着我的身体变得越来越臃肿，我就越来越期待休产假。”

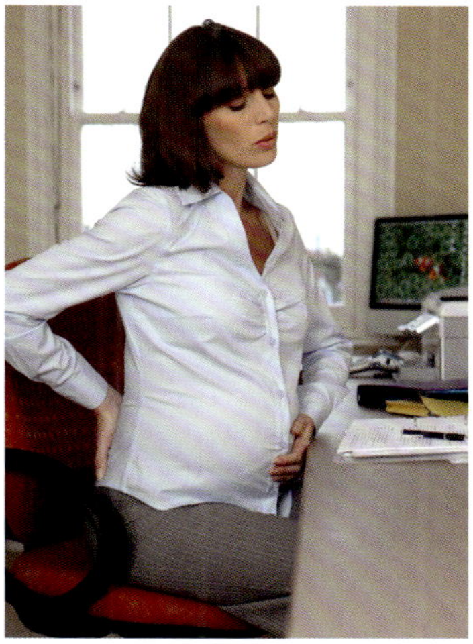

久坐会引起背痛，对于怀孕的女性来说就更是如此。你需要多休息。

孕早期　孕中期　孕晚期

你的身体在第26周

第26周

*你的血压可能会略有上升，不过不用担心，这是正常现象！

*吃富含膳食纤维的食物（如全麦面包、全粒谷物食品、小扁豆和糙米）来预防便秘。

在为迎接宝宝的到来做准备时，制订一个分娩计划是其中很有用的一部分，它让你有机会决定想以何种方式分娩。用笔写下你的计划能让你在分娩的过程中更有信心。

制订分娩计划

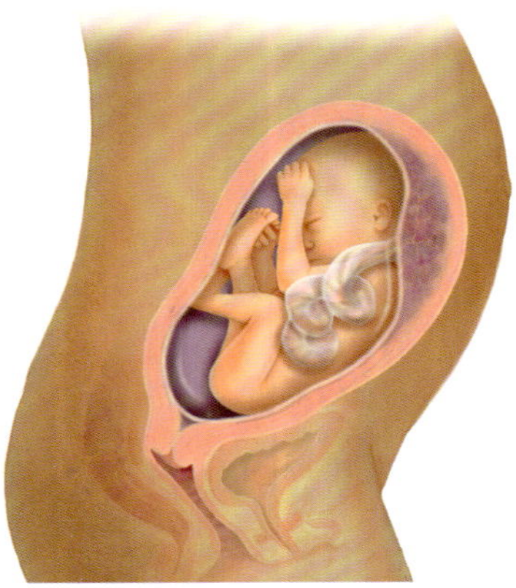

宝宝在第26周

现在他的眼睛已经能完全睁开了，对于声音的反应也更为持久。

*在妊娠的第7个月末期，宝宝的听觉神经系统已经完全长成，因此他能更好地对声音作出反应。此时，他从头顶至脚跟的长度已达到35.6厘米左右，体重为760克左右。他仍旧在微微地呼吸，尽管吸进去的还只是羊水而非空气，这却不失为一种为将来的出生而做的不错的练习。假如你怀的是个男孩，那么他的睾丸已经降入阴囊中，这一过程需要两三天来完成。

分娩计划有助于你有条不紊地和医生就分娩方式的问题进行交流。让你更清楚地告诉她们你想要采取的分娩方式、你想要什么和不想要什么。

最好的分娩计划可以提醒你，事情可能不会像你希望的那样发展，医生也许会建议你采用你并不想要的分娩方式，但这种方式却对你的宝宝最好。

做调查

开始写下计划之前，要尽可能多地收集信息。

●**上产前培训班** 好的产前培训教师能帮你做出最适合你的选择。

●**与其他女性聊天** 不管你打算顺产还是剖宫产，尽量跟曾经采用这两种分娩方式的女性聊聊，听听她们的经历，看看这两种分娩方式各自的优缺点。

●**跟你的爱人及其他陪产的人谈谈** 他们希望你采取哪种分娩方式？问问他们对自己在其中的作用怎么看。当你脑子里一有了“分娩愿望”，就要赶快把它记下来，然后再进行整理。

以下列举的是分娩计划中要包含的几个要点，你可能会用得着。

●**陪产** 写下你在分娩时希望由谁来陪伴在你身边，是否需要这个人在整个过程中始终陪着你。你要他/她离开时，可能会有一些特定的程序。

●**分娩体位** 写下你在分娩过程中想要采用的体位，请参阅第264～265页上介绍的几种有用的胎位。还要想你打算怎样等待分娩：你是想尽可能多活动活动（也许要使用一个分娩球），还是想躺在床上等待？

●**镇痛** 说说你想要使用哪种镇痛的方法，是自然的，还是药物的？如果你想采取自然分娩（不使用任何止痛药），那就要想清楚。

●**胎心监护** 说说你打算在分娩的过程中让宝宝受到何种监控。

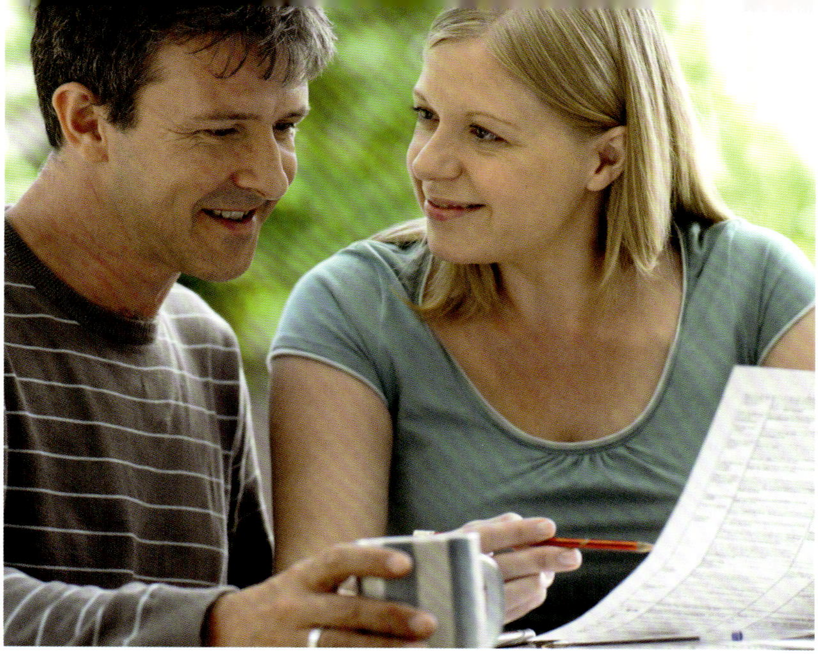

和你的爱人讨论你的分娩计划，不过要记住，当分娩的时刻来临时，可能会有意想不到的情况发生，因此你们俩都应采取灵活的方法处理。

如果有可能，你是希望护士不时地用一种手持监护仪来听宝宝的胎心，还是喜欢用带子把一部电子监控仪系在你的腰部来施行监控。

● **加快产程** 如果你的产程变慢了，你可能会希望助产士进行干预，如人工破水，使分娩的速度重新变快。不过你也许想再等一等，看在自然的状态下会发生什么。

● **分娩池** 如果你住的医院里有分娩池，那么一定要想清楚：你打算用它来缓解疼痛并且/或者帮助你分娩。

● **助产方式** 你应该写清楚，在分娩的过程中如需助产，你是希望用产钳还是用胎头吸引器。

● **第三产程（胎盘娩出）** 你可以选择注射针剂来加快胎盘的娩出，也可以不使用任何药物，等待胎盘自然娩出。

● **宝宝的喂养** 一定要写清楚你是打算采用母乳喂养还是人工喂养；还要写清楚如果采取的是母乳喂养，那么你是否打算给宝宝添加一些配方奶，假如你希望完全采用母乳喂养，那就把这一点写上。

● **意外情况** 如果宝宝需要住进婴儿特护病房，你该或者能做些什么，特别是如果你想母乳喂养。

分娩计划只是让你更清楚地了解自己的分娩方式和过程，在实际过程中，可能会由于这样那样的原因，你根本就无法要求医生根据你的愿望行事。如果是这样，也别气馁，要知道医生通常都是在有充分理由的情况下才采取那样的行动的。

有条不紊的妈妈

尽可能详尽地制订你的分娩计划，不过也要留有余地。

“我在我的分娩计划里写下了我能想到的所有细节，如有可能，我希望我的助产士清楚地知道我想要什么，又想要避免什么。当我即将分娩的时候，我希望我丈夫和我最好的朋友在产房里陪着我。我还写清楚了我希望尽可能少使用止痛药，而用自然方法来缓解疼痛并放松自己。我希望能尽快开始用母乳喂养我的宝宝，不想让他喝配方奶。我知道我的要求很苛刻，但我希望自己能有一个最佳的体验。”

懒散的妈妈

你的分娩计划不必太长。你可能会希望一切顺其自然，看事情到底如何进展。

“我刚刚写完了我的分娩计划，坦白来讲，非常短！我只写了我希望由谁来做我的陪产，以及可能的话，我希望尝试一下水中分娩。至于止痛的问题，我实在不知道自己对于疼痛的耐受极限有多高。要是能尽可能少用止痛药，那再好不过了；可如果我忍受不了，我希望医生能想办法帮我缓解疼痛。我很高兴能采取灵活的分娩体位，到时候我要看看哪种体位比较舒服。”

孕早期 孕中期 孕晚期

第27周

你的身体在第27周

*如果你很不走运，你将发现自己会有腿抽筋、痔疮或静脉曲张。

*如果你感到一种奇怪的有节奏的动静，那可能是你的宝宝在打嗝。

水中分娩是一种很不错的体验。在水中能够让你全身放松，减少止痛药的用量，而且对于妈妈和宝宝来说都十分安全。不过，中国现在能采用水中分娩的医院，还不多。

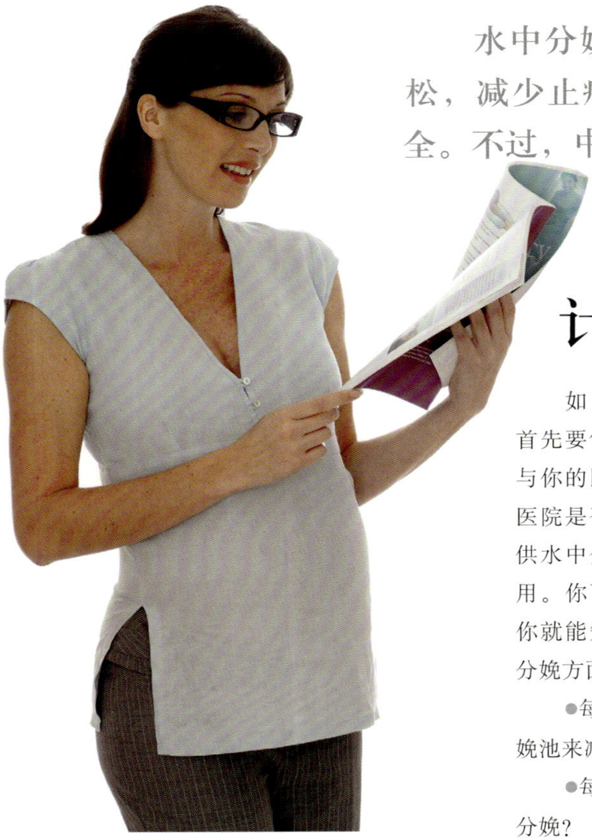

计划采取水中分娩

如果你想采取水中分娩，那么首先要做的事情就是在做产前检查时与你的医生谈谈，她会告诉你要住的医院是否有分娩池。有些医院虽然提供水中分娩，但他们可能也不推荐使用。你可以问问下面这些问题，这样你就能知道你要住的医院有多少水中分娩方面的经验了：

- 每年有多少女性在分娩时使用分娩池来减轻疼痛？
- 每年有多少女性使用分娩池进行分娩？
- 有多少助产士接受过使用分娩池的培训？
- 是否有无法使用分娩池的时候？

如果你坚持使用分娩池而你所在地的医院又没有这些设施，或者你觉得这家医院的水中分娩技术不够好，你就得考虑转院了。

研究水中分娩

以下介绍几种方法，可以帮你收集到更多的信息：

- 了解别人的经验：最好是跟有过生育经验，且采取的是水中分娩的女性聊聊。还可以跟通过使用分娩池减轻疼痛，以及采取过水中分娩的女性谈谈，问问她们在进出分娩池的时候，觉得水对于哪些方面比较有用，又有哪些方面是她们不喜欢的。同时，也要仔细询问她们什么时间进分娩池，什么时间出分娩池。如果有可能，还要尽量了解一些宝宝娩出后的注意事项。

事实：欧洲第1例有记录的水中分娩出现在1803年。

这例水中分娩发生在法国，这位母亲的产程超长而且难产，最终她在放满温水的浴缸中产下了宝宝。

宝宝在第27周

本周，随着更多脑组织的发育，宝宝的大脑活动变得十分活跃。

- 与此同时，宝宝的大脑表面开始出现沟回。宝宝此时的体重有将近875克，从头部到脚尖的长度为36.6厘米。眼睛能够开合，睡眠也有规律了。有些专家认为，宝宝到了28周就开始有梦境了。

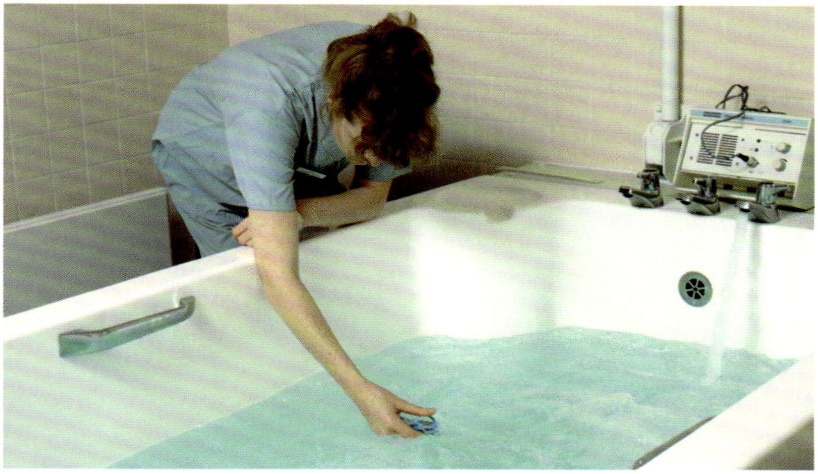

并非所有医院都鼓励准妈妈使用分娩池。你应该问些问题调查一下，从而估算出这些分娩池的利用率。

●产前培训班：这些培训班能提供很多有关水中分娩的信息。在预约培训班的时候，问一下这个班上是否会介绍水中分娩的知识，刚开始上课的时候，教师可能会问你们想要了解哪些问题，你可以趁这个机会问问她水中分娩的事，你们班上的其他人肯定也会很感兴趣的！

●书：大部分最新的有关怀孕和分娩的图书都会辟出一部分篇幅专门介绍水中分娩。

布拉克斯顿·希克斯收缩（假宫缩）

孕程过去将近一半的时候，你可能会发现，子宫的肌肉有时会缩紧30至60秒。不是所有人都会注意到这种位置不定、通常也不疼的收缩。这种收缩是以英国医生布拉克斯顿·希克斯的名字命名的，他在1872年首次描述了这种收缩。

关于这种收缩以及收缩的目的有各种不同的观点。有些专家认为，这种收缩对促进子宫颈为分娩做好准备（也叫做“成熟”）起到了一定的作用；也有人认为，这种收缩不会让子宫颈发生任何变化，只有到了临产（此时第一次宫缩开始）或分娩时子宫颈才会成熟。

爸爸与陪产假

目前，中国对于爸爸的陪产假还没有具体规定。不过，有不少省市的计划生育条例中都提到了丈夫的产假规定。所以，你需要提前咨询你所在单位的人力资源部门，或查阅当地计划生育机构的相关文件规定，了解你在这方面享有哪些权利。如果按规定你可以享受陪产假，也许只有3天，也许长达10多天，你多半还需要向单位提交宝宝的出生证明等相关文件。

如果你打算休陪产假，和你妻子休产假一样，你也应该提前告诉你的老板和主管，把你手上的工作安排好，尽量不妨碍公司的正常业务流程。

即使按相关规定，你没办法享有陪产假，要是你的工作情况允许，你可以考虑以休年假或事假的方式，多腾出一些时间在最初的几天里帮妻子分担照顾宝宝或料理家务的工作。就算有些事你插不上手，你的精神支持对新妈妈来说也是很重要的。

爸爸手记……

确定休陪产假的时间

“我决定在宝宝出生后休满陪产假，这将对我家的财务状况造成一点儿影响，不过我想我们能应付。我只有一件事还没敲定，那就是何时开始休陪产假。

宝宝出生后，詹妮的母亲会过来住上一周左右，因此，尽管我很想在宝宝一出生就开始休假，但也许在她母亲回去以后再开始休会更好，不然的话，詹妮就会在前两个星期内得到很多帮助，而接下来马上又被丢在一旁。而且我觉得，这样休假能让我们有机会相守在一起，就我们一家三口。我简直等不及了。”

孕晚期

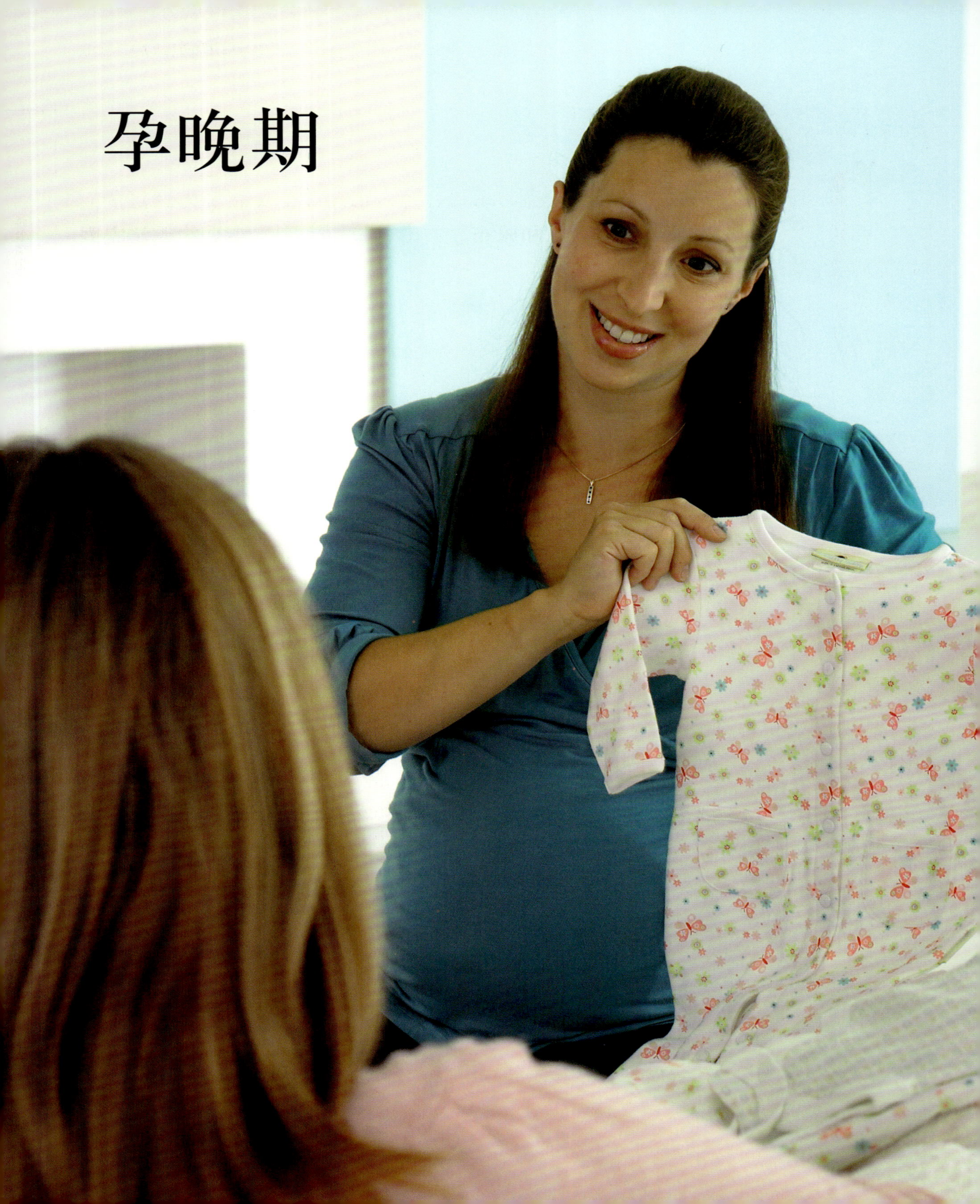

冲刺阶段

几个星期以来，你已经熟悉了宝宝的踢踢打打，已经等不及想要见到他了。放纵自己一下，尽情地去采购小衣服和尿布，再幻想一下宝宝出生后的无法安眠却幸福无比的时光吧。

将会发生什么

到了怀孕的这个阶段，你可能会一会儿觉得“我会永远怀孕下去”，一会儿又想说“救命啊，我还没有准备好！”有这种感觉的并非只有你一个人。与孕妇学校的其他准妈妈交流一下彼此的经验会让你感到安心。

哦，怀孕的快乐啊

随着腹部的日渐增大，睡眠变得越来越困难。背痛成了家常便饭，有些女性还会出现盆腔痛。布拉克斯顿·希克斯收缩可能会变得更加剧烈或频繁。到了妊娠的第33周时，宝宝的头会进入子宫腔（准备出生），会让你觉得总是想小便。到了第35周，你子宫的容量已经增加到最初的1000倍，且被撑大到肋骨下面了，再加上体内激素的变化，因此约有70%的女性会在怀孕末期感到胃灼热。你的脸、手、脚和脚踝也都会肿。

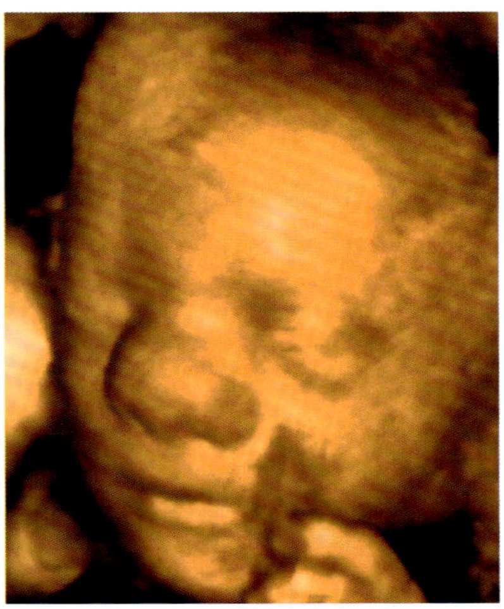

这个宝宝的面部特征已经发育完全，在他的嘴边还可以看到他的小手指。

渐渐长大的宝宝

在孕晚期，宝宝的眼睛能睁开了，头会转向任何持续的光源。他的大脑迅速发育，胃和消化道日趋成熟。从妊娠的第32周起，宝宝增加的体重约为其出生时体重的1/3～1/2，也变胖了，这样就能保证他在离开子宫后还能继续存活。距离出生还有6个星期，此时他从头顶到脚趾的长度约为43.7厘米。他的身材实在太大了，而子宫里又是那么温暖舒适，因此你可能会注意到，他不怎么动了。到了妊娠的第36周末期，宝宝已经足月，随时都可能出生。

让生活轻松些

此时应该确保你已经安排好了自己的生活。多采购一些东西储存起来，以便为日后节省时间和精力，把重要的电话号码列在一张单子上，如助产士、医生和医院的电话号码，并把这些号码放在电话机旁边或存储在你的手机里。从妊娠的第36周开始准备好你住院时需要用的东西，这种做法不错，这样你就不必在出现分娩迹象的时候才急急忙忙地收拾东西了。

有条不紊的妈妈

既然已经到了妊娠的最后阶段，那么就该确保所有的细节问题都安排妥当了。

“我现在简直对列清单着了迷。我很怕有什么重要的东西忘了买，因此我随身带着笔记本和笔，这样，我一想到什么东西就能立即记下来。

我还把我们所有好朋友和他们家的具体的联系方式夹在了电话机上方的布告牌上，我还计划在预产期到来前两周收拾好住院要用的东西，这样一来就一切就绪了。”

孕早期 孕中期 孕晚期

你的身体在第28周

第28周

*你的乳房可能开始分泌初乳了，这是最初的“浓缩”乳汁，可能会溢出来一点点。

*在孕晚期，大部分女性平均会增加5千克体重。孕晚期从这一周就开始了。

祝贺你！从本周开始，你就进入孕晚期了，很快就将见到你的宝宝。在这一阶段，产前检查将更加频繁，而如果这是你初次怀孕的话，还要多做一两次产前检查。

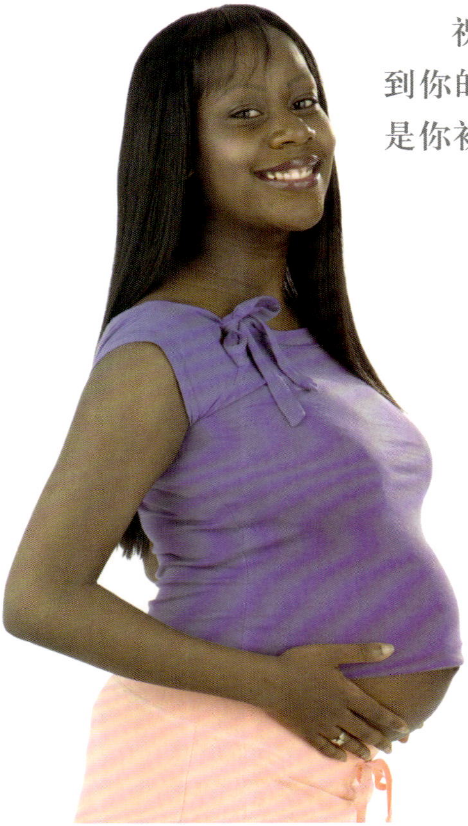

宝宝在第28周

这周，宝宝会眨眼了，睫毛忽闪忽闪的。

*当宝宝注意到从你的子宫壁透进来的光亮时，他会转向光源。此时，宝宝的体重达到1千克多一点儿，身长约为38厘米。他体内的脂肪层开始形成，为他出生后的生活做准备。他的骨头也快要长好了，不过仍旧是软软的。

从现在开始的产前检查

从现在开始，你去看医生的次数更多了，你可以提前去医院假如你有什么特殊的问题，如已经患有某种疾病或在怀孕期间患上了某些疾病，可能就更需要多做几次产前检查了。下面列举的是产前检查的内容：

●**28周** 医生会从你身上采集一点儿血样，看看你体内铁元素的水平是否正常，并检查一下你血液中的抗体。如果你缺铁，她会建议你吃补铁药（见第149页）。她还会给你量血压，检查你的尿液中是否含有蛋白质（如果有，有可能是先兆子痫的征兆）和细菌，这两种物质都会增加你早产的概率。从现在开始，每次做产前检查时她都会量一量你的腹部（见第147页），看看宝宝是否发育正常。

如果你是RhD阴性（见第233页），就要注射抗D免疫球蛋白，以杀灭你血液中的抗体。

●**30周** 在做这次产前检查时，你将会接受常规检查，还能有机会与医生讨论一下第28周那次产前检查的结果。

●**32周** 这次产前检查，还是会对你进行常规检查，你会有机会与医生讨论一下第28周那次产前检查的结果。如果你是RhD阴性，那么就会再次给你注射抗D免疫球蛋白，杀灭你血液中的抗体。另外在30～32周，还会再做一次胎儿排畸B超。

●**36周** 在这一阶段，医生还会给你做常规检查，如果你最近刚刚做了B超检查，查看胎盘的位置，她就会跟你讨论这次B超检查的结果。她还会用手按压你的腹部，查看宝宝的位置。从第36周开始，医生会开始每周让你做一次胎心监护。如果你有妊娠并发症，可能要根据情况从你怀孕第28～30周就要开始做胎心监护了。如果你在妊娠第18至第20周时做的胎儿异常扫描（见156～157页）显示，你的胎盘堵在了子宫颈口上，那么你这次就需要再做一次扫描检查，以确认它已经移开。

●**38周** 这一次，护士将给你量血压、验尿并测量腹围。

●**39周** 这一次，护士还是会给你量血压、验尿并测量腹围。

其他产检项目还可能包括骨盆测量、心电图以及为宝宝做B超检查他的大小、胎位和羊水状况等。

你的宝宝会有多大

宝宝的个头取决于诸多因素，其中影响最大的因素大概就是基因了。身材高大的父母，他们的孩子可能就会比其他孩子大一些。

甚至宝宝的性别对他的个头也会有一定的影响，男孩通常都要比女孩大一点儿。如果你的宝宝是过期妊娠，那么他可能就会大一些，因为他在你的肚子里多生长了一段时间。

幸运的是，宝宝身材的大小总是与你的身体相匹配的，因此即便你的爱人比你高得多或重得多，你的宝宝还是会与你骨盆的大小相适应。影响分娩的不仅仅是宝宝的个头，还有胎位，故而假如你的宝宝块头不小但胎位极佳，那么你的分娩也会比较容易；而如果你的宝宝虽然身材不大，但胎位不佳，情况可能就会比较复杂。

有些疾病能增加巨大儿的概率，这些疾病包括肥胖以及在怀孕期间增重过多。由妊娠糖尿病引起的高血糖（且未加以控制）（见第229页）或糖尿病（慢性的）能导致巨大胎儿，因为宝宝在生长期间摄入的糖太多了。

哪些因素会影响宝宝出生时的体重？

很多准妈妈都想知道，自己的宝宝出生时的体重会是多少。以下因素会影响宝宝出生时的体重：

- 你的身高
- 孩子爸爸的身高
- 你怀孕前的体重
- 你在怀孕期间增加的体重
- 宝宝的性别
- 未加以控制的妊娠糖尿病
- 你在怀孕期间是否吸烟
- 宝宝是过期妊娠还是早产

爸爸妈妈说……

“我太喜欢我的产前培训班了，跟正在经历同样过程的准妈妈们聊天真是不错。我可以和她们交流我担心和关注的事，因为她们都非常善解人意。我在培训班上结识的一个准妈妈现在已经是我最好的朋友了，我们的联系非常密切，因为我们正在一起带孩子。”

路易丝，29岁，宝宝汤姆2岁大

“我在产前培训班上学到的东西简直是无价之宝。在分娩期间，在培训班上学来的放松技巧让我保持冷静，且对一切更有控制力了。我能够专注于采用正确的方法呼吸，还能够告诉我的爱人我什么时候需要什么样的按摩，而不是一味地被疼痛折磨。”

海霞，35岁

“他们告诉我几种镇痛的方法让我挑选，这让我觉得我多少能左右自己的整个分娩过程。我的痛点真的很低，因此我觉得硬膜外注射是我唯一的选择。但我的产前培训班老师耐心地向我解释说，实际情况根本不是这么回事，我只要有空气就够了。结果证明她是对的！”

葆拉，27岁，第二次怀孕

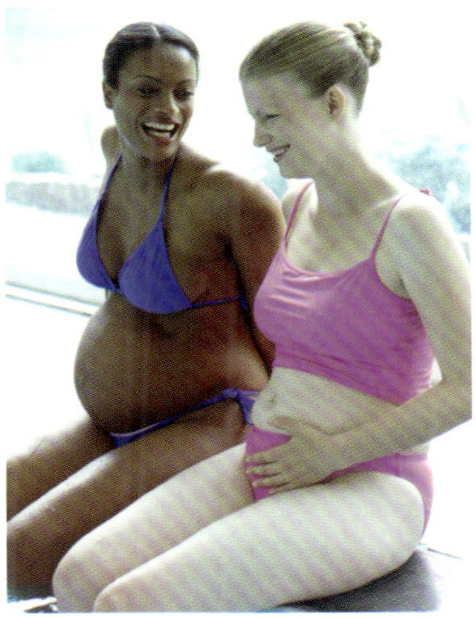

在产前培训班上很容易结交到新朋友。把你的忧虑跟别的准妈妈说说挺好的。

孕晚期的饮食

随着怀孕的日子一天天过去，你可能会发现，不管你吃了多少东西，也不管你吃了多少次，无论白天黑夜你仍旧感到饥饿难忍。这并不奇怪，因为正在你身体里快速发育的小生命需要额外的热量。

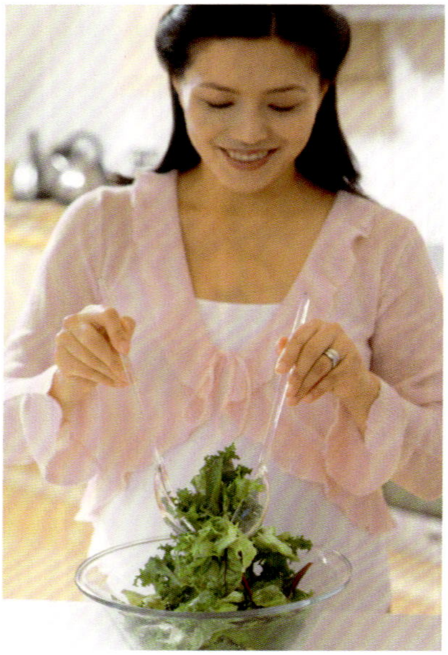

在家中常备一些沙拉、新鲜的水果和蔬菜，你就不大会去吃不健康的食物了。

控制热量的摄入

在这些天里，你可能会觉得自己总是吃不饱，但这并不是说你就可以无所顾忌地大吃特吃。记住，你是在为你和自己的宝宝吃，而不是为了别的什么人！

要的是质量而非数量

你不仅要避免暴饮暴食，还应该注重所吃食物的质量。每当你想吃垃圾食品的时候，一定要尽量以健康食品代替。为了帮你自己做到这点，你要在冰箱和食橱里塞满方便、健康的零食，如白软干酪、煮鸡蛋、全麦面包和新鲜的蔬菜水果。

外出之前，一定要往提包里放一包坚果和葡萄干或一些新鲜水果。你永远也不会知道自己何时会需要快速补充能量。吃一些健康食品，你可能就不再那么想一头扎进离你最近的快餐店了。

你肯定已经按照我们推荐的孕期健康饮食（见第48～51页和120～121页）去安排自己的饮食了，但是在妊娠末3个月期间，你还要再次照做，还是应该多吃天然食品，而且要尽量少加工。比如，选择全麦面包或糙米，而不要吃白面包或白米，坚持吃新鲜水果而不要吃糖水水果罐头。所有人都应将油腻的食品和甜食的摄入量控制在最低程度，不过偶尔多吃一点儿也不会有什么问题。

孕晚期最重要的饮食贴士

在怀孕的最后这几周里，要注意饮食不要过量，并且要吃得健康。

- 常备一些健康的零食——比如煮鸡蛋和新鲜水果。
- 时刻准备着——外出时随身携带一些健康的零食。
- 避免烧心——少吃多餐，充分咀嚼。
- 多喝水。
- 摄入维生素K——青豆、绿叶菜和花椰菜中富含维生素K。
- 不要暴饮暴食——在妊娠的这一阶段，每天只需多摄入约200卡路里的热量即可，这差不多相当于1杯牛奶和1根香蕉所含的热量。
- 不要忘记摄入抗氧化剂——富含维生素C和维生素E的饮食有助于防治先兆子痫。

孕晚期的特殊要求

随着怀孕的日子一天天过去，烧心愈加成为家常便饭，这是由你体内激素和生理的变化造成的。虽然你可能无法彻底摆脱它的困扰，但你可以最大限度地减轻疼痛。尽量少吃油腻或辛辣的食物、巧克力、柑橘类水果，还要少饮酒和咖啡。要少吃多餐，一小口一小口地吃，并且要充分咀嚼。

在孕晚期需要补充维生素K，因为这种物质能促进凝血。如果你体内维生素K的水平低，那么在分娩时的出血量可能会更多；而如果宝宝体内的维生素K水平低，他也会有内出血，这就是为什么宝宝出生时需要补充维生素K。富含维生素K的食物包括绿叶菜、甜瓜、花椰菜、青豆以及全麦面包和全麦面条。

此时，你的脚踝和双脚也会肿（即浮肿；见第238页）。白天多喝水，少吃过咸的食物（如酱和咸菜）有助于减轻浮肿。

有些专家认为，富含抗氧化剂的饮食有助于防治先兆子痫（见第233页）。维生素C和维生素E是两种重要的抗氧化维生素。多吃柑橘类水果、青椒、辣椒、瓜类、土豆、西红柿、草莓、卷心菜和花椰菜可补充维生素C。而植物油（特别是玉米油、大豆油和小麦胚芽油）、葵花籽、小麦胚芽、甜玉米、腰果、杏仁、玉米油、人造黄油和花生中的维生素E含量较高。服用一般的孕期多种维生素片能帮你降低罹患先兆子痫的概率。

确保你在妊娠的最后几周内吃好、休息好。如果你现在花点时间做一些简单的饭菜，把它们冷冻起来供你在宝宝出生后食用，那么届时你就能过得轻松些。

活力妈妈

多喝水十分重要，特别是在你运动和怀孕时更是如此。

“我发现自己总是很难喝够水。怀孕以后我知道我必须多喝水，这不仅是为了我自己（可以防止保水性），也为了我的宝宝。无论什么时候，只要手边有1杯水，我就会往里面加一片柠檬，要不就是一点儿果汁或柠檬汁，让这杯水变得更有意思。如果我有一天是在家休息，我就会装满一大壶水，并且决心在这一天内要把这一大壶水喝光。外出时我也总是带着一瓶水，不时地啜饮。”

健康的正餐

在孕晚期，允许你每天多摄取200卡路里的热量，以满足宝宝快速生长发育的需要。但是尽量不要吃太多的糕点、糖和快餐食品。200卡路里热量比你想象的要少——仅仅相当于两片全麦吐司和黄油。你饿了的时候，试试用下面这些健康的正餐填饱肚子吧。

虾仁油菜

原料：

虾仁200克，油菜心300克，鸡蛋1个，葱末5克，姜末5克。

调料：

花椒3粒，料酒10克，香油5克，盐2克，水淀粉10克，鸡精适量。

做法：

1.鸡蛋取蛋清适量，将虾仁洗净，挑去沙线，加入少许蛋清和淀粉拌匀。

2.油菜洗净沥去水分，切两段。

3.油锅三成热后，放入虾仁轻轻滑一下，一变色，即可捞出来。

4.将锅内放油烧至八成热，下油菜旺火快速翻炒，待油菜叶变成深绿时装盘，摆在盘边围成圈的形状。

5.再将油锅烧热，放入花椒、葱末、姜末炝锅，放鸡汤、料酒、盐调味，然后用水淀粉勾芡。

6.待芡汁烧滚浓稠后，加入滑好的虾仁翻炒，盛起虾仁入盘中央，淋入香油。

7.将虾仁芡汁浇在炒好的油菜上面。

翡翠南瓜

原料：

南瓜500克，菠菜100克，西红柿1个。

调料：

油10克，姜5克，糖2克，鸡精2克，盐2克。

做法：

1.菠菜洗净切段；南瓜切小块；西红柿洗净切小丁；姜切片。

2.用油盐水焯熟菠菜，取出沥干水分，放入适量的盐和鸡精将菠菜拌匀，放入盘里备用。

3.油锅爆香姜片，放入南瓜块快速翻炒，再加入西红柿丁、水、盐、糖，煮至南瓜熟烂，盛出放上菠菜即可。

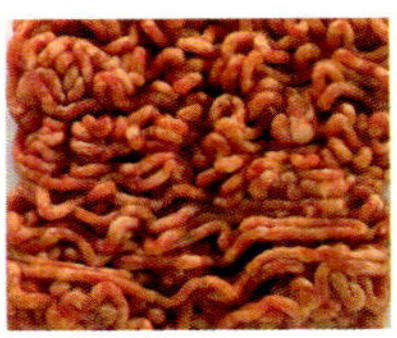
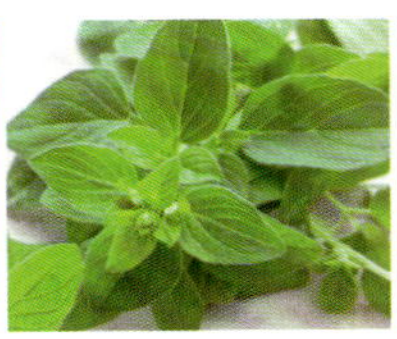
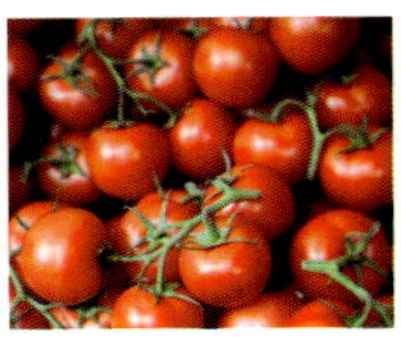
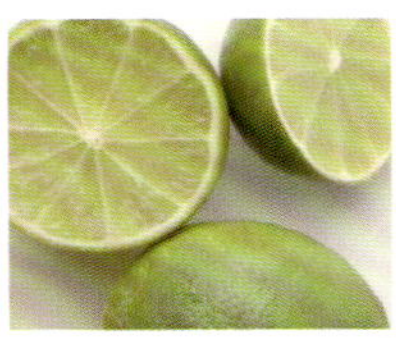
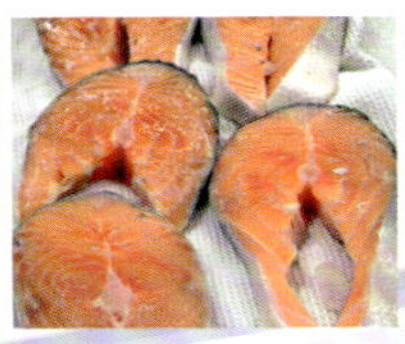
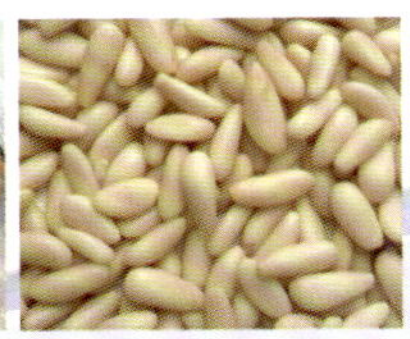

孕早期 孕中期 孕晚期

你的身体在第29周

第29周

*确保你摄入了足够的铁，因为宝宝需要铁来生产红细胞。应多吃肉和叶菜。

*你下腹部感到的压力是不是小了？如果是这样，说明宝宝可能变换了胎位。

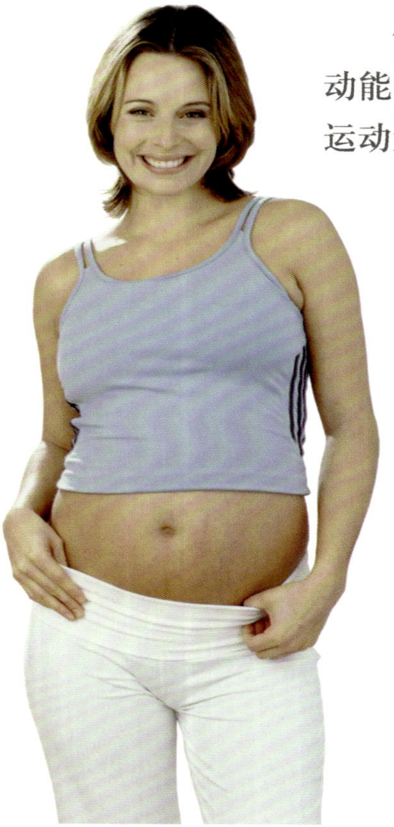

你用不着仅仅因为身材变得越来越臃肿而放弃运动；运动能帮你为未来艰苦的分娩过程做好准备。不过一定要确保运动量不要过大。

宝宝在第29周

在这一周里，宝宝的性器官会发生一些变化。

*如果你怀的是个男孩，那么现在他的睾丸会从肾脏附近经过腹股沟降至阴囊内。而如果是女孩，那么她的阴蒂会十分突出，因为尚未被小小的阴唇覆盖，阴唇要在她出生前几周才会覆盖阴蒂。宝宝此时的体重约为1.1千克，身长约为38厘米。

妊娠最后几周的运动

在妊娠的最后几周里，运动对你而言好处多多，而且非常有意义：你的身体更健康，你在分娩时也就会更有力气。在怀孕期间保持活力能使你为即将到来的分娩做好准备。

运动还可以帮你在产后更快地恢复身材。如果你在整个孕期都健健康康的，一直保持着力量和肌肉的弹性，那么你的身体在产后会更容易恢复。

除此之外，任何形式的有氧运动都有助于提高身体利用氧气的能力，这无论对你还是对你的宝宝都十分重要。

要紧的一点是，在这个阶段进行锻炼还有助于睡眠。你的体重在逐渐增加，很快你就会发现，晚上找到一个舒服的姿势睡觉实在是个挑战（见第198页）。运动能帮你消耗掉多余的精力，让你筋疲力尽，你就能睡得更香、更安稳。

不要勉强自己

保持活力不见得就要勉强自己。怀孕期间，你的身体会分泌一种叫做松弛素的激素，这种激素能使你的关节松开，为分娩做准备，因此你不仅应该精心选择运动形式，还要注意运动技巧。选择一种不会伤害你和宝宝的运动十分重要。

随着身材越来越臃肿，你最好还是避免做那些容易滑倒或摔跤的运动，像骑自行车、轮滑、骑马和滑雪。虽然有人一直从事这些充满挑战性的运动，往往直到怀孕也不放弃，不过你还是不要再做了。

大多数准妈妈还是应该坚持做一些舒缓的、强度不大的运动，如散步、瑜伽（见第59页）和普拉提（见第57页）。游泳也非常好，它能够促进血液循环，增强肌肉的弹性、力量和耐力，同时，水还能承受你身体的重量（见第57页）。不管你选择哪种运动形式，你都应该慢慢地开始做，运动前和运动结束后要充分地舒展身体，逐渐热身再逐渐平复下来，而且不要过于勉强自己。

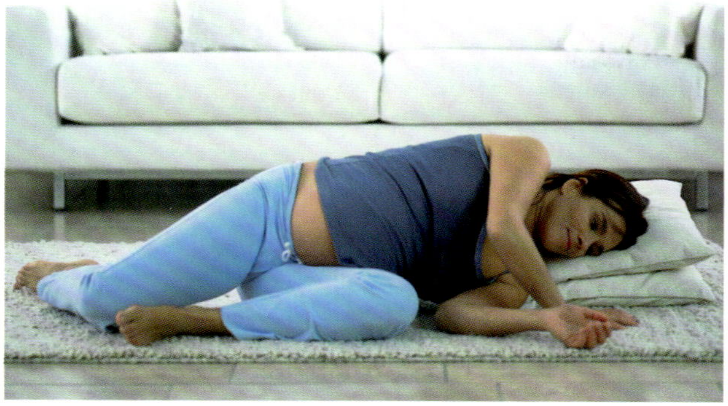

你的身体变得越来越臃肿，从床上起身变得越来越困难。先侧卧，一条腿或双腿的膝盖屈起。

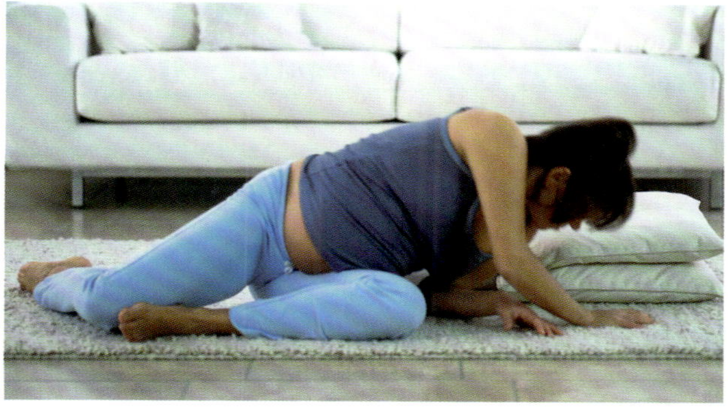

用胳膊撑起身体，然后把膝盖伸直。想要躺下时，把这一系列动作的顺序颠倒过来即可。

帮我起来

到了孕中期或孕晚期，你开始显怀，此时起床就成了一件困难的事。因此你需要找到一种安全而舒适的方式起床，特别是当你遭受背痛困扰的时候更应如此。

●**起床** 侧过身，屈膝，脚从床沿伸下去，用胳膊从侧面把自己撑起来。而要躺下的时候，则是把这一系列动作的顺序颠倒过来即可。假如你侧过身时感到很疼，那么就试试这个方法：仰面平躺，最大限度地屈膝，并且双膝分开不要抵在腹部，你可能还需要用手帮个忙，把双腿拉起来。下巴抵在胸前，用胳膊把自己拉起来。在这个过程中，双膝尽可能保持弯曲的状态。这个方法可能会很有效，但是如果你的腹部太大或者腹肌的力量不够，那么完成这个动作还是比较困难的。

●**从浴缸中出来** 在浴缸里侧坐着，然后翻过身，用双手和膝盖支撑身体，倚靠着浴缸边站起来，坐在浴缸边上。用手在身后紧紧抓住浴缸边，身体向后仰，双腿依次迈出浴缸。用一条浴巾防止滑倒。

采集脐带干细胞

宝宝的脐带中有一种特殊的细胞，叫做干细胞，这些细胞最终会变成红细胞，起到防止感染、向全身输送氧气、帮助凝血的作用。这些细胞也会感染某些疾病，如白血病以及其他与血液有关的癌。保存一些脐带血可以有备无患，在宝宝或者他的兄弟姐妹需要的时候可以完美配型。

脐带血会被冷冻保存，宝宝一降生就要立即收集起来。

脐血采集方法通常是，首先为新生儿常规断脐，消毒穿刺部位，然后通过脐静脉穿刺采血。脐带血只能在新生儿出生后的短短几分钟内采集，宝宝一生只有一次的机会。因此，如果你打算做这件事，怀孕时就要在你的产检医院了解所有的相关信息。

爸爸妈妈说……

“我怀孕时背痛，在孕晚期时疼得更厉害了。不过，我发现在专为准妈妈开设的瑜伽班上学到的舒缓运动和伸展技巧能帮助缓解疼痛。游泳也非常有效——就算仅仅是在游泳池中慢慢地走动也有助于放松肌肉。”

孟兰，26岁，初为人母

“我在怀孕20周时参加了一个瑜伽班，我非常喜欢练习瑜伽带给我的感觉。练习瑜伽还让我发现，我做某些动作时有多么的僵硬。我敢肯定，瑜伽能帮我为分娩做好准备。”

心美，24岁，怀孕7个月

“我就喜欢泡在温暖的洗澡水里，但是我现在的身体太臃肿了，因此从浴缸中出来着实成了个问题。我得四肢着地，紧紧抓住浴缸壁才能慢慢地出来，我爱人通常会在旁边帮我。我甚至买了一个防滑垫防止自己滑倒。”

马格达莱娜，31岁，初次怀孕

第30周

*你把汽车钥匙放错地方了吗？你是不是忘记了约会呢？别担心——这都是怀孕闹的。

*如果你感到气短，不必惊慌，这是由于你的子宫压迫了横膈膜造成的。

到了这个时候，你可能已经开始爱上自己日渐增大的身材了，但一点儿也不喜欢由此而来的笨拙。不过一定要记住，宝宝出生后，这类讨厌的情况就会消失。

笨拙而且健忘吗

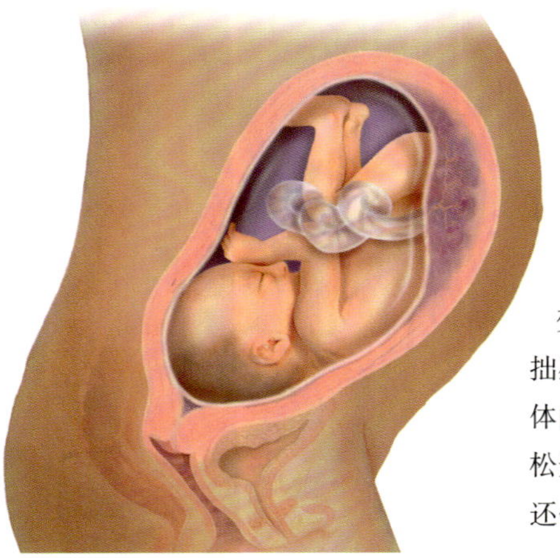

宝宝在第30周

在这个时候，通常认为宝宝可能已经能分辨光明与黑暗了。

*在这一周，他会继续开合双眼。如果你用手电筒照射腹部，他可能会伸出手去想要触摸手电筒的光线。虽然他身长的增长速度可能很快就会慢下来（到目前为止，他从头顶到脚趾的长度约为40厘米），但他的体重会继续稳步增加，要一直持续到他出生时为止。此时，包裹着宝宝的羊水约有1升，不过，随着宝宝逐渐长大，羊水的量也越来越少。

怀孕不仅会让你感觉优雅而机敏，从现在开始，你还会感到行动有点笨拙。你可能还会发现，自己的记忆力衰退了。这一切都再正常不过。

想想你的身体正在发生怎样的变化吧，这样你就不会对自己变得笨拙感到惊讶了：你的体重增加了，你身体的重心变化了，你全身的许多关节也松开了。当你改变身体的姿势时，可能还会感到胳膊发麻、无力。

一定要明确这一点：万一你跌倒了，你的宝宝会在你的骨盆和包裹着他的羊水的妥善保护下安然无恙。不过即便如此，你也尽量不要把自己置于一个容易摔跤的境地，比如攀爬坡度很陡的楼梯、在又湿又滑或坑坑洼洼的平面上行走。也不要搬动那些你无法安全地放下的东西。要是真的摔倒了，就应该去看医生，以便确保一切无虞。

假如你不仅笨拙，而且还有手脚突然肿胀、头痛、视力模糊、呕吐或上腹部疼痛等症状，一定要立即与医生联系，因为这些有可能是先兆子痫的征兆（见第233页）。

容易忘事吗

怀孕期间变得健忘也是非常正常的。如果你也是这样，没什么可担心的，虽然它可能会给身体带来一些影响，但也并不是什么疾病。几项小型的研究表明，女性大脑的大小在怀孕期间会发生变化。

你的生活将要发生巨大的变化，对此你感到有些难以接受，这种情绪也会造成健忘。即将成为妈妈的女性往往还有很多事情要做，比如为分娩以及有了孩子以后的生活做计划，甚至还要搬家。

健忘可能会提示你要简化自己的生活，但与此同时，也要想办法帮你记住那些重要的事情，从而尽量避免手足无措。

- 随身携带一个小笔记本，你可以随时记下需要备忘的事情。
- 在日历上详细地写下每天要做的事情。
- 把常用的东西（如钥匙）放在固定的地方。

你大可不必为了即将出生的宝宝而马上给你的房间更换新壁纸或清理食橱，这纯属自找压力，会导致你丢三落四，所以还是给自己省些麻烦吧。

产前监护

如果你有一些特殊的问题，如怀孕之前就已经患上了疾病，像糖尿病或癫痫，又或者你在怀孕期间患上了某种疾病，那么产科医生可能就会特别关注你，而且比起其他的准妈妈来说，你可能要做更多的常规检查。

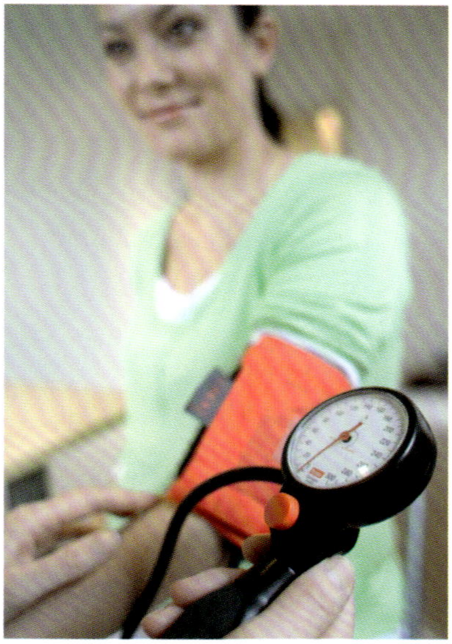

在妊娠末期，如果你的血压开始升高，那么常规尿检的结果就尤为重要了，因为它能反映出将会出现的问题。如果你的尿液中有蛋白质，那么你就可能处在先兆子痫的初期，你需要做更多的产前检查。

如果医生发现，你的宝宝比正常情况大了或者小了，她可能就会建议你再做一次B超检查以便确诊。B超检查要比用卷尺测量的结果精确得多。

假如你在妊娠末期确实出现了一些问题，如血压升高或者已经破水分娩却尚未开始，或其他任何让你不放心的问题，要相信自己的直觉，马上去医院。

如果你怀孕前就患有某种疾病，或在怀孕期间患上了某种疾病，你就需要接受额外的产前检查。

爸爸妈妈问……

我的上一个宝宝早产，那么这次会不会还早产呢？

如果你有宝宝早产的经历，那么下一个宝宝早产的可能性就会增加，不过你应该尽量不让自己为此而忧虑。大多数第一个宝宝早产的女性，她们的第二个宝宝会在妊娠37周以上甚至足月出生。

你的下一个宝宝早产的概率为五分之一，因此你有五分之四的可能性生下足月的宝宝。

你上一个宝宝早产的程度可能会影响下一个宝宝早产的概率。如果你的上一个宝宝在你怀孕20～31周时就出生了，那么比起怀孕32～36周才生下宝宝的女性来，你的宝宝再次发生早产的概率要大得多。

知道自己的宝宝再次发生早产的概率较高是件挺可怕的事，不过，既然你已经开始注意这个问题了，那么也就会对自己的整个孕期加以严密的监控。

事实： 怀孕期间吸烟会大大增加宝宝患婴儿猝死综合征的风险。

据统计，怀孕期间如果每天吸1～9支烟，宝宝患婴儿猝死综合征的概率会增加4倍；而每天吸烟20支或以上的准妈妈，其宝宝患婴儿猝死综合征的概率则会增加8倍。

爸爸妈妈说……

“我拿到宝宝的B超检查照片前一直在努力戒烟，十分痛苦。我把照片存在电脑里，又用Photoshop在宝宝的嘴边画了一支烟。这个画面太让人难受了，于是我大脑中的什么东西终于开始发挥作用了。”

丽娜，从20岁起开始吸烟

“我都怀孕好几个月了才把烟戒掉。戒烟贴起了作用，宝宝健康至上的理念起了作用，来自爱人的支持也起了作用。”

阿格尼斯，从16岁起开始吸烟

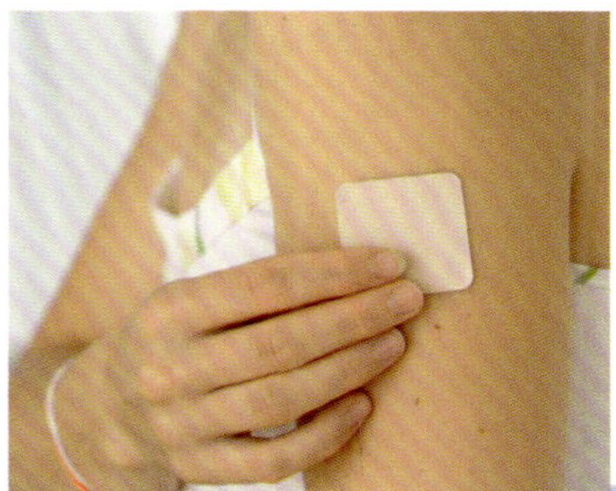

怀孕了，是不是就决定戒烟了呢？戒烟贴能帮你戒烟。

孕早期 孕中期 孕晚期

你的身体在第31周

第31周

*腹部的增大让你感到背痛吗？还是改穿平底鞋吧，也不要搬动重物了。

*在孕晚期，每周增加450克的体重是正常的，因为这是宝宝最后一次快速生长的阶段。

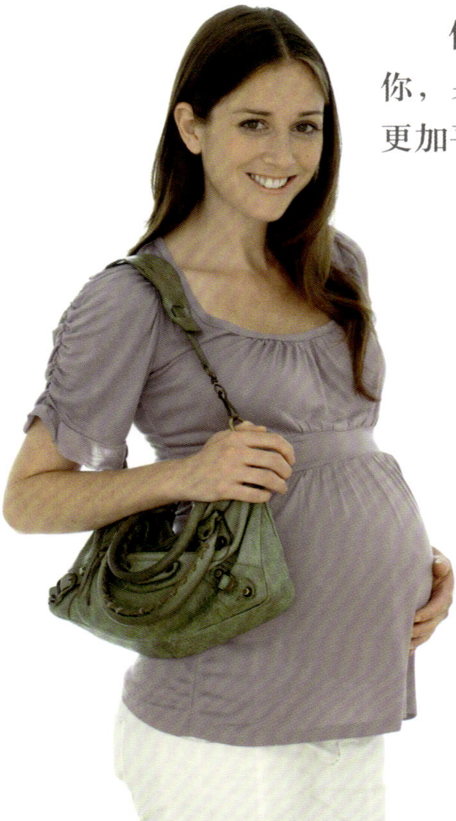

你的爱人、母亲或朋友，你在分娩时无论选择谁来陪伴你，身边有个可以信赖的人能使你在整个分娩的过程中感到更加平静和放松。

陪产

随着怀孕的日子一天天过去，你可能会开始担心分娩时你该怎么办。如果医院允许，你应该考虑找人陪产。陪产的人会在你的整个分娩过程中始终陪伴在你身边，有他或她在，分娩就会变得不那么恐怖，你也会更有信心。他或她还能够给你一些实实在在的帮助，还能代表你与医院的工作人员交流。

现在，准爸爸陪产的越来越多了。然而，如果你的爱人不想做你的陪产，那么就想想怎样做才最适合你们俩。倘若他不会去陪你，那么你可以请一个密友、你的姐妹、你的母亲或者花钱雇一个专门的陪产人员，也就是导乐（见第194页）来陪伴你。

让你的陪产和你一起上产前培训班，或者和他/她聊聊你在分娩时想要什么，都能够让他/她做好陪护的准备。如果你写了一份分娩计划（见第174～175页），那么就应该让你的陪产了解这个计划的内容。

给你陪产的人的工作就是用各种你觉得舒服和有用的方式来鼓励、安慰并帮助你。

宝宝在第31周

如果你的宝宝现在动得很厉害，不必担心，那是因为他觉得空间太狭小了！

*宝宝的胳膊、腿和身躯还在生长，最终将长得与头的大小成比例。事实上，他看上去更像是一个新生婴儿了。此时他的体重大约为1.5千克，从头部到脚趾的长度约为41厘米。你子宫内的空间已经越来越不够用了，这一点儿也不奇怪。

爸爸手记……

军事化的路线安排

我们精心计划了去医院的路线，其精确度几乎可以和行军路线相媲美。我设计了两条路线：第一条适用于交通高峰时段——这条路线是我新近发现的，这是条小路而且没有红绿灯；另外一条则适合在半夜时分，交通不再繁忙时使用。我要努力说服她接受后者：尽管她分娩的日子临近了，可我觉得我在这件事上还是没有多少发言权。

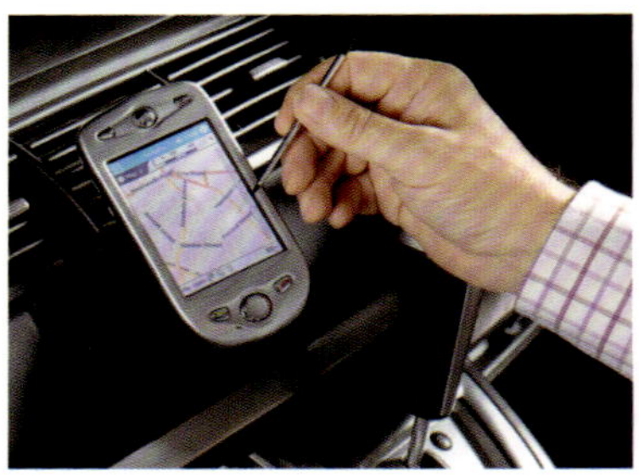

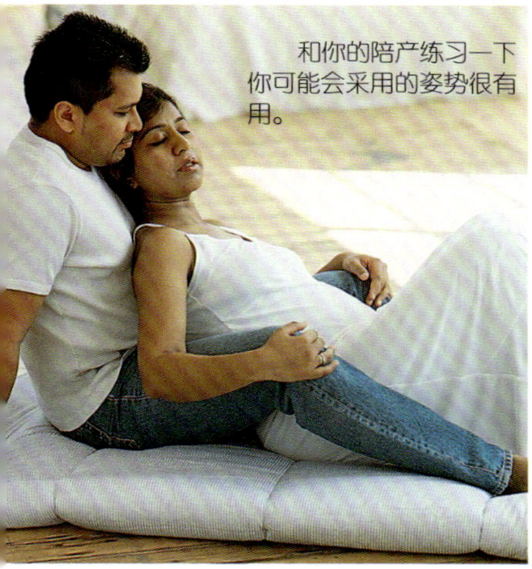

和你的陪产练习一下你可能会采用的姿势很有用。

你们可以练习一下你的陪产能够采用的方法，比如，按摩你的下背部或者如果可能，挑选合适的Tens镇痛机（见第270页）。不过你们俩都应该知道，到时候要做的事情不一定就是你们练习的这些，因为在你开始分娩之前，你不可能真的知道自己想要什么。

陪产的另一个重要作用是推动你做该做的事。比如，分娩即将开始时，你可能会忘记了不停地四处走动的重要性，那么必要时，你的陪产就可以提醒你。如果医生建议使用药物镇痛，你的陪产就能帮忙确保你最大限度地了解都会发生些什么。

在分娩的过程中灵活处理各种情况很关键，而你的陪产也应该知道这一点。对于他/她来说，重要的是要记住情况瞬息万变，对你的某些护理和治疗需要改变主意或者重新做决定，因此他/她不能只抓住你之前告诉他/她的事情不放，而没有意识到如今你的看法已经发生了变化，这一点很重要。他/她必须知道，最终的决定权在你的手里，即使他/她可能很想帮你做决定，或者帮你把你的决定传达给你的医护人员，但还是应该由你来拍板。

陪产最应该知道的小贴士

准备好做陪产了吗？按照如下简单的小贴士来做，你就能成为最棒的陪产人员。

- 问问题。
- 给自己带几样东西，如一件干净的T恤衫和一些吃的东西。
- 知道该做些什么——分娩的时候可不该浏览分娩手册。
- 灵活处理各种问题。
- 找到能够分散产妇注意力的方法，如有节奏的呼吸等。
- 做个“单人后援团队”——你是她主要的精神和生理支柱。
- 准备好对整个情况负责。
- 知道你应该准备好做什么，而应该把什么交给专业人员去做。
- 陪伴在她身边——最重要的一点就是你要一直在场。

孕晚期的背痛

背部疼痛可以分为两种类型。身体的姿势不对、搬动东西的方法不正确、肌肉无力或紧张、受伤都会使韧带、肌肉、膈膜和关节受到抻拉，从而导致真性背痛。到了怀孕末期或者站立时间过长，真性背痛往往会加剧。

另外一种疼痛是骨盆区疼痛（见第231页），大部分女性在怀孕期间因背痛寻求治疗的都是这种疼痛。

有研究表明，每周进行锻炼、站立时挺直身体以及避免搬动重物能减少发生背痛的概率（见第150页）。下面是其他一些有助于避免背痛的方法：

- 按摩下背部通常能放松疲劳而疼痛的肌肉。试试趴在椅子背上或侧身躺卧。
- 泡个热水澡、采用热的布裹疗法或洗个热水淋浴都能缓解背痛。
- 理疗医师可能会向你推荐一种特殊的背部支撑物，这种东西能分担腹肌和背部承受的一部分宝宝的重量。
- 侧卧睡觉，并在腹部下面垫一个楔形的枕头有助于减轻背痛。

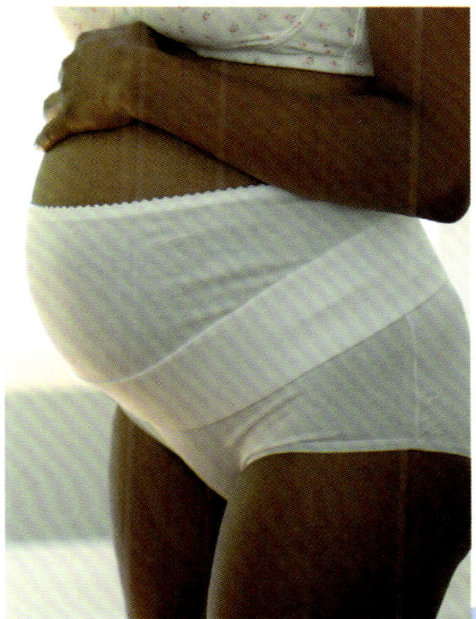

如果你背痛，那么使用一种特殊的孕妇腹带或许能有所助益，它能分担背部承担的一部分宝宝的重量。

孕早期 孕中期 孕晚期

你的身体在第32周

第32周

*子宫压迫膀胱，因此你会频繁地上卫生间，晚上很难睡个安稳觉了。

*便秘、血液循环加快以及子宫带来的压力会引发痔疮。

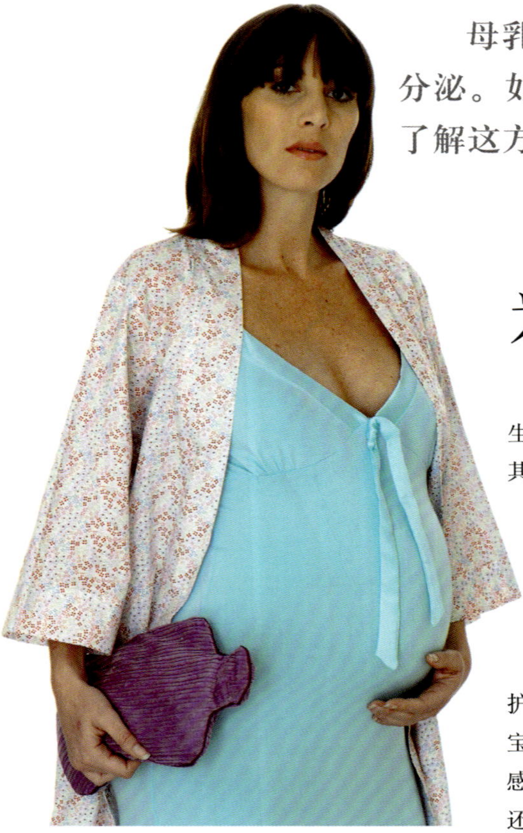

母乳喂养是最为自然的喂养方式，但有时乳汁不会自然分泌。如果你打算采用母乳喂养，那么现在就应该尽可能多了解这方面的信息了。

为母乳喂养做准备

母乳能为宝宝提供出生后头6个月生长所需的所有养分，6个月后再添加其他辅食，就可以满足宝宝成长所需了。母乳是宝宝的一种重要而健康的食物。

对健康的益处

有研究表明，母乳中含有能够保护宝宝免受感染的抗体，可以防止宝宝患上肠胃炎、呼吸系统疾病、尿路感染以及耳部感染等疾病，此外，它还能降低宝宝患上儿童糖尿病和白血病的概率。

除了抗感染物质以外，母乳中还含有母亲感染过的疾病的抗体。宝宝吮吸母乳的时候，这些抗体就传给他了。

母乳喂养对于母亲的健康来说也是一种最佳的选择，它能降低绝经前乳腺癌、卵巢癌和由骨质疏松症引起的骨折的发生概率。

只要你身体健康，就无须为进行母乳喂养做什么身体上的准备，但可以做些思想上的准备。在宝宝出生前，尽可能多了解些有关母乳喂养的信息。和其他采用母乳喂养的妈妈们聊聊，看看这方面的书，并与当地支持母乳喂养的组织联系。

在怀孕的最后几个月里找个时间去参加一个母乳喂养的学习班，或者为母乳喂养做准备的课程（很多医院都提供这样的课程，是他们的孕妇学校的一个部分）。对于母乳喂养的技巧和好处知道得越多，你就能做得越好。

不管你是否考虑采用母乳喂养，你的身体都在积极地为母乳喂养做着准备，这也就是为什么你的乳房在怀孕期间会增大许多——你的输乳管和泌乳细胞都在发育，流入乳房的血液也比以往要多。

不过不用担心，乳房的大小与能否进行母乳喂养无关，即便你的乳房很小，也并不会降低你进行母乳喂养的可能性。

宝宝在第32周

到了这个时候，你的宝宝可能已经长出了满头的头发，但也有可能只有几绺。

*宝宝现在的体重大约为1.7千克，从头顶到脚趾的长度约为42厘米。虽然他的肺要到临产前才能发育完全，但是他已经在不停地吸入羊水了，这是他在锻炼肺部功能并练习呼吸，为出生后的生活做准备。

暂时忘掉怀孕

如果你开始对怀孕感到有点厌烦了，那么你应该知道，与你有同感的准妈妈不在少数。怀孕最初的几周和几个月里的兴奋和新鲜感，到了第6或第7个月时就被无聊取代了。

有时，你需要暂时忘掉所有与宝宝有关的事情，做些刚当上妈妈的人根本挤不出时间来做的事情。以下是一些建议：

●**与朋友约会** 花些时间和朋友一起，边享用午餐或咖啡边聊聊天。

●**整理一下自己的空间** 清理你的文件，收拾厨房的抽屉，或者把阁楼上装在盒子里的照片收进相册里。

●**与你的爱人联系** 一起享用浪漫的晚餐，只要条件允许，就互相关注对方。

●**学会节省时间** 剪个容易打理的新发型；收集你家附近的餐馆提供的免费菜单；开通一个网上银行的账户，这样你就能轻松理财了；如果经济条件允许并且从未雇用过小时工，那么就雇一个；学会网购。

●**放纵一下自己** 如果你的经济条件允许，那么去做个孕期按摩还是很划算的。

●**为自己购买一些孕期用品** 买一件漂亮的孕妇文胸犒劳自己一下，或者买几双圆头平底鞋，在怀孕末期穿用。

●**做做运动** 去你家附近的游泳池游游泳，享受没有重量的感觉！你要是不喜欢游泳，那就去户外散散步也不错。

●**逃往另一个世界** 沉浸在一本精彩的大部头小说里，或者租几张DVD光盘来看，能让你暂时忘却周遭的世界。

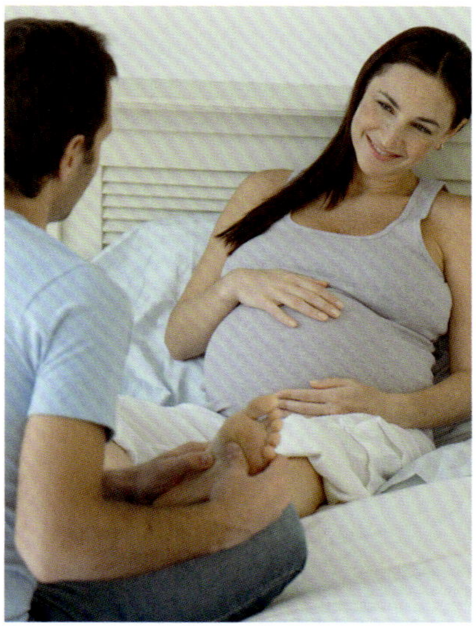

请你的爱人为你做按摩。这能让他感到自己也参与到了整个怀孕的过程中，还能让你放松，并且有更多的时间与你的爱人在一起。

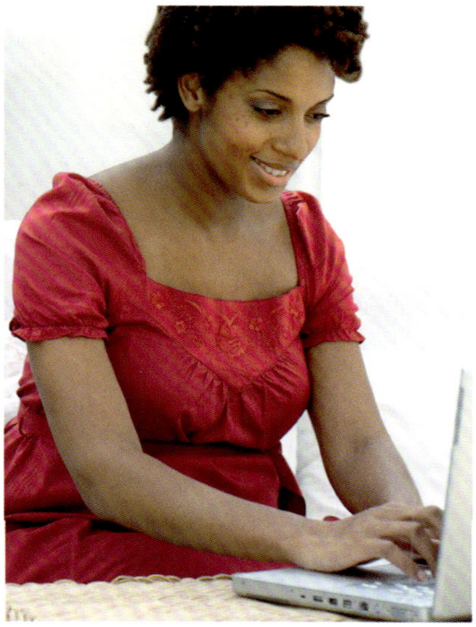

对于新妈妈来说，网上银行账户确实能节省时间。开通一个网银账户吧，这样你就能暂时不去想怀孕的事了。

爸爸妈妈问……

我的臀部在晚上会感到疼痛，该怎么缓解疼痛？

在怀孕期间感到臀部疼痛是很正常的，而且往往在晚上睡觉时会疼得更厉害。尽量在睡觉时采取侧卧的姿势，双腿屈起，在两个膝盖之间垫一个枕头，要把整条腿都垫起来。在肚子下面垫一个枕头能防止你向前滚动。在褥单下面再垫些什么东西（如睡袋或被子）就更好了。你还会发现，用暖水袋之类的东西暖着臀部也能减轻疼痛。还要避免从事那些似乎会使疼痛加剧的活动。

你可能还会发现，如果你一整天都很忙碌，那么臀部就会疼得更厉害。应尽量抽时间活动活动，或者使用分娩球或四肢着地来休息休息，这些活动都能减少臀部承受的重量，让你的臀部也休息一下。

在进行母乳喂养之前，我需要让我的乳头变硬些或者做点别的什么吗？

由怀孕引起的体内激素的变化导致乳房发生变化。对于大部分女性来说，这些哺乳前的准备就已经足够了，无须提前用乳膏来软化皮肤或者挤出初乳。特别是不要摩擦或擦洗乳头，这样做只能让乳头受伤，无法哺乳。哺乳前能做的最好的准备是，让你的爱人支持你进行母乳喂养的决定，这样你和你的宝宝就能有个良好的开始。有研究表明，如果你的爱人充分了解你要进行母乳喂养的情况，那么你哺乳的时间就会更长。

你还可以为母乳喂养做一项准备：一定要让将要帮助你分娩的医生或助产士知道，当你的宝宝出生后，你希望能与他进行充分的肌肤接触。肌肤接触已经被证明能够延长女性哺乳的时间。

孕早期 孕中期 孕晚期

你的身体在第33周

第33周

*到了这一周前后，柔和而不规律的宫缩，即假宫缩可能会变得更加明显了。

*你也许会注意到，你的脸、手、脚和脚踝都有点肿了。

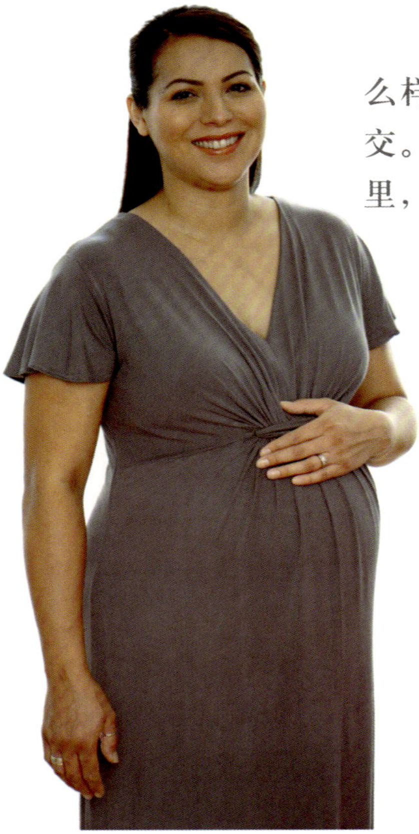

很难想象，宝宝来到这个世界上以后你的生活会变成什么样子。不过有一件事是肯定的，那就是你会忙得不可开交。现在就做些准备，这样在宝宝刚出生的那段忙碌的日子里，你能过得轻松一些。

做些储备

到了妊娠的最后几周，就该想办法减轻你自己的生活负担了。宝宝出生后的最初几周里，你可能很难挤出时间去超市购物，所以事先应该储备一些基本的生活用品，从罐头到卫生纸，不一而足。

批量购物是个不错的做法，可以得到优惠的价格，也能省下不少银子。不过，你要是没有精心计划，很可能会花了不少钱买来一大堆用不着的东西，或者食物买得过多，还没吃完就坏掉了。以下是批量购物时需要注意的事项：

- 列一份常用物品的清单，如洗衣粉或瓶装水。这些物品很适合批量购买。
- 留意不易腐烂的和耐用的物品，如罐装汤和蔬菜、谷物，以及干的意大利面和茶、咖啡。
- 采购完毕回家后，要把易坏的东西分装成小包。比如，大包的牛排或鸡胸可以按照每天的食用量分割成小包冷冻起来备用。
- 除了食物以外，也别忘了储备一些杂货。你可不想等洗衣液或卫生纸用完了干着急，对吗？

把冰柜填满

如果没人来照顾你坐月子，你可以从现在开始做一些食物冷冻起来，供你在宝宝出生后的头几周内食用，这个做法相当不错。日后你就会发现，当你为带孩子忙得焦头烂额时，这些食物就像是上天赏赐的一样。

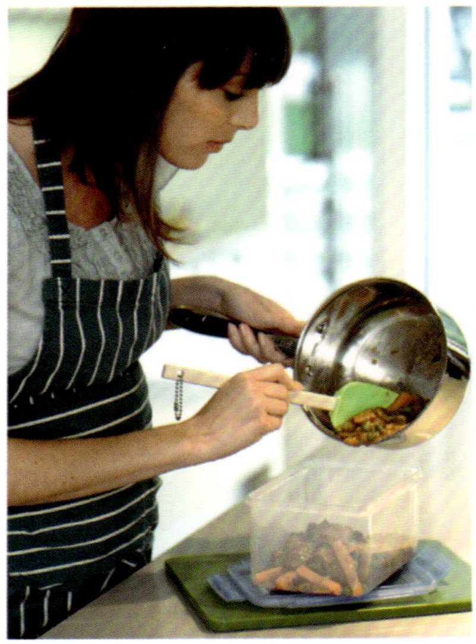

多做点饭并把它们冷冻起来以备日后食用，这样在你当上妈妈以后可以帮你省却很多麻烦。

宝宝在第33周

此时他可能已经在调整自己的胎位，为出生做准备了——头下脚上。

*在接下来的几周里，医生可能会密切关注宝宝的胎位。虽然他此时的胎位可能极佳，不过有些宝宝还是会再转上几圈。宝宝现在的体重约为2千克，从头顶到脚趾的长度约为44厘米。

因此，举个例子来说，你在做炖肉或砂锅菜的时候要做两份的量，然后把其中的一半冷冻起来。这样做不仅能在宝宝出生后为你节省时间，而且比起快餐和超市里卖的即食食物来，自己做的饭也更健康、更有营养。

自己做的营养丰富的汤也可以冷冻，你还要养成把剩菜冷冻而非冷藏起来的习惯。牛奶和面包亦能冷冻，所以要在冰柜里储藏几盒牛奶和一些面包。还要记住，冷冻蔬菜的营养价值与新鲜蔬菜一样，而且在宝宝出生后，食用起来更加方便。

还在穿梭于上下班的路上吗

上下班会是一天中压力最大也最辛苦的一件事，特别是当你需要站立很长时间的时候。不过还是可以采取一些策略来改善情况的。比如，你可以向雇主申请调整工作时间，这样你就不必赶在交通高峰的时段出行了。调整工作时间并不会影响你的工作时长，但你就能在公交车或地铁上得到一个座位了。或者，你的雇主能否考虑让你每周在家工作一两天，帮你缓解一点儿疲劳呢？

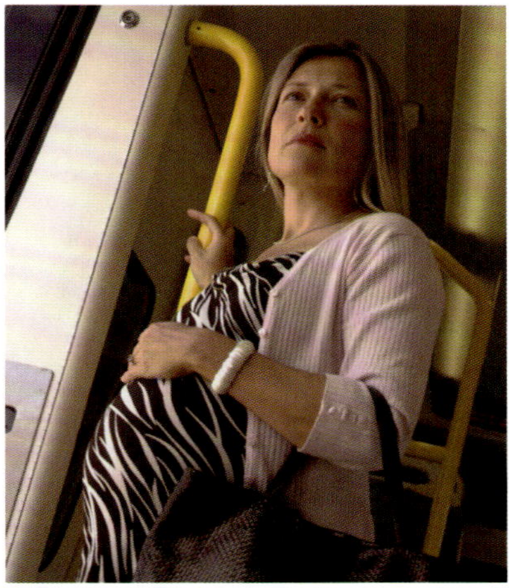

问问你的雇主能否为你调整一下工作时间，这样你就能避免赶在交通高峰时期上下班，在交通工具上还能找到座位。

你还可以和医生谈谈，她可能会建议，假如通勤有损你或者宝宝的健康，那么你就请一段时间的病假。不过一定要记住，你的生育保险费用与你的收入有一定关联，因此，如果你的工资减少了，那么在宝宝出生后，你能得到的保险金的数额可能就会受到影响。

如果你实在觉得受不了每天的奔波劳碌之苦，而且你也临近分娩了，那么你有没有可能考虑比最初的计划提前一些开始休产假呢？中国《劳动法》第62条规定，“女职工享受不少于90天的产假”，如果你还有年假待遇，也别忘了事先咨询一下看能否和产假合并使用。

“试着调整工作时间，从而避开交通高峰时段。”

活力妈妈

在妊娠的最后几周感到厌烦了吗？大多数准妈妈都会这样，特别是对于那些平时好动的准妈妈来说更是如此。

“我已经到了孕晚期了，完全可以说，怀孕的新鲜感已经彻底消失了！我曾经既健康又活泼，所以我痛恨起床时要先滚到床边才能起来。

更讨厌的是，大家都觉得我只想说孩子和怀孕的事情。不是这样的，我也愿意和别人聊聊其他的话题。可是，我的同事几个月来，一直和我说的都是孩子！孩子！

环保妈妈

布制的尿布和一次性的可降解尿布都是比较环保的选择，而且不会伤害宝宝的皮肤。

“我买了一些合适的均码布制尿布，对此我很是高兴。这些尿布很便宜，是用有机棉制成的，十分柔软，对宝宝的皮肤没有刺激。出于保护环境的目的，我也会仔细清洗这些尿布。外出度假或出门时，我会带上一次性的可降解尿布，这种尿布比普通的一次性尿布要稍微贵一些，但它们是用可再生材料制成的，生产的过程也更加环保，所以我很高兴使用这种尿布。”

孕早期 孕中期 孕晚期

你的身体在第34周

第34周

*如果你感到骨盆刺痛或者麻木，这是宝宝压迫了你的神经造成的。

*试试使用你在产前培训班上学到的放松技巧、各种姿势和按摩来缓解任何不适。

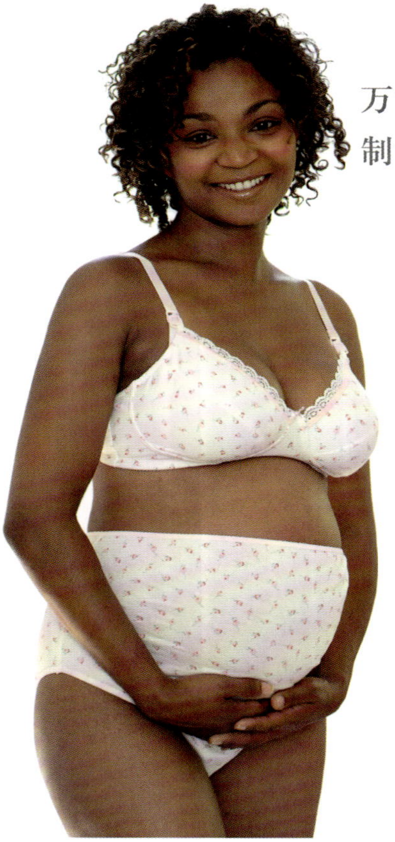

距离分娩的日子只剩下几个星期了。如果你的母亲也同万千母亲一样，打算过来给你帮忙，那么你现在就可以开始制订计划，不然可能需要请导乐了。

母亲和导乐

大多数女性都希望，分娩时身边除了助产士或医生以外，还有个可依赖的人给予她们支持、力量和指导，这个人通常是她们的伴侣，不过也有的女性选择由自己的好朋友或母亲来陪伴她们。虽然很多母亲希望在自己的女儿分娩时能帮助她，但是只有你能决定母亲在产房里陪伴你能否给你帮助。你可能会觉得如果她不在你身边你就无法顺利地分娩，你也可能想把这个特殊的时刻留给你和你的爱人共享。不要急于做决定，也不要被别人的意见牵着鼻子走，你要是不想要你母亲陪着你，那就婉言拒绝她吧。

还有一个选择是雇用一位导乐。导乐是一些很有经验的女性，能够在产前、产中和产后提供精神上的和实际的帮助。这个理念就是“教母亲当母亲”，在她怀孕期间、分娩时和刚当上妈妈时给她提供培训。

导乐都经过了有关分娩方面的培训，并且十分了解女性的生理，但导乐不能替代助产士或医务人员，而且也不是所有医院都提供导乐服务。

中国各地产后坐月子的具体要求和禁忌虽不尽相同，但基本都有坐月子的风俗。一般情况下，你坐月子期间，你的妈妈或婆婆会照顾你。现在，也有很多新妈妈雇佣月嫂，请月嫂照顾自己，同时，负责护理新生宝宝。

月嫂的具体工作可能包括给你做月子餐，简单的乳房护理，哄宝宝，给宝宝换尿布、洗澡、洗衣服等。有的月嫂还会负责晚上给宝宝喂奶，那样你晚上就能更好地休息了。如果你是母乳喂养，睡前你可以先把母乳挤出来，请月嫂晚上用奶瓶喂给宝宝。

如果你选择坐月子期间自己照顾自己，那么你可以请你的丈夫帮助分担照顾宝宝的任务。请他多抱抱宝宝，帮宝宝换尿布，给宝宝洗澡等。

66% 的新妈妈觉得，她们带孩子的方式比自己想象的更接近她们母亲带孩子的方式——尽管她们肯定地认为自己做的事情和她们的母亲不一样！

宝宝在第34周

此时宝宝的脂肪层开始长出，脂肪层能够帮助宝宝保持正常的体温。

*随着脂肪层的长出，宝宝逐渐变得丰满而圆润。这些脂肪能够在宝宝出生后帮助他调节体温。宝宝这个时候的体重已经超过2.2千克，身长约为45厘米。如果你此前还从未跟他说过话，那么现在开始也不错，因为到了35周时，他的听觉已经完全发育成熟了。

慢慢地，你可能会有点时间和精力来做一些生活琐事了，像购物、做饭和打扫房间等，此时可以帮忙准备一些自家做的饭菜，然后放进冷柜里储存起来，需要的时候就可以拿出来吃了。所有的妈妈都知道，怀孕和分娩消耗了大量的体力，保证充足的营养对于身体的迅速恢复至关重要。提前做些计划很有用！

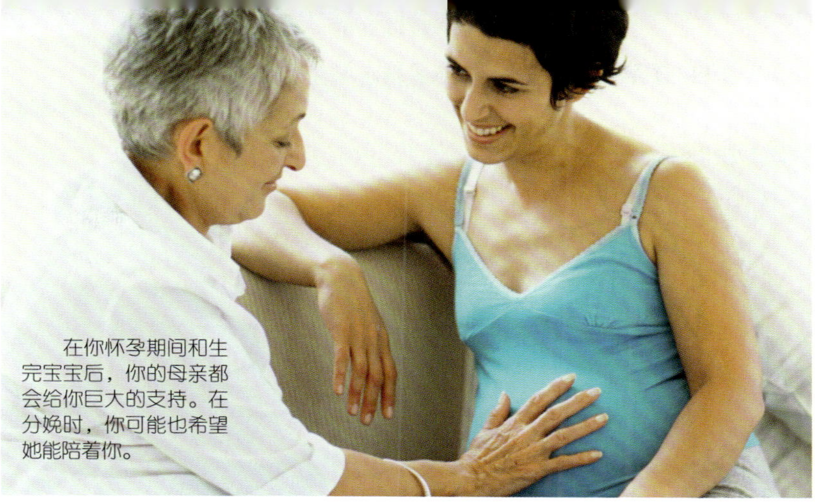

在你怀孕期间和生完宝宝后，你的母亲都会给你巨大的支持。在分娩时，你可能也希望她能陪着你。

购买哺乳文胸

哺乳时，你的乳房会增大许多，但这并不是说你得穿有修身作用的文胸而舍弃舒适性，你完全可以穿得既漂亮又舒服。

一件好的哺乳文胸应该是有弹性的，乳汁充盈时能有足够的空间容纳你的乳房，而当你的乳房缩小时（一般是在12周左右以后）也合身，更不用说罩杯应易于解开和系上，最好是用一只手就能做到这些。罩杯解开后，乳房暴露出来的部分应该足以让宝宝吮吸乳汁，而且罩杯不能压迫或挤压乳房，因为这会造成输乳管堵塞或乳腺炎。

至于说穿着的舒适性，在选购孕妇文胸（见第92页）时需要注意的小窍门同样也适用于选购哺乳文胸。一定要去专业的地方量身。试穿文胸时，要保证罩杯服服帖帖地包裹住大部分乳房，文胸的中线应紧贴胸骨。还要注意，你的哺乳文胸应该有：

- 4排挂钩。
- 防滑的宽肩带，可以为你的乳房提供额外的支撑。
- 宽侧翼，可以为你的乳房提供额外的支撑。
- 较深的前部中心，可以为你的乳房提供额外的支撑。
- 可解开的罩杯。

爸爸妈妈问……

我怀孕34周了，乳房有乳汁渗出，这是否正常？

在妊娠末期，乳房有乳汁溢出再正常不过了，因此不用担心。溢出的乳汁叫做初乳（见第93页）。有的女性在宝宝出生前会溢出很多乳汁，而还有一些女性根本没有乳汁溢出。宝宝出生前你有多少乳汁溢出，与宝宝出生后你的泌乳量之间似乎没有什么联系。

在你与爱人亲热时如果你有乳汁溢出可是够烦人的，不过你们俩都应该知道，这是非常正常的现象。

外出时，在文胸内垫上乳垫可以避免溢出的乳汁弄脏衣服。应定时更换乳垫，这样你就能一直感到清爽舒适了，还能防止已经变干的初乳发出异味。

有条不紊的妈妈

毫无疑问，你和你爱人的生活将会发生改变，因此应该精心地做些准备。

“我和我的爱人丹已经就宝宝出生后我们的生活都会发生哪些变化讨论过了，现在我们还很难想象得出有了宝宝之后会有什么不同，不过我已经开始跟朋友们谈论这个问题，并且尝试着尽可能多地做些计划。

丹认为我们的生活会和以前一样，但是我知道，我们不能再像现在这样去旅游了，出门的次数也会减少，特别是在宝宝出生后最初的几天，当我感到疼痛或者我们俩都很累的时候。

我已经看了很多养育孩子方面的书，我会按照书中所述试一试，尽快让宝宝的生活规律起来，因此，但愿他能睡得香甜，我们的生活也能再次步入正轨。我还很想采用母乳喂养，所以我也看了许多这方面的书，并且准备参加一些关于母乳喂养的培训班。我觉得我已经准备就绪了（丹开玩笑说，我已经取得抚养孩子的学位了），不过我担心我亲爱的丈夫还会弄出什么稀奇古怪的事来。”

孕早期 孕中期 孕晚期

你的身体在第35周

第35周

*你可能会觉得你的肚子已经快被撑爆了——你的子宫已经有最初的1000倍那么大了。

*从现在开始直到分娩那天，你的体重可能只会增加一点点，甚至一点儿也不再增加了。

分娩的日子就要到了，此时该促使你的宝宝调整到一个好的胎位，为出生做准备了。以下是几种技巧，你不妨一试。

调整胎位，准备出生

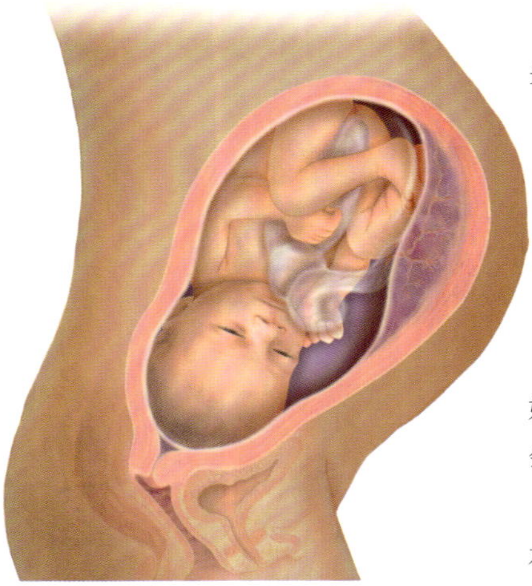

宝宝在第35周

你看到你的腹部上偶尔出现的凸起了吗？那可能是宝宝的小脚丫。

*宝宝伸展和扭动身体时，他的胳膊肘、脚或头会把你的肚子顶起来一块。此时他的体重大约为2.4千克，身长45厘米左右。很快，当你的子宫壁和腹部由于拉伸而变得更薄的时候，更多的光亮会照射进来，宝宝的睡眠会变得有规律。这个时候，你的小不点的手指甲和脚趾甲正在逐渐长成，一对肾脏已经发育完全。

宝宝准备出生时的最佳胎位是头向下，后脑勺略微朝向你腹部的前方。处在这种胎位的宝宝，在你分娩时比较容易向下移动，因此产程差不多都会更短也更容易。助产士把宝宝的这种胎位称为枕前位。

不过自然的未必总是恰当的。有的宝宝在进入骨盆时，后脑勺朝向妈妈的脊柱，这种胎位叫做枕后位，会导致以下几种问题：

- 很可能在分娩刚开始时就破水了。
- 在宫缩时和宫缩间隙背痛得厉害。
- 分娩的过程相对较慢。
- 你可能需要用产钳或吸罐来帮助你生产。

有几种已经广为认可的技巧，可以让宝宝进入骨盆时是枕前位而非枕后位，这叫做“最佳胎位”，应该在妊娠第35周前后就开始做了。其实总的原则就是要保证你的膝盖一直低于臀部：

- 坐在车里的时候要在座位上加一个垫子，将臀部垫高。
- 检查一下你最喜欢的椅子，要确保坐在上面的时候臀部高于膝盖。
- 定时休息一下，四处走动走动，特别是当你的工作或休闲活动需要久坐时更应如此。
- 每天看电视时，用四肢着地的姿势待上10分钟。
- 擦洗地板。四肢着地时，宝宝的后脑勺无法保持原来的位置，只能滑向你腹部的前部。

有时候，在真正开始分娩前有那么几天，准妈妈们会感到些微的疼痛，这种疼痛很可能是因为宝宝正在从枕后位调整为枕前位引起的。如果你也感到了这种疼痛，那么晚上应尽可能多休息，而在白天则要尽量保持身体挺直，多活动，并且在疼痛袭来的时候向前俯身。不要感到绝望，大自然在用自己的方式让你的宝宝调整到最佳的胎位，准备出生。

胎位

到了妊娠8个月前后，子宫里已经没有多少空间了。大部分宝宝都是头向下的，即所谓的头先露。分娩时，将近97%的宝宝是头部首先娩出，余下的大部分宝宝是臀部先出来，但还有几种其他类型的胎位。

枕前位 这是最佳的胎位，宝宝的后脑勺略微朝向你的腹部前部。

枕后位 宝宝的后脑勺朝向你的脊柱，你在分娩时会感到背痛，而且分娩的速度较慢。

臀位 宝宝的臀部向下。医生可能会让你试试采用阴道分娩，但你可能还是需要进行剖宫产。

额先露 宝宝的头部略微扬起，倘若不能缩回，那么你很有可能无法采取阴道分娩。

横位 宝宝呈水平方向躺在你的子宫里，你因此会感到腹部紧绷而发硬。

斜位 宝宝斜躺在你的子宫里，因此你可能需要做剖宫产。

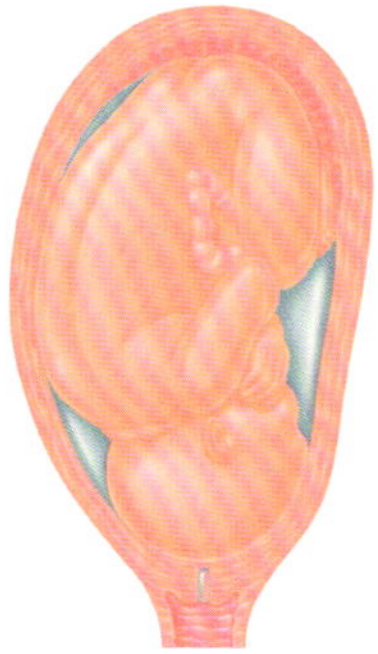
枕前位

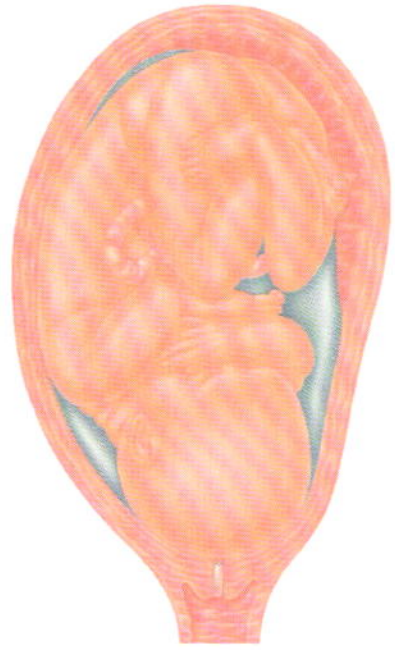
枕后位

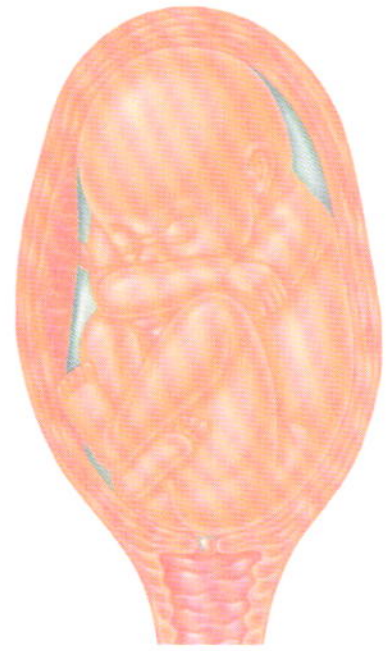
臀位

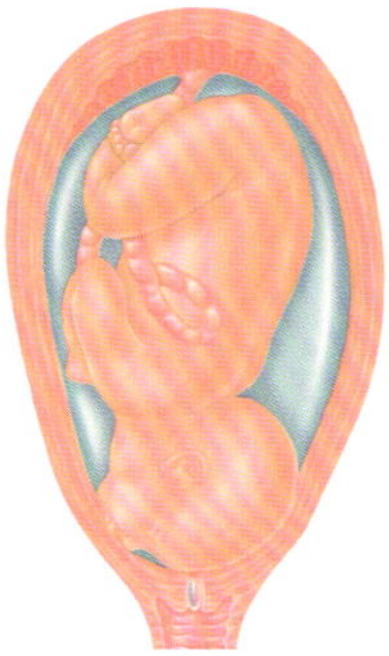
额先露

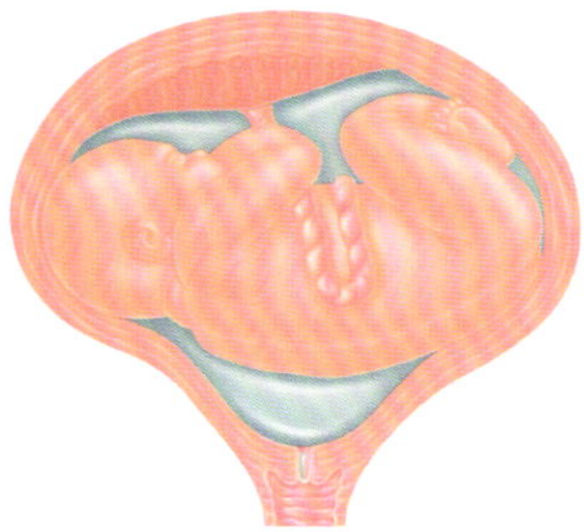
横位

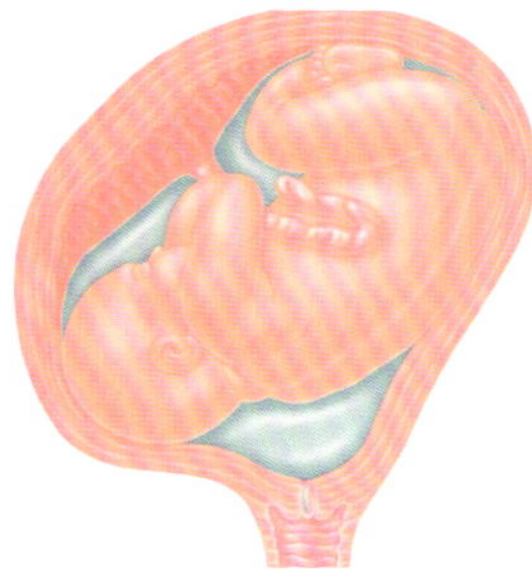
斜位

婴儿汽车安全座椅

婴儿汽车安全座椅是在宝宝出生前最好准备好的装备之一。你在医院分娩后要带着宝宝开车回家，把宝宝放在婴儿汽车安全座椅上会更安全。

根据宝宝的年龄和体重来选购婴儿汽车安全座椅非常重要，除此之外，还要确保座椅妥当地安装好。有的宝宝座只适合在某些车型上使用，因此在购买之前要试一试。如果某个婴儿汽车安全座椅装在你的车上不是很合适，或者难以固定在车上，那就不要买。婴儿汽车安全座椅应该能用安全带紧紧地固定住，而且左右摇晃的幅度很小。试着把空椅子放在车上，用安全带固定。如果椅子往各个方向晃动，那就是不安全的。

如果你的车配有安全气囊，那么面朝后的婴儿汽车安全座椅就绝对不能放在前排座椅上。为了确保你的婴儿汽车安全座椅的安全，你应该严格遵照产品说明书来安装，你也可以观看宝宝中心的婴儿汽车安全座椅视频，学习如何安装。

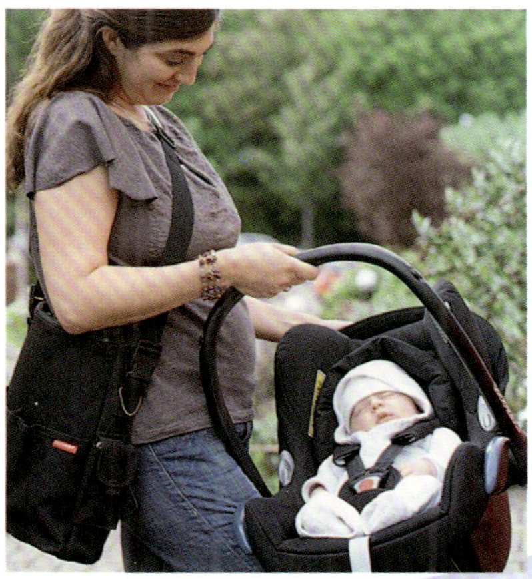
为宝宝选购婴儿汽车安全座椅时，要确保这个座椅适合宝宝的年龄和体重，并且正确安装在车上。

孕晚期的睡眠

良好的睡眠是否已经是一个遥远的记忆？很多女性在临近分娩时睡眠状况很差，还有人可能会做十分古怪的梦。在这部分中，你可以知道在孕晚期的睡眠状况会是怎样的，以及为什么会出现这些状况。

迎接挑战

大多数女性在怀孕的某个阶段都会出现睡眠问题，在分娩的日子日趋临近时，她们常会忆起曾经的良好睡眠，恍如遥远的记忆了。

在孕晚期，仅仅是舒舒服服地躺下可能就是个不小的挑战。此时你的腹部已经很大了。如果面向左侧躺，在两腿之间和背后垫个枕头也不管用了，那么就坐在一把舒服的椅子里试试。在孕期的最后4～6个星期里，你可能会发现，坐着睡觉休息得最好。

假如这样还没完，那么你还记不记得，在刚刚怀孕的那段时间里，你待在卫生间里的时间比你在外面的时间还要多？嗯，现在又是这样了。

舒服的睡姿

你发现想舒服地躺在床上根本不可能吗？试试蜷起身体，或者向左侧卧，并在双腿之间垫一个枕头（如果在夜间醒来，发现自己趴着或者仰面躺着，记得要调整回这个姿势）。尽管你可能会发现，普通的枕头很好用，但你还是会买许多各种各样的孕妇枕。把它们垫在你的两腿之间、肚子下面以及背后，这样可以让你感到舒服些，还能获得额外的支撑。你可能会发现，睡觉时穿上睡眠文胸和孕妇腹带可以给你提供额外的支撑，有助睡眠的作用。

最后，如果侧躺让你的臀部承受了太多的压力，那么就在床上垫一层泡沫塑料软垫。这层软垫应放在床垫和床单之间，能让你感到更加舒服，空气流通也更好。在大多数大商场里都能买到各种型号的泡沫塑料软垫。

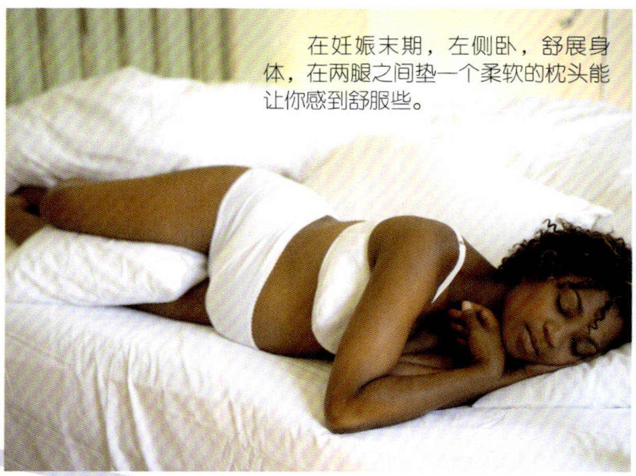

在妊娠末期，左侧卧，舒展身体，在两腿之间垫一个柔软的枕头能让你感到舒服些。

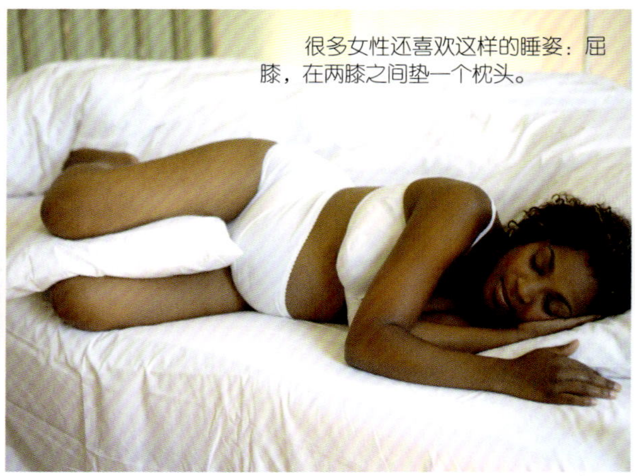

很多女性还喜欢这样的睡姿：屈膝，在两膝之间垫一个枕头。

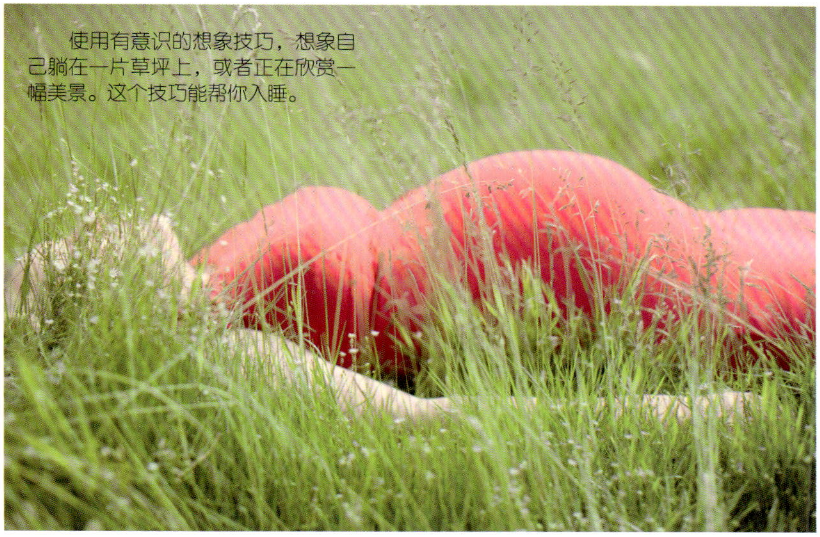

使用有意识的想象技巧，想象自己躺在一片草坪上，或者正在欣赏一幅美景。这个技巧能帮你入睡。

这一次全是因为你逐渐长大的宝宝，是他压迫了你的膀胱。要想减少去卫生间的次数，你可以试着在傍晚时少喝水，并且每次去卫生间小便时身体向前倾，这样就能彻底排空膀胱。还有一个技巧是，小便时身体前后摇动，或者中途停下来，等30秒，然后再次排尿，可以把最后一滴尿液都排出来。

烧心与其他影响睡眠的因素

在孕晚期，如果你在夜间出现了烧心、腿抽筋、腿不宁综合征和打鼾的现象，还有宝宝的踢动和扭动，让你无法入睡，不要感到惊讶。有研究表明，在孕晚期，准妈妈们夜间的深度睡眠时间更短了，醒来的次数也更多了。总之，此时你的睡眠质量将达到史上最差。

白天一有休息的机会就要努力抓住，不然你就会感到筋疲力尽。不过这样做可能会形成恶性循环，因为白天打盹会削减夜间睡眠的时间。但无论如何，宝宝出生以后，你在夜间要经常起来给他喂奶，这种晚上睡得少的状况会一直持续下去，因此可能要过上一段时间你才能恢复从前的作息规律（晚上睡觉，早上醒来）。

怪异的梦境

在孕晚期，你是不是总做些奇怪的梦？很多准妈妈发现，在怀孕期间，她们的梦境变得比以前更加怪异了。这都要归咎于你体内激素的变化，可能还要加上你对于自己身材的改变的复杂情感，也许还包括即将为人母的焦虑和兴奋。

另类的体验

虽然你可以消除或避免受到某些打扰睡眠的因素的影响，但恐怕还是会经历几个不眠之夜。就把这段时间当成对宝宝出生后的生活的演习吧！

晚间安睡的小窍门

除了我们在第130页介绍的窍门外，以下是一些补充的技巧，专门针对孕晚期的睡眠：

- **按摩** 睡前请你的爱人按摩你的脚、手和脖子，能帮助睡眠。
- **深呼吸** 有节奏的深呼吸能放松肌肉，降低心率，帮你入睡。
- **渐进的肌肉放松练习** 躺在床上，首先交替收紧、放松手部和前臂的肌肉，接着是二头肌和三头肌，依次顺序进行，最后是双脚。做这个练习时需要集中精力，而该练习能让你全身放松，二者共同作用，能帮助你入睡。
- **有意识的想象** 想象你自己身处一处安静、放松的场景下——躺在温暖的沙滩上、在遍布芳香的野花的田野里漫步，或者坐在僻静的山顶。
- **喝水** 白天要多喝水，但晚上就要少喝点了，这样晚上起夜的次数就会减少。

爸爸手记……

现在我们俩都没法睡觉了！

随着预产期的临近，睡觉真的成了凯伦的一个大问题。她拼命想找到一个舒服的姿势睡觉，可这么做让她感到很热，而且她肚子上的妊娠纹开始变得奇痒难忍。我半夜会被冻醒，发现她打开了窗户，秋天的寒风吹进了屋里。当然了，我不能抱怨，所以我顺手拿过一条毯子盖在身上，努力试着重新入睡。

孕早期 孕中期 孕晚期

你的身体在第36周

第36周

*感到下腹部的压力更大了吗？宝宝正在向下移动，头部进入骨盆，准备出生了。

*到了这个时候，你可能总是感到想要小便，因为宝宝压迫了你的膀胱。

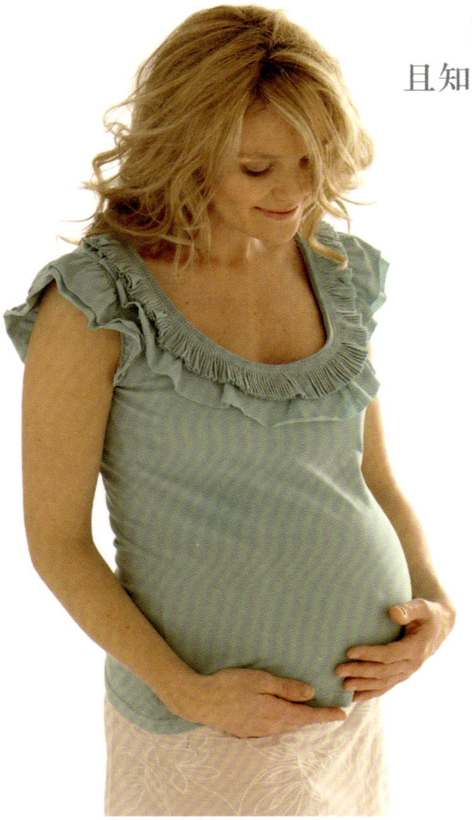

宝宝随时都可能出生了，因此要给你的车加满油，并且知道到了医院该把车停在哪里。

做好准备

随着预产期的临近，要确保你已经为那重要的一天做好了实实在在的准备。确保你的爱人（或者将要开车送你去医院的那个人）记得去医院的路。假如你坐在车里忍受着阵痛的折磨，那么你的爱人恐怕是无法安心开车的，因此事先要演习一下，并且你也要熟记去医院的路线。多计划几条路线也是个不错的主意，万一分娩那天发生堵车就用得上了。让汽车的油箱始终都是加满油的状态。当宫缩阵阵袭来时还要给车加油，这是绝对不应发生的事。

“你的爱人必须时刻准备着，一接到你的电话就放下一切赶到你身边。”

要确保在你需要你爱人时随时都能找到他，他必须时刻准备着，一接到你的电话就放下一切赶到你身边。万一在你分娩开始时联系不到你爱人，那就请其他可靠的人送你去医院，这个人可以是你的父母或亲戚朋友。你可能并不需要他们帮什么忙，但是一旦你的计划临时发生什么变动，有他们在，你就能保持冷静。

如果你已经有孩子了，那么事先要安排人在你去医院时随时能来照顾他，这件事可以交给可靠的朋友或亲戚去做。即便你在家分娩，也需要有人过来照看他或把他带到自己家里去。如果看护宝宝的那个人从未跟你的宝宝一起过夜，那么事先排练一下或许能有所帮助，尤其是当你打算把宝宝送到看护人家里的话，就更应演练一下了。在预产期之前找个时间安排一次让宝宝在朋友家过夜的聚会，在聚会上做做游戏或者其他简单而有趣的活动，这样在宝宝的记忆中，与那个人一起过夜就是件愉快的事情了。

宝宝在第36周

祝贺你！到了这周末，你的宝宝就算足月了。

*此时，宝宝随时都可安全地降生，不会再被视为早产儿。宝宝的体重还在增加，增加幅度约为每天28克。他此时的体重是2.7千克左右，身长约为47.4厘米。在这个阶段，你可能会感到下腹部的压力持续增加，因为你的宝宝正在进入你的骨盆，准备出生了。

爸爸妈妈说……

"离预产期还有一个星期时，我实实在在地意识到了将会发生些什么事情。我感觉就好像没有经过足够的训练就要去跑个马拉松。"

叶子，34岁，孩子晶晶6个月大

"我最害怕的是疼痛。我没有打算采取镇痛的措施，但我担心，一旦疼得太难受了我就会要求给我镇痛。"

拉妮，33岁，初为人母

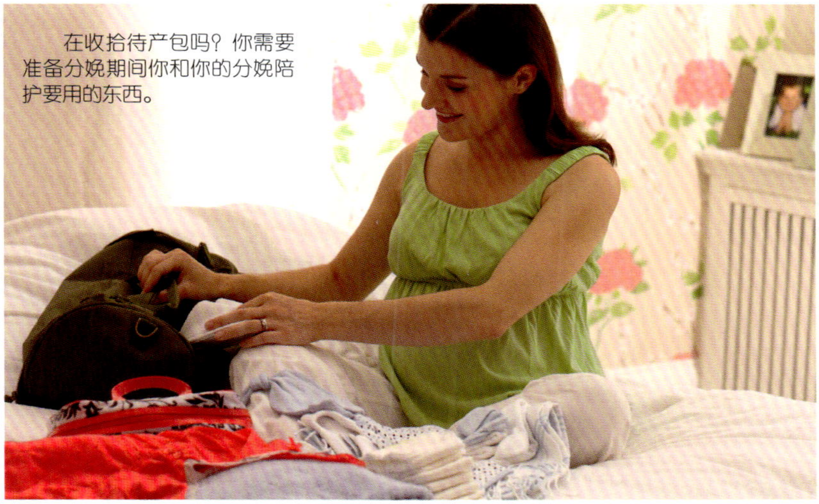

在收拾待产包吗？你需要准备分娩期间你和你的分娩陪护要用的东西。

准备待产包

这是最后一步了，距离你的预产期只有几个星期了。此时应该开始准备待产包，准备好分娩时及宝宝出生后所需的主要物品。查看一下医院会提供哪些东西，而你自己可以带些什么。不过要记住，医院能提供给你的空间可能会很小——在你的床边也许只有一个小柜橱用来放你的东西。

该为分娩准备些什么

- 你的分娩计划和用药注意事项。
- 晨衣、拖鞋和袜子。
- 1件旧睡衣或旧T恤衫，供分娩时穿。
- 按摩油或按摩乳液。
- 润唇膏。
- 可供分娩过程中食用的零食和饮料或葡萄糖胶囊。
- 带秒针的手表，用来给宫缩计时。
- 数码相机或便携式摄像机（并非所有的医院都允许把便携式摄像机带进产房，因此事先一定要与院方确认）。
- 休闲用品——书、杂志、便携式DVD机、掌上游戏机。
- 化妆品。
- 保湿喷雾或手持电风扇。
- 音乐——CD或存在MP3播放器里。

该为你的陪产人员准备些什么

- 换洗的衣服。
- 零食和饮料。
- 书或游戏机。

该为产后准备些什么

- 回家时要穿的全套衣服，宽松、舒适的衣服，住院期间穿用。
- 哺乳文胸和乳垫。
- 两包尿垫。
- 睡衣或T恤衫。给宝宝哺乳时穿开襟衬衫比较好。
- 化妆品。
- 毛巾、发刷、牙刷和牙膏。
- 旧的、廉价的、一次性的短裤。不要带你最好的短裤来，因为住院期间你的短裤会被弄得很脏。
- 耳塞，万一你的病房里乱哄哄的就用得着了！
- 通讯录，倘若你所有的电话号码都存在了手机里，那就不用准备这东西了。
- 充满电的手机和充电器（如果医院允许充电）。

该为你的宝宝准备些什么

- 毛巾。
- 婴儿汽车安全座椅。
- 1套带宝宝回家时要给他穿的衣服。
- 2～3件连衫裤，你们母子俩在医院期间要给宝宝穿的汗衫。
- 婴儿毯（如果天气凉，就应准备1条暖和的毯子）。
- 尿布。
- 1双袜子或毛线鞋，1顶帽子。
- 如果宝宝出生时恰逢冬天，那就要准备1件夹克或棉袄。
- 小围嘴。

孕早期 孕中期 孕晚期

你的身体在第37周

第37周

*如果你需要外界的帮助来克服妊娠抑郁症，那就仔细读一读描述新生婴儿的样子方面的内容（见第302~309页）。

*晚上入眠变得前所未有的困难。如有可能，白天尽量放松。

接下来的两周就纯粹是等待了。尽量享受宝宝还未出生的这段时光吧——吃好、休息好。如果你已经有了一个小不点儿，那就尽可能利用这段特殊的时间和他在一起。

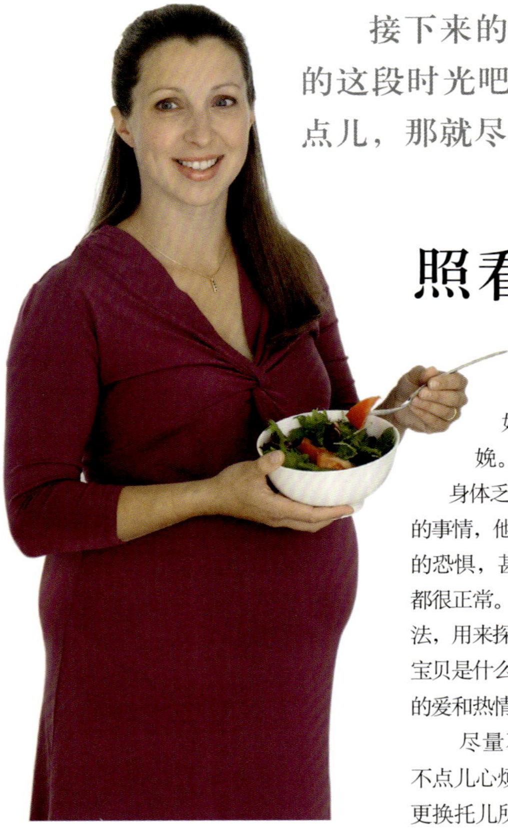

照看你的大孩子

如果你的大孩子还不满3岁，他可能会在这个月前后开始翘首企盼，但此时你还没有分娩。随着你的身材变得更加臃肿、身体乏力，并且你开始更多地关注分娩的事情，他可能会更加依赖你，心中产生新的恐惧，甚至会变得有点像个婴孩。这些都很正常。行为像婴儿可能只是他自己的方法，用来探索婴儿的行为方式以及做你的小宝贝是什么感觉。在这个时期，给予他大量的爱和热情能帮助他重拾信心。

尽量不要再有其他可能会让你的小不点儿心烦意乱的重大变动了，比如给他更换托儿所或让他入托。此时不应强迫你的小不点儿完成无关紧要的如厕训练，也不应让他丢弃能让他有安全感的东西，如他的洋娃娃。要尽可能让他的日常生活保持原样，这是让他有安全感的关键。

在妊娠的最后几周，要尽量多跟你的小不点待在一起。肚子里的宝宝出生后，你很有可能会忙得不可开交，因此要尽最大的努力陪伴你的小不点儿，那么，他会心生感激并且将这段与你和他的小弟弟或小妹妹一起度过的特殊时光铭记在心。

我们在宝宝降生后最初的几天乃至几周内该怎么办？

往往会很艰难，但也不是做不到。以下是我们最热门的几个小窍门：

- 从一开始就告诉你的小不点儿，他未来的小弟弟或小妹妹对他很感兴趣，正在看着他并且爱他。可以像这样对他说："你做游戏时他正在目不转睛地盯着你看呢。"还可以说："他对你做的事情很感兴趣。"
- 从最初的几天就开始让你的小不点儿和你们一起做游戏，并且不断地告诉他，在洗澡时你们有多么看重他对你们的帮助，或者对他说，他帮助你们拿干净的尿布或做的其他事情是多么重要。
- 给他买几样小礼物，把礼物包起来放在门边，这样一来，带着礼物来你家看望新生宝宝的客人也能送给他一些东西了。

60% 的妈妈认为，两个孩子之间的年龄差距最好是在18个月至3岁之间。

有10%的妈妈认为，两个宝宝的年龄相差18个月或更少最理想，而还有8%的妈妈觉得年龄差距无关紧要。

宝宝在第37周

此时，宝宝的头已经在你的骨盆里了，因此给他的腿腾出了地方生长。

*如果宝宝的头已经入盆（见第204～205页）并且受到了骨盆的支撑，那么这就给他的身体腾出了一点儿地方。此时他的体重约为2.8千克，身长50厘米左右。很多宝宝的头上此时已经长满了头发，头发大约有2.5厘米长。

孕晚期的B超检查

孕晚期的B超检查一般安排在怀孕36周以后，目的是检查宝宝的胎位、羊水及胎盘位置与功能等，主要是为分娩做准备。有时医生会安排你在孕期的最后3个月多做几次B超检查，最常见的原因包括：

确定阴道出血的原因

如果你在孕期的后半阶段有阴道出血，可能是由胎盘出问题引起的。B超可以帮助医生确定你出现的具体问题。

检查宝宝的生长情况

在怀孕晚期，如果担心宝宝生长发育不正常，医生可能会给你安排一次（或一系列）B超检查，来测量宝宝身体的某些部位，特别是他脑袋的大小、股骨的长度和上腹部的周长。

检测你的羊水量

如果你被诊断出羊水过多或过少，医生大多会在怀孕的最后3个月为你定期安排做B超检查，以监测胎儿的发育情况。

确定你是否需要剖宫产

如果你的宝宝特别大（尤其是如果你又患有糖尿病），或者出现胎位异常（臀位），或者胎盘挡住了宝宝从子宫出来的通道，你就有可能需要进行剖宫产。

> “孕晚期的B超检查一般安排在怀孕36周以后，主要是为分娩做准备。”

爸爸妈妈说……

“我的宝宝是臀位，胎位怎么也矫正不过来，于是我接受了剖宫产。在进手术室之前我一直感觉很好，可突然间，就在我刚刚放松了一整天，看看电视，跟我的丈夫聊聊天之后，我猛然意识到了将要发生的事。我使劲忍住不哭，但当我接受硬膜外麻醉时，我一下子大哭了起来！直到助产士向我保证一切都会很好，我才开始平静下来并享受整个过程。”

俊霞，30岁，初为人母

“在接受剖宫产时，我要求把窗帘挂上，这样我就能看清我的双胞胎宝宝出生的过程了。这是一次奇异的经历，也是绝对令人难以置信的，我会永生难忘，在我的宝宝长大一点后我会讲给他们听。”

詹纳，37岁，罗茜和哈丽亚特的母亲

“做剖宫产不会让你感觉自己不像个母亲或不够女人，要记住，采用何种方式分娩并不是衡量是不是个好妈妈的标准——你之后的所作所为才是。”

美娜，24岁，宝宝小勇两岁

有条不紊的妈妈

在妊娠的最后几周里可能还会出现一些新的症状。假如你十分担心，那就跟医生说说。

“分娩的日子快到了，我再次感到疲惫不堪，而且时不时还有些气短，这种感觉在爬楼梯或匆忙赶路时尤其明显。我敢肯定，有这种感觉很正常，但当我再次去看医生时，我还是要把这个情况告诉她，就是为了以防万一。我还有那种奇怪的‘抽紧’的感觉，一点也不疼，我不能确定这是不是假宫缩，所以我会跟医生说说这个事。

我简直无法相信，下个星期的产前检查就是最后一次了。我把所有重要的症状都写了下来，这样在向医生询问时就不会漏掉了。我还要等上一段时间才能再见到她！”

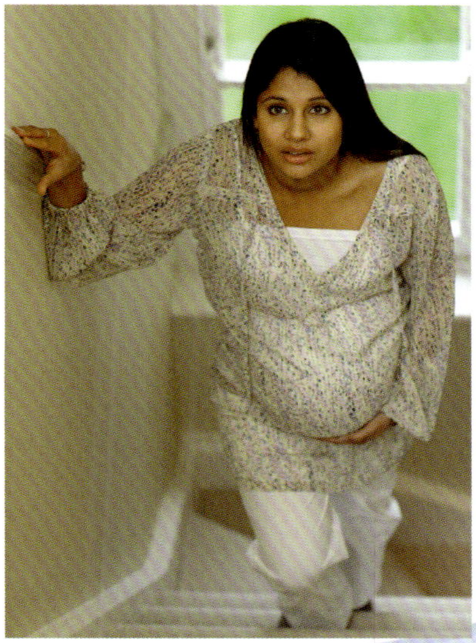

在妊娠的最后几周，就算是爬楼梯都成了一件困难的事。如果还有什么事情让你感到忧虑，就告诉医生。

第38周

*你的预产期马上就要到了，时机成熟的时候，你的宝宝就要出世了。

*在妊娠的最后一两周里要尽量放松自己——这可能是你最后的放松机会了。

此时你可能会感到下腹部的压力更大了，还会注意到你的宝宝在一点点地向下移动，这叫做入盆。现在，你的肺和胃可以舒展开了。

入盆的规律

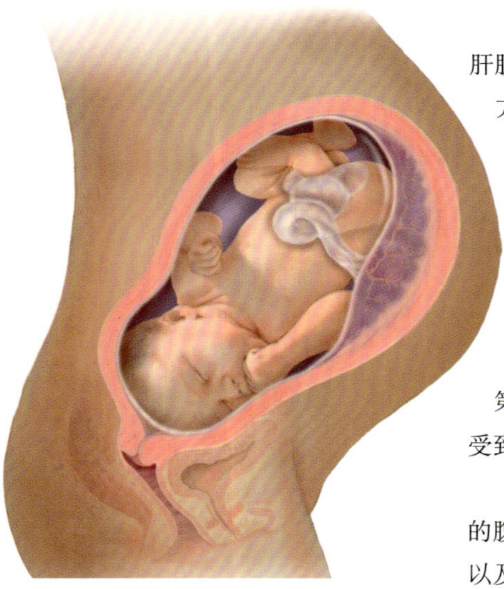

妊娠即将结束的时候，你的子宫、肝脏和肠的形状都有所变化，这是为了方便宝宝最先娩出的部位（通常是头部，但有时也会是臀部）向下移动到你的骨盆里。这个过程可能在妊娠的第33或34周就开始了，但也有可能直到分娩时才开始。

宝宝入盆很早并不意味着分娩开始得也早。宝宝一般会在妊娠第37～38周时入盆，但这一过程也会受到许多因素的影响：

●如果你热爱运动，腹肌强韧，你的腹部就会比较紧实，宝宝身体的角度以及在骨盆边缘的身体部位也就会因此而发生改变。在这种情况下，宝宝入盆就会更加困难。要促使他的头部入盆，你应该使腹肌放松，并且不要束腹，就让你的肚子“自由自在地”挺出来吧。

●如果你长时间坐着工作、坐在车里，要不就是坐在柔软舒适的椅子里或松软的沙发里看电视，你的宝宝很可能就会是枕后位，也就是说，他的背部朝向你的背部。在这种情况下，宝宝入盆就比较困难了。想要顺利地分娩，这可不是个最佳胎位，其部分原因在于宝宝要最先娩出的身体部位悬在靠上的位置上太久了。要记住，只要坐下来，就要身体前倾，膝盖低于臀部。这个姿势能帮助宝宝将背部转向前方，并使宝宝向下移动。借助跪坐椅的帮助，你能容易地采取这个坐姿。

●如果你已经生过孩子，那么你的腹肌就会比较松弛，这样宝宝移动起来就容易些，也能频繁地变换胎位。有时他会横躺在你的肚子里（横位），有时则会呈一定的角度（斜位）。假如他的胎位是这其中的一种（见第197页），那么在分娩开始之前，他恐怕就很难入盆了。

●你的宝宝可能会是个巨大儿。倘若果真如此，那么在你开始有宫缩之前，他可能都无法入盆。

●有时候，你的子宫口可能会比较狭窄。若情况果然是这样，那么宝宝将要最先娩出的部位可能要花上很长的时间才能入盆，不过一旦他就了位，分娩的过程一般都很快，因为盆腔出口通常都很宽大。

宝宝在第38周

宝宝仍在生长，并且继续增加体内的脂肪储备，这些脂肪是用来调节体温的。

*宝宝还在生长，男孩在出生时的体重要略高于女孩。宝宝在38周时的平均体重约为3～3.2千克。此时，宝宝的器官系统均已发育成熟，他的肺将是最后成熟的，这也是早产儿需要辅助呼吸的原因。

一同享受最后的几周

如果这是你初次当妈妈，那么你与爱人的关系正面临着最为严酷的考验之一。从伴侣转变为父母，这个变化可谓剧烈（有人甚至会将其形容为“180度大转弯”）。没人能预先知道你们将如何应对这个变化，不过有一点是肯定的：一切都不会再像以前那样了，这就是为什么你和你的爱人应该抓紧最后几周的时间，尽最大的努力在一起。

首先，你们是两个人

宝宝即将出生，这让你兴奋不已，因此你与你爱人的关系很容易偏离原先的轨迹。花上一些时间来回忆一下你们过去共度的时光，以及到目前为止，你都是怎样处理生活中的喜怒哀乐的。像这样翻翻陈年往事，能让你有信心应对生活中的各种变故。此时也是你们讨论未来计划的好机会。

一个吻，一个拥抱

有研究表明，每天交流情感能大大延长携手相伴的时间。成年人和小孩子一样，如果得不到拥抱、表扬或支持，就会感到自己被抛弃并且与世隔绝一般。经常向对方表达自己的情感能使你们之间的关系更加密切，并让你有信心应对日后为人父母时将要面临的各种挑战。

你们俩每天都可以通过一些小小的举动来表达自己对对方的爱意和关注。相拥坐在沙发上，或者手牵手一起散步都可以。给他泡茶时在他的脸颊上亲吻一下，写一张表达爱意的纸条贴在冰箱上或放在他的口袋里，或者买一件特别的礼物给他一个小小的惊喜，让他知道你整天都在挂念着他。还要记住，做爱并不能代替爱情，而做爱重在质量而非数量。

用心维护你们的关系

宝宝出生后，为你俩的关系倾注心血仍旧十分重要。忙于养育宝宝、工作以及社交，常常会让夫妻俩不再把两个人之间的关系当回事。如果真的是这样，你们可能就会开始对彼此之间的需求视而不见。因此你们应该在未来的几周、几个月甚至几年的时间里，找到一个固定的时间享受二人世界。

60% 的新妈妈说，有了孩子以后，她们与爱人之间的关系更加亲密了。

夫妻双方需要花上一段时间来适应“父母”这个角色，不过对于很多人来说，这也让他们之间的联系更加紧密了。

入盆

在妊娠的最后几周里，宝宝的头会下降，进入你的骨盆，为出生做好准备。

如释重负的感觉

宝宝的头入盆后，你会感觉进食和呼吸都变得容易了，因为宝宝给你的肺和胃腾出了空间。然而，走路会变得更加困难，有的女性甚至说，她们感觉宝宝就好像要掉出来一样。（不过不用担心，这样的事不会发生。）

你可能还会感到，上卫生间的次数似乎更多了，这是因为宝宝压迫了你的膀胱。做做骨盆底运动吧（见第135页），可能会有所助益。

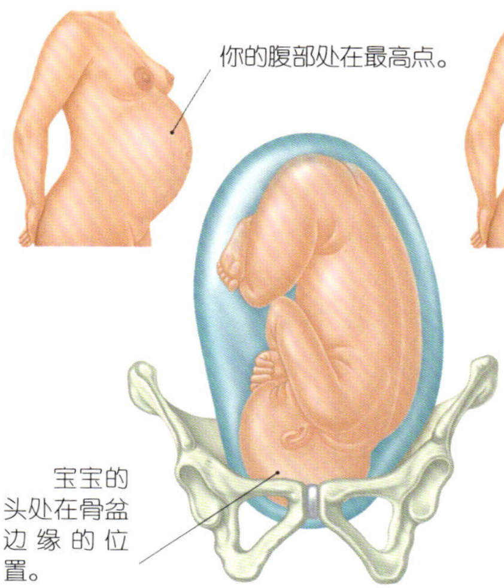

未入盆

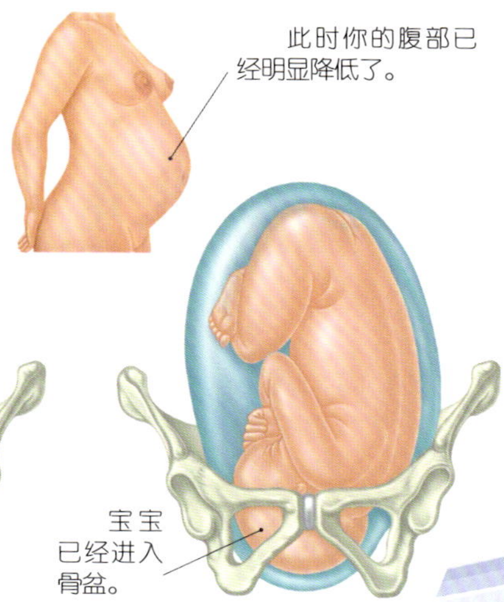

已入盆

孕早期 孕中期 孕晚期

你的身体在第39周

第39周

*妊娠的最后这些天，你恐怕都要在焦急地等待宝宝的降生中度过了。

*你和你的爱人可能会用做爱来缓解紧张情绪，这可能会促使分娩开始。

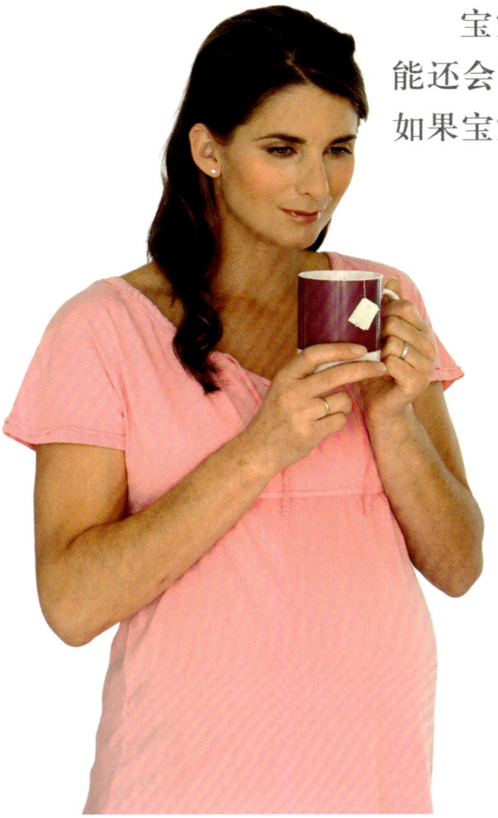

宝宝随时都可能出生，真是段让人激动的时期。但你可能还会有点担心，你怎样才能知道自己已经开始分娩了呢？如果宝宝突然间就出世了，将会发生些什么事情呢？

最后时刻的忧虑

当分娩的日子临近时，感到焦虑太正常不过了。你可能听说过一些分娩时发生的可怕事情，或许你认为所有的女性都是以一种特定的方式开始分娩，而且产程也是固定的。然而事实却是，每个女性分娩时的情况都不一样。

感觉一切皆可控

女性对于分娩最为常见的恐惧包括能否应付得了分娩时的疼痛、分娩的过程失去了控制、出现了可能需要用药才能解决的问题。正因如此，才应该好好利用分娩前的这几天重新看看你的分娩计划，以防漏掉了什么。要确定这个计划已经清楚地印在了你的脑海里，还要跟你的分娩陪护说说这个计划，这样他就能明确自己在你分娩时该起什么作用。

如果你还是对即将开始的分娩感到忧虑，那就跟你的医生说说——她才最有资格帮你打消疑虑。

倒计时仍在继续……

此时你的身材可能是最臃肿的时候了，而且你会对自己的这副样子感到厌烦和不舒服。你的子宫充满了你的整个骨盆腔和肚子。宝宝即将出世让你兴奋不已，但你同时还会发现，晚上睡觉变得越来越困难了。尽量在白天补觉，无论何时，只要条件允许，就把脚架起来。

还要记住，如果你已经有孩子了，那么对于他们来说，在你临近分娩的这些天里他们会感到心烦意乱。尽可能让他们参与准备工作，让他们对此也感到兴奋，借此来帮助他们控制自己与生俱来的嫉妒心（见第219页）。

最后，如果到了本周末，你肚子里的宝宝还是一点儿动静也没有，那也不必担忧，因为只有极少数宝宝在预产期那天出生，很多则是要超过预产期才来到这个世界上。你和你的爱人可能会用做爱来缓解紧张情绪——众所周知，性生活会促使分娩开始。一般认为，性高潮会刺激子宫引发人体分泌催产素，即“宫缩”激素。精液中也含有高浓度的前列腺素，能帮助子宫颈为分娩做好准备。不过假如你想到的只有激情，也不用担心，宝宝会在他自己认为适当的时候出生。

宝宝在第39周

宝宝就要问候这个世界了！不过倘若他还是没有动静，也不必担心。

*只有5%的宝宝在预产期那天出生，而有75%的是超过预产期才出生。宝宝的脂肪层仍在发育，并且还会分泌一种白色的油脂状物质，这种物质一直保护着他的皮肤。他的身长已经差不多有51厘米，体重为3.2千克左右——相当于一个西瓜的重量。

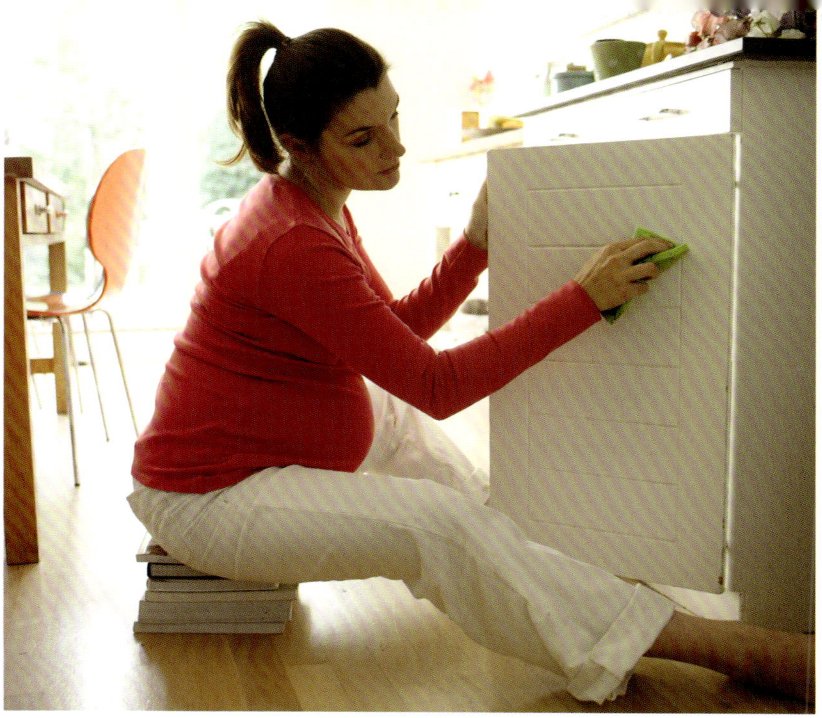

如果你突然产生了想把目光所及的所有物体表面都擦干净的冲动，那就说明你很快要分娩了。

分娩的迹象

初次怀孕的准妈妈们常常会担心自己不知道何时开始分娩。以下列举的是你应该注意的几种迹象：

- 下背部或腹部持续疼痛，往往还会伴有类似经前期疼痛的感觉。
- 有出血（有褐色的或带血的黏液流出）。
- 有规律、有痛感的宫缩，且间隔的时间越来越短，每次持续的时间越来越长，也越来越疼。
- 破水，不过只有在同时出现宫缩的时候分娩才真正开始。宫缩会让子宫颈变得宽大。

营造小窝的本能

除了生理迹象（见右上角“分娩的迹象”）以外，还有一个线索表明分娩就要开始了，这就是突然产生了“营造小窝的本能”。如果你已临近预产期，并且发现自己疯狂地收拾家中的抽屉、整理食橱并且发疯似的打扫房间，这可能意味着你的宝宝很快就要来到这个世界上了。

这可能是由于孕激素以及为宝宝“筑巢”的本能要求的作用。在动物世界里，雌性的鸟兽在产仔前也会有类似的打扫巢穴的行为。当你的家变得一尘不染，宝宝的房间准备就绪，他所有的衣服也折叠整齐，你才会确信，宝宝有了最好的生长环境，出生后能健康地生活了。

如果你还没产生“筑巢”的本能，也不必担心，因为很多女性此时只是感到十分疲倦！但如果你确实发现自己在一遍又一遍地整理住院用品，还打扫每个房间或收拾厨房里的食橱，那么千万要悠着点，要经常停下来休息，还要按时进食健康食品。记住，你需要为分娩以及未来的无数个难眠之夜积攒体力……

同时，要给每天安排一些有益的事情做，这样你就能有（别的）事情要惦记了。

爸爸妈妈问……

人工破膜是怎么回事？

人工破膜是一种诱发分娩的有效方法。如果你的宫口已经张开至少几厘米了，医生可能会插入一个小小的、塑料钩状器具来刺破你的羊膜囊。这种操作带来的不适感跟做阴道检查时差不多。如果你的宫颈已经非常成熟并准备好生产，那么有时可能单是这一操作就足以引发宫缩。

如果这样还不行，医生可能会给你静脉注射垂体后叶催产素。一旦你的羊水破了，大部分医生会希望你在接下去的12～24小时内进行分娩，因为随着时间的拖延，你和宝宝感染的风险都会增加。

第40周

*数月的期盼之后，你的预产期渐渐地近了，而且……你仍在怀孕。

*超过预产期两周都不算“过期妊娠”。

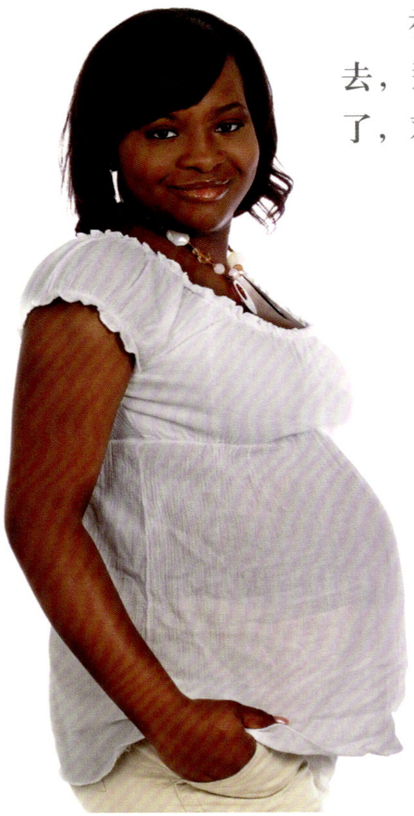

祝贺你！整个孕期就要结束了。如果过去的9个月飞逝而去，那么在倒数宝宝出生的日子时，时间却仿佛一下子放慢了，对此你要做好准备。

你的预产期到了

预产期终于到了，可宝宝一点儿也没有要出生的意思。你可能不只是对这个漫长的妊娠期感到厌烦，还会担心是否会出什么问题。嗯，首先，预产期的计算方法并不十分科学，因此，虽然你可能觉得现在已经是过期妊娠了，但实际上不一定是这样。

假如你想分娩，那么有几种老旧的方法可以诱发宫缩，不妨一试。但不幸的是，尚无研究表明任何一种方法是有效的，不过，试试热咖喱、长时间的散步或者做爱（见第206页）估计也没什么害处。就算这些方法没有任何作用，起码也能让你放松放松。

宝宝在第40周

宝宝的头骨要在出生以后才会逐渐闭合，这样他就能顺利地通过产道了。

*大自然母亲安排好了一切。宝宝在通过产道时，尚未闭合的头骨会重叠一点点，因此宝宝在出生后头部可能会略呈圆锥形。用不着担心，这种情况很正常，只是暂时性的。新生婴儿的平均体重是3.4千克，身长51厘米。

爸爸妈妈说……

“我的预产期来了又过去了，宝宝一点儿要出生的迹象也没有，于是我就利用那几天为宝宝出生后那段忙乱的日子做准备。我往冷柜里塞满了饭菜、长时间地把脚架起来、去美发厅（因为在接下来的两个月里我根本不可能有时间去弄头发），并且赶在我和爱人被搞得筋疲力尽、蓬头垢面之前，最后享受一两个浪漫的夜晚。”

克丽丝，孩子本6个月大

“我在怀孕39周时，仿佛患上强迫症似的恨不得赶快分娩。我尽我最大的所能与爱人同房、吃鲜菠萝和热咖喱、喝悬钩子叶茶，还散步和游泳。到了41周时我终于开始分娩了——要是再过几天我就得接受引产了！”

普雷蒂，32岁，初为人母

“我是在怀孕42周时做引产才生下了宝宝。如果你过期妊娠了，不必担忧，只要放松并尽量利用这段时间为自己做些事情就行了。”

弗朗西丝，28岁，孩子亚历克斯1岁大

继续生长

如果你到了第41周还未分娩，那么就要再做一次产前检查。医生会检查你的腹部，看看宝宝的胎位和大小。她还会给你做个体内检查，看你的子宫颈是否已经为分娩做好了准备。要是还没有，她就可能会给你做人工破膜（见第207页），看看这样是否能诱发分娩。如果人工破膜没有作用，她会问你是否愿意做引产。

不过，在有些情况下，你可能也不适合引产。比如，宝宝需要立刻被分娩出来或者他不能承受宫缩的压力、你有前置胎盘、脐带在宝宝的头之前（当胎儿的头进入产道时，脐带很可能受到压迫）、你曾做过一次纵切口的剖宫产手术或者你有正在发作的生殖器疱疹感染。

分散注意力

试着为每天要做的事情做个计划，这作为一种暂时性的做法还是挺不错的。不要坐在家里琢磨自己是否能够感觉到会发生什么事情，走出门去吧——但别走得太远了！去美发厅做做头发，再请他们好好给你按摩一下头部，或者找地方修修脚。如果你还没有把冷柜填满，那现在就赶紧动手吧。告诉你的亲朋好友，不要每天都给你打电话询问有什么事发生，告诉他们，等到那一天来临的时候你会给他们打电话。

如果你还能行，那就出去散散步，这也许会诱发分娩。请朋友和家人帮你消遣，比如搞个聚餐或请他们来你家聊聊。

但最重要的一件事是休息、休息、休息。分娩需要耗费大量的体力和精力，因此要在妊娠的最后几天里尽量多休息。

只 有5%的宝宝会在预产期那天出生，而有75%的宝宝会稍迟些出生。

因此，假如你妊娠超过了40周也不必担心，因为你属于多数派。

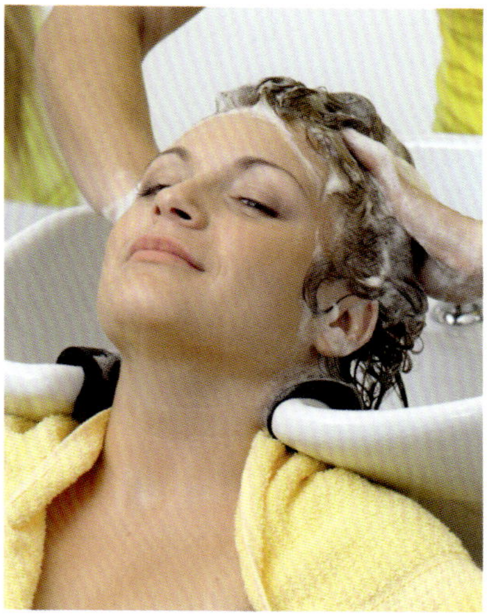

去美发厅能帮你暂时忘掉自己已经怀孕了好多、好多、好多星期！

足月的宝宝

宝宝出生时的平均身长（从头顶到脚趾的长度）约为51厘米，体重为3.4千克左右，宝宝的体重若在2.5～3.8千克之间也属正常。曾经澄清的羊水此时逐渐变成了乳白色，这是因为从宝宝身上脱落的胎儿皮脂（宝宝体表保护他皮肤的一层蜡质物质）所致。随着新皮肤的长成，宝宝的外层皮肤仍在继续脱落。

在电视剧里，分娩开始时总是会先破水——当然啦，地点一定是在挤满了人的房间中央——随后才开始有宫缩。如果你一直在担心这样的情节会发生在你身上，那么大可不必。

在分娩时，只有不到15%的胎膜会破裂，这个时候宝宝的头就会像个软木塞一样堵住子宫口。这时候你应该保持冷静，也许要过上几个小时你才会感觉到第一次宫缩，然后立即给你的医生打电话。宝宝降生之前，你的身体会产生更多的羊水，因此医生会建议你在家等待，直到开始宫缩再去医院；又或者，她可能会建议你做引产。

爸爸妈妈问……

超过预产期怎么办？

如果你超过了预产期还未分娩，就要在第41周时再做一次产前检查。医生会检查一下你的预产期是否计算正确，然后会查看宝宝的胎位和大小，并会给你做个体内检查，看你的子宫颈是否“成熟”（也就是说，子宫颈变得柔软有弹性）了，可以迎接分娩。她可能还会给你做人工破膜，看看这样是否能够诱发分娩（见第207页）。最后，如果人工破膜不起作用，她会跟你解释，是让宝宝继续留在你的子宫里更好些，还是需要注射催产素。

怀孕时普遍关心的事情

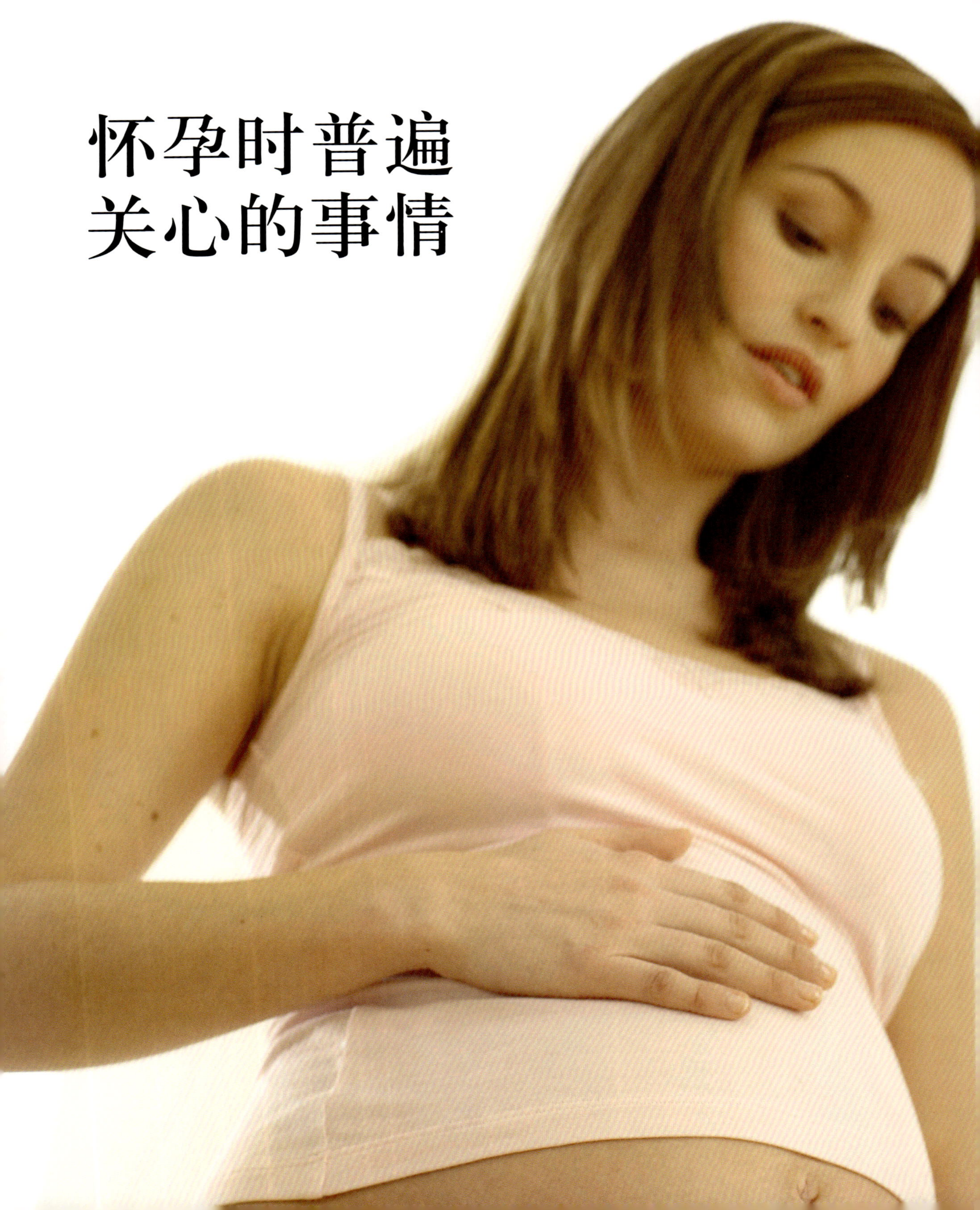

担忧是正常的

担忧是处理重大生活变故的一种正常反应。把你的忧虑说给你的爱人或医生听，跟其他与你处于相同妊娠阶段的准妈妈聊聊，她们会理解你的感受。

需要别人让你安心

很多准妈妈为如何应付分娩以及宝宝出生时是否健康而烦恼，会有那么几个夜晚辗转难眠，把所有最好的和最糟的情况考虑个遍，这很正常，而且到了分娩那天你的担忧仍会继续。

但假如这种忧虑变得过于强烈，经常影响到你的睡眠，那就该找个更好的方法来解决它了。把你的恐惧跟你的爱人说说，他可能也有类似的忧虑；向朋友或亲人寻求支持；当然了，还要告诉你的医生，她应该能让你安心。

如果你感到惊恐万分，或有特别的原因不得不为宝宝的健康担忧，就可以考虑安排一次超声波扫描检查。虽然这个检查并不能发现所有潜在的问题，但你会发现，即使只看到了宝宝模糊的轮廓，你也会感到很舒心。

当然了，假如B超检查显示宝宝的身体有问题，你自然会很担心。从儿科医生到理疗医师的诸多专家都会在你身边为你提供支持，并指导你作出各种选择。

不过一定要记住，大多数宝宝在出生时都绝对健康，因此，放松心情，享受怀孕的过程吧！

“要记住，大多数宝宝在出生时都绝对健康。”

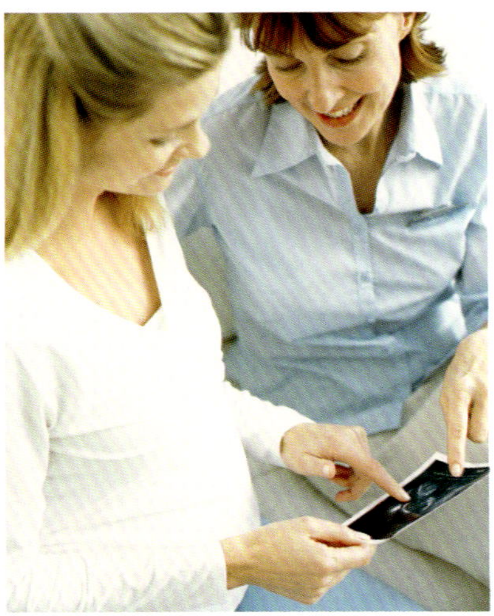

做超声波扫描检查有助于减轻各种恐惧。看到宝宝的发育状况能使人安心。

爸爸妈妈问……

如果我属于高危妊娠，是不是一定要住院或者早早就开始休假？

不一定。所谓的高危妊娠指的是你或你的宝宝罹患并发症的概率要高于平均水平。举例来说，你在怀孕前就已经患有某些疾病，如心脏病、以前怀孕时患上的与怀孕有关的并发症（如子宫颈松弛）或有妊娠丢失病史。

在整个怀孕期间，对你的监控较之通常会更为严密，医生还会建议你做一些额外的检查。如果确实出现了并发症或者很可能会出现并发症，医生会建议你避免参加剧烈运动，并且尽可能多休息。

爸爸手记……

这是“感性怀孕”吗？

“我感到自己容易疲劳并且胃部不适，这种情况已经有好几个星期了。朋友们都说我不该再去不卫生的餐馆吃饭，不过这是不是感性怀孕呢？我听说这是一个有争议的论点，因为对它还没有多少研究。当然了，我可不希望医生像给我妻子做体检那样细致地给我检查身体，不过也许在某种程度上我愿意尽可能多地参与到她整个怀孕的过程中。”

对宝宝安全的担忧

有些药物对你和你未出世的宝宝有害，不过就算你在还不知道自己已经怀孕的时候吃了1片头痛药或者感冒药，也大可不必为此而烦恼，你的宝宝很有可能一点儿问题也没有——只要从现在开始稍加注意就可以了。

我伤害我的宝宝了吗

怀孕期间，在吃什么药之前都绝对应该三思，不过，让你感到担心的可能是在你知道自己已经怀孕之前吃的那些药，其中也许还包括避孕药。

在过去，如果避孕药中所含的激素较多，人们通常就会担心在服药期间怀孕或者刚刚停药就怀孕会对正在发育的胚胎有害。但新的研究显示，并没有证据表明胚胎不正常的概率会因此而更高。

怀孕期间通常不建议服用阿司匹林和布洛芬，但倘若你在不知道自己已经怀孕的情况下服用了这两种药或含有这两种药物成分的感冒药，也不大可能会伤害到你的宝宝。扑热息痛被认为是在怀孕期间可以安全服用的药，只要严格遵守建议服用量并且只是偶尔服用就可以。

同样的，医生不建议在怀孕期间摄入咳嗽药中的某些成分，如可待因、麻黄碱和右美沙芬。但假如你在不知情的情况下摄入了这些成分，它们很可能会伤害你的宝宝。从现在开始，坚持只服用蜂蜜柠檬润喉止咳糖浆。

活力妈妈

保持健康是非常好的事情，但是应该量力而行，不要运动过度。

“我总是有那么点健身狂的倾向，看上去很好和感觉健康对于我来说都十分重要。怀孕以前，我每周至少要去5次健身房，每次运动一个半小时，要是少去了一次，我就会有负罪感。当我发现自己怀孕了时，我试着把去健身房的频率减少为每周4次，但实际上却仍旧和以前一样。但在我怀孕9个星期时，有一天早上醒来，我发现自己在晚上出了一点儿血。医生问我是否运动过度了，此时我才意识到我的确是运动得太多了。接下来我卧床3天，值得庆幸的是，出血止住了，宝宝平安无事。从那时起，我再去健身房时就只做放松身心的瑜伽了。”

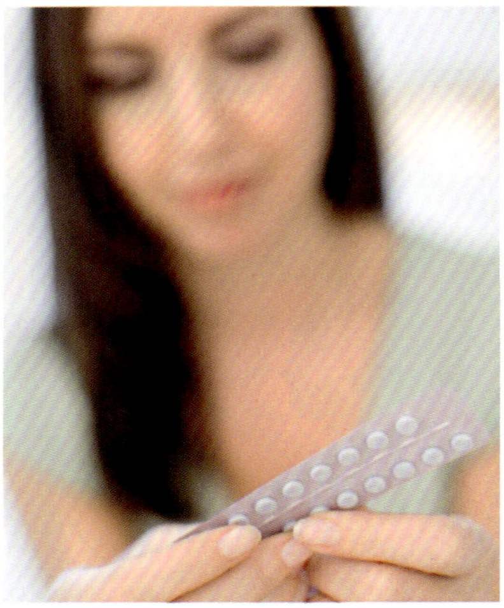

如果你服用了避孕药之后才知道自己怀孕了，不必担忧。没有证据显示这些药会引起什么问题。

应避免的治疗方法

然而，有一些治疗方法对未出世的宝宝会有潜在的害处，这些治疗方法包括：

- 异维甲酸，用于治疗痤疮。
- 治疗牛皮癣的药物，如维A酸和氨甲蝶呤。
- 甲苯咪唑和其他用于治疗蛲虫的药物。

如果你在不知道自己已经怀孕的情况下服用了上述药物，或者一直在服用治疗某种疾病的药物，如治疗癫痫或糖尿病的药，那么一定要告诉你的医生。你的宝宝可能一点儿问题也没有，但医生能让你彻底安心，必要时还会为你安排一些额外的检查。

我的宝宝停止生长了吗

一个令人悲伤的事实是，在英国，有超过1/200的妊娠是以胎死宫内告终。出现问题的其中一个征兆是，胎动较之先前急剧减少或完全停止，同时还可能伴有阴道出血。在某些案例中，首先出现的迹象是出现早产的倾向。不管出现了哪种情况，你都应立即与医生联系。

有超过一半的胎死宫内属于“原因不明”，这也就是说，医生无法确切地说清造成胎死宫内的原因。然而，还是有几个原因是已知的，其中包括宝宝患有基因或生理缺陷、胎盘早剥（即胎盘开始与子宫分离，见第232页）、先兆子痫（见第233页）以及感染，如李斯特菌病、沙门氏菌病或弓形虫病。如果宝宝尚未出世就夭折了而没有早产，那就必须做引产了。有的夫妇希望能尽快做引产，还有的夫妇则想先等上几天，这样他们就能有时间慢慢接受现实，并能看看分娩能否自然地开始。根据你的实际情况，医生可能会问你是否想要看看、摸摸或者抱一抱你的宝宝。很多夫妇发现，这样做非常有好处。

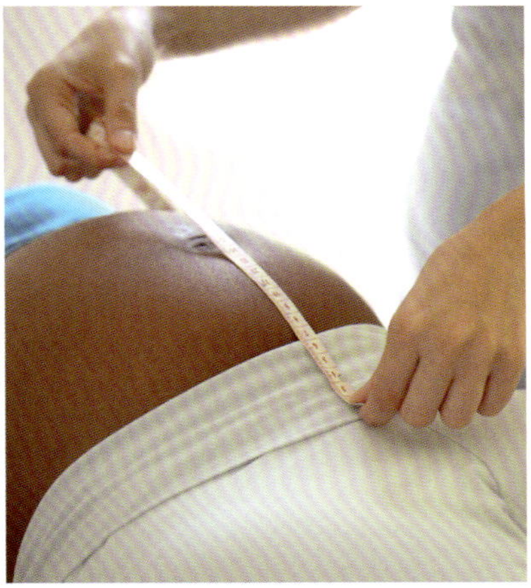

测量宫高是检查宝宝生长状况的方法之一。

注： 即使你有过原因不明的胎死宫内经历，但并不会因此而增加再次胎死宫内的概率，这可能会让你感到宽慰。

然而，如果你的宝宝有基因异常，医生可能会让你就基因的问题讨论一下，来评估风险并讨论一下未来的选择。

胎死宫内宝宝的后事

在处理胎死宫内宝宝的后事方面，你出院时，医院会给你开一张诊断证明书。如果你怀孕超过28周，医院会给你开一个宝宝死亡证明。医院会按照统一规定处理宝宝的遗体，需要你签尸体托埋书。如果你愿意，也可以把宝宝的遗体带回家。

至于你能不能看看胎死宫内的宝宝，这取决于死去宝宝的情况，医生可能会问你是否想看一看、摸一摸或抱一抱宝宝。研究结果显示，很多妈妈发现这样做让她们内心感觉非常安慰。

你可能想看看宝宝但是又担心宝宝的样子，如果是这样，不妨先请助产士描述一下，或者看一下照片（如果有的话），还可以先让你先生看看。有些妈妈会只看宝宝的照片。

你可能发现以这种方式留下一些宝宝的记忆能让你获得一些安慰，缓解一些悲痛。但别忘了，在这种情况下，你想怎么做完全是你个人的事情，没有对错之分。你和你先生可能有不同的想法，或者你们都需要时间来考虑哪种做法对你是最好的。不管你最终的决定是什么，医院都应该尊重你的愿望。

爸爸手记……

焦虑的时刻

“突然间就想到你的宝宝可能有什么问题，没有比这再糟糕的事情了。在劳拉怀孕22周前后，她有那么两天感觉不到胎动了，这简直把我们急坏了。

她尝试着在一个安静的房间里侧身躺下——没有动静。她又强迫自己喝下一杯冰镇饮料——还是没有动静。我们给医生打电话，她很肯定地告诉我们宝宝可能是换了个姿势，因此劳拉就无法感觉到他的动作了。但是为了保险起见，她还是安排我们第二天过去找她检查一下，这样她就可以听听胎心。一切都很好——但是在去检查之前，等待的过程实在是一种煎熬。”

对先天缺陷的担忧

发现尚未出世的宝宝有先天缺陷简直就像五雷轰顶，不过也给了你和你的医生一个机会，可以在宝宝出生之前就计划好怎么抚育他。有些缺陷在宝宝出生后不久就能矫正，但有些则会伴随宝宝终生，会一直影响他和你的家庭。

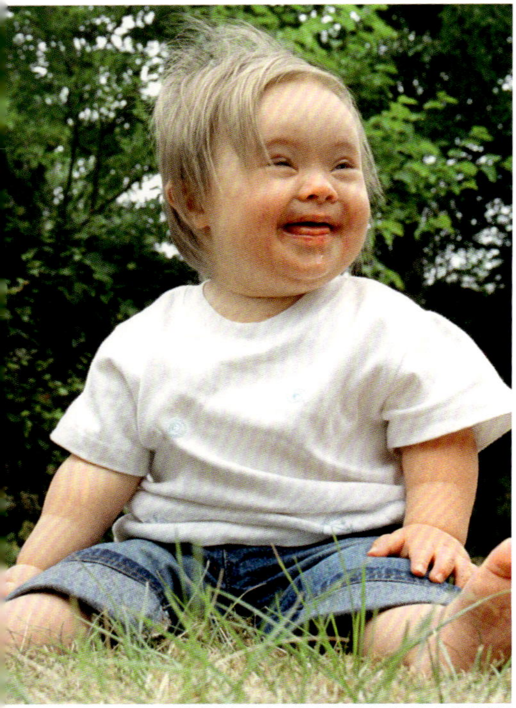

多与其他有相同境遇的父母或组织联系。

事实：脊柱裂正变得越来越罕见，这主要是因为如今的准妈妈们都会服用叶酸（见第49页）来预防神经管缺陷。

我的宝宝会是正常的吗

每个即将为人父母者都会不同程度地担心自己的宝宝在出生时是否正常。幸运的是，严重的先天缺陷极为罕见，而且现今的产前检查非常完备，问题往往在宝宝出生之前就被发现了。不过尽管严重的先天缺陷十分罕见，但知道哪种类型的问题会对宝宝产生影响还是比较明智的。以下列举的是较为常见的此类问题。

心脏缺陷

有些心脏问题在你做产前超声波扫描检查的时候就能查出来了，其他问题会在宝宝做新生婴儿体检的时候被发现——如果医生听到宝宝有心杂音，就说明他的心脏有问题了，这种不正常的声音是血液在流经心脏瓣膜和血管的时候发出来的。

大部分心杂音是完全正常的或者说是“清白的”，不会引起任何症状，但有些却是心脏缺陷的表现。严重的心脏缺陷可能需要动手术治疗，很多宝宝都会从此彻底痊愈并过上正常的生活，而还有些宝宝可能得等长大一点儿后再做进一步的手术治疗。

唇裂与腭裂

唇裂指的是上嘴唇在鼻子和嘴巴之间的裂缝。造成唇裂的原因是面部各个独立的部分在妈妈怀孕期间没有长在一起。造成腭裂的原因则是上颚没有完全闭合。唇裂和腭裂有时会成为家族的通病。

唇裂通常要在宝宝2～3个月大时通过手术来修复，而修复腭裂则要等到宝宝1岁大时。就像嘴唇修复术一样，做修复唇裂或腭裂手术的医生也需要具备一定的审美观。

天生患有唇裂或腭裂的宝宝无法含住乳房或橡皮乳头，这样一来，给他喂奶就会很困难。不过，喂养专家能帮你成功地给宝宝喂奶。

唐氏综合征

唐氏综合征是一种基因问题。在英国出生的宝宝中，不到800个就有1个患有该综合征。我们尚不知引起唐氏综合征的原因为何，但这种病与母亲年龄偏大有点关系。

天生患有唐氏综合征的宝宝都会有一定的学习障碍，但其程度因人而异。这些宝宝还会有某些生理特征，

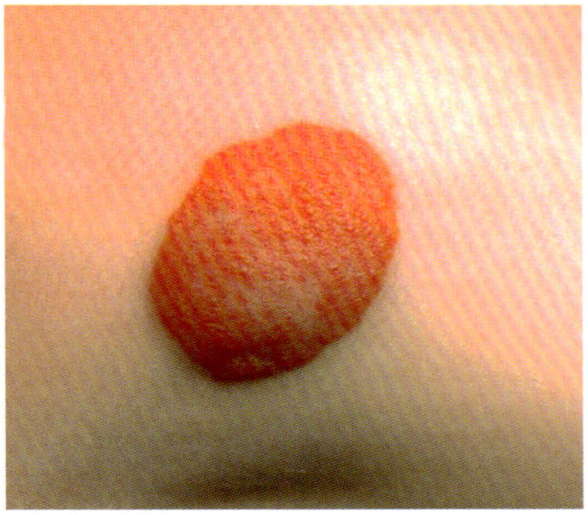

草莓状血管瘤被认为是由于血管发育畸形引起的，这种胎记是无害的。

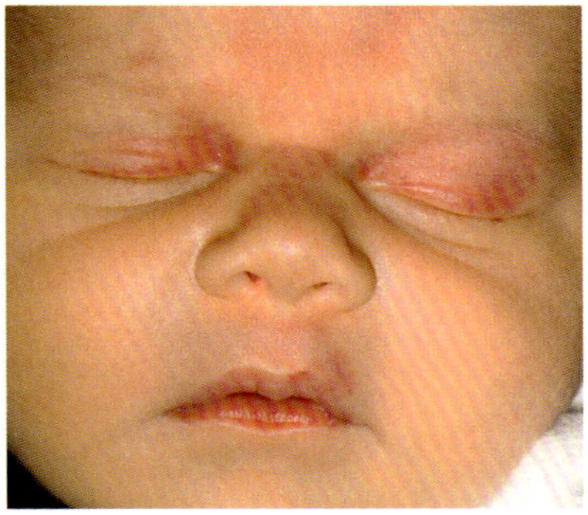

很多宝宝在出生时都会生有“鹤顶痣”或“天使之吻”，没什么可担心的，这两种胎记最终都会消失。

比如说，患病宝宝的肌肉和关节要比其他宝宝的松弛，他出生时的体重也比平均水平要低。

患有唐氏综合征的宝宝，眼睛往往会向上或向外斜视，眼皮上可能会多出一块皮肤，好像使斜视更加严重了。很多患有唐氏综合征的宝宝手上都有一根通贯掌纹。

脊柱裂

脊髓没有完全接合，留有缝隙，就形成了脊柱裂。脊柱裂共有3种类型：隐性脊柱裂是最常见，也是程度最轻微的一种；脊髓脊膜突出是最严重的一种；而脊膜膨出的严重程度较之脊髓脊膜突出轻些，也最为罕见。

脊柱裂可以在做常规的超声波扫描检查或者验血时被检测出来。患有严重脊柱裂的宝宝需要在出生后的两天内做手术修复脊髓上的裂缝。有些医生不采取手术治疗，而是让裂缝自行愈合。

胎记

所谓胎记，就是宝宝皮肤上的印记，可能会终生存在，也可能会在一段时间后消失。最常见的胎记是由皮肤下面的毛细血管造成的，这些斑驳的红色斑点有时被称作“鹳咬痕”，而如果这些斑点位于额头或眼睑上时，就叫做“天使之吻”了。这些胎记是无害的，一般几个月后就会消失，不过有时要过上几年才会消退。还有的胎记可以由血管异常引起。

最常见的胎记是草莓状血管瘤（一种凸起的红色印记，约有5%的宝宝会生有这种胎记）和葡萄酒色痣（一种扁平的红色或紫色印记，直径从几毫米到几厘米都有）。约有3‰的宝宝在出生时就生有葡萄酒色痣，常长在一侧面部。用激光疗法可以使葡萄酒色痣的颜色变浅。

先天性的痣又是一种胎记，在肤色白皙的宝宝身上会呈棕色，而在肤色深的宝宝身上则几乎为黑色。有的痣是凸起的或长有毛。

大多数胎记都不会引起身体上的问题，但还是应该给医生看看宝宝身上的胎记，从而能够监控它。

有条不紊的妈妈

发现宝宝患有心脏缺陷不啻是个巨大的打击，但目前有很多治疗方法。

“我怀孕第20周时去做胎儿异常扫描，结果发现我们的宝宝患有心脏缺陷。超声波扫描师告诉我们，他怀疑我们的宝宝患有室间隔缺损，也就是说，宝宝的心脏上有一个洞。他建议我们去看心脏问题专家，专家确认了扫描检查的结果。幸运的是，我们得知宝宝心脏上的这个洞很小，宝宝出生后可以自行愈合。但他要定期去做检查，以确认洞的确是在越变越小，而当他长大一点儿的时候，还是有可能需要做手术来矫正这个问题。

得知宝宝的心脏有问题实在是太吓人了。我发现，知道了所有的事实后应付起来会容易得多。医生给了我们一些可以带回家去的资料，有许多网站和后援团体可以为患有心脏缺陷的宝宝提供帮助。在网上跟其他有类似遭遇的父母们聊天也很有用。”

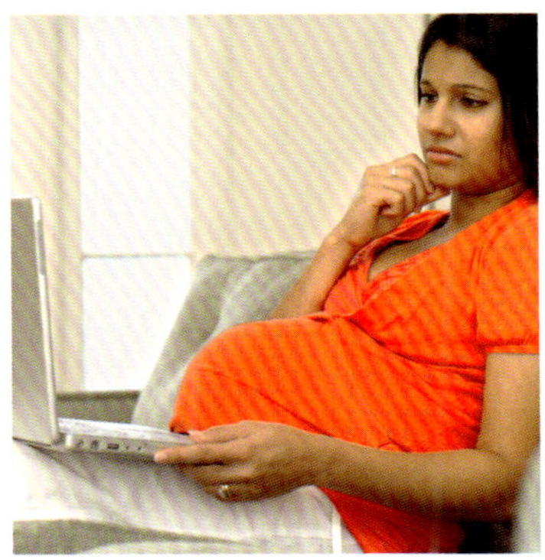

大部分先天畸形都有自己的网站和求助热线，可以为你提供信息和建议。

对分娩当天及之后的担忧

不论你处在妊娠的哪个阶段，尤其是在最后的几周，你满脑袋里想的肯定都是分娩那天会怎么样，你又该如何应对。这很正常。解决方法的核心是时刻做好准备。

爸爸妈妈说……

“距离预产期还有1周的时间我就开始感觉到宫缩了，这让我非常兴奋，这种感觉与假宫缩不一样，而是更加强烈。大约5个小时之后，宫缩的间隔时间变成了5分钟，而且更疼了。当时我的爱人正在上班，我给他打了电话，让他马上回家。1个小时之后，我到了医院，可宫缩就在那时候停止了！我的子宫口还一点儿也没开。助产士说宫缩只是我的身体在为分娩做准备。我两个星期后才生。”

金，28岁，孩子瑞安两个月大

“我和肯钻进出租车时，强烈的宫缩已经折磨我两个小时了，然后我突然感到宝宝抑制不住地要出生了，就算出租车司机惊恐的眼神也无法阻止！他把车停到路边，然后和肯一起尽力让我在车的后排座位上待得舒服些，并且叫了救护车。不过没等医护人员赶到我就生了。”

海伦娜，32岁，第二次当妈妈

对分娩日的担忧

如果你是在医院分娩，那么你可能很想知道自己是否能按时赶到医院。倘若你准备得充分，那就没什么可害怕的。准备工作包括确保住院用的东西都已打好包（见第201页）以及给你的车加满油。还要检查一下你的爱人或朋友已经找好了去医院的最佳路线；而如果你打算打车去医院，那就要把出租车公司的电话号码设成单键拨号——你肯定不想在两次宫缩之间翻箱倒柜地寻找电话号码。

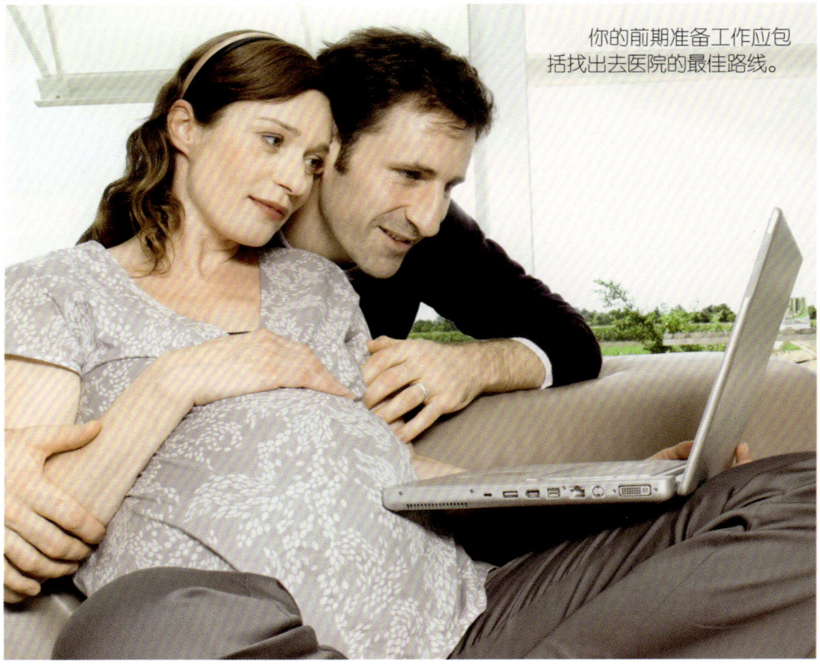

你的前期准备工作应包括找出去医院的最佳路线。

分娩与其后的事情

你可能还会担心分娩的事情。你能应付得了分娩时的疼痛吗？分娩时你会不会什么都不知道怎么做？你的爱人会怎么办？如果你有并发症并需要做剖宫产，将会发生些什么？你要在医院住多久呢？

当忧虑袭来，那就做几次深呼吸吧，再想象一下怀抱着宝宝的情景。如果你发现这么做很困难，那么就看看你给宝宝准备的小衣服，这些衣服会提醒你为何要怀孕。

我的乳房能给宝宝哺乳吗

就算上天没有赐给你一对丰满的乳房，你也不用担心哺乳的问题。乳房的大小大多与乳房内脂肪的多少有关，而泌乳和储藏乳汁的组织才是能否哺乳的关键，这在怀孕期间表现得较为明显。大多数女性发现，怀孕的确让她们的乳房增大了，尤其是到了妊娠的末期。尽管如此，有些女性的乳房最终还是很小，但依然能像别的女性那样哺乳。

乳头扁平和乳头凹陷也不会影响哺乳，不过在刚开始哺乳的时候会有点疼。在分娩之前，使用乳头罩或做做乳头旋转按摩练习似乎能有点作用。但不管怎么说，你经常会发现，在宝宝吃奶的时候，你扁平的乳头会凸出来，这是宝宝下巴的抻拉动作造成的。

像所有的新妈妈一样，在刚开始给宝宝喂奶的时候，你需要外界的帮助，以便让宝宝能够含住你的乳房。他得学会如何张大嘴巴，这样就能把你的乳房深深地含在嘴里。在分娩前跟你的助产士探讨一下这个问题，以确保宝宝一出生就能获得正确的帮助。

如果你给宝宝喂奶确实有困难，

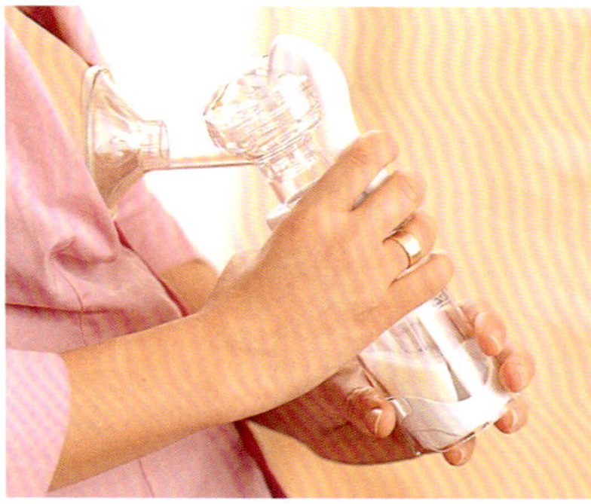

有时，在哺乳前可以用吸乳器把扁平或凹陷的乳头吸出来。

那么就在每次哺乳前用吸乳器把凹陷的乳头吸出来。还要尽可能避免充血，这样宝宝就能在你的乳房柔软的时候“练习”了。

10% 的女性有乳头扁平或乳头凹陷的问题，但这并不影响哺乳。

如果你有一个乳头比另外一个扁平些，宝宝会倾向于吮吸那个比较容易吮吸的，但千万不要任由他这么做。

爸爸妈妈问……

怎么使用吸奶器？

吸奶器可分为电动和手动两种。如果你使用的是电动吸奶器，只要把罩杯扣在乳房上，开动机器，它就会自动把你的乳汁吸到相连的容器里了。手动吸奶器也要利用罩杯，只不过你要靠手动挤压装置或拉动活塞来吸奶，而不是依靠电动马达。功能好的电动吸奶器通常用10～15分钟，就可以吸完两个乳房里的乳汁。而手动吸奶器，则可能需要长达45分钟的时间才能完成。

好的吸奶器会模拟宝宝吮吸乳汁的动作，所以，不会让你感到疼痛。但是，你一定要选择适合自己乳房的塑料罩杯，并放正位置，这样，才不会被夹痛或刺激乳房。如果你使用的是全自动吸奶器，刚开始时，你可能会感到吸力很大，虽然不疼，但感觉会有些异样。

需要提醒你的是，因为多数吸奶器都是为乳头较小的女性设计的。如果你的乳头较大，吸奶的时候，乳头就会肿胀，吸出来的乳汁量也会减少。所以，你一定要根据自己的尺寸，选择合适的罩杯。

不管你用哪种吸奶器，记住每次使用后，一定要认真清洗吸奶器的各个部件，以免细菌进入吸奶器。

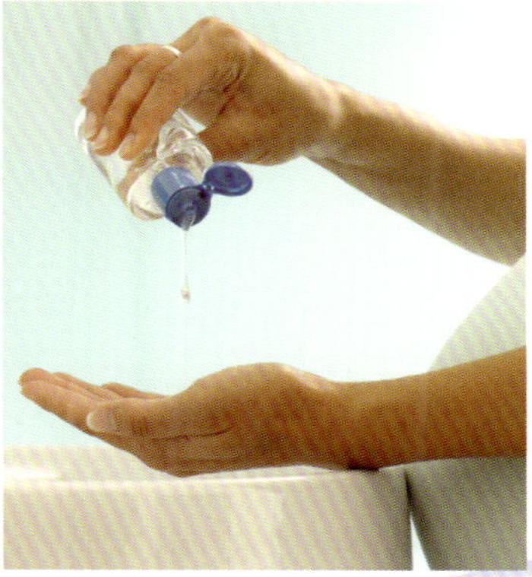

在医院里，你可以采取预防措施来降低被感染的概率。

不同的妈妈，不同的担忧

为人父母并不总是那么容易，而且如果你很年轻，你可能就会发现，你面临的变化会更具挑战性。一定要在身边营造一个强有力的支持网络，要是有人愿意出手相助（包括经济上的帮助），那就接受吧。

非常年轻的妈妈的担忧

如果你尚不满20岁，怀孕最让人难以忍受的方面之一是孤独感。你的父母听说这个消息后的第一反应可能是震惊或排斥，而非高兴。你可能还是你的朋友圈里第一个怀孕的，你会觉得自己和他们再也没有什么共同之处了，这会让你感到异常孤独。即使是在情况最好的时候，怀孕也可能是可怕而令人困惑的，但没有人可以信赖并分享自己的经历，会让本来就难以应对的生理和激素的巨大变化变得更加难以承受。

不仅如此，十几岁就怀孕还会影响你的学业，甚至会迫使你推迟或放弃自己的职业梦想。如果你身边有一个伴侣，你可能还会担心怀孕会给你们俩之间的关系施加太多的压力，你的伴侣是否会丢下你让你独自抚养孩子。

但如果得到了正确的支持，你就能战胜许多挑战。在最初的震惊过后，父母们往往会意识到，他们自己的“宝宝”怀孕了。关心你的母亲或父亲会帮助你做出正确的决定。

二十几岁怀孕的好处

无论从时间还是生理角度来看，20多岁都是怀孕的最佳年龄。专家认为，通常女性的生育能力会在24岁达到高峰。你的身体在这个年龄段不但最适合怀孕，而且多半到你打算要老二时，身体状况也仍然是最佳的。

与所有女性一样，你生下来就拥有一生所具有的卵子数。你在出生时的卵子数大约为100万个。等到了青春期，卵子数大概是30万个，但只有400个左右会在你的生殖期内从卵巢中释放出来。

随着年龄增长，你的卵巢会同其他身体部位一样变老，卵子质量也会下降。因此，比起年龄大的女性，年轻女性的卵子不太可能引起像唐氏综合征那样的遗传缺陷。这个时候，你流产的风险也低得多：35～39岁女性的流产率为18%，40～44岁女性的为34%，而20～24岁女性的为10%。

单身妈妈

如果你单身并且怀孕了，你可能会感到孤独而焦虑。试着向你最好的朋友求助吧。

“单身并怀孕了真的很可怕。我总是想象着与某个我爱的人分享这个经验，而这个人也爱我。我感到十分孤独，而经济问题也一直在困扰着我。我有一点儿存款，还有一份产假工资丰厚的工作，但一想到休产假时经济就会陷入拮据我就忧心忡忡。而最重要的是，我害怕分娩时只有我自己一个人。幸运的是，我最好的朋友答应我，要在我怀孕的最后两周搬过来陪我。”

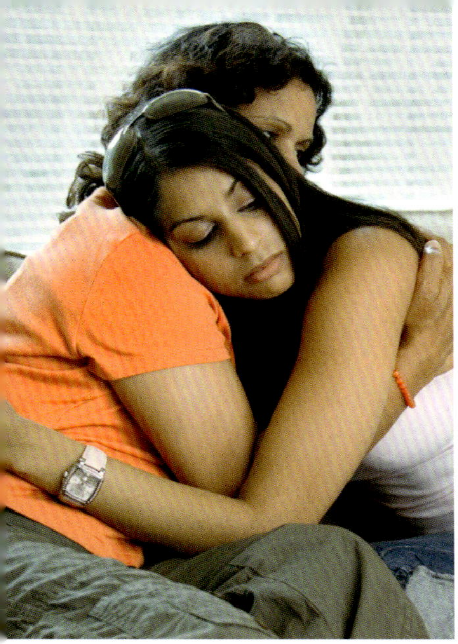

父母们一开始可能会很震惊，但大多数父母最终都会给予你所需的支持。

在你的情绪出现起伏时，你的朋友和伴侣能静静地倾听并陪伴在你身边。

要记住，所有的新妈妈都不容易，但是由于你年轻，因此你可能会比其他大部分妈妈的精力更加充沛，足以应付怀孕和抚养孩子对体力的消耗！

爸爸妈妈说……

“我不敢告诉我的爸爸妈妈我怀孕了，15岁就当妈妈显然不在我的人生规划之中。可我实在无法相信我父母发现我怀孕时的反应。他们拥抱了我，告诉我不必焦虑，因为不管我在什么时候，他们都会始终如一地支持我。”

梅伊，17岁，孩子本两岁大

“我16岁时就怀孕了，我把这个消息告诉我的爸爸妈妈时，他们一点儿也不高兴。但当他们腾出时间来仔细考虑了这一切，并且得知我害怕得要命时，他们就变得特别支持我了。我每次去做扫描检查时他们都陪着我，我妈妈还是我的分娩陪护。我知道，要是没有他们，我是无法走过来的。”

贝拉，17岁，孩子迪伊3个月大

“我18岁那年怀孕了，我特别担心会失去朋友们，因为我们每次晚上出去玩都会喝酒、聚会。可实际上他们都很棒，有好几次我们一起玩时只看DVD和吃午餐，这都是他们专门为我才这样安排的。现在我的儿子已经出生了，有个朋友经常帮我临时照顾他，这样我就能腾出一个晚上的时间和别人一起出去玩了。”

苏菲，19岁，孩子乔什4个月大

“在我预产期的那周要中考，我吓坏了。不过我的班主任非常棒，他跟考试组一起为我安排了考试时间，这样我可以1年以后再考。我很高兴地说，我中考考了9门，感谢妈妈帮我带孩子，我考了A！”

艾米，17岁，正在继续学业

第二次当妈妈的考虑

如果你已经有了一个蹒跚学步的小宝宝，你可能会很想知道，他将会怎么当哥哥或是姐姐。对于他来说，这个角色的转换会很难，不过你可以给他说说你要分娩的事，免得他心烦意乱。

提前4～5周跟他说这件事比较合适。告诉他这个宝宝来到你家后都会发生些什么，并且让他参与到准备工作中来，比如，让他帮你做一些简单的决定，如他觉得宝宝是喜欢育婴室里挂兔子图案的窗帘还是鸭子图案的。

新宝宝来到你家后，要让你的小不点儿帮忙照顾他。他能帮你去拿毛巾或尿布；宝宝哭闹时，他还能轻轻地给宝宝唱歌或说话。还要询问他的建议或请求他帮助：“你觉得你的弟弟或是妹妹喜欢戴哪顶帽子，红色的还是白色的？”每天还要抽出一点儿时间就跟他在一起做些事情，即便只有几分钟时间跟他一起画几笔画或搭一会儿积木也可以。

你的小不点有时会感到妒忌，如果他打他的弟弟（妹妹）或者向弟弟（妹妹）扔东西，不用感到惊讶。确保他不会伤害新宝宝就行了，还要鼓励他说出自己的感受，告诉他像他这么想很正常，但是要明确地告诉他，伤害新宝宝是不行的。

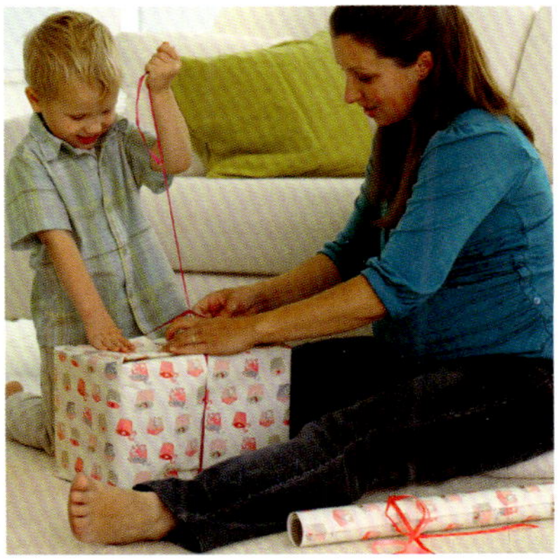

请你的小不点儿帮忙为迎接即将出生的宝宝做准备，这能让他适应这个现实。

再次出现的妊娠问题

在妊娠的某些时期感到焦虑是很正常的，特别是当你在怀上一个宝宝的时候出现过问题就更是如此。一定要记住，每次妊娠都是不同的，你和你的宝宝基本上肯定不会有问题。如果你确实感到放心不下，那就跟你的医生谈谈。

我之前怀孕时出现过问题

如果你在上一次妊娠或分娩的过程中出现过问题，那么这一次自然会感到有些担忧。试着记住这一点：这次妊娠跟上次的不是一回事。要保持积极向上的心态，期待与这个宝宝共度的日子。

流产

大多数有过流产经历的女性（见第42～43页）再次怀孕时都会很正常。就算是那些反复发生不明原因的流产（连续流产3次或以上）的女性，其下一次正常怀孕的概率也有75%。

如果曾经流产过，那么担心再次会失去这个宝宝是很正常的，而当怀孕的日子临近上次流产的那个时候时，你的压力会尤其大。当那个日子即将到来时，你可能会感到更加沮丧和忧虑，这是十分正常而可以理解的。不要因为自己总是感到不高兴而对自己太苛刻，特别是在妊娠的最初几周。要允许自己释放情绪，偶尔痛痛快快地哭一次会有助于减轻很多压力。

爸爸妈妈说……

“我6个月前流产了，那是我的第一个孩子，当时我已怀孕9个星期。开始出血时我简直吓坏了，过了一阵，出血变得越来越厉害。我给医生打了电话，随后的B超检查显示，我的宝宝没有了，我甚至都来不及知道我怀的是个男孩还是女孩，尽管由于某种原因我强烈地感觉自己怀的是个男孩。现在我刚刚再次怀孕，我非常害怕会再次失去这个孩子。”

雷内，28岁，第二次怀孕

“我怀孕时血压高，在我怀孕30周时，被检测出尿液里面含有蛋白质。我必须马上做剖宫产，基兰出生后立即就被送进了婴儿特护病房。我发现跟他贴心很难，因为过了很久之后我才能抱起他。我害怕这次的情况也会是这样。但是在这次怀孕前，我做了充分的运动并且按时吃饭。到目前为止，我的血压都很正常，谢天谢地！

凤，31岁，明明的妈妈

胎死宫内

如果你曾有过不明原因的胎死宫内，那么告诉你这不会增加再次发生死产的概率会让你感到宽慰。不过，当然了，你应该采取一切可能的预防措施，确保这个宝宝的健康。吃好、戒烟、戒毒、戒酒（见第118～119页），并且照顾好自己是保护宝宝的最好方法。你可能还要接受更多的产前检查，部分原因是为了让你安心，部分原因是为了早期发现问题。如果你需要直接查出任何疼痛或出血，你的医生或助产士也会理解。

剖宫产

如果你上一次是做了剖宫产（见第286～289页），你这次可能就想采取阴道分娩。有时会再次出现同上一次同样的问题（如骨盆太小），因此你还得再次做剖宫产。

在生育第一个宝宝时采取剖宫产的女性中，有75%成功地采用阴道分娩生育了第二个宝宝。如果你之前就采用的是阴道分娩，那么第二次阴道分娩的成功率更是会达到90%。

如果你在生育上一个宝宝时因为如下任何原因采取了剖宫产，那么再次分娩时采取阴道分娩的成功率会比较高，因为下面这些问题基本上不会再次出现：

- 宝宝是臀位（见第284～285页）。
- 宝宝在分娩的过程中感到疲倦和痛苦。
- 你的分娩速度缓慢。
- 引产失败。
- 你主动要求做剖宫产。

如果你曾经有过剖宫产史，那么医生和助产士在你的分娩过程中都会更加小心，这是因为上一次做剖宫产留下的伤口会有可能撕裂，不过撕裂的概率非常小（1/200），这种情况叫做子宫破裂。因此，你和你的新宝宝在你分娩的过程中都会受到严密的监控。

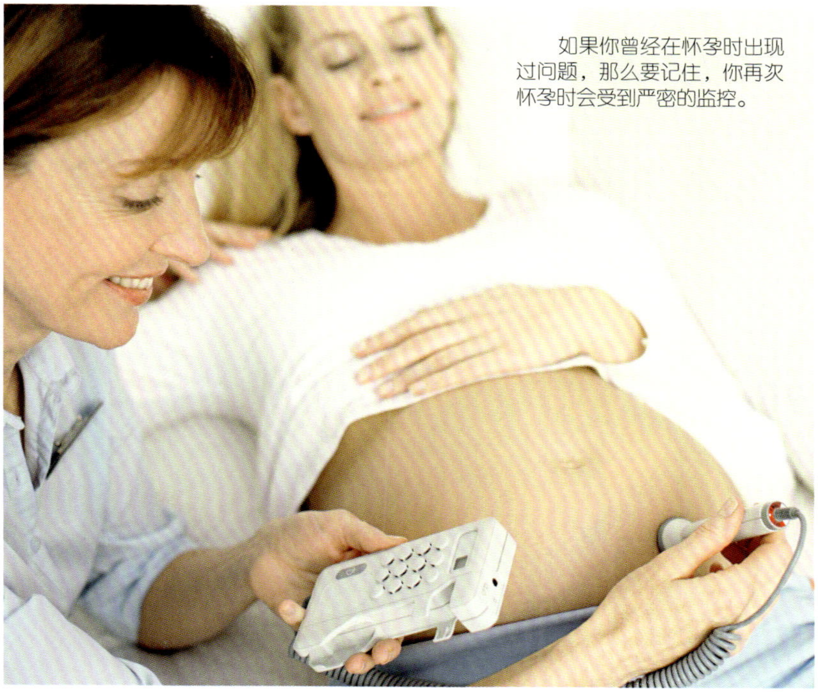

如果你曾经在怀孕时出现过问题，那么要记住，你再次怀孕时会受到严密的监控。

早产

如果你以前曾生育过早产的宝宝，那么你的宝宝再次早产的概率就会略高，这个事实让人不安，但概率只是略微高出那么一点点而已。准妈妈们发生早产的总的概率约为10%，而倘若你曾经生育过早产的宝宝，那么这个概率就会上升为20%左右。当然了，你可能会是那80%的幸运者之一，你的下一个宝宝不会再早产了。

有过一次早产的经历意味着你更加清楚地知道可能会发生什么，这在你再次怀孕时会起到十分重要的作用，能更好地帮你监控自己的宝宝，特别是到了上次发生早产的那个时候，你会更加严密地监控你的宝宝。此外，你还会格外注意自己的饮食，不吸烟也不从事其他冒险性的活动，并且保证自己一次不落地去做所有的产前检查。

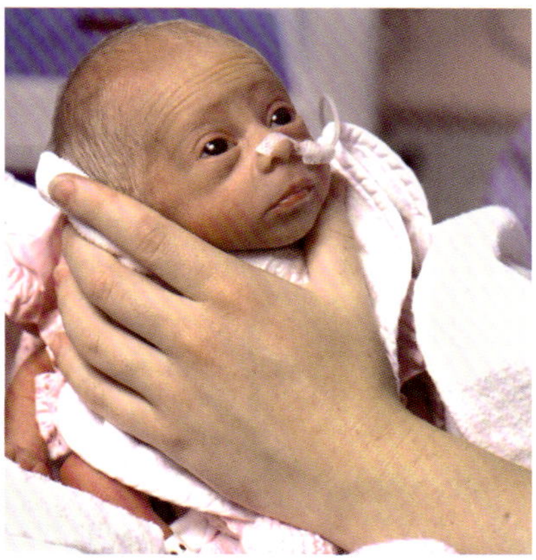

如果你曾经发生过早产，那么你再次发生早产的概率会略高。再次怀孕前你要做好更充分的准备。

爸爸手记……

第4次运气会好吗？

“在过去的两年里，我们经历了3次流产（有两次发生在妊娠中间的3个月期间），所以我和我的爱人自然会担心这次怀孕也会以流产告终。在这次怀孕的初期，丽安德拉做了一次阴道扫描检查，结果显示，她可能阴道无力。医生建议她妊娠14周以后去做一个子宫颈环扎术，预防早产。我们知道这个方法并非对所有人都有效，并且还存在风险，但是这让我们对于这个宝宝能够足月出生感到更乐观了。

不过我们还是备加小心。要想不去为每一次疼痛或阴道出血而担心对于丽安德拉——还有我——来说，简直是太难了。我们定期与医生联系，她给了我们很多支持，我们担忧时也不再害怕给她打电话了。”

遗传缺陷

如果你患有遗传缺陷，那就说明你在怀孕期间需要额外的护理，还说明你的宝宝也患有同样的病症，因此你和你的爱人应该认真地考虑一些事情。你的医生和助产士会给予你支持。

我患有遗传缺陷

如果你患有遗传缺陷，那你可能就很想知道自己的宝宝是否也会患上此病。你可能已经久病成医了，那么跟专家、医生或助产士说说这个问题，看你的宝宝是否也会有这种问题。

地中海贫血

地中海贫血是一种遗传性的血液病，会造成机体制造的健康的红细胞和血色素（红细胞中的一种富含铁的蛋白质）数量减少。如果你在怀孕期间患上了地中海贫血，可能就会更易患上缺铁性贫血（见第229页）。某些类型的地中海贫血会影响验血的结果，使之显示你体内含铁量不足，而实际上却并非如此。因此，你必须再验几次血，确认你的确患有缺铁性贫血，然后再去吃补铁药。如果你患上的是地中海贫血，那么每天还应服用5毫克叶酸。

在你怀孕期间，也可以通过诊断测试来检查你的宝宝是否患有地中海贫血，如绒毛活检（见第136页）或羊水穿刺（见第147页）。

爸爸妈妈问……

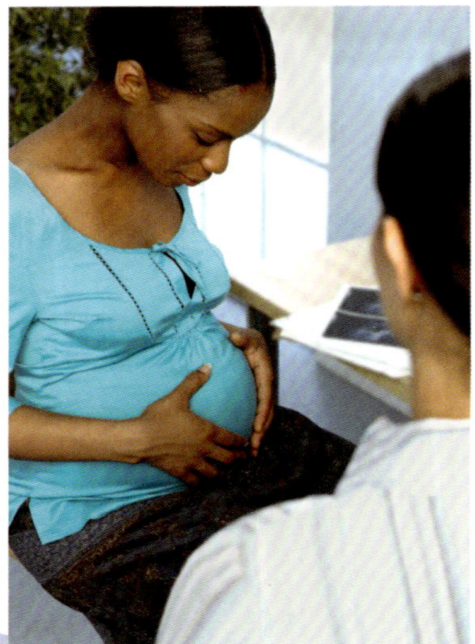

我要去做个遗传方面的咨询吗？

如果你、你的爱人、你已有的孩子或其他家庭成员患有遗传疾病（如囊性纤维化病或镰状细胞性贫血），那么在打算再次要孩子前，你可能需要向遗传学顾问咨询一下。

遗传学顾问是专业医生，能帮你把繁多的信息理出一个头绪，看看你的宝宝患上遗传缺陷或先天缺陷的概率有多大，还能告诉你各种检查和治疗的方法，以及还有什么其他的选择。遗传学顾问的职责就是为你解释技术和科学方面的信息，帮你明明白白地作出选择。

如果你已经怀孕了，而在做产前检查——如绒毛活检（见第136页）或羊水穿刺（见第147页）——时诊断出宝宝患有某种遗传缺陷，就会有遗传学专家给你提供支持和指导。遗传学专家都受过培训，能同你和你的家庭一道帮助你理解并消化各种相关信息。他们会通过提供给你各种信息以及帮你表达自己的感受来正确地认识遗传缺陷的风险。

遗传学专家不会替你作任何决定，也不会建议你采取任何特别行动。一个好的专家会向你说明发育不正常的宝宝是什么样子，以及这样的宝宝出生后乃至一生都需要接受哪些必要的治疗。一旦你了解了所有的情况，那么就该由你作决定了。

筛查携带者

筛查携带者是一种特殊的检查，是为了确知你或你的爱人是否有发生突变的基因，是否会使宝宝患上严重的遗传缺陷。要筛查的几种较为常见的基因缺陷包括囊性纤维化、镰状细胞疾病和地中海贫血。

这些缺陷都是隐性的，也就是说，一个人必须从父母双方分别继承一个有缺陷的基因才会患病。如果你是会引起隐性缺陷的基因的携带者，那么就是说，你从你父母的一方那里复制了一个正常的基因，而从另一方复制了一个有缺陷的基因。（携带者一般不会有任何疾病的症状。）

如果你和你的爱人都是某种遗传缺陷（如囊性纤维化或镰状细胞疾病）的携带者，那么你们的宝宝从你们俩那里分别继承一个有缺陷的基因并患病的概率为1/4，这就是为什么有人会选择去检查他们夫妇俩是否是某些疾病的携带者。

风险因素包括：家庭成员中有一人有遗传缺陷（或是携带者），或者属于某个少数民族，而这个少数民族此病的患病率正在上升。

如果你选择了做这种筛查，那么可能会首先要求你提供血液或唾液的样本。然后，倘若查出来你是个携带者，你的爱人也要接受筛查。（夫妻二人可能要同时接受筛查，以便能更快地得知结果。）

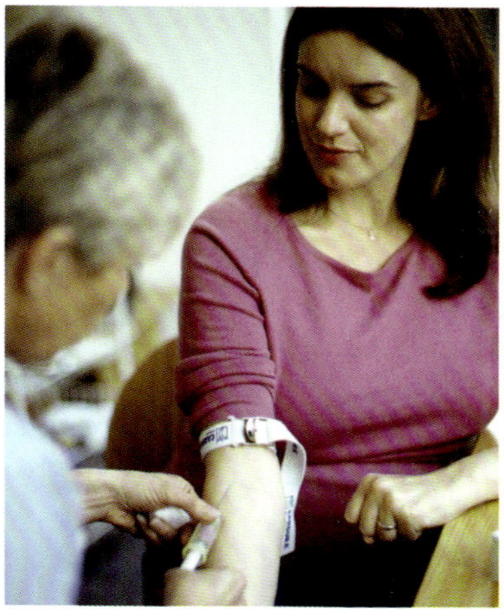

你可以做一个筛查，看看你是否是可以遗传给宝宝的某种突变基因的携带者。

如果你或你的宝宝被查出来患有地中海贫血，医生会为你们提供咨询服务，帮助你们作出医疗和个人方面的决定。

囊性纤维化

囊性纤维化是一种遗传疾病，能在人的内脏器官（特别是肺和消化系统）上形成厚厚的黏液，影响其功能，造成呼吸困难，消化不良。

如果你患有囊性纤维化且病情并不严重的话，怀孕就不会对你的健康造成影响。而如果你的病情严重，那么你就比较容易患上妊娠综合征。在整个怀孕期间应继续治疗囊性纤维化，以使你和你的宝宝的情况达到最佳，这十分重要。医生会监控宝宝的生长发育过程，必要时还会给你做检查并调整你的治疗方案。如果你和你的爱人都携带或患有囊肿性纤维化疾病，那么你在怀孕期间一般要做个诊断测试（如绒毛活检，见第136页），看看你的宝宝是否也患有此病。

镰状细胞性贫血

镰状细胞性贫血是一种遗传疾病。患有此病的人血色素不正常，会造成红细胞形状异常或者说是“镰刀状”的。这些镰刀状的细胞会卡在毛细血管中，阻碍血液的流动，并造成疼痛。

患有镰状细胞性贫血的宝宝，其父母必然都有遗传方面的问题。一般来说，亚洲人、非洲人、加勒比人、地中海人以及中东人患此病的较多。

在你怀孕11周时，尚未出世的宝宝是否患有镰状细胞性贫血，使用羊水穿刺（见第147页）和绒毛活检（见第136页）的方法就能诊断出来。胎儿血液取样通常在你怀孕的15～23周时进行，但实际上在分娩前的任何时候都可以进行。你的医生会给你提供更多的信息。

如果你的宝宝患有镰状细胞性贫血，他可能就需要每天服用青霉素以防止感染，还需要补充叶酸，帮助他造血并防止病情恶化。

50%：如果父母中的一方患有轻度地中海贫血，那么宝宝从这一方父母那里继承此种基因缺陷并成为地中海贫血症患者的概率为50%。

如果父母双方都患有地中海贫血，那么宝宝从父母那里继承此种基因缺陷的概率就要增加一倍，有时甚至会成为重度地中海贫血患者。

妊娠期间的健康问题

有些女性在怀孕期间变得容光焕发，感觉比以前要好；但还有一些女性，怀孕让她们感到不适和忧虑。你和你的宝宝易感染普通的疾病，而且你的身体会感到不大对劲儿，这是因为你要适应怀孕带来的生理上的变化。

有很多生理变化与怀孕有关，这些变化既不严重也不会持续下去，但会让你的孕期生活变得有点艰难。在怀孕期间，你的身体要适应你体内激素水平的变化、血液循环的变化以及体重的增加。这些变化对于照顾宝宝以及为分娩做准备很有好处，但其中有些变化对你而言恐怕就没那么好了。

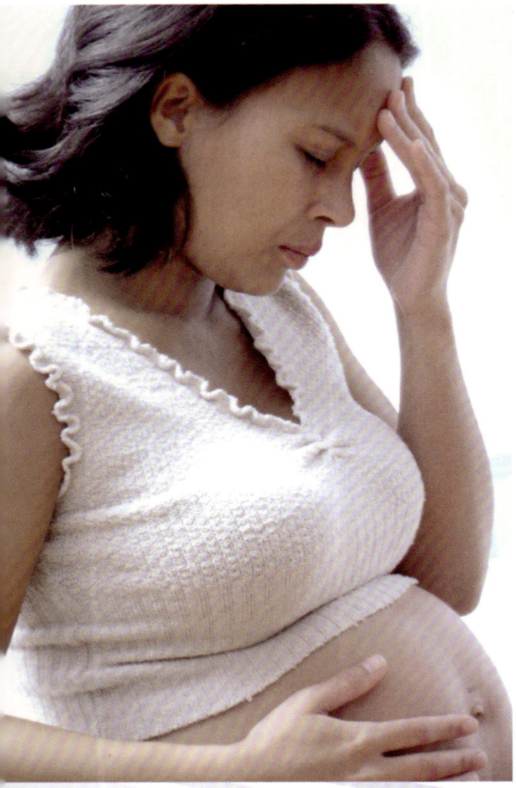

妊娠期间你体内发生的变化对于发育中的宝宝很有好处，却会让你感到难受。

生理变化

在你的腹内，所有的器官都在发生着变化，好为你成长中的宝宝腾出空间。你的内脏和肠子不是被挤到了上面就是被推到了一边，而由于宝宝所处的位置，你会感到自己的膀胱或胃部承受了额外的压力。你的身体如何适应这一切实在是一件了不起的事，但这个过程可不舒服，会引起疼痛、消化不良和小便失禁。

在怀孕期间，血液循环系统中的血液量会增加，肌肉和关节内的组织的含水量也会增加。你会发现，脚踝和身体的其他部位会出现浮肿。

松弛素（见第75页）会令你的韧带和关节更加灵活，这样在分娩时，宝宝就有空间通过你的骨盆了。但不好的一面是，它会使你身体的某些部位过于松弛，从而引起疼痛，你的骨盆和其他关节也会出现问题。孕激素也会对你的血管壁造成影响，因此，静脉曲张和痔疮也是妊娠期间常见的问题。所有这些生理上的变化都会令你感到不舒服、疼痛，而且让人难为情，不过大部分变化都会在宝宝出生后的几小时、几天或几周后彻底消失。

孕期感染

怀孕期间若感染了某种疾病，就会变得更为严重。首先，你的免疫系统不怎么起作用，因此你就更容易感染。其次，你会发现，患病后不易康复。再次，你更容易患上伴有某种传染病的并发症，而在你没有怀孕时，这种并发症很快就能痊愈。最后，某种对你无害的传染病对你成长中的宝宝来说却有可能是非常危险的。

如果你在怀孕期间的某个阶段患上了某些传染病，它们只会引起一种问题。对于有些传染病来说，各种治疗手段能降低其对于你的宝宝造成伤害的概率，而对于其他一些传染病来说，你只能干等着，看你的宝宝是否会安然无恙。在很多情况下，你可以做一些事情来预防传染病，比如不吃某些食物（见第52～53页）以及养成良好的个人卫生习惯。你也有可能已经对某些传染病有了免疫力，那么你的宝宝就会受到你血液中的抗体的保护。

传染病

水痘

水痘不是什么大不了的疾病，却具有高度的传染性，患者通常都是孩子。如果你小时候出过水痘，那么基本上就不必担心会再染上这个病了，因为你的身体里已经有了水痘病毒的抗体，能保护你免遭再次感染。不过，要是你以前没出过水痘，那就得尽量避免与水痘病人接触，因为水痘会给你和你的孩子造成严重的并发症。还要记住，患有带状疱疹的病人也能传染水痘，因为引起这两种疾病的是同一种病毒。

病因 水痘是由一种名为水痘—带状疱疹病毒的病毒引起的，这种病毒一般通过打喷嚏和咳嗽传染。

症状 最常见的症状是皮肤上长出红色的皮疹。其他症状还包括恶心、发烧、疼痛以及肌肉痛。如果在怀孕期间患上了水痘，那么病情就会更加严重，并且很有可能出现诸如肺炎之类的危险的并发症。

如果宝宝在妈妈怀孕期间或刚出生时感染了水痘病毒，那么还会有其他潜在的问题，包括眼部疾病和四肢短小。宝宝的神经也可能会有问题，也就是说，宝宝的生长发育会滞后。

治疗 医生会采用阿昔洛韦进行治疗，这是一种抗病毒疗法，可以减轻病症，缩短生病的时间，不过只有在皮疹出现后24小时内使用才有效。如果怀孕不满20周，医生可能不会推荐该治疗方法，因为它很有可能给宝宝带来不良影响。

羊水穿刺能查出羊水中是否有水痘病毒，但这并不是说宝宝就肯定被感染了。医生会做一次细致的超声波扫描检查，看看宝宝的重要器官是否健康。

巨细胞病毒

至少有一半的女性在怀孕前体内就已经有了巨细胞病毒的抗体，也就是说，她们受到过这种病毒的感染。大部分巨细胞病毒携带者不会出现任何症状，因此也就无从知道自己是否被感染过。

病因 巨细胞病毒是疱疹病毒家族中的一个普通成员，通过体液（如唾液和尿液）传播，亦可经由近距离的身体接触传染给他人。

症状 大多数人不知道自己何时感染的这种病毒。而那些知道自己感染此病毒的人通常会有发烧、腺体肿大及喉咙痛等症状，还会感到疲劳和疼痛。

巨细胞病毒最容易在母亲怀孕期间传染给其腹中的宝宝。在所有之前从未感染过该病毒的女性中，约有1%～4%在怀孕期间首次受到感染。而在这部分女性中，约有30%～50%会把病毒传染给尚在自己腹中的宝宝。

大多数宝宝出生后不会出现任何症状，以后也不会有什么由巨细胞病毒引起的问题。然而，有些携带巨细胞病毒出生的宝宝会病得很厉害，日后也可能会长期受到多种病痛的困扰。还有些宝宝一开始好像很健康，但几个月甚至几年后会出现听力丧失或其他并发症。

治疗 可以通过验血检查自己是否感染了巨细胞病毒，但只能在特定的情况下查一次，比如，怀疑自己最近接触了巨细胞病毒时。如果验血的结果表明你是最近才感染的这种病毒，那么你就得做一个彻底的超声波检查，看看腹中正在发育的宝宝或胎盘是否因巨细胞病毒而出现异常。还要再做一个羊水穿刺，看宝宝是否感染了该病毒，不过这项检查并不能确知这种病毒是否会给宝宝的健康造成影响。

流感

流感是一种肺部和上呼吸道的病毒性疾病。流感的症状（发烧、头痛、发冷、疼痛、疲倦和食欲不振）绝对够怀孕中的准妈妈受的，这是身体在用自己的方式告诉你要放松。

病因 流感患者咳嗽或打喷嚏时喷出的唾液中带有流感病毒，该病毒通常就是通过这种方式传播的，流感患者与他人直接接触时也能传播病毒。从被流感病毒感染到出现症状，平均需要两天。

症状 主要症状是体温迅速升高、浑身疼痛，还有可能出现食欲不振、恶心和剧烈的干咳。一般两三天后，症状会变得最为严重，此后的五至八天内就会感觉好多了。

治疗 如果出现了类似流感的症状，那么要赶快告诉助产士或医生。对于处在孕期的女性来说，尽可能把体温保持在正常水平非常重要。因此，不要把自己裹在被子里，指望着出一身透汗来治好流感。

扑热息痛能退烧，按照建议用量服用的话是安全的。一定要多喝水和果汁，充分休息，让自己有足够的时间彻底痊愈。在购买非处方的感冒和流感药物之前，一定要问问药剂师的建议，因为有些药物不适合怀孕期间的女性服用。

总的来说，现在一般认为在怀孕的任何一个阶段都可以接种由灭活病毒制成的流感疫苗。在流感高发季节，如果你打算接种流感疫苗，一定要先咨询医生，看是否该种。

妊娠期生殖器疱疹

如果你患有生殖器疱疹，你的宝宝受到感染的概率非常低；而假如他不幸感染了此病，那么后果将会十分严重。因此，如果你或你的爱人曾经患有生殖器疱疹的话，就应该告诉你的助产士，这很重要，她随后就会对你和你的宝宝加强护理。

病因 生殖器疱疹通常是由单纯疱疹Ⅱ型病毒引起的，一般通过性行为传播。

症状 大多数单纯疱疹病毒携带者在首次感染时不会有任何症状。而如果你出现了症状，那么应该包括：

- 生殖器官和臀部有溃疡，很疼。
- 瘙痒。
- 小便时有刺痛感。
- 阴道出血。
- 腹股沟处的淋巴腺肿胀。
- 类似流感的症状，包括发烧、头痛和肌肉痛。

第2次或再次感染时，你可能一点儿症状都没有，或者只是有一小块地方发炎。

治疗 如果你在妊娠头3个月或妊娠中间3个月首次患上了生殖器疱疹，那么会有出现并发症的危险，比如流产、胎儿宫内发育迟缓和早产。你的医生可能会给你开5天量的抗病毒药，一般是阿昔洛韦，这种药在怀孕期间可以安全服用。

如果你在妊娠末3个月期间首次患上生殖器疱疹，你的宝宝可就很危险了。在你分娩的过程中，若宝宝直接接触到了溃疡处，就会被感染。倘若你怀疑自己妊娠末3个月患上了生殖器疱疹，应该把这个情况告诉你的医生或助产士，这一点至关重要。她们可能会建议你做剖宫产，以便最大限度地降低宝宝感染此病的风险。如果你是在怀孕初期患上此病的，而且已经成功治愈，那么你还是能够采取阴道分娩。

B型链球菌

B型链球菌是生活在我们体内的诸多细菌中的一种，在某些极为罕见的情况下，这种细菌能够引起新生宝宝患上严重的疾病，甚至造成宝宝死亡。

病因 大约有1/3的人的肠道中带有B型链球菌，而他们自己对此却毫不知情。约有1/4的女性的阴道中也有这种细菌。大部分女性对此一无所知，但在分娩时会把它传染给自己的宝宝，导致严重的疾病。

症状 由于B型链球菌通常不会引起任何症状，因此准妈妈们往往是在无意中才发现自己携带有这种病菌的，比如在因为别的问题做阴道检验时。

大多数在分娩前或分娩过程中接触了B型链球菌的宝宝都不会有什么问题，然而在英国，约有1/2000的宝宝会感染B型链球菌。而不幸的是，在这些被感染的宝宝里，约有1/10会夭折。感染了B型链球菌的宝宝一般会在出生后7天内发病，其中有90%会在出生后12小时内发病。新生婴儿感染了B型链球菌后的典型症状有：呼吸时伴有喉鸣、食欲不振、无精打采、低血压以及体温、心率或呼吸频率过高或过低。

治疗 如果你被查出携带有B型链球菌，那么就要跟你的助产士或产科医生谈谈，共同制订出一个能够保护你的宝宝的怀孕和分娩计划。对于高危孕妇（如那些诞下早产儿的女性），会从其开始分娩或破水时（哪个先发生就从哪个开始）起就给她们进行静脉输注抗菌药物，一直用到宝宝出生为止。

如果你的宝宝感染B型链球菌的可能性很大，那么他一出生就会有儿科医生来给他做体检，可能会给他静脉输注抗菌药物，一直到他痊愈为止。

乙型肝炎

乙型肝炎是一种病毒，能使肝脏发生慢性炎症，还能在分娩的过程中传染给宝宝。如果你在怀孕期间乙肝急性发作，或者你是乙肝病毒携带者，你就有可能发生早产。

病因 乙肝病毒通过血液或体液传播。很多乙肝病毒携带者甚至不知道他们已经被感染了。由于该病毒是通过血液、体液，尤其是在性生活期间传播的，因此，最易受到感染的是那些有多个性伴侣且在过性生活时未采取任何保护措施的人、采用静脉注射方式的吸毒者、使用了不洁针头的文身者以及接触了乙肝病人血液的医生。

症状 乙肝病毒感染者可能患有黄疸病，因此他们的皮肤和白眼球呈黄色。有时候，乙肝的症状仅仅是没有食欲和腹痛而已，很容易被误当成流感或轻微的食物中毒。

治疗 做产前检查时，护士可能会给你验血，看你是否患有乙肝。如果验血的结果显示你是乙肝病毒携带者，可能就会要求你去听听该病的专家的建议。由于乙肝病毒携带者有可能患上肝病，因此你在生完宝宝后应继续接受治疗。

宝宝出生后会被彻彻底底地洗个澡，洗去他身上的血迹，然后会立即给他注射乙肝疫苗，这些预防措施基本上能防止宝宝从你那里感染乙肝。如果没有对宝宝采取过上述预防措施，那么他就有可能患上肝病。

怀孕期间的艾滋病毒与艾滋病

艾滋病毒即人体免疫缺损病毒。大多数艾滋病毒携带者没有任何症状，只有通过检测他们血液中的抗体才能发现他们感染了艾滋病毒。艾滋病即获得性免疫缺损综合征。当人体的免疫系统遭到艾滋病毒的严重破坏时，人就会患上艾滋病，感染多种其他的疾病。

病因 艾滋病毒通过性途径和体液（如血液和乳汁）传播，还可以在女性怀孕期间和分娩时由母亲传染给孩子。

如果母亲的艾滋病毒检测呈阳性，并且没有接受任何治疗或采取任何措施来抑制该病毒，那么她腹中的宝宝感染艾滋病毒的概率约为1/4。

症状 如果你是初次感染艾滋病毒，那么就可能会出现发烧、喉咙痛、乏力和淋巴肿大等症状。这些症状往往都不严重，因此很容易被误认为其他疾病，如感冒。这些初期的症状消失之后，你可能会有好几年的时间不会出现其他症状。

但是最终，艾滋病毒会破坏你的免疫系统，产生诸如慢性疲劳、盗汗、体重下降、腹泻以及气短等症状。

治疗 在英国，大多数携带艾滋病毒的女性是在怀孕前或怀孕期间被检测出来的。如果你也是艾滋病毒携带者，那么在你怀孕期间，会对你进行特殊护理，并定期给你做检查，还会给你使用抗逆转录酶病毒药物进行治疗。这些干预手段能极大地降低宝宝在你怀孕和分娩期间从你那里感染艾滋病毒的概率。

剖宫产能降低宝宝在分娩过程中感染艾滋病毒的风险，但假如你体内的艾滋病毒得到了良好的控制，那么阴道分娩也不会增加宝宝感染该病毒的概率。

风疹

虽然风疹是一种相对来说不那么严重的疾病，对于准妈妈来说却十分危险，因为它能导致宝宝出现各种问题。自从有了防疫措施，怀孕期间患上风疹的人数显著减少。

病因 风疹是一种传染性极高的疾病。风疹病人咳嗽或打喷嚏时喷出的飞沫中带有风疹病毒，这些病毒会通过空气传播。小孩子患风疹的较多。

症状 感染了风疹后，面部首先会出现粉红色的皮疹，接下来皮疹会蔓延到身体的其他部位。风疹的其他症状还包括体温升高、结膜炎以及淋巴肿大，这些症状都先于皮疹出现。有不超过一半的风疹患者没有任何症状出现。

尚未出生的宝宝感染了风疹后，会出现先天性风疹综合征，能导致：

- 白内障和其他眼部缺陷。
- 耳聋。
- 心脏异常。
- 头比正常婴儿的小（头小畸形）。
- 生长受限。
- 大脑、肝脏、肺部及骨髓损伤。

幸运的是，由于风疹疫苗的高度普及，先天性风疹综合征已经非常罕见了。

治疗 如果你知道你自己对于风疹没有免疫力，那么如有可能，你应该在怀孕前去注射疫苗。假如你在怀孕初期验血时被查出对风疹没有免疫力，那你就得等到宝宝出生后才能去注射疫苗。

倘若你不幸在怀孕期间患上了该病，那就没有什么办法能保护你的宝宝了。你的医生会告诉你都能做哪些检查，以便查出你的宝宝是否受到了损伤。不幸的是，你恐怕得考虑终止妊娠了。

传染性红斑

由于大部分人在3～5岁时接触过传染性红斑病毒一段时间，因此你有可能已经患过传染性红斑了。这种病又称为传染性红斑第五病。

病因 传染性红斑的传播媒介是唾液，通过密切接触或空气（如咳嗽或打喷嚏）在人与人之间传播。这种病的传染性极强，能在学校和托儿所中迅速蔓延。

症状 如果是孩子患上此病，他们的呼吸可能会出现轻微的问题，有时还会伴有体温升高，脸颊上会开始出现明显的斑斑驳驳的红色皮疹，就像脸被掌掴了一样。一旦面部出现了皮疹，这种病就不再具有传染性了。

而成年人患上此病后可能不会出现任何症状，或者可能会感到喉咙痛、头痛、搔痒，要不就是发烧。极为偶然的情况下，患上传染性红斑会感到关节痛。

如果在妊娠的第9～20周时患上了传染性红斑，其病毒会导致未出世的宝宝生病，该病叫做胎儿水肿，不过这种情况十分罕见。造成这种情况的原因是，大量的液体淤积在了发育中的宝宝的身体组织和器官里，这可以通过超声波扫描检查检测出来。宝宝有时能自愈，出生时已经健康无恙了。但偶尔还是需要给他输血，提高他活下来的概率。

治疗 验血能检测出来你对传染性红斑是否具有免疫力，但无法告诉你是在怀孕期间还是多年以前接触了这种疾病。

如果验血的结果表明你患上了传染性红斑，并且此时你正处在妊娠的前20周，那么你就需要接受额外的超声波检查，因为你流产的风险会更高。倘若你的宝宝患有胎儿水肿，那么给尚在子宫内的宝宝输血可能会有效。

尿路感染

约有50%的女性一生中至少会患上一次尿路感染。如果不加以治疗，尿路感染会很疼，甚至会十分危险，因为感染会向上蔓延，到达肾脏。要是在怀孕期间对肾脏感染放任不管，你就会饱受病痛的折磨，还会导致宝宝出生时体重过低或早产。

病因 泌尿系统受到细菌感染后就会导致尿路感染，而怀孕期间身体发生的各种变化让你更易受到感染。黄体酮使输尿管以及连接肾脏和膀胱的肌肉变得松弛，这延长了尿液从肾脏流入膀胱的时间。你日渐增大的子宫的状况也是如此。这可是细菌乘虚而入的大好时机，因为它们在随着尿液被排出体外之前，有更多的时间生长繁殖。

症状 尿路感染的症状包括排尿时疼痛、总感觉无法彻底排净尿液、体温升高以及频繁地去卫生间。感染已经波及你的肾脏的迹象包括体温升高，以及一侧或双侧肾脏持续疼痛。

治疗 怀孕期间使用抗生素来治疗尿路感染是安全的，医生可能会给你开3～7天的药量。如果你发现自己出现了某种尿路感染的症状，要立即告诉医生，因为如果对尿路感染不加以治疗的话，可以导致肾脏感染，继而可能会造成早产。要降低罹患尿路感染的风险，上完洗手间要从前到后擦干净，防止细菌从肛门传播至尿道。多喝水，去卫生间时把膀胱完全排空，要穿纯棉质地的短裤，不要穿紧身内衣。

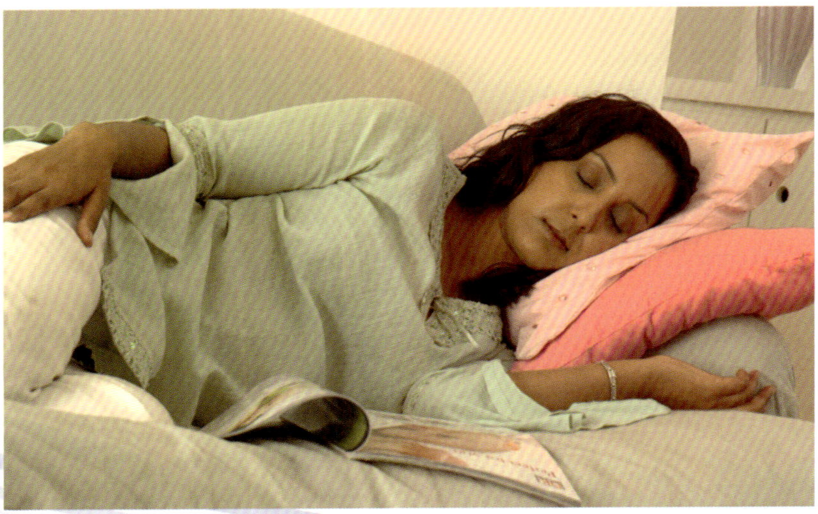

你患有传染病不会给宝宝造成威胁。你可能只是需要休息，多喝水，降低体温。向医生咨询，哪种治疗方法是安全的。

孕期疾病

贫血症（缺铁性）

怀孕期间，你需要更多的铁，以便保证你自己和宝宝的健康（见第121页）。如果你没有摄入足够你们两个人使用的铁，就会出现缺铁性贫血症。有1/5的女性是在怀孕期间患上的缺铁性贫血症。

病因 饮食中含铁量低的女性（见第149页）容易患上贫血症；而如果你身体内的铁已经消耗殆尽（可能是由于你有两次或多次怀孕间隔的时间太短了，或者是由于你怀孕前的月经量比较多），你也会更容易患上缺铁性贫血症。如果你怀的是多胞胎，每个宝宝都需要消耗铁，这也增加了你患上缺铁性贫血症的概率。

症状 疲劳和气短是缺铁性贫血症的常见症状，但即便你出现了这些症状，可能也不会意识到自己贫血了。不过，有些症状许多并没有贫血的准妈妈也会出现。

头痛、耳鸣、心悸也是贫血症的症状，并伴有对食物的异常渴望。你的眼睑、甲床和舌头可能也会发白。

除非你是严重贫血，否则不必为宝宝的健康担忧，因为你的身体会优先保证宝宝摄入足够的铁，然后才轮到你。

治疗 如果你注意食用富含铁的饮食，那就不用服用补铁药。要多吃深绿色叶菜、全麦面包、铁强化谷类食品、瘦肉、葡萄干、梅子和豆类，这些都是富含铁的食物。

维生素C能帮助身体吸收饮食中的铁，如果你的饮食含铁量较高，那么就要尽量多喝橙汁或多吃富含维生素C的水果和蔬菜；假如你不吃肉的话，这样做就尤为重要了，因为肉里的铁容易被人体吸收，但蔬菜里的铁就不行了。茶和咖啡会让身体难以吸收铁，因此在吃饭时最好不要喝茶或咖啡。

如果你体内的含铁量水平非常低了，医生就会给你开一些补铁药。

妊娠糖尿病

妊娠糖尿病指的是在怀孕期间首次患上的糖尿病，约有2%～14%的准妈妈会患该病。与其他类型的糖尿病不同，妊娠糖尿病通常在宝宝出生后自行痊愈。

病因 人体无法制造足够的胰岛素时就会发生糖尿病，胰岛素是由胰腺分泌的一种激素。胰岛素能够调节血糖水平。在妊娠期间，人体得制造更多的胰岛素，以满足宝宝的需要。假如你的身体无法做到，那么你血液中的糖分就会过多，从而可能会导致糖尿病。

如果你的体重指数（见第72～73页）超过30，那么你就属于妊娠糖尿病的高危患病人群中的一员。

症状 妊娠糖尿病往往没有任何症状，但你可能会有以下感觉：

- 乏力。
- 异常口渴。
- 尿多。
- 视力模糊。

血糖过高会引发的主要问题是，糖分会通过胎盘进入宝宝的身体，因此你的宝宝会有那么一点儿长得过大的危险。巨大婴儿会令分娩的过程更加困难，你最终可能需要做剖宫产。

宝宝尚在母亲腹中时受到高血糖的影响，出生后却可能会发生低血糖（低血糖症）或黄疸。母亲患有糖尿病的宝宝日后还更容易肥胖，也更容易患上Ⅱ型糖尿病。

治疗 在大多数情况下，你可以通过改变饮食以及定期运动来控制病情。大约有10%～20%的妊娠糖尿病病例无法通过饮食和锻炼来控制，这时候就需要采取药物治疗手段或者注射胰岛素来控制血糖了。

妊娠高血压

如果你在妊娠20周以后患上了高血压，并且尿液中没有蛋白质，你可能就会被诊断为患上了妊娠高血压（即妊娠期间的高血压，区别于慢性高血压）。如果你的收缩压和舒张压高于140/90，一般就会被认定为患上了妊娠高血压。

病因 怀孕给身体带来的额外压力会引发妊娠高血压，不过一般都不会太严重，可能不会给你和你的宝宝带来任何明显的问题。

妊娠高血压在体重超标的女性中更为普遍，约有10%的肥胖女性（体重指数为30或更高；见第72～73页）会患上妊娠高血压，与之形成对比的是，体重指数为19～25的女性中，只有4%左右会患上此病。

症状 你可能不会注意到任何症状。

然而，怀孕后越早患上妊娠高血压，胎儿小于胎龄或者该病发展为先兆子痫（见第233页）的概率就越高。如果你肥胖或超重，抑或在怀孕期间增重过多，那么你患上先兆子痫的危险就会增加。

治疗 不缺席每次产前检查非常重要，因为医生每次都会给你量血压。不管你患有妊娠高血压还是慢性高血压，医生都会严密监控你的健康状况，可能还会给你开降压药（不会伤到你的宝宝）。

如果你的血压在怀孕之前是正常的，那么在宝宝出生后12周内，你的血压就会恢复正常。要是没有恢复，那么原先认定你患有妊娠高血压的诊断就是错误的。仔细给你检查之后，医生可能就会开始按照慢性高血压来给你进行治疗了。

妊娠剧吐

妊娠剧吐字面上的意思是“妊娠期间过度呕吐”。剧吐很早就开始出现了，一般是在妊娠的前5周之内发生，在妊娠第16周前后会减轻，到了妊娠第20周左右就会停止。剧吐在准妈妈中的发生率约为0.5%～2%。

病因 就像恶心和呕吐一样（见第237页），引起妊娠剧吐的原因多种多样，其中包括激素的变化。你发生剧吐的概率会较之他人更高，如果你：

- 怀的是双胞胎或多胞胎。
- 母亲或姐妹患有妊娠剧吐。
- 之前怀孕时发生了剧吐。
- 有晕车、船、飞机或偏头痛病史。
- 患有肝脏疾病。
- 患有甲状腺异常。

症状 妊娠剧吐的表现是：一天中多次呕吐，呕吐到无法吃喝任何东西，体重下降。治疗呕吐的常规方法不起作用，日常生活对于你来说都是一件痛苦的事。

治疗 医生可能会给你开一些可以在妊娠期间安全服用的抗呕吐药。

如果你无法咽下食物或饮料的话，那么吃药也一样会困难。有些抗呕吐药是栓剂、含服剂型（可以在上嘴唇与牙龈之间融化）或针剂。

可能需要反复尝试才能找到对你有效的药。医生通常会首先给你使用抗组胺剂，因为在怀孕期间服用此药是最安全的。如果这种药没有效用，大概就会给你用吩噻嗪，如氯丙嗪或甲氧氯普胺（灭吐灵）。类固醇类药物（如地塞米松）也是用于治疗剧吐的。

如果你还是无法吃喝，且体重继续下降，那么你恐怕就得住院，补水和/或插胃管进食了。

羊水偏少

羊水偏少指的是子宫内的羊水过少。约有8%的准妈妈都有不同程度的羊水偏少，通常发生在妊娠末3个月内。

病因 专家也不知道究竟是什么造成了羊水偏少，最为常见的原因是破水过早。羊水偏少较常见于夏季，因此其产生原因可能是产妇缺水。已经有人发现，多喝水也许能够增加羊水量。你还需要吃好，休息好。

还有其他的原因会造成羊水偏少，包括胎盘的问题和胎儿异常。每个病例的治疗方法都不同。

症状 医生会怀疑你出现了这个问题，如果：

- 你破水了。
- 你宝宝的身材“比正常水平小”。
- 给你做检查时，宝宝的轮廓很容易摸到。
- 你有过一个生长受限的宝宝。
- 你患有慢性高血压。
- 你患有糖尿病（见第23页）。
- 你患有狼疮（见第23页）。

医生会让你做一个超声波扫描检查，以便知道你的病情如何。

治疗 羊水偏少基本上都是在妊娠末3个月的末期被诊断出来的，这一时期通常只需要密切监测各个方面的情况即可。在宝宝出生之前，你可能一直都需要定期查看宝宝的心率，还要做超声波扫描检查，以便密切关注宝宝的发育情况。如果你很早就破水了，你可能就得服用抗生素以降低感染的风险。

如果医生十分关注宝宝的生长状况，那么对于宝宝来说，早出生可能会比晚出生更加安全。如果你的预产期快到了，而且医生认为宝宝的生长情况不怎么好，她可能就会决定给你做引产。

产科胆汁淤积症

产科胆汁淤积症会对肝脏造成影响，并引发奇痒。这种瘙痒一般在怀孕的最后10周内开始发生，不过也有可能开始得更早。

根据准妈妈们的描述，这种瘙痒没完没了，有时难以忍受。

病因 有些女性的肝脏似乎对孕激素过于敏感。胆汁在肝脏中形成，然后一般会流入肠内。如果你患有产科胆汁淤积症，那么流入肠内的胆汁就会减少，因此胆汁盐就会淤积在血液中。

如果你有产科胆汁淤积症的家族病史，而且你的母亲和姐妹都患有此病，那么你本人也会更容易罹患该病。

症状 主要的症状就是瘙痒，而且通常到了晚上会加剧，因此会导致疲劳和失眠。瘙痒往往从手掌和脚掌开始，随后会遍及全身。偶尔也会有女性患上黄疸。分娩后两周内，瘙痒就会完全消失。

控制好产科胆汁淤积症十分重要，因为可以防止胎死宫内。过去，患有产科胆汁淤积症的女性，其死产率比身体健康的女性高15%，但如果控制得好，这个数字就可以下降到1%左右。

治疗 目前有两种药用于控制产科胆汁淤积症。专科医院用得最多的是熊去氧胆酸，这种药能止痒或减轻瘙痒的症状，并使肝脏功能和胆汁酸恢复正常。类固醇（特别是地塞米松）也是常用药，但需要在严格的控制下使用。

患有产科胆汁淤积症的妈妈，在宝宝出生后还有可能会出血，这是因为，身体需要胆汁来帮助吸收食物中的维生素K，而维生素K可以帮助血液凝结。因此，有些医院每天都会给准妈妈服用维生素K，直到她们的宝宝出生为止，就是为了规避这个小小的风险。维生素K也能保护宝宝。

骨盆区疼痛

怀孕期间，骨盆前部的关节会变得更加灵活，从而引起发炎和疼痛，这就是通常所说的耻骨联合疼痛症。关节松动还会引起相关的问题，如耻骨联合分离（耻骨中的空隙太宽）和骨盆带痛（通常认为这是由于骨盆带后面的骶骨关节松动所致）。

病因 一般认为，妊娠期间的骨盆区疼痛是由于耻骨松弛激素的作用造成的。这种孕激素使骨盆的韧带软化，帮助宝宝尽可能顺利地通过产道。不幸的是，这种松弛作用也会引起关节灵活、发炎和疼痛。

症状 常见的症状是耻骨周围和腹股沟疼痛，不过你可能还会有：

- 背痛、骨盆带痛、臀部或双腿的下后部刺痛。
- 腿部无力。
- 大腿内侧靠下的部位疼痛。
- 耻骨周围有摩擦或感觉关节作响。
- 夜间疼痛加剧。

治疗 孕期骨盆区疼痛痛的治疗方法包括运动，尤其是锻炼腹肌和骨盆底肌肉的运动，这些运动能够增强骨盆和背部关节的稳定性。你可能还需要接受一些柔和的自助治疗，如整骨疗法或物理疗法，以便调节关节的硬度或平衡度。水中运动有时也会有些作用，使用骨盆支撑带亦能迅速缓解疼痛。关于如何使你每天的活动不那么痛苦，以及如何让分娩的过程变得容易些等方面的建议，你也应听取。

针刺疗法、脊椎指压治疗法以及整骨疗法也可能会有些效用，不过你要确保为你做这些治疗的人员训练有素，并且有为准妈妈治疗的经验。

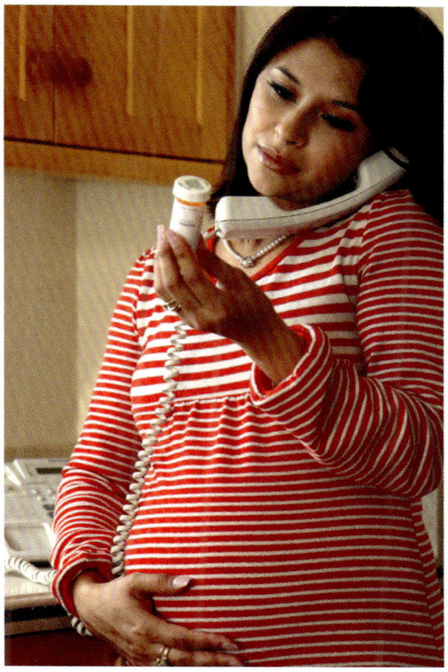

怀孕期间什么药也不要吃，除非你能确保那种药对你或你的宝宝安全无害。

胎盘前置

胎盘前置指的是在妊娠20周以后，胎盘遮住了部分或全部子宫颈，约有1/200的准妈妈被这个问题困扰。如果你在怀孕初期接受过一次超声波扫描检查，发现胎盘似乎接近甚或遮住了子宫颈，也不要过于警觉，因为随着宝宝的生长，日渐增大的子宫通常会把胎盘从子宫颈那里拉开。

病因 非初次怀孕的女性比初次怀孕的女性更易患上胎盘前置，曾经做过剖宫产、在以往怀孕时有过胎盘前置或吸烟的女性，罹患此病的概率也略高。不过，大部分患有胎盘前置的女性都不会有什么危险。

症状 妊娠末3个月期间无痛感的阴道出血，这常常是一个警告的信号，一旦出现，你就应该立即与医生联系，然而，也有可能根本不会出现任何警告的信号，只有在做常规的超声波扫描检查时才会发现你有胎盘前置的问题。

治疗 究竟要对你采取何种治疗手段取决于你是否正在出血以及你怀孕多久了。如果在你怀孕20周后诊断出你有胎盘前置，但你并没有出血的现象，医生可能仅仅会建议你把生活节奏放慢些。如果你出血严重，可能就得住院了，以便能监控你出血的情况。倘若对出血不加以控制，你和宝宝就会有生命危险。如果你出血不止或出现了早产的迹象，那么即便你的预产期尚有几个星期之遥，你也得做剖宫产了。

胎盘早剥

胎盘早剥是一个很严重的问题，即宝宝还未出生，胎盘就部分或全部从子宫内膜上剥落。胎盘早剥的发生概率约为1/200，最常见于妊娠末3个月期间。

病因 尚不清楚是什么原因引起胎盘早剥，但某些情况似乎与之有关，如在先前的怀孕过程中发生过早剥、高血压、先兆子痫以及羊水过多。

症状 一般来讲，胎盘早剥的症状是阴道出血，可能是少量出血，也可能是突然地大量涌出。出血通常是暗红色的，没有血块。不过有时候，血液会淤积在子宫里、胎盘的后面，因此你可能一点儿也发现不了出血。你也许会感到腹痛或背痛，子宫绵软。

倘若你大量出血或有其他任何异常的迹象，如浑身无力、晕厥、脸色苍白、盗汗、头晕或心跳剧烈，那就应该马上拨打120。

到了医院，医生会对宝宝做胎心监护，你可能还要接受超声波扫描检查。

治疗 如果你已临近预产期，那么即便早剥的程度轻微，也得立即将宝宝取出，因为胎盘随时可能继续剥离。在大多数情况下，你需要做剖宫产。而假如早剥的情况很严重，你可能就会大量失血。医院会给你输氧、补水，并使用静脉滴注的方式给你输血。

如果医生认为你早剥的程度并不严重，而你的宝宝还远未发育成熟，那么只要你和你的宝宝状况良好，且出血的情况没有进一步恶化，宝宝就可以继续在你的肚子里待上一段时间。

羊水过多

羊水过多指的是子宫内的羊水太多了。在英国，这种情况的发生概率不足1%。

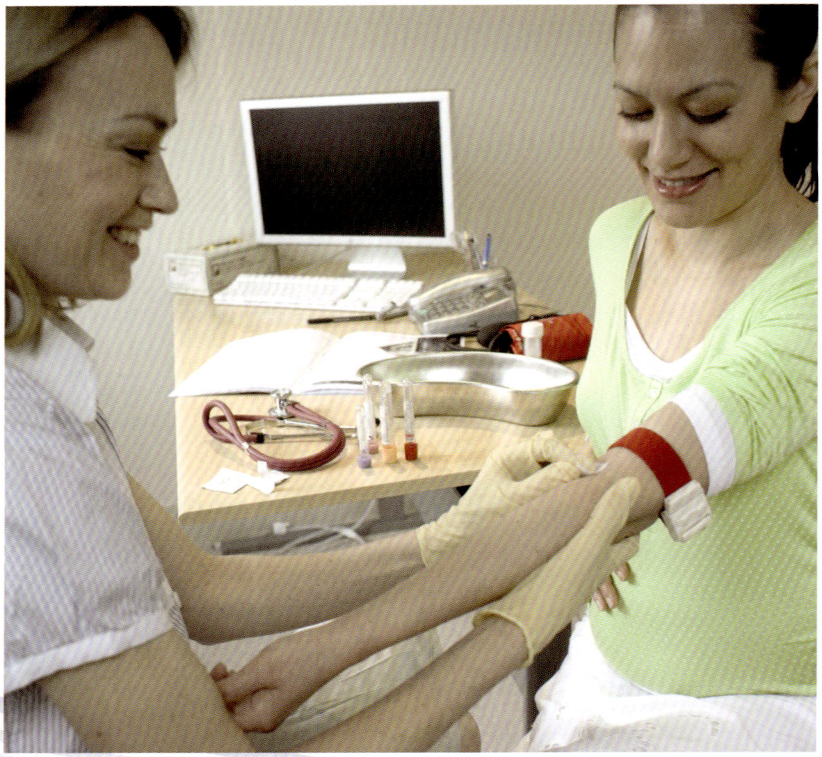

有些病症没有任何症状，但会在定期做产前检查时查出来。

宝宝有规律地吞下羊水，又以排尿的方式将其排出体外，你的身体就是通过这种方式控制羊水的量的。当这个微妙的平衡被打乱时，羊水就会迅速增多。

病因 导致羊水过多的原因很难确认，而且有时候根本找不出任何原因。可能是由于宝宝或者胎盘或者宝宝的母亲哪里出现了问题，才致使产生了多余的羊水。可能的病因包括糖尿病、怀的是双胞胎，或者是患有某种传染病（如风疹）。

症状 羊水过多一般出现在妊娠30周前后。你可能会感到自己的肚子增大得太快了，你的皮肤受到抻拉、变得光亮。你可能会感到气短得厉害，连爬楼梯都费力。其他症状还包括腹痛、剧烈的心痛、严重的便秘、双腿浮肿以及静脉曲张。

治疗 如果你不知道自己是否患有糖尿病，就要接受一个葡萄糖耐受性测试，检测你的血糖水平。要是血糖水平高，医生就会让你去看糖尿病专家，他能够帮你把血糖水平降下来，这样就会使羊水的量减少。

超声波扫描检查能帮助医生查出宝宝出现的任何问题。如果细部扫描未发现任何异常，那么几乎可以肯定，你的宝宝一切正常，羊水过多是其他原因引起的。假如医生怀疑羊水过多是由感染造成的，那么还有别的实验室检测手段可以对其进行检查。倘若羊水过多的状况很严重，也有可能会使用人为的手段抽走部分羊水。

先兆子痫

先兆子痫是由妊娠引起的病症，通常发生在妊娠末3个月期间。其特征是高血压、液体潴留导致的突发浮肿，并伴有体重的迅速增加，以及尿液中含有蛋白质。由于该病会减少流入胎盘的血液量，因此对于未出世的宝宝来说十分危险。

病因 先兆子痫的病因尚不清楚，但还是有一些已经经过确认的风险因素的。如果此次是你初次怀孕，或者此次怀孕与上一次的时间间隔比较长（一般是10年以上），那么你患上先兆子痫的概率就要高一些。倘若你已年过40、妊娠初期严重肥胖或者患有影响血液循环系统的慢性疾病（如肾病）的话，也会比较容易患上先兆子痫。

症状 极少数情况下，先兆子痫会发展得极为迅速。你要是在妊娠后半程或宝宝出生后的头几个星期里出现了下述任何症状，就应立即与医生联系：

- 脸部或手脚突然出现浮肿。
- 剧烈的头痛。
- 视力模糊或眼前出现闪烁的亮点。
- 上腹部剧烈疼痛。
- 呕吐。

治疗 如果你的血压略有上升，建议你尽可能卧床休息就可以了，左侧卧能增加流入胎盘的血液量，或者坐着休息也行，但要给身体良好的支撑。

而如果你的血压变得非常高，你恐怕就得住院了，这样你的状况就能得到监控了。可能还会给你注射硫酸镁。

RH血型不合

Rh呈阳性的人，其红细胞中含有一种叫做D抗原的蛋白质，而没有D抗原的人就是所谓的Rh阴性。溶血只有在Rh阴性的母亲怀的是Rh阳性的宝宝时才会有麻烦。如果宝宝的血液流入了你的血管，你的免疫系统就会对他血液中的D抗原起反应。

假如你再次怀孕，而你的新宝宝也是Rh阳性，那么此时你的血液循环系统中的抗体就会攻击新宝宝的血细胞，造成宝宝贫血、黄疸，要是情况严重的话，还会引起心脏或肾脏衰竭。

病因 如果你是妊娠终止或宫外孕（见第44～45页），不然就是在妊娠12周后发生阴道出血或流产，那么你的血液中就可能含有抗体。你和宝宝的血液有可能在以下情况下有过接触：做绒毛活检（见第136页）、羊水穿刺（见第147页）、胎头外倒转术（见第284～285页）或腹部遭受重击之后。

在分娩时，你的血液基本上肯定会与宝宝的血液相接触，特别是在做外伤性分娩、剖宫产或人工剥离胎盘的时候。

症状 你通常注意不到任何症状。

治疗 Rh免疫球蛋白能阻止RH抗体，通常会从肩部注射抗D免疫球蛋白，这种物质能在你的身体产生抗体之前，破坏进入你的血液循环系统中的宝宝的血细胞。每个Rh阴性的准妈妈都要在妊娠28～34周期间定期注射Rh免疫球蛋白。Rh免疫球蛋白只能在你的血液循环系统中存留6周左右，因此就需要多次补充这种物质。

微不足道的/暂时性的痛苦

背痛

很多人都会受到背痛的困扰，但在妊娠期间，背痛是由孕激素造成的，孕激素有松弛关节和韧带的作用；腹部的增大也会给背部造成更大的抻拉。

我该怎么办？

●切勿搬动重物。

●改善你的姿势。

●不要以一种姿势久坐或久站。

●穿着合身且能提供良好支撑的孕妇文胸。

●穿舒服的鞋。

●切勿跷二郎腿。

●工作期间定时离开办公桌，去呼吸一些新鲜空气。

●开车时让自己坐得舒服些。

●做强度不大的运动，如散步、游泳和瑜伽。

●做骨盆底运动。

●采用热敷。

●睡觉时使用支撑枕。

●睡觉时采取侧卧姿。

●使用支撑带。

医生会怎么做？

●必要时会让你去看理疗医师。

牙龈出血

对于敏感牙龈来说，牙龈出血也叫牙龈炎，在妊娠期间，孕激素也是引起牙龈出血的原因之一。由于孕激素的作用，牙龈会肿、发炎。于是在使用牙线或刷牙时，牙龈就会出血。

我该怎么办？

●继续定期使用牙线和刷牙，但动作要轻柔。

●使用软毛牙刷。

●使用含氟牙膏刷牙，每天两次，每次两分钟。

●使用电动牙刷刷牙——电动牙刷能更有效地清除牙斑。

●每至少使用3次牙线或齿间刷。

●定期去看牙医。

●戒烟。

●使用漱口水（与你的医生和药剂师讨论，找到一种怀孕期间可以安全使用的漱口水）。

牙医会怎么做？

●会让你去看口腔卫生专家，这样你的牙齿就能得到妥善的清洁，去除牙斑。

气短

在妊娠期间，你可能会发现自己喘不上气，特别是当你干体力活时尤其如此。这个问题在妊娠头3个月时就会出现，不过有时也可能会到孕中期3个月期间才发生。接下来，随着宝宝逐渐长大，开始向上挤压你的膈膜，这也会造成气短。不用担心，怀孕期间气短完全正常且无害。一般认为，在怀孕初期，气短是由于你的呼吸系统中的二氧化碳水平发生改变而造成的。

我该怎么办？

●做一些轻度的运动——如果你身体不好，就更会感到气短。

●如果你发现自己出现了其他不适的症状，如胸痛、心悸、脉搏跳动过快，或者手指和脚趾冰冷，那就立即给医生打电话。

医生会怎么做？

●检查你是否患有贫血症。

如果你患有哮喘（见第22页），就会给你调整哮喘的治疗方案。

便秘

不管你是否怀孕，倘若肠蠕动不够强，那么排便困难是任何时候都可能出现的问题。如果你在怀孕期间出现便秘的问题，那就很有可能是由黄体酮引起的，这种孕激素具有松弛肠道，减缓肠蠕动的作用。

我该怎么办？

●一感到要排便就去卫生间。

●使用卫生间时，要给自己留出足够的时间和私密的空间。

●早晨或饭后半小时都是尝试排便的好时机。

●不要吃补铁药。

●不要喝利尿的饮料，如茶或咖啡。

●每天至少喝2升水。

●每天早上首先喝一杯泡柠檬的温水。

●每顿饭前吃一份沙拉或水果。

●每天吃高纤维食物、新鲜水果和蔬菜。

●做强度不大的运动，如散步、骑车和瑜伽。

医生会怎么做？

●对于你服用的营养补充剂给出建议，特别是对含铁的补充剂。

●必要时，给你开一些怀孕期间可以安全服用的通便药。

我能尝试哪些治疗方法？

●针压法

●针刺疗法

●芳香疗法

●脊柱按压疗法

●顺势治疗药，如马钱子、乌贼、石松或石墨

●整骨术

●按摩

●太极拳

头晕

在妊娠头3个月和妊娠中间的3个月期间，你可能会感到头晕、恶心，这是由于你的循环系统在怀孕期间发生的正常变化导致的。在妊娠中间的3个月，你日渐增大的子宫会压迫血管，因此造成头晕。假如你长时间没有进食、过于激动或站起身太急，也会感到头晕。

我该怎么办？

●坐下！

●如果你身处拥挤的办公室或火车车厢中，那么尽量去呼吸一些新鲜空气。

●如果你有一两个小时没有吃东西，那么吃一些快捷而健康的零食有助于迅速提高血糖水平。

●多喝水或果汁。

●从椅子或床上起身时，动作要缓慢、轻柔，而不要一下子跳起来。

医生会怎么做？

●给你做体检，看看你是否有潜在的健康问题，如贫血症或低血压。

疲劳

怀孕期间感到疲惫乏力很正常，因为你的身体在忙着帮你的宝宝生长发育。此外，你体内激素水平和新陈代谢的变化，以及低血压和低血糖也会引起疲劳。

我该怎么办？

●最基本的做法是，一有机会就尽量休息。

●有时间就打个盹，晚上早睡。

●饮食均衡，多吃水果、蔬菜和富含蛋白质的食物。

●保证一日三餐，尤其是早餐。

●定时吃一些健康的零食。

●吃富含铁的食物，如红肉和深绿色蔬菜。

●不吃会消耗大量体能的垃圾食品。

●每天至少喝8杯水。

●请家人帮忙做家务。

●在线购物。

●保证进行充足的强度不大的运动，多呼吸新鲜空气。

●在午饭时间而不要在晚上会见朋友。

医生会怎么做？

●不幸的是，除了检查你是否患有贫血症，医生什么也做不了。在妊娠头3个月过去后，疲劳的感觉就会消失，但到了妊娠末3个月你可能会重新感到疲劳。

我能尝试哪些治疗方法？

●芳香疗法

●按摩

●反射疗法

●指压

手指疼痛及麻木（腕管综合征）

你可能会感到手掌、手指和手腕部有些疼痛和麻木，这是由于你的身材变得臃肿，体重增加引起的。

我该怎么办？

●睡觉时不要压着手。

●晚上睡觉时把手伸出床沿外。

●感到手部疼痛或麻木时就摇手，直到痛感或麻木感减轻。

●每天定时屈伸手腕和手指。

●把手浸泡在冰水里，或用冰袋冷敷。

●从手部和手腕向上按摩。

●不要做那些需要重复手部动作的工作。

●饮食均衡，以避免体重增加过多。

●每天至少喝8杯水。

●每天吃5份水果、沙拉和蔬菜。

●每顿饭都少量进食一些蛋白质。

医生会怎么做？

●给你上一副腕部夹板。

●建议你服用富含维生素B_6的营养补充剂，会有所帮助。

●如有必要，在宝宝出生后会为你安排一次手术。

我能尝试哪些治疗方法？

●针压法

●芳香疗法

●甘菊茶

●脊柱按压疗法

●顺势治疗药，如蜜蜂、腐蚀剂、石松或碳酸钙

●按摩

尿频

在怀孕初期，频繁地往卫生间跑是正常现象，这基本上是由于你的血液增多了，从而导致产生出了额外的液体，最后都流入了你的膀胱。在妊娠末期（特别是在宝宝的头部入盆的时候），膀胱的容量变小了，因此能容纳的尿液也就少了。准妈妈们还经常发现，自己无法彻底排空膀胱。

我该怎么办？

●在上床睡觉前一两个小时尽量少喝水，以减少夜间起夜的次数。

●白天至少喝8杯水。

●如果你在排尿时感到疼痛或有灼烧感，抑或每次虽然感到憋不住尿却只能排出几滴时，就立即与医生谈谈。

医生会怎么做？

●检查你是否患有尿路感染（见第228页）。如果的确患有尿路感染却未加以治疗，就会导致肾脏感染，反过来又会增加早产的风险。

头痛

我们都有可能遭受头痛的困扰。如果你发现自己在怀孕期间头痛的次数比平时多，不必担心，这是由于你体内激素和血压的变化引起的，有很多方法可以缓解头痛。还要记住，头痛与周期性偏头痛有很大的不同，患周期性偏头痛的人更少。

我该怎么办？

●采用冷敷法。

●冲个冷水澡。

●多呼吸新鲜空气。

●请你的爱人或朋友给你做头部按摩。

●定期进行强度不大的体育运动，如游泳、散步或瑜伽。

●改善工作和开车时的身体姿势。

●不要置身于强光和噪音下。

●少吃多餐。

●吃各类各色的食物。

●每天喝8杯水。

●少喝或干脆不喝含咖啡因和酒精的饮料。

●充分休息。

●每晚早睡，并且不时地躺下来休息。

●少量服用对乙酰氨基酚被认为是安全的。

医生会怎么做？

●确保你的头痛不是什么更加严重的疾病的征兆，特别是如果当你到了妊娠末3个月时仍然感到头痛，医生就更要确保你安全无恙了。

我能尝试哪些治疗方法？

●针灸

●芳香疗法

●脊柱按压疗法

●顺势治疗药，如附子或甘菊

●整骨术

●按摩

●指压

烧心

这种病在怀孕期间十分常见，通常是从你的下喉部到最下面的肋骨处会有一种灼烧的感觉。这是黄体酮造成的，这种孕激素能够使胃顶部的瓣门松弛，因此会有少量的胃酸从那里渗出。

我该怎么办？

●少吃多餐。

●不要吃辛辣的食物、巧克力、柑橘类水果，也不要喝酒和咖啡。

●吃东西时细嚼慢咽。

●把午餐作为一天的主餐。

●吃饭时什么也不要喝。

●穿着宽松舒适的衣服。

●如果你吸烟，那么戒掉。

●保持挺拔的身姿，特别是在用餐时和饭后。

●上床睡觉前3个小时内不要吃喝任何东西。

●睡觉时用东西支撑你的身体。

医生会怎么做？

●建议你服用非处方药的抗酸剂。

●如果上述方法都不起作用，就会建议你使用一种不同的治疗方法。

●确保其他方面没有问题。

我能尝试哪些治疗方法？

●针灸

●甘菊茶、姜茶或薄荷茶

●大蒜精油

●顺势治疗药，如马钱子或白头翁

●整骨术

●按摩

消化不良与打嗝

在怀孕初期，在你体内循环流动的高水平的雌激素和黄体酮能使你的胃肠道松弛，导致你的整个消化系统的运动变慢。一般认为，这对你的宝宝有好处，因为这样一来，食物通过消化系统的时间就变长了，你的身体就可以有更多的时间来吸收食物中最为重要的养分。然而，这也会让你感到胃胀、消化不良以及烧心，特别是到了妊娠末3个月，宝宝开始把你的胃向上顶起，压迫食道，这些感觉就会更加明显了。

我该怎么办？

●在胃消化食物时，不要再给它施加额外的压力了：坐着的时候挺直身体，一定要穿着宽松舒适的衣服。

●饭后至少过1个小时再躺下。

●需要俯身时一定要屈膝，而不要弯腰。

●每餐饭不要吃得太多，而是每天多吃几顿，每顿少量进食。吃饭时细嚼慢咽，充分咀嚼。

●不要吃辛辣和油腻的食物。

●不要喝含咖啡因或酒精的饮料，因为这类饮料会加重消化不良。

●不要吸烟，因为这会使胃和食道之间的瓣门松弛。

●睡前3个小时内不要吃饭。

●睡觉时用几个枕头将上身垫起来。

医生会怎么做？

●给你开点可以安全服用的药，帮助消除消化不良的症状。

皮肤瘙痒

很多准妈妈都会遭受某种皮肤瘙痒的困扰。专家们认为，这可能是由于你体内激素的变化以及皮肤受到抻拉引起的。此外，约有2/3的准妈妈会有手掌和脚掌发红发痒的症状，一般认为这是雌激素的增加造成的。

我该怎么办?

●使用加湿器或试试洗个温暖的燕麦浴（有些药店出售现成的燕麦浴用品）。

●穿着舒适的纯棉质地的衣服，不要在一天中最热的时候出门。

医生会怎么做?

●给你开一些能够治疗严重皮肤瘙痒的药膏。

●在妊娠末3个月，医生会给你做体检，看看你是否患有一种罕见的肝脏疾病，即产科胆汁淤积症（见第230～231页），这种疾病会引起皮肤瘙痒。

腿抽筋

这是一种肌肉痉挛，会令你的腿部感到刺痛。这可能是由于你在怀孕期间增加的体重以及腿部承受的额外的压力造成的。还有一种观点认为，饮食中磷的含量过多而缺乏钙和钾也会导致腿抽筋。

我该怎么办?

●尽可能保持活力，进行强度不大的运动，如散步、游泳和瑜伽。

●在饮食中加入富含镁、钙和维生素C的食物（见第121页）。

●多吃新鲜蔬菜、水果和沙拉。

●少吃红肉或加工肉类制品以及快餐。

●每天喝8杯水。

●睡前吃1根香蕉或喝1杯牛奶。

●晚上洗个热水澡。

●不喝加工的软饮料，如可乐和汽水，因为这类饮料含有磷。

●睡前伸展一下身体。

●不要长时间站立。

●坐着的时候不要跷二郎腿。

●一有机会就转转脚踝，扭动一下脚趾。

●腿抽筋时，按摩腿部肌肉，然后随便走走，就不会继续抽筋了。

医生会怎么做?

●向你推荐一种不错的孕期维生素补充剂和矿物质补充剂。

●检查一下你是否有血块，特别是在你的小腿持续疼痛，且那片区域又红又软时。

我能尝试哪些治疗方法?

●芳香疗法

●顺势治疗药，如山金车药膏

恶心与呕吐

在妊娠初期出现恶心，有时还伴有呕吐的现象，是最常见不过的症状了。这种症状甚至会冲淡得知自己怀孕带来的喜悦之情。它是由体内激素水平的升高以及嗅觉变得灵敏引起的。恶心和呕吐与严重的作呕不同，严重的作呕会让你吃什么吐什么，这就是所谓的妊娠剧吐（见第230页）。

我该怎么办?

●远离能使你反胃的食物或气味。

●不要吃油腻、辛辣、酸味和油炸食物。

●多吃富含蛋白质和维生素B的食物。

●少吃多餐，不要等饿了才吃。

●多喝水。

●喝姜茶、薄荷茶或留兰香茶。

●嗅切开的柠檬。

●使用针压法，戴针压腕带或晕船腕带。

●尽量多休息、多放松。

●在床头放一些普通的零食，以备早上食用。

●告诉你的家人和朋友该如何帮你。

医生会怎么做?

●向你推荐一种安全的孕期营养补充剂。

●必要时，会给你开些药。

●拖得越久，治疗起来就越困难，因此要尽早去就医。

我能尝试哪些治疗方法?

●芳香疗法

●脊柱按压疗法

●顺势疗法

●催眠疗法

●按摩

流鼻血

怀孕期间流鼻血是很常见的现象，这是由于增加的血液量压迫了鼻子内的毛细血管造成的。鼻腔内的黏膜还有可能肿胀、变干，尤其是在天冷的时候，而这就会导致流鼻血。

我该怎么办?

●流鼻血时要坐下，并按压流血的鼻孔至少4分钟。

●如果你经常大量地流鼻血，那就向医生咨询一下。

医生会怎么做?

医生做不了太多。流鼻血虽然很烦人，但也只是个暂时性的问题，宝宝出生后一般就会恢复。

痔疮

痔疮就是肛门部位出现静脉曲张，症状是痒、疼痛，有时还会出血。

我该怎么办?

●感到要排便时立即去卫生间。

●排便后将患处擦干净（用婴儿湿巾试试）。

●吃高纤维的食物，以避免便秘。

●每天喝果汁及至少8杯水。

●定期做强度不大的运动。

●深呼吸。

●做骨盆底肌肉练习。

●洗热水澡。

●冷敷。

●坐在救生圈上。

●不要久坐或久站。

●不要穿过紧的衣服和鞋。

●如果你吸烟，就戒掉它。

●不要穿高跟鞋。

●侧卧姿睡觉，不要仰面平躺。

医生会怎么做?

●建议你采用安全的局部麻醉或药栓。

●在你生完宝宝后给你安排一次小手术。

●确认完全是痔疮导致的出血，而不是其他问题引起的。

我能尝试哪些治疗方法?

●针压法

●在浴缸中加入芳香精油

●顺势治疗药，如白头翁、马钱子

●整骨术

●按摩

●金缕梅

鼻塞

什么是鼻塞?

怀孕期间，爱流鼻涕或鼻腔堵塞都是常见的现象，这种现象的学名叫做妊娠过敏性鼻炎。不过不幸的是，这种病没有治疗方法，但还是有一些自救手段的。

我该怎么办?

●将热水倒入碗中，然后用一条毛巾包住头，凑近冒着蒸汽的碗，就好像在做老式的面部护理一样。呼吸几次。

●冲个热水澡也会有些效果。

●你可能会发现市场上出售一种能缓解鼻塞症状的鼻腔喷雾（但只能在医生的指导下使用）。

医生会怎么做?

●建议你使用鼻腔喷雾，并保证在怀孕期间使用鼻腔喷雾是安全的。

手脚肿胀（浮肿）

手脚肿胀是体内发生的一系列变化造成的。首先，怀孕期间血液量增加。其次，增大的子宫压迫血管，使血液淤积。第三，淤积的血液产生的压力把水挤入脚和脚踝的组织里，造成了浮肿。有的准妈妈的体内还会积存过量的水，会加重浮肿。有些浮肿是正常的，但如果手和脸肿得太厉害了，那就应该跟医生联系了。

我该怎么办?

●一有机会就把脚抬高。

●工作时，在桌子底下放一个板凳或一摞书；在家时，可能的话左侧卧躺着。

●早上起床前，先穿上与腰部等高的提臀裤袜。

●多喝水，保持体内有足够的水。

●定期锻炼，尤其是散步、游泳以及骑健身自行车。

●吃好，不要吃含有苏打和盐的食物，如咸菜和大酱。

医生会怎么做?

●在妊娠末3个月，医生会检查你是否患有先兆子痫。

鹅口疮

这是一种浓稠的白色阴道分泌物，能引起瘙痒。怀孕期间，倘若阴道中有大量的糖原，就会引起鹅口疮。糖原促进了一种名叫念珠菌的细菌的生长，进而引起鹅口疮。

我该怎么办?

●少吃糖和甜食。

●保持阴部的凉爽。

●穿纯棉质地的内衣，不要再穿紧身衣了。

●用非生物性洗衣粉和60℃的热水洗衣服，以杀死这种细菌。

●洗热水澡的时间不要过长。

●将一块浸有金缕梅或蒸馏茶树油的布敷在阴道外部发炎的区域。

●在阴道外部发炎的地方放一个冰袋。

●吃天然的活性酸奶。

●将天然的活性酸奶敷在患处。

●在食物中加入大蒜。

●使用完卫生间后，要将生殖器周围从前到后擦干净。

●不要使用阴道除臭剂。

医生会怎么做?

●给你开一些合适的阴道药栓或药膏。

我能尝试哪些治疗方法?

●针灸

●顺势疗法

●益生菌

腹部绞痛

肚子里的宝宝给你的肌肉、韧带、血管和你体内的其他器官施加了很多压力，因此，如果你有时候感到腹痛，那一点儿也不奇怪。这些疼痛本身并没有什么可担心的，但假如你还有其他症状，那就可能是某种更为严重的问题的征兆了。

我该怎么办?

●换个姿势或找到一个放松的方法，大部分腹部绞痛都会消失。

●如果腹部一侧或双侧的疼痛并不剧烈，那么就可能是韧带受到抻拉造成的。感到疼痛时舒舒服服地休息一会儿，疼痛通常就会消失了。

●如果疼痛发生在做爱时和做爱后，那么轻轻地揉捏一下背部就没事了。

●对于妊娠末期出现的腹部绞痛和下背部的持续疼痛，在沙发上休息一下或许管用，去走一走也不错。

医生会怎么做?

●给你做检查，看你感到腹部绞痛的同时是否伴有零星出血、严重出血、发烧、畏寒、阴道分泌物、敏感和疼痛，或者看看休息几分钟后绞痛感是否消失。这些症状可能是某些潜在问题的征兆，如宫外孕（见第44～45页）、流产（见第42～43页）或早产（见第280～281页）。

阴道分泌物

所有的女性在月经周期的不同阶段都会有不同的阴道分泌物。在怀孕期间，阴道分泌物增多是再正常不过了。绝大多数时候，阴道分泌物只有白带，这是一种气味柔和的牛奶状的液态分泌物，是由于流向阴道周围的血液增多而产生的。

有些女性临近分娩时阴道分泌物就会增多，量很大。如果你的情况也是如此，那么就说明你可能快要分娩了。

我该怎么办?

●保持生殖器周围部位的清洁。

●穿着纯棉质地的内衣。

●不要穿紧身或尼龙质地的裤子，也不要使用香水和除臭肥皂。

●如果你需要吸收掉这些分泌物，那么要使用卫生护垫而不要用卫生棉条。

●如果你发现分泌物呈褐色，那么立即与医生联系。

医生会怎么做?

●给你做检查，看你是否有阴道感染。如果阴道分泌物有恶臭味、黏稠、呈黄绿色，或者引起瘙痒或灼烧感，那就有可能是鹅口疮或其他感染的征兆，应该在分娩前进行治疗。

阴道出血

少量出血就是阴道有轻微出血，呈红色或褐色，与经血差不多，但要少一些。在妊娠头3个月中，约有15%～25%的女性会有某种类型的阴道出血，这通常只是“那些正常的现象之一”，然而也有可能是某些更为严重的问题的征兆，如流产（见第42～43页）。这也是出现阴道出血就要做检查的原因。

在怀孕初期，腹部持续的剧烈疼痛并伴有出血可能是宫外孕的症状（见第44～45页）——那就立即去医院。在妊娠末3个月，这又有可能是胎盘前置（见第231～232页）、胎盘早剥（见第232页）或早产（见第278～279页）的征兆。

我该怎么办?

●马上与医生或医院联系，征求他们的意见。

医生会怎么做?

●你可能需要做一个阴道检查或超声波扫描检查，看看是否有什么并发症，如肌瘤或阴道炎。

●在怀孕初期，医生可能还会给你验尿、验血，以查明你体内的激素水平。

●“经阴道”超声波扫描检查往往是最好的体检手段。

●医生可能会让你去接受由专家牵头的护理而非助产士牵头的护理，这样所有的问题都能得到密切的监控。

静脉曲张

当腿部的血液无法回流到心脏的时候，就会发生静脉曲张。

不幸的是，怀孕期间更易发生静脉曲张，因为增大的子宫会加重腿部静脉血管的血压。而最重要的是，体内增加的黄体酮会导致静脉血管壁软化，因此血液就无法通过静脉血管流回心脏了。

如果你患上了静脉曲张，大概就能看到皮肤下面蓝色的静脉血管，血管也有可能会突出来；你还可能感到有些疼痛，但也有可能不会感到任何不适。

我该怎么办?

●每天锻炼身体——即便只是绕着街区散散步也会有用的。

●一有机会就把腿和脚抬高。

●在家的时候，尽量采取左侧卧的睡姿，并用枕头把脚垫起来。

●早上起床前，穿上特制的提臀裤袜。

●不要久站。

●坐着的时候不要跷二郎腿。

●要记住，体重增加过多会引发静脉曲张。

●如果你患有静脉曲张部位的皮肤表面柔软而呈红色，并伴有发烧、腿痛或心跳过快，一定要立即与医生联系。心跳过快和(或)气短可能是肺栓塞（血块进入了肺部）的症状，不过这种情况极为罕见。你应该去最近的急救机构就医或叫救护车来。

医生会怎么做?

●如果你的静脉曲张给你带来了很要紧的问题，医生会让你穿静脉曲张袜。

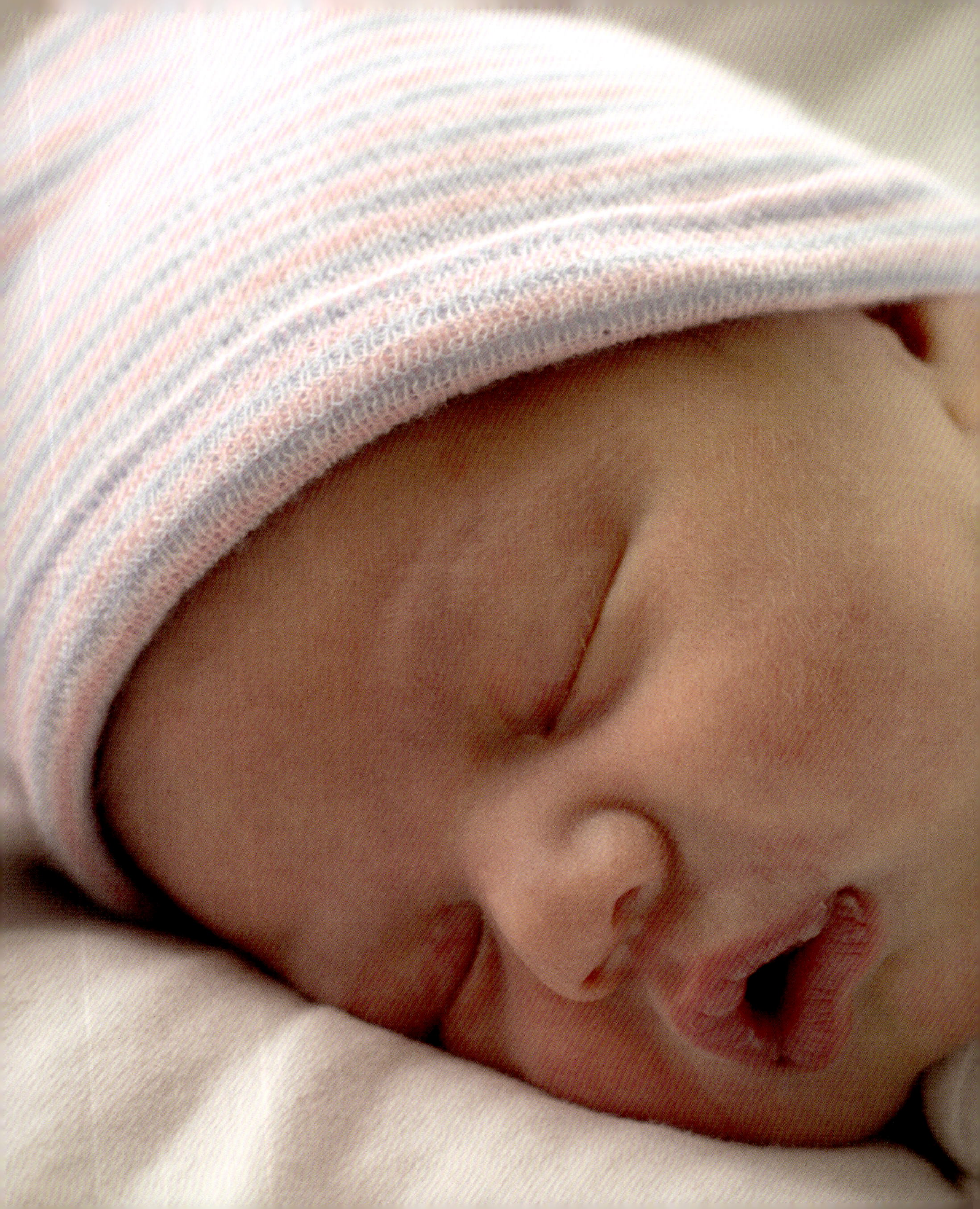

分娩及新生儿

成为父母

本章要点提示

尽管每个人的分娩经历都不尽相同，但我们提供的有关分娩方面的信息都能帮你做好充分的计划和准备，迎接那个重要日子的到来。

我们会指导你安然度过分娩的各个阶段，还会帮你选择适合你的分娩方式。从出现分娩的迹象直到宝宝降生，我们会带你一步一步地完成分娩的整个过程。

在这一部分，你将了解自然的和药物的镇痛方法以及分娩时应采取的体位。你还将知道有关助产、臀位分娩、剖宫产的各种情况，以及过期妊娠会怎样。

宝宝出生后的头几周既能让你感觉美妙无比，也会让你体会到挑战和疲惫的滋味。本部分会就如何照顾新生宝宝给出很多实用的建议，包括怎样给宝宝喂奶和洗澡、怎样抱孩子以及怎样换尿布。我们还会帮助你适应“父母”这个新角色，教你如何对抗疲劳。

分娩

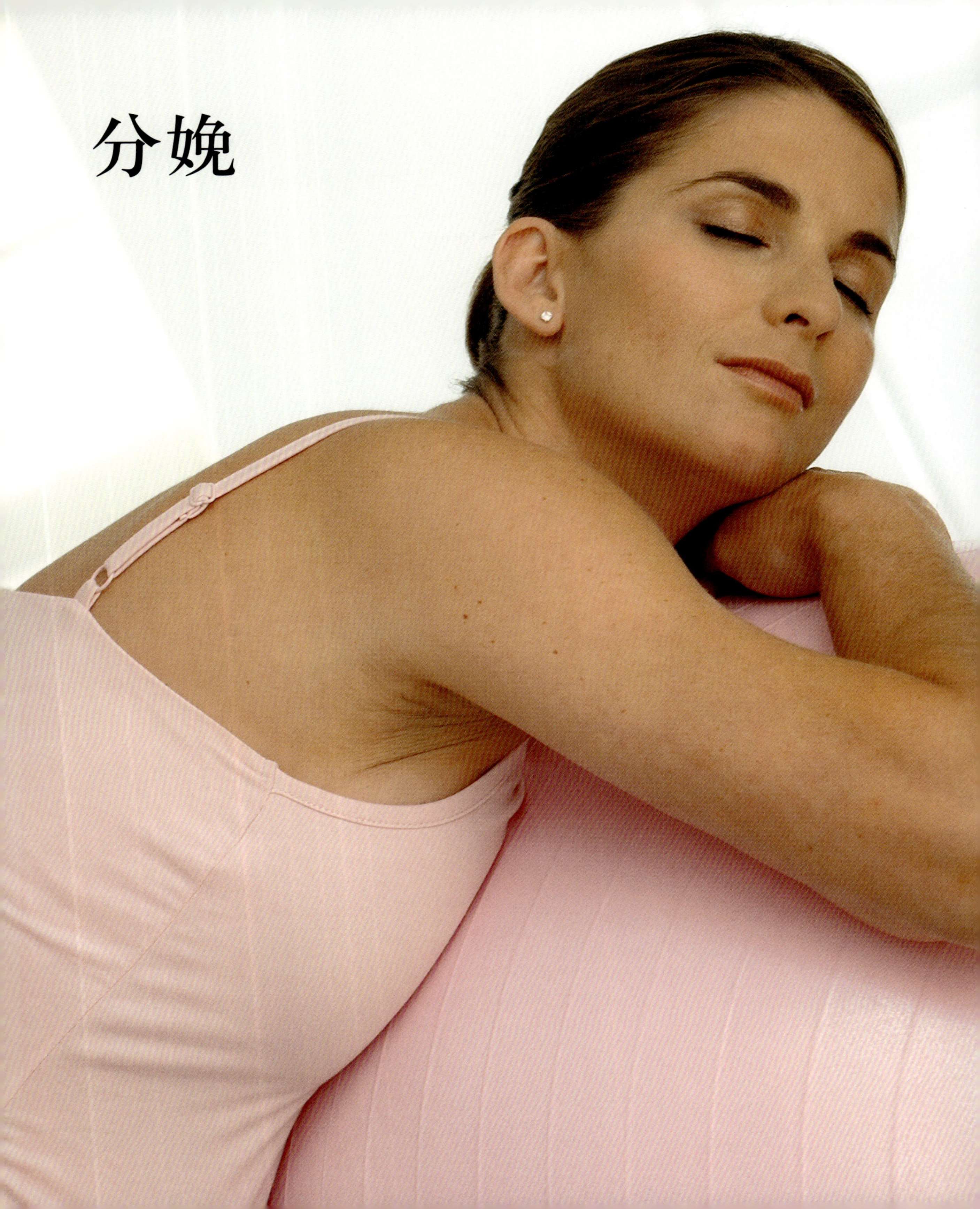

就要当妈妈了

在卵子受精后266天左右，宝宝将来到这个世界上。然而，大部分宝宝会早于或晚于这个时间出生，只有5%左右的宝宝会刚好在预产期那天出生。每一例分娩都是独一无二的，但了解相关事项能帮你理解和处理任何可能出现的问题。

分娩概览

当你体内的激素“响应”宝宝肾上腺素的促进作用时，分娩就开始了。你的子宫开始收缩，还可能会破水。如果你过期妊娠，那么也许还要接受引产。

宫缩的作用是使子宫颈松开。在第一产程，宫缩变得越来越强，持续的时间越来越长，频率也越来越高。子宫颈起初是紧紧地闭合着的，而且很硬，但在分娩开始以后就变薄而且被拉开。因此，分娩开始时子宫颈张开的速度很慢，但随后就变得越来越快了。子宫颈张开到10厘米时就算是完全打开了，宝宝便可以通过子宫颈进入阴道。

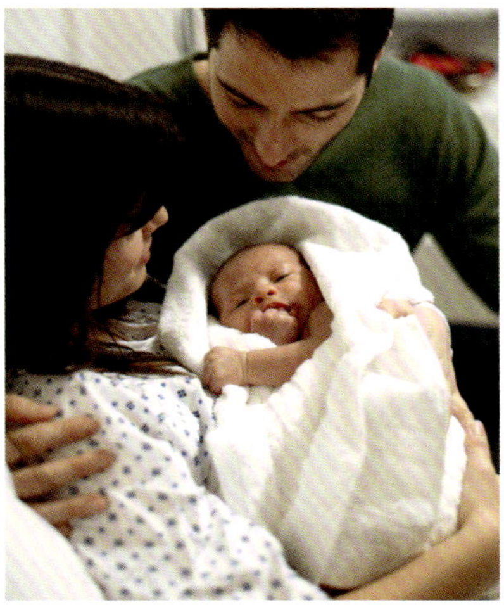

分娩是个艰苦的过程，但当这个过程结束，你的宝宝来到这个世界上以后，你和你的爱人就可以开始享受天伦之乐了。

此时就到了分娩的第二产程。你会感到有一股很强的力量在向下推挤，不过你要是接受了硬膜外麻醉的话，就不会感觉到这个力量了。此时，助产士会告诉你该在何时用力。第二产程持续的时间短则几分钟，长可达几个小时甚至更久，而且整个过程十分艰苦！助产士会指导你何时用力。一般来讲，宝宝的头部最先娩出，几次宫缩过后，宝宝就全部出来了。如果你感到筋疲力尽或者宝宝娩出有困难，就要用产钳（样子像一把大号的方糖夹）或胎头吸引器（真空吸引器）来帮助宝宝出来。而如果需要立即将宝宝取出，偶尔也得施行紧急剖宫产。

分娩后

宝宝出生后，通常要夹住并剪断脐带。随后，如果一切正常，你就能把他抱在怀里了。分娩的第三产程也是最后一个阶段就是胎盘娩出，这个过程要耗时5～30分钟。你可以使用药物来对这一阶段加以控制，而假如你的血压没有问题，你也没有大出血的危险，那么子宫就可以自然收缩，不需要人工干预。

什么时候考虑在哪里采用何种方式分娩都不嫌早。通常来说，你都会在你的产检医院分娩。如果你想换家医院生产，别忘了复印你以前的病历。

爸爸妈妈说……

“当有人来医院看望我们的时候，我正处在既疲惫又高兴的状态中，于是我就让我丈夫负责带着探视者们去看我的女儿。他一脸敬畏的表情，眼睛里充满了惊异，我永远也忘不了他这副样子。”

梅尔，32岁，孩子珍妮1个月大

“虽然大家都说起过‘宝宝的气味’，但直到你有了自己的宝宝之后才能真正理解他们这话的意思。埃玛第一次在晚上把我弄醒时，我把她抱起来哄，一下子就被她的气味陶醉了。”

杰丝，30岁，孩子埃玛6个星期大

分娩方式

在做分娩计划的时候，有很多事情需要考虑。要选择哪种分娩方式？该怎么应对宫缩的疼痛？在分娩之前仔细考虑这些问题，能让你在分娩那天充满信心。

分娩的基本方式主要有3种

无痛分娩

也就是顺产时采用药物或仪器镇痛，这是目前最常见的分娩方式。医院里最常见的分娩镇痛方式是硬膜外麻醉。采用这种麻醉方式后，你的下半身就应该不会有任何疼痛的感觉了。

剖宫产

剖宫产有两种形式：一是计划内剖宫产，也叫平诊手术，即你和医生事先已经决定了你的分娩方式，并且安排好了剖宫产的时间；还有一种形式属于急诊手术，就是当你用阴道分娩的方式无法把宝宝顺利生出来的时候，医生必须为你紧急采用剖宫产。由于剖宫产是一种腹部大手术，所以，医生一定会结合你的情况，为你采取相应的麻醉镇痛方式。

顺产

即不用镇痛药物或仪器。有些人认

顺产VS剖宫产

从分娩过程来看，顺产和剖宫产的不同主要表现在以下方面：

妊娠结束时间

顺产：大多在怀孕37周之后自然结束，是最标准的“瓜熟蒂落”的过程。

剖宫产：除了在顺产过程中由于突发情况需要转为剖宫产外，大多为计划内剖宫产，人为地终止妊娠。如果存在病理状况，有可能需要在怀孕未足月前终止妊娠。

生产时间

顺产：是一个循序渐进的过程，分为第一产程、第二产程和第三产程。如果是初产妇，宝宝娩出时间平均为10多个小时。

剖宫产：产妇在全麻或半麻醉状态下由医生帮助取出胎儿，通常整个过程只需一个小时左右。

分娩疼痛

顺产：你可能听说过，顺产的疼痛非常剧烈，但这种疼痛仍在产妇的可接受范围内。如果你提前学习一些缓解分娩疼痛的技巧，或者采用药物减痛的“无痛分娩”方式，顺产带来的分娩疼痛能够被极大地缓解。

剖宫产：由于整个手术在麻醉状态下进行，尽管产妇可能还会有些感觉，但应该不会感到疼痛。

分娩造成的创伤

顺产：宝宝是经过自然的通路出生，产妇出血少。

剖宫产：宝宝由医生另辟通路帮助出生，产妇的创伤大，出血也比顺产多。

分娩带来的风险

顺产：产程比较长，容易出现的问题包括产程延长或停滞、胎心异常等情况，如果产妇有糖尿病、高血压或心脏问题，顺产带来的风险会比较大。

剖宫产：产程相对较短，较快地结束分娩可以避免一些由于产程长、身体负担重造成的并发症，但剖宫产也有容易出现的并发症，比如子宫收缩差、出血量多、容易出现血栓形成和麻醉意外、产后恢复慢等。

为，这才是彻底的自然分娩。如果采取这种方式，你在分娩时的自由度会更大一些，能在产程间歇时起来走动走动。如果有条件，并且你也愿意的话，你甚至还可以选择水中分娩。

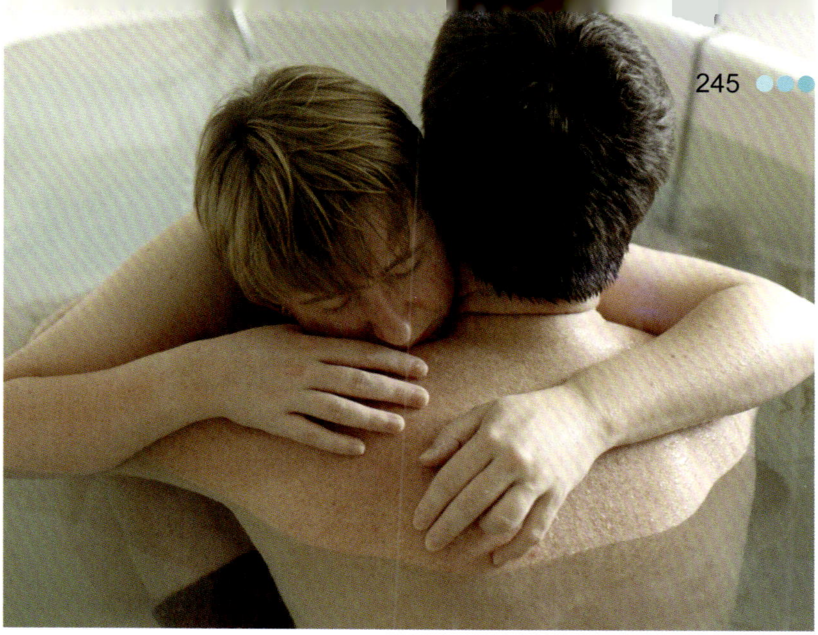

如果你打算租一个分娩池在家使用，那就应该选择一个大小能容纳下你和你的爱人的，这样他就能进入池中帮助你了。

分娩的感觉

在十月怀胎即将结束的时候，你可能忍不住会问你自己的妈妈、婆婆和生过孩子的朋友：分娩究竟是一种什么感觉？生孩子的疼痛是不是我所经历过的最痛的痛？我真的吃得消、真的能坚持下来吗？

是的，相信我们，你真的能坚持到底，顺利地把宝宝生出来。不过，说到分娩的具体感觉，究竟生产的疼痛像苹果那么大还是西瓜那么大，可能就没有一个标准答案了。因为不仅是每一次分娩的过程各有不同，而且每个人的身心体会和应对疼痛的方式也有所不同。

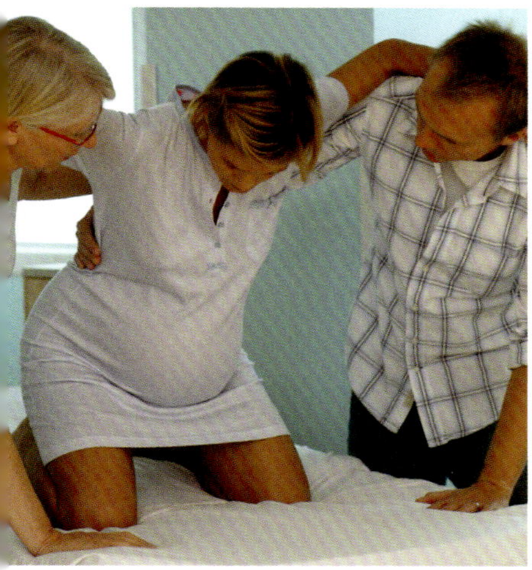

有的妈妈说分娩是她们所经历过的最艰难的事情，但也有的妈妈认为一切都还好，宝宝分娩出的过程要比想象的顺利多了。当然，不管最终你以什么样的方式分娩，看到小家伙终于躺在你身边的那种甜蜜，会让你觉得一切付出都是值得的。此外，分娩的感觉也和上面谈到的分娩方式息息相关。

分娩的时间有多长

分娩的整个过程，叫做产程，一共有3个阶段。在一切结束之前，很难说你分娩的时间会有多长，因为不同的女性经历的分娩过程也各有不同。

有调查显示，第一次生产的妈妈平均分娩时间是11个小时，如果是第二次生产，分娩时间则要短一些，平均为6个小时。其实，不管你的分娩时间是短是长，如果你从一开始就有打持久战的准备，那么当你在短时间内结束战斗的话，会觉得更轻松。

参观产科病房

问问你的助产士，是否可以参观一下医院的产科病房。有些医院允许参观，而有的医院的网站上提供虚拟的医院全景图。即使不能参加，你也不妨选择一个合适的时间向医生、护士或其他在这个医院分娩过的妈妈询问以下问题：

- 是医生还是助产士照顾我？
- 有分娩球和垫子之类的设施可供我在分娩时使用吗？
- 会让我躺在床上等待分娩吗？还是说我可以四处走动而不必躺着？
- 在分娩的过程中我可以吃喝东西吗？
- 有哪些镇痛的方法可供我选择？
- 如果我选择接受硬膜外麻醉，那么我得等多久？
- 有多少女性分娩时不使用任何药物止痛？有多少女性只使用笑气或自然的镇痛方法？
- 我分娩时使用水中分娩的可能性有多大？
- 有多少助产士接受过水下分娩护理的培训？
- 探视时间是几点？我的爱人能在宝宝出生之后留在医院里陪我过夜吗？
- 如果我有任何特殊的需求，比如需要别人帮我活动，医院会怎么处理？
- 如果对于分娩我有关于文化传统方面的要求，比如要求医护人员都是女性，医院能满足我的要求吗？

如果你曾做过剖宫产，你就该问问院方是会自动再次给你实施剖宫产，还是会鼓励你进行阴道分娩。

在医院分娩

有关分娩过程中会发生的一系列生理上的变化的信息铺天盖地。但对于那些在医院分娩的女性来说，在被推进产房时，却并不总是清楚会有什么在前面等待着她们。

在妊娠期间，如果你的产检医院就是你的分娩医院，你的恐惧就能减少，你的问题也能够得到解答。从妊娠34周左右开始，你就可以寻找机会多了解你的分娩医院。除了参观产科病房，你还要熟悉医院的布局，并了解医院是怎么工作的。

“女性并不总是清楚在医院里会发生些什么。”

分娩当天

到达医院以后，首先要去的地方是产科病房接待处，将要帮助你分娩的助产士会向你询问最近的情况，比如，你是否出现了分娩的迹象（出现褐色的或带血丝的黏液）或者你是否已经破水。她可能还要看一下你的各种证明材料，所以别忘了带上。

接下来，她要给你量血压、测体温、测脉搏以及验尿。她会测量你的腹围，并用手按一按，检查宝宝的胎位以及他的头是否入盆。她还会估算一下你宫缩的时长、强度和频率以及你的疼痛程度。

给宝宝做检查

助产士检查发现宝宝一切正常后，如果你已经出现了分娩的迹象或已经破水，她就会要求看一看你的卫生巾。她会检查羊水里是否有出血或胎粪（宝宝首次排出的粪便）。她还会听一下胎心。接下来，她可能会给你做体内（阴道）检查，看子宫颈张开了多少厘米。你要是不想做这个检查，要跟她说明。

这也就是说，如果你的助产士下班了，那么接班的助产士就能对你的情况有个大致的了解。

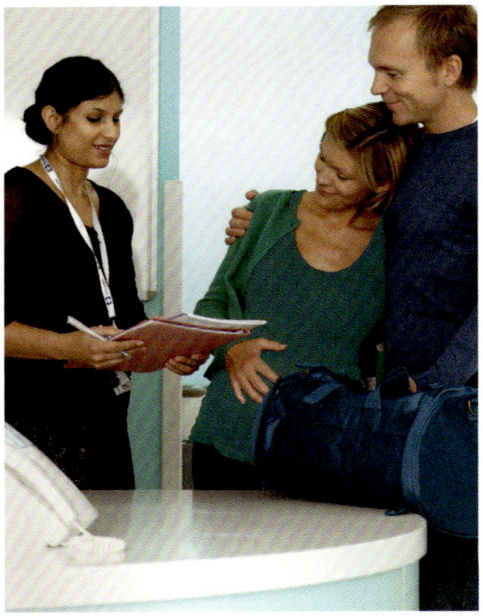

产科病房的接待员会迎接你，并把你交给助产士，助产士会检查你的分娩情况。

接下来会发生的事

如果助产士认为你距离分娩开始还有一段时间，你可能会选择回家去，等待宫缩变得再强烈一些。而假如你决定留在医院里，你可能就会被送到待产室或者是产科病房中专门辟出的待产区。

如果你选择的是水中分娩，倘若你已经到了产程活跃期（即子宫颈超过3厘米），要是你不曾预订水中分娩（但是要记住，可能有人正在使用分娩池，因此即使你预订了也有可能没有分娩池可用），就会被直接送进产房，并且待在那里直到宝宝出生。

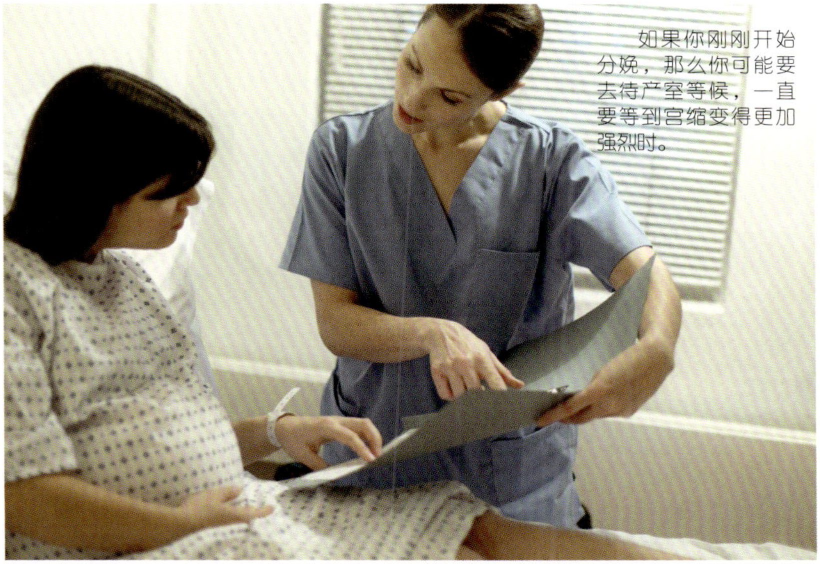

如果你刚刚开始分娩，那么你可能要去待产室等候，一直要等到宫缩变得更加强烈时。

在产房里

一些医院会把产房布置得像卧室一样，这是为了帮助你更加放松。产房里除了有床和1把椅子以外，墙上还会挂着画，没准还会有1台电视机。有的医院的产房里甚至还配有1个浴室。产房里一般还会准备一氧化二氮与氧气的混合气体（即安桃乐气体，见第274页）和氧气，需要的时候你随时可以使用。

在你的整个分娩过程中，助产士会定时检查你的脉搏、体温、血压、尿、子宫颈以及宝宝的胎位和心率。如果你发现自己需要某种医疗手段进行干预，如硬膜外麻醉（见第276～277页）、辅助分娩（见第280～281页）或紧急剖宫产（见第286～289页），所有的专业人员都会随时为你服务。

在有些医院你不用躺在床上，在分娩期间可以来回走动。实际上，在活跃分娩阶段不停地活动能促进分娩的进行。一旦进了产房，就要尽量让它感觉像是“属于你的”。你可能会想要把床移到一边，好给你腾出更多的空间来走动。也许你觉得灯太亮了，那就把它关上，只留一盏台灯照明。利用分娩刚开始的那段时间放松一下，让自己舒服些。泡个澡或者洗个淋浴，这往往有助于促进宫缩。

65% 的准妈妈说，她们打算在医院分娩；20%的准妈妈说，她们想在家分娩；还有14%打算在独立的分娩中心分娩。

爸爸妈妈问……

我分娩的时候，我的爱人能否陪着我？

在有些医院是可以的，而且这样做实际上是弥足珍贵的。一项研究显示，女性在分娩的过程中平均会见到6个甚至更多陌生的专业人员，因此一张友好的面孔将会使一切变得不同。除此之外，分娩陪护还能提供实际的帮助。另一项研究发现，如果陪产人员能够鼓励产妇控制疼痛，那么产妇做硬膜外麻醉的可能性就会降低，同时，产妇也会更加镇静并且不会感觉那么疲惫。

分娩期间我能吃喝东西吗？

可以。研究发现，在分娩的过程中吃喝东西不会对产妇和宝宝造成任何不良影响，前提是你没有服用任何止痛药（如派替啶，见第274页），在分娩过程中也没有出现任何需要稍后使用普通麻醉剂的并发症。不过不用担心，假如你已经在吃着零食，而随后又发现需要使用某种止痛药，那也照样可以用。

在分娩的过程中饮用含有一定热量的饮料有助于预防酮病。酮病即身体开始将其储备的脂肪转化为能量。酮病能让你感到恶心，可能会让你呕吐，还能让你感到头痛。在分娩期间最好还是尽量避免发生酮病，因为还有很多强体力活在等着你。

懒散的妈妈

会阴部按摩还是值得考虑做做的，这可以帮助阴道为分娩做好准备。

“从妊娠33周前后起，我就开始每天使用维生素E油按摩自己的会阴部。我会用手指蘸上一些维生素E油，然后把两个拇指插入阴道里面一点，再向下、向两侧按压，直到我感到有些轻微的刺痛为止。到了分娩的时候，宝宝露顶（即分娩中包括胎儿头盖的大部分出现在阴道口的阶段）时带来的那种强烈扩张的感觉已是似曾相识。我并不觉得疼，而是积极地准备开始用力推挤。我的助产士甚至在我分娩的后期也给我做会阴部按摩，以便帮助我的阴道肌肉放松。这确实大大增强了我的信心，因为那让我感到自己在过去的数个星期内所做的某些事是正确的，而我就要获得回报了。”

做好准备

此时，分娩随时都可能开始。当这一刻到来时，感到担心甚至有点害怕是很正常的。做好思想上的和一些切合实际的准备，是在分娩期间控制恐惧和疼痛的关键。

如果你还是不大清楚分娩的3个阶段（见第262～265页、第266～267页、第268～269页）是怎么回事，那么现在就应该把这个问题弄明白了。倘若你能够分辨出分娩的早期迹象，并且知道随着产程的进行都会发生些什么，那么当你开始分娩时，你就会觉得更有把握。当宝宝可能还有几个小时就要出生时，再也没有什么比即将见到自己的宝宝更能抓住你的心了！

还要确保你已经准备好了分娩计划（见第174～175页）并且最后一次浏览了一遍。当然了，没有人能预先知道自己的分娩过程会是怎样的，但一份书面的分娩计划至少能告诉你的助产士或其他医护人员你真正在乎的是什么。

制订分娩计划还能帮助你仔细考虑你将要面临的一些选择，这样你就不必在分娩期间做什么决定了。但是要记住，你的分娩计划中不应仅是列举你的要求，你还应该知道，到了分娩那天，事情并不会按照计划进行，因此你要做好灵活应变的准备。

> “如果你还是不大清楚分娩的3个阶段是怎么回事，那么现在就应该把这个问题弄明白了。”

爸爸妈妈问……

我之前做过剖宫产，还能选择阴道分娩吗？

做过一次剖宫产并不意味着下次还要做剖宫产。相关的指导原则建议，在已经获知了所有利弊的前提下，若做过剖宫产的准妈妈希望采用阴道分娩，应予以支持。

剖宫产术后再次妊娠阴道分娩的益处与阴道分娩的相同，比如，正常分娩后，需要输血的可能性比较小，宝宝不大会有呼吸方面的问题，而你也能较早出院。

剖宫产术后再次妊娠阴道分娩的缺点大概包括会阴部疼痛或缝针、产后头3个月内压力性尿失禁的概率更高，以及晚年更有可能患上子宫下垂。其中最为突出的一个缺点是，子宫可能会发生破裂，这会对你和你的宝宝造成威胁，不过这种情况非常非常罕见。有研究表明，200个剖宫产术后再次妊娠阴道分娩的女性中会有一个发生子宫破裂。

如果你曾经以阴道分娩的方式生过宝宝，而且你上一次做剖宫产是因为宝宝呈臀位，那么你剖宫产术后再次妊娠阴道分娩的成功率就会比较高。

在有过一次剖宫产史又选择了剖宫产术后再次妊娠阴道分娩的女性中，约有72%～76%成功地进行了阴道分娩。有过一次成功的阴道分娩经历，特别是有成功的剖宫产术后再次妊娠阴道分娩经历的女性，有计划地进行剖宫产术后再次妊娠阴道分娩的成功率更高，为87%～90%。

分娩后，我的阴道和骨盆底会怎样？

阴道分娩后，子宫颈口会变大，也不再像以前那样整齐了，但经过一段时间并辅之以骨盆底运动，子宫颈口就能恢复成原来的样子。

一开始，骨盆底肌肉由于疼痛和膨大，可能会感到被“切断”了似的。要尽早开始做骨盆底运动（见第135页），这个运动能使流向骨盆底的血液增加，帮助骨盆底肌肉复原，并有助于骨盆底变得更紧致，更结实。

精神上的准备

最后，精神上做些准备很有用，能帮你应付整个分娩的过程。要牢记你在产前培训班上学到的呼吸技巧（见下面的内容和第272页），这些技巧能帮你适应自己的身体、控制疼痛并让你始终受到关注。

有的女性还发现，想象真的管用。比如，可以反复地想："我的身体很强壮，并且运转良好。"有很多妈妈已经采用这类方法来延迟或避免在分娩的过程中使用额外的止痛药或药物干预。还要提醒自己，你一次只需应付一次宫缩，而每次宫缩都让你看到距离自己的宝宝更近了一步。

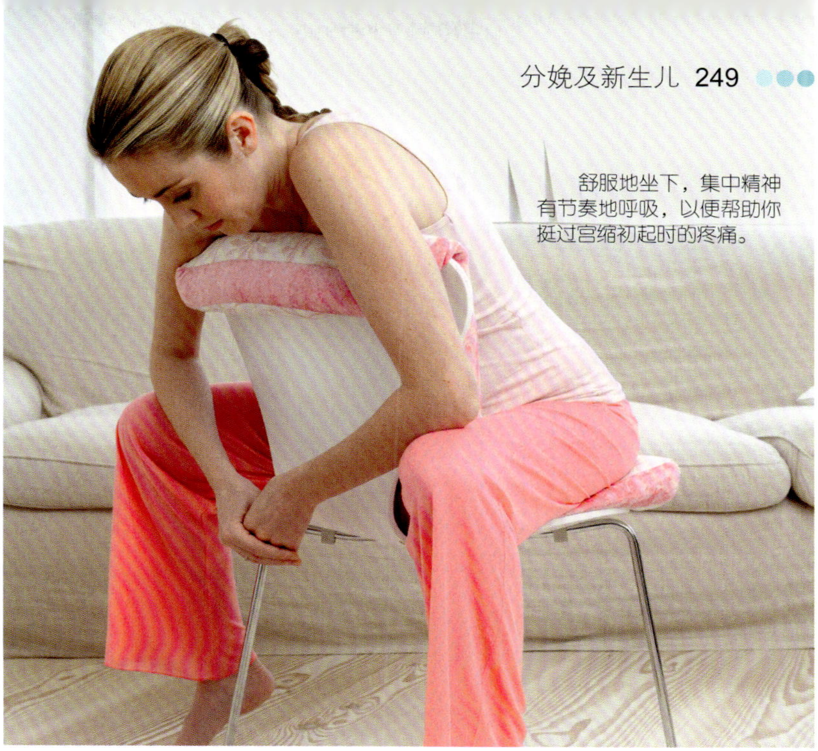

舒服地坐下，集中精神有节奏地呼吸，以便帮助你挺过宫缩初起时的疼痛。

呼吸技巧

在分娩期间有节奏地呼吸能最大限度地为你和你的宝宝获取氧气，还能帮你应付宫缩的疼痛。

在忍受宫缩的疼痛时，保持有节奏的呼吸并在每次呼气的时候放松会很难。你筋疲力尽，可分娩的过程似乎没有尽头，此时分娩伴侣的支持就显得至关重要了。他可以通过与你一起呼吸来帮你保持呼吸节奏的稳定。

你还应该与他进行目光交流，而他则可以握着你的手或者把他的手放在你的肩上，然后当他用鼻子吸入空气，又轻轻地呼出并吹在你的脸上时，你就可以像他这样跟着他一起呼吸。在怀孕期间就练习一下这个技巧吧。

在分娩的第二阶段，你就要用力将宝宝娩出了。每次宫缩时要尽量多推挤几次，但要适可而止，不要勉强。你可能会发现，每次宫缩时可以推挤3～5次，两次推挤之间可以呼吸几次。

有时候，有的女性在子宫颈尚未完全打开时就感到要分娩了。在这种情况下，根据子宫颈打开的程度，助产士可能会要求准妈妈先不要推挤，以便再给子宫颈一些打开的时间，而这是极难做到的！

可以通过变换身体的姿势（如侧身躺或者四肢着地，并将臀部向上抬起，脸抵在地上）来帮助自己做到助产士的要求。当宫缩袭来时，短促地呼吸4次，再迅速地吸入一口气，然后更加短促地呼吸4次，如此往复。在短促地呼吸时，你还可以在脑海中默念"我不能推挤"。努力在两次宫缩之间正常地呼吸。

消除对分娩的恐惧

对分娩感到焦虑是很自然的事，特别是在生第一个孩子的时候。不过还是有一些方法可以帮你战胜这种恐惧：

- 跟一个知己说说你以前是怎么应付疼痛的。在你将分娩的疼痛与你所经历过的其他类型的疼痛做比较时，就能发现你其实比你自己想象的要坚强。
- 如果你选择在医院分娩，那么会有多种止痛的方法供你选择，如硬膜外麻醉。跟你的助产士或医生谈谈这个事情，并请她们帮你制订分娩计划，这样所有照顾你的人就都能了解你的愿望了。
- 如果你对于分娩有着强烈的恐惧，那么就听听医生或者助产士的忠告，这能帮你明白你的恐惧感是怎么回事，并最终不再那么恐惧。

准备怀孕
保证安全与健康
你的怀孕周记
分娩及新生儿

迟来的宝宝

预产期已经到了，可宝宝却还没有出生，这可怎么办？不必过于担心，因为很多宝宝是在预产期之后出生的。这个时候你可能会想多了解一点儿关于引产的事情，不过更重要的则是放松一下，休息休息。

妊娠超过40周时的应对策略

假如你在等待宝宝降生的时候感觉时间变慢了，那么就试试以下这些应对策略：

●计划好每天要做的事。不要整天待在家里琢磨有什么事情会（不会）发生。

●如果你还没有在冷柜里储存好食物，那么现在就开始做。

●告诉亲朋好友，不要打电话来问有什么事。如果真的有什么事，你会给他们打电话。

●多跟你的爱人一起出去享受最后的快乐时光——宝宝出生后再想这样就没那么容易了。

●休息——如果你发现晚上难以入眠，那就在白天打个盹。休息一下，听听音乐或者看看电视。要是睡不着觉也不必烦恼，打盹也不错，要为即将到来的分娩积攒体力。

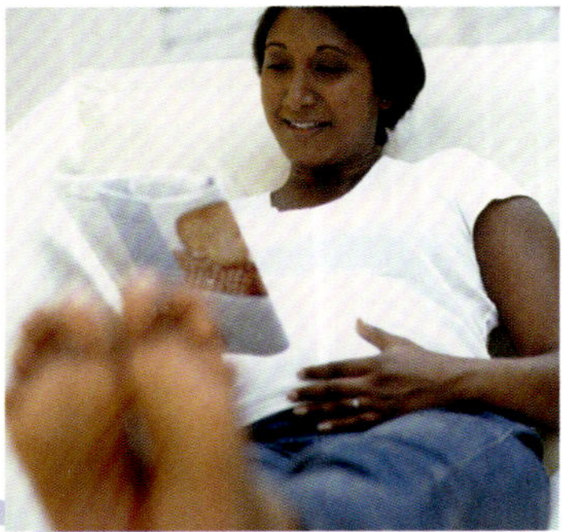

我的宝宝还没有出生

很多女性是超过了预产期才分娩的，但只有1/4左右的女性属于所谓的过期妊娠。过期妊娠指的是孕期超过42周。

出现“过熟”之所以会让产科医生十分担忧，是因为如果妊娠超过了42周宝宝仍未出生的话，那么意外死亡的概率就会增加。不过，尽管如此，宝宝意外死亡数量仍旧很少。在英国，妊娠39周时的胎死宫内率为1/3000，妊娠42周时的胎死宫内率为4/3000，妊娠43周时的胎死宫内率为8/3000。

有研究显示，做人工破膜（见下页）后48小时内，分娩自然开始的可能性会增加。但如果人工破膜不起作用，你的妊娠期还要继续，那可能就会给你做引产了（见下页）。很多女性愿意在这个时候接受引产，因为她们觉得此时妊娠的时间已经足够长了，而还有一些女性还是想再等上一段时间，直到分娩自然开始。

如果在跟产科医生谈过之后，你仍无法决定到底要不要做引产，可以请医生给你一两天的时间考虑。假如你决定不做引产，那么你在妊娠满42周（前提是你的预产期是根据超声波扫描检查的结果来确定的）前，自然分娩的可能性也还是非常高的。

除了做引产，你还可以选择对你的妊娠情况进行定期监控（每2～3天一次），检查你的宝宝是否一切正常。医院也有可能要求你去医院用心分娩力描记仪做个检查，这个检查能记录下宝宝的心跳，还能扫描一下，看看你的羊水有多少。

要不要做引产，最终还是要由你来决定。如果你需要更多的建议，那就该跟你的助产士或产科医生谈谈。

——般来讲，做引产是因为过期妊娠的危险比直接分娩要高。大多数的分娩是自然开始的，但有时候在分娩的过程中也需要一点儿帮助。

诱发分娩的天然方法

你已经准备就绪且没有任何特殊情况发生了吗？以下列举的几种诱发分娩的方法值得一试。

●刺激乳头 一般认为，这种方法能促使身体分泌催产素，催产素是一种能引发宫缩的激素。

●性生活 性高潮能帮助刺激子宫产生宫缩，精液中也含有前列腺素，能使子宫颈打开。

●吃咖喱 并没有科学研究的结论支持这一方法！但是据说咖喱能刺激肠蠕动，肠子就在子宫的旁边。

●吃菠萝 新鲜的菠萝中含有菠萝蛋白酶，一般认为，这种酶有助于软化子宫颈。

●针刺疗法 有限的研究认为，针刺疗法很有效。

●散步 如果你的宝宝还没有“降下来”或者仍旧待在骨盆的上部，那么散步被认为能够让宝宝转换到更好的胎位。

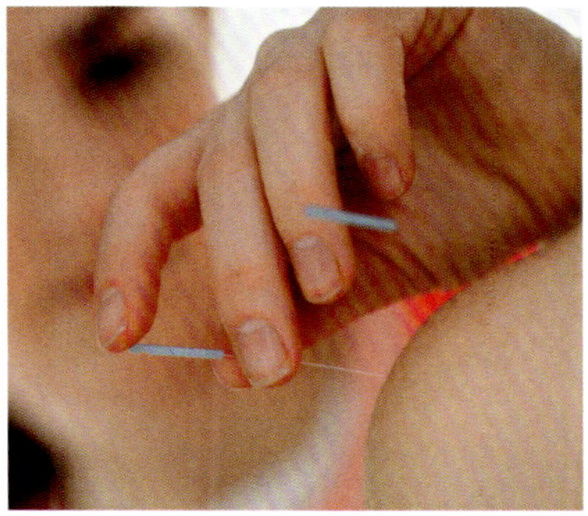

引产

尽管顺其自然最好，但有时候在分娩的过程中也需要一点儿帮助。若是人工诱发的分娩，这就是引产了。医生可能会给你做引产，如果：

●你的妊娠期超过了41周。

●破水后24小时内分娩没有开始。

●你患有糖尿病或其他疾病，如先兆子痫（见第233页）或肾病，这些疾病会损害你或宝宝的健康。

你的医生有很多方法诱发分娩，一般会按照如下顺序来给你做引产：

胎膜剥离 即在做体内检查时，轻轻地将包裹着宝宝的那层薄膜与子宫颈剥离。

前列腺素 是一种类似激素的物质，能帮助刺激宫缩。助产士或医生会将一个含有前列腺素的药片、阴道栓剂或凝胶放入你的阴道。如果6个小时后分娩还没有开始，你还需再使用1次上述药片或凝胶。

催产素 是一种人工合成的催产素，通过输液的方式用药，在前两种引产方法都不奏效后才会使用这种方法。有的女性说，催产素引起的宫缩比自然开始的宫缩要疼。倘若事实的确如此，你可能会选择接受硬膜外麻醉来止痛。

有证据显示，不论采用何种方法引产，你都更有可能需要使用器械（如产钳或胎头吸引器）来帮助宝宝娩出，其原因可能在于妊娠期间患上的导致使用引产的并发症，和(或)引产本身造成的问题。

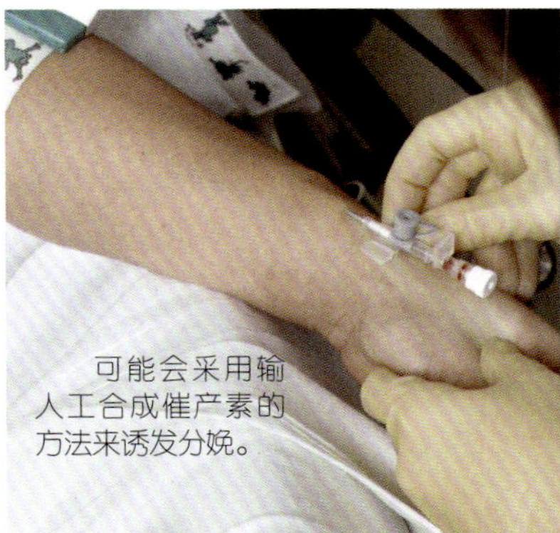

可能会采用输人工合成催产素的方法来诱发分娩。

爸爸妈妈问……

我怎么才能知道引产是否起作用了呢？

引产的方法有很多种，助产士或医生会根据你的子宫颈的柔软度及张开的大小，向你推荐最好的那一种。

子宫颈的成熟度是用所谓的比效普评分来进行评估的，根据这种方法，会对子宫颈的情况打分，分数从1～10不等。若得分大于等于8，就说明你的子宫颈“成熟”了，已经准备好迎接分娩。

在子宫颈尚未成熟的情况下所做的引产中，约有15％以失败告终。此时，医生会与你商议，帮你决定是否再做一次引产试试，或者使用更强力的方法，或者做剖宫产。

宝宝的胎位

信不信由你，你开始分娩时宝宝的胎位是你能否顺产的关键指标之一。看看下面的内容，找出哪些胎位能顺产，以及如何将宝宝调整到这样的胎位。

位置、胎位与姿势

大多数宝宝在分娩开始时会调整到最佳胎位，这个胎位就是头部向下，后脑勺略微朝向你腹部的前部，这种胎位叫做枕前位（见下页中图）。

在分娩的过程中，大多数宝宝还是会转动身体，把下巴抵在胸前，这是自然的方法在帮助分娩的进行，并使分娩变得更加容易。在分娩第1阶段的宫缩期间，宝宝的头顶向子宫颈，甚至会向子宫颈施加压力，并帮助子宫颈张开。随后，到了向外推挤的阶段，宝宝头部直径最小的部分会首先通过产道。

如果宝宝下巴朝上或头部向后仰，那么最先出来的就是他的脸或眉毛（见第197页）。这种情况并不常见，但如果你的宝宝是这个姿势，那么他头部的直径就会变得长得多，他也就更有可能在分娩时卡住。拿一件领口很紧的高领套头衫，试着把它从你头部的各个部位套上，你就会明白为什么宝宝的下巴缩回去会最利于分娩！

懒散的妈妈

在分娩时根据身体的情况做各种事情，而不要预先计划好每一个细节，往往就应该这么做。

“我真的希望在分娩时顺其自然，根据自己身体的情况做出各种调整，而不愿过于细致地计划每件事情。当我真的开始分娩时，我的身体在说：‘救命啊！实在太疼了！’我的宝宝是枕后位（见下页右图），因此我的背部痛得要命，而且我的产程也因此减慢了。疼痛持续了很久，所以我最终还是选择了接受硬膜外麻醉。我一点儿也不觉得疼了，因此能够放松下来，并按照助产士的指示用力推挤。不过，我最后是借助产钳的帮助才生下了宝宝，因为宝宝不想把身体转过去，就打算在出生时向上看着我！”

爸爸妈妈说……

“我开始分娩时宝宝的背部顶着我的脊柱，这让我在开始阶段感到非常难受。后来我采用四肢着地的姿势，这下起了作用，他不再顶着我的脊柱了。他在隆重降生之前总算把身体转过来了。”

乔莉，28岁，孩子基兰两个月大

“我的女儿直到我的预产期前一周都是臀位，我希望她能够把胎位调正，因为我可不想在生第一个宝宝时就做剖宫产，我希望一开始不借助任何帮助就生下宝宝。谢天谢地，她在我开始分娩前9天把胎位调整过来了，因此我得以顺产。”

梅芙，30岁，孩子凯丽1个月大

“我开始分娩时宝宝的胎位不正，我害怕给我使用产钳或胎头吸引器。但幸运的是，他决定帮他妈妈一把，在我的子宫颈张开10厘米时把胎位调正了。”

普雷蒂，孩子戴维6个月大

约有10%的宝宝虽然是头向下的胎位，但在分娩刚开始时却是“背对背”的。这种“枕后位”的胎位（见下面右图）指的是宝宝的后脑勺对着妈妈的脊柱。大部分这种胎位的宝宝都是通过阴道分娩出生的，但产程要更长一些，而且需要人工助产。

宝宝还有可能横躺在腹中，但是这种情况比较罕见——这种胎位叫做“横位”或“斜位”。如果你的宝宝恰好是这种胎位，那你就需要做剖宫产了。

臀向下、头向上的胎位就是臀位。如果你进入孕晚期3个月时宝宝是臀位，不必惊慌。在妊娠的这个阶段，约有1/5的宝宝是臀位，但大部分在分娩开始前会调转身体，变成头部向下的头位。到了妊娠40周时，只有大约1/29的宝宝仍旧是臀位。尽管这种胎位的宝宝有时也能经由阴道娩出，但在英国，大部分臀位的宝宝还是通过剖宫产出生的。

宝宝常见的胎位

当预产期日趋临近，你可能会注意到医生在记录你的宝宝的胎位。在给你做常规的检查时，她会摸一下宝宝头部的位置，然后找到她的背部、胳膊和腿。以下是宝宝最常见的几种胎位：

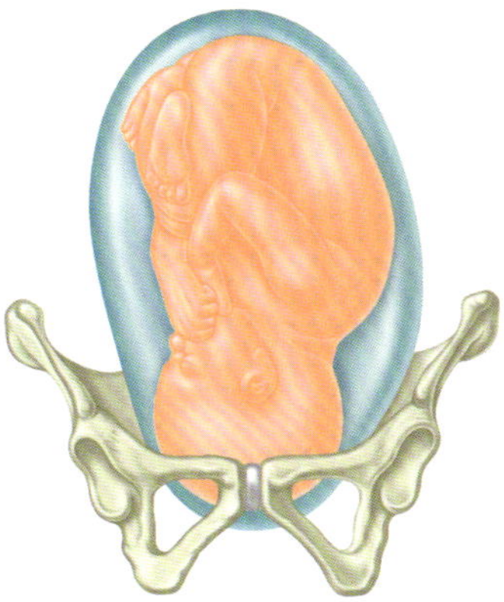

左枕侧位 宝宝位于你的左侧，背部朝向你的左侧

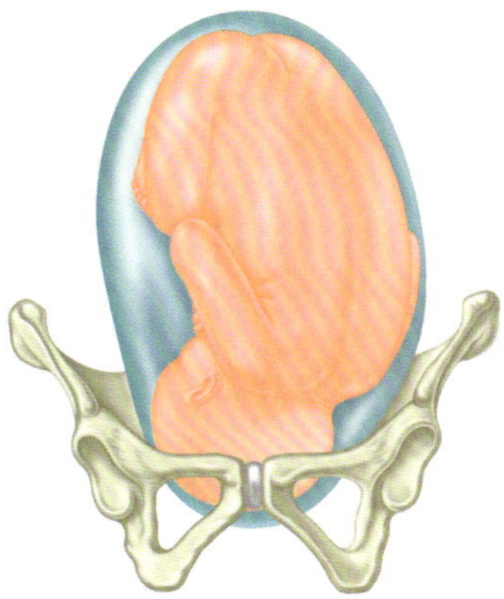

左枕前位 宝宝位于你的左侧，背部朝向你的腹部

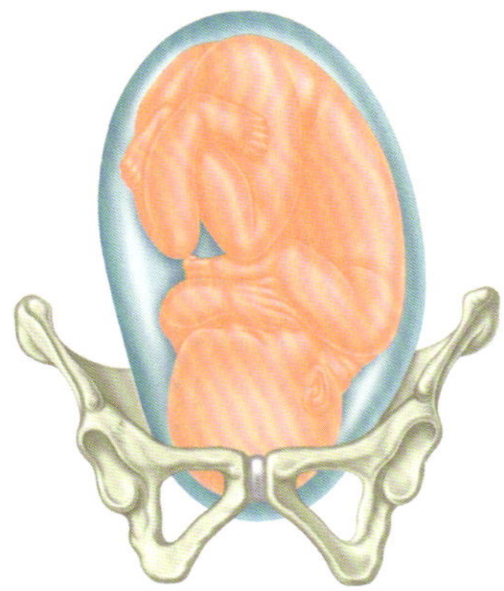

左枕后位 宝宝位于你的左侧，背部朝向你的背部

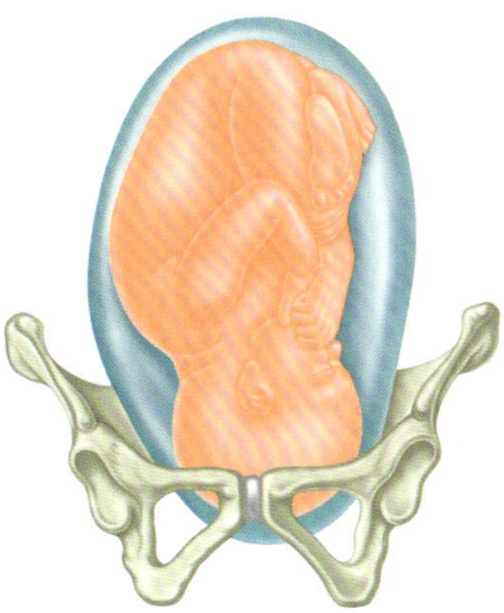

右枕侧位 宝宝位于你的右侧，背部朝向你的右侧

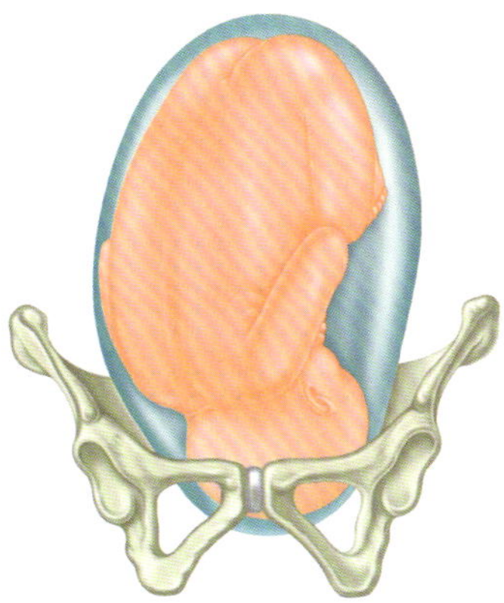

右枕前位 宝宝位于你的右侧，背部朝向你的腹部

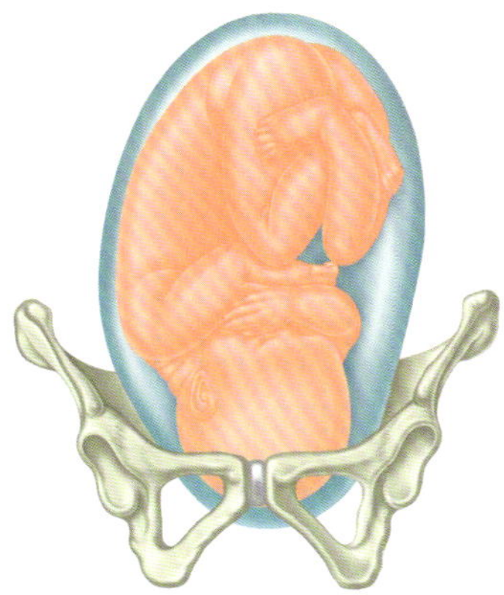

右枕后位 宝宝位于你的右侧，背部朝向你的背部

分娩的迹象

大多数即将分娩的准妈妈的头脑中都会有这样一个最为重要的问题："我怎么才能知道自己何时分娩？"下背部持续疼痛和破水是两种可能的迹象。继续阅读下面的内容，发现其他表明宝宝即将出世的征兆。

有事情开始发生了

每个人的分娩过程都是不同的，根本不可能知道分娩什么时候开始。分娩更像是一个过程而非一起单独的事件。

是真正的宫缩还是假宫缩

大多数初次怀孕的女性都会问医生或朋友，该如何分辨假宫缩（见第177页）和真正的宫缩。答案通常都很含糊："当分娩开始时你就能知道那是真正的分娩了。"这个回答简直得让人抓狂。

相比假宫缩而言，宫缩持续的时间明显比较长，也更有规律、更频繁而且更疼。此外，分娩的疼痛持续不停，而且随着时间的流逝，还会变得更频繁，持续的时间更长也更剧烈；而假宫缩总是不期而至，也并不规律。

如果你的宫缩变得更久、更强烈、更为规律且更加频繁，那么你很可能开始分娩了。医生可能会告诉你在这个阶段该做些什么，但假如你有任何怀疑，就去医院吧。

你体内的诸多变化协同作用，帮助你生下宝宝。分娩即将开始的迹象包括：

- 感到轻松（当宝宝的头部开始降入骨盆时）。你可能会注意到，你能深呼吸，也能多吃些东西了，但同时小便也变得更频繁了。
- 阴道分泌物变得更加浓稠，里面充满了黏液。
- 假宫缩（见左侧框内）变得更加频繁，也更加强烈。
- 上吐下泻。

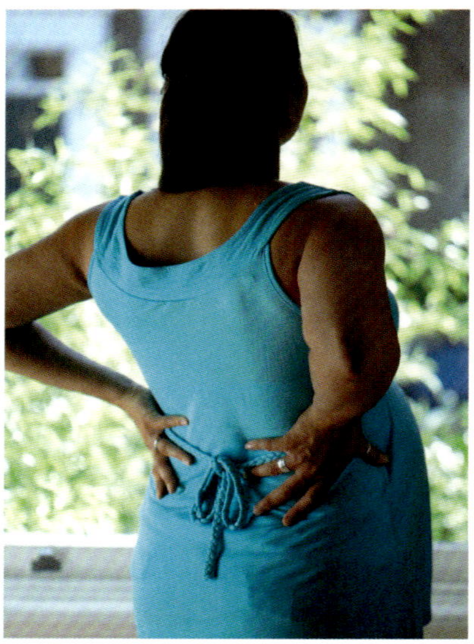

在分娩的起始阶段（也叫做潜伏期），你可能会出现以下的部分或全部状况：

- 下背部或腹部持续疼痛，往往还伴有类似经前期绞痛的感觉。
- 出血（褐色或带有血丝的黏性分泌物）。如果你排出了堵住子宫颈的黏液塞，分娩很快就会开始，也有可能还需再等上几天。这是事情正在向前进展的一个表现。
- 有规律地出现了有痛感的宫缩，而且宫缩之间的间隔越来越短，每次宫缩持续的时间越来越长，也越来越强烈。
- 破水，但只有同时伴有宫缩才表明你要开始分娩了。宫缩的作用是使子宫颈张开。

在分娩的起始阶段，你的感觉如何取决于你是否生过宝宝、你对疼痛的感知和反应，以及你为分娩所做的准备。

在分娩的起始阶段该做些什么取决于当时的时间、你喜欢做的事情，以及你的感觉。

倘若下背部疼痛挥之不去并伴有绞痛的感觉，你可能就已经进入分娩的最初阶段了。

保持镇静和放松会有助于分娩的进行，还能帮你应对宫缩，因此做你喜欢做的事情吧，可以帮你保持放松。

尽量放松

放松可以是看一场最喜欢的电影、看书，或者请一个朋友或亲人过来陪你待上几个小时。散步和休息可以交替进行，你也可以泡个热水澡或者冲个淋浴来消除疼痛。可能的话，尽量多休息，为即将开始的分娩做好准备。你可能会感到饥饿，那么如果你愿意的话，就吃喝点东西。

分娩的起始阶段是尝试各种姿势和呼吸技巧（见第249页和第272页）的好时机，看看这些姿势和技巧能否帮你应付宫缩，此时真正的宫缩已经开始了。如果医院方已经给你配备了一台Tens镇痛仪（见第270页），在分娩的起始阶段就该开始使用它了。

信不信由你，在分娩期间没有宫缩是可能的。在分娩的时候，子宫颈会变得越来越薄，也越来越宽。有的女性对于子宫颈开始张开之前的宫缩产生的疼痛很敏感。助产士会通过做体内检查来确知子宫颈是否已经开始发生变化。

如果你的宝宝是枕后位（头部朝下，但背部朝向你的背部，见第253页），那么宝宝头部入盆以及开始分娩所花费的时间就会更长。你的宫缩并不规律，可能也不太强烈，你也许还会感到背痛。

医生会告诉你在家时该怎么做，直到分娩的迹象变得更加强烈时再去医院。你可以泡个热水澡或做个按摩来缓解疼痛。

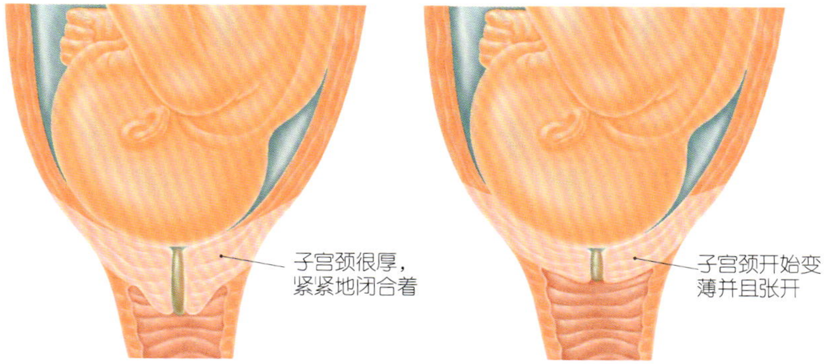

分娩开始前，子宫颈很厚，短小且紧密闭合着。图中这个宝宝的头已入盆。

分娩开始时，子宫颈开始变薄，伸展开并且张开，这叫做“子宫颈薄化”。

> “开始分娩是一个过程而非一起单独的事件。不可能确切地知道它何时开始。”

爸爸妈妈说……

“我的宫缩开始时我就准确地判断出来了。宫缩的疼痛有点像月经痛，但最痛的时候还伴有强烈的‘刺痛’感，足以让你不禁失声大叫‘哦……有什么事正在发生，好疼啊！’”

肖纳，24岁，初为人母

“当我感到腹部左侧有一种涟漪荡漾般的奇怪感觉时，我正准备睡觉。我以为可能是宝宝在回头时刮到了什么。不管怎么说，我翻了个身，换了个舒服的姿势，却感到有液体涌出。我去了卫生间，发现有液体正从我的身体里流出来。液体的气味像蜂蜜，里面还夹杂着细小的血点。我觉得像是破水了，于是我赶紧叫了辆出租车！”

宝珠，30岁，孩子妞妞一个月大

“预产期的前一天晚上，我被阵阵无痛的宫缩搞得无法入睡，我觉得这就是假宫缩，但我不知道我是不是开始分娩了。我的黏液栓还没有排出来，也没有破水。当宫缩变成每3～6分钟来一次，而且一次比一次强烈时，我知道分娩开始了。我压根没有见到我的黏液栓，但我确实在预产期那天生下了一个漂亮的男孩！”

梅，27岁，孩子洛图两个月大

爸爸妈妈说……

“我提前4周就破水了，当时我正在超市。我十分尴尬，于是让我丈夫停止购物，我出去在车里等他。”

雪梅，27岁，孩子杰迪两个月大

“就在我的预产期到来的几天前，我的羊水开始滴滴答答地流出来了，那时我正和我丈夫在外面吃饭。我冲进卫生间解小便。当我看到自己排出的液体呈粉红色时，我才意识到那不是尿液。”

玛丽亚，30岁，孩子安杰丽娜7个月大

“破水时我正在和丈夫亲热——破水真是扫兴！”

彭妮，29岁，初为人母

“我破水时正在地铁上。我最后一次去采购婴儿用品，正坐地铁回家。于是，我赶快在下一站下了车，我坐过的椅子被我弄得湿淋淋的我也顾不上管它了。我飞快地打了辆车赶去医院。”

紫溪，25岁，孩子利娅1岁大

“我的子宫颈打开9厘米时，他们都在鼓励我，我突然就感到自己要生了。我大叫：‘不，我还没有破水！’正说着，我的羊水在巨大的推力作用下喷涌而出，喷了我丈夫一身。我根本就控制不住。我开始大笑起来，而且在剧烈的宫缩间隙仍旧笑个没完。单是他脸上的表情就能把我逗死了。”

菲奥娜，32岁，第二次当妈妈

我破水了

妊娠期间，你的宝宝舒舒服服地被羊水保护着，外面裹着一层胎膜，待在你的子宫里。如果这层膜被撕破，那么羊水就会经由子宫颈和阴道流出来，这就是通常所说的“破水”。在你的病历上被写作“羊膜自行破裂”。

大部分女性是在分娩的第一产程即将结束的时候破水，而约有1/10的女性在妊娠期结束、分娩开始前破水（足月胎膜早破）。

胎膜早破

如果分娩还没开始你就破水了，不要惊慌。换上一片卫生巾做好保护，同时也能更加清楚地看到从你体内流出的液体的颜色。刚开始排出的液体几乎是透明的，略呈黄色，可能还带有一点儿血丝。

每个人排出的液体量各不相同，可能就那么几滴，也有可能“喷涌而出”。如果排出的量很大，那么一片卫生巾根本不够用，最好还是换成一条旧毛巾。这虽然不大雅观，但更实用，特别是当你需要开车去医院时就更能体会到这样做的好处了。

不管你是在妊娠多少周时破水，都应迅速为你的情况做评估，这一点很重要。一旦破了水，身体抵御感染的能力就会减弱。

如果你妊娠满37周，给你做检查时你就可以选择做引产了，引产通常是在破水大约24小时之后来做。不过医护人员也有可能决定先“等等看”，看你24小时后是否开始自然分娩。在所有妊娠期满的女性中，约有9/10在破水后24～48小时内自然分娩。倘若你妊娠未满37周（在34周～37周之间）就破水了，你也可以选择做引产或等等看。

如果你和你的宝宝一切正常，只要你愿意，就可以回家去等。选择等等看的话，就会有一点儿感染的风险（约有1%的女性会感染，而未破水的女性感染的风险则为0.5%）。同时，破水后洗澡或冲淋浴都是安全的，但不要行房，因为这会增加你感染的危险。

70% 破了水的女性会在24小时内开始分娩，将近90%的女性会在破水后48小时内开始分娩，而有95%～96%的女性在72小时内分娩。

“等等看”的方法

在等着看自己是否会自然地开始分娩时，你应该：

●每24小时请你的助产士或医生帮你检查一下胎心和宝宝的动作，一直到你开始自然分娩或接受引产。

●只要你醒着，那就每4个小时量一下体温，看你是否发烧了。

●检查羊水颜色和气味的变化，这些变化能告诉你是否感染了疾病。

●检查胎动是否一如往常。

如果你出现了任何感染或发烧的迹象（如颤抖或脸发红），或者你发现宝宝动得少了，那就立即去医院。假如诊断证明你确实感染了某种疾病，你就需要接受静脉注射抗生素治疗，并且立即做引产。

如果你没有任何感染的迹象，而你破水已超过了24小时却还没有开始分娩，那就建议你去医院分娩，因为可能需要立即将宝宝取出或转到新生儿监护病房。

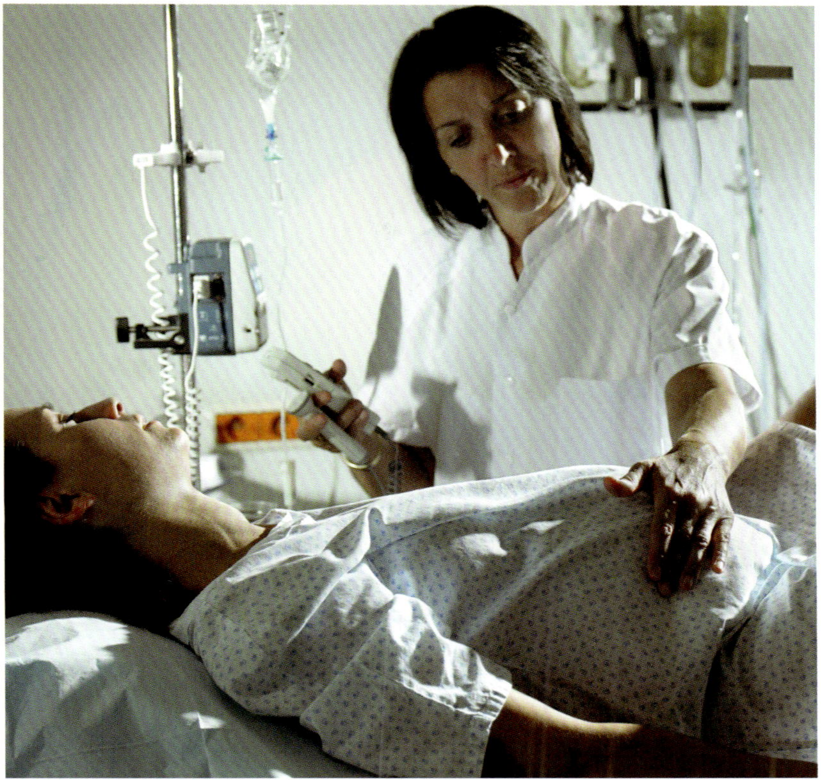

破水后，你需要做一个身体状况的评估。如果你和你的宝宝一切正常，那么你可以选择做引产，也可以等等看自己是否能自然地开始分娩。

爸爸妈妈问……

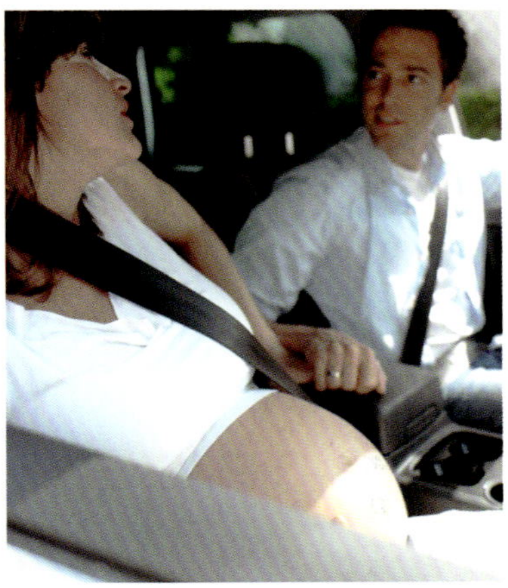

如果你是首次分娩，你不会来不及去医院。首次分娩的产程会很长。

怎样才能知道是否已经来不及去医院了呢？

如果你是首次怀孕，那么分娩的速度很快，致使你都来不及去医院的情况十分罕见。首次分娩的产程会很长，所谓的“隐藏期”（即子宫颈张开尚不足3厘米，见第260页）可能会持续好几个小时。而经产妇的分娩速度就会比较快了，因为子宫颈和阴道都已经被撑开过，因此要比以前更有弹性。

首次分娩时不大可能没有足够的时间去医院。分娩的第一产程会拖得很长。如果你那时仍旧待在家里，而已经控制不住地要生了，那就有可能来不及去医院了。假如你发现自己正是这样的处境，那么就赶紧给医院打电话；若你碰巧手头没有医院的电话，就打120。急救服务中心会安排一名护理人员或助产士赶往你家，他们还会一直跟你通电话，直到急救人员赶到你身边。

如果你上一次分娩的速度很快，那么就应格外密切留意分娩的迹象，这很重要。做好发疯一般地冲向医院的准备，因为经产妇的分娩速度会更快。

假产

你有宫缩，但是宫缩来了又消失了。你究竟是不是要分娩了呢？有些女性在妊娠期满时会出现“假”产的现象，会发生不规律的宫缩，而子宫颈未能张开。尽量放松，因为假产是个积极的信号，说明宝宝就快要出生了。

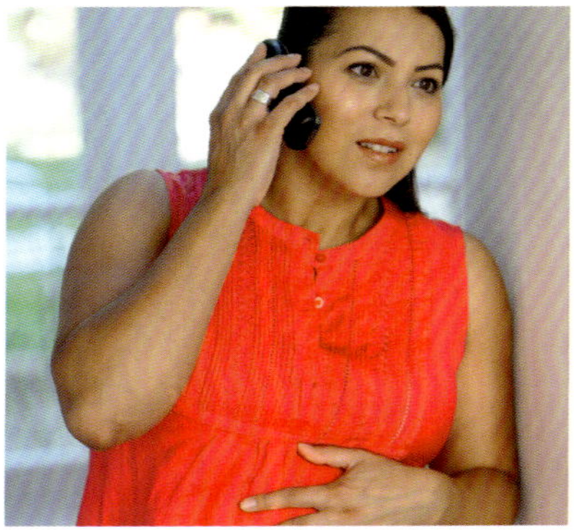

如果你觉得自己开始分娩了，不要不好意思给医生打电话，要搞清楚你下一步该怎么办。

是真的要分娩了吗

当预产期临近的时候，你从孕中期开始就可能感受到的假宫缩（见第177页）有时会变得更加规律，相对而言也比较密集甚至会疼，你也许会被欺骗，以为自己开始分娩了。但所谓的假产不同于真正的分娩，它不会引起子宫颈明显而持续的扩张，宫缩不会变得越来越长、越来越强，也不会越来越频繁。

有时很难分辨到底是假产还是分娩初期。并非所有的女性都会出现假产，而且在有些情况下，真正的分娩所引起的强烈而有规律的宫缩毫无征兆地就来了。

可能会发生什么事

如果你妊娠已满37周，你应该注意以下迹象：

●假产的宫缩是不可预知的。这种宫缩的时间间隔没有规律，持续的时长和强度也变化不定。尽管真正分娩时的宫缩一开始也毫无规律，但会逐渐变得越来越有规律，间隔的时间也越来越短，而且会更加强烈，持续的时间也更长。

●假产的宫缩疼痛点更有可能集中在下腹部，而真正分娩时的宫缩疼痛是从下背部开始，然后蔓延至整个腹部。

●假产的宫缩会自行停止，当你开始或停止某个活动或变换姿势时也会停止。而不管你做什么事，真正的分娩宫缩都会一直持续并且逐渐加强。

如果你妊娠还不足37周，就不要浪费时间试图搞清楚是怎么回事。你要是发现了任何分娩的迹象，要立即

何时与医生联系

在你觉得自己开始分娩时，可能已经和你的医生讨论过该做些什么了。但假如你无法确定自己是不是真的开始分娩了，也不要不好意思打电话。医生经常会接到女性寻求指导的电话，这是他们工作的一部分。

实际上，她们会用你的语气告诉你很多事情，所以跟她谈谈，寻求帮助吧。她会希望知道你宫缩的间隔时间是多久、宫缩时你是否还能讲话以及你可能出现的其他症状。

如果你计划在医院分娩，她可能还会要求你来一趟医院，以便对你的情况进行评估。她要是觉得你仍旧处在分娩初期，那么根据你的应对方法以及是否已经找好了分娩伴侣来帮助你，她会鼓励你先回家去，待活跃分娩阶段开始时再去医院。

你应该与你的助产士或医生联系，如果：

●你破水了，或者怀疑自己有羊水流出。

●你的宝宝动得比平时少了。

●你出现了阴道出血（只是一点儿带有血丝的黏液的情况除外）。

●你发烧、头痛得厉害、视力出现了任何变化或腹痛。

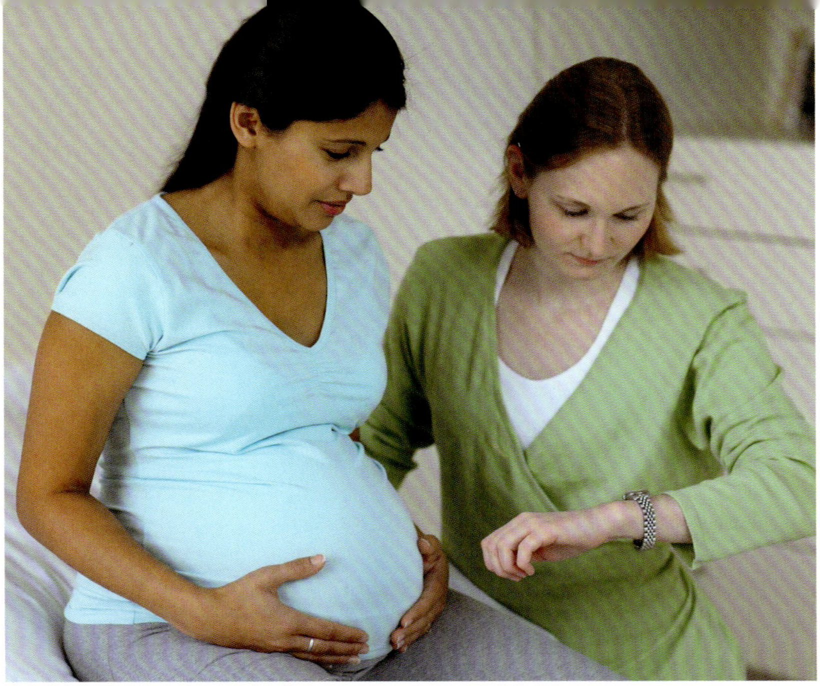

给你的宫缩计时，看看情况如何。如果宫缩变得越来越有规律，间隔的时间越来越短，越来越强烈，持续的时间也越来越长，那么就说明你的分娩开始了。

去医院特别是当你的阴道有水样或带血的分泌物排出时更应如此。

妊娠超过37周以后，你就可以待在家里不去理会宫缩（不管是由于假产还是真正的分娩初期引起的），看看接下来会怎样。下面的情况除外：如果你觉得自己已经破水了（见第256～257页），如果你有阴道出血，如果你感到宝宝的胎动减少了。

假产宫缩非常讨厌，它会影响你的睡眠，让你疲惫易怒。你还可能会充满期待，渴望知道真正的分娩何时才能开始。如果你感到不舒服，那么躺下，或者正相反，起来散散步，改变一下正在做的事情有时候有助于消除疼痛。洗个热水澡有时也有同样的作用。

此时亦是练习如何在宫缩时保持放松的好时机。深吸一口气，然后在呼气的同时，让你的肌肉放松，这样它们就是松弛而柔软的。这样，等你最终开始分娩时，你就能自动辨识身体紧张的部分并让其放松。

如果你已经有孩子了，你可能就总是想知道是不是该请保姆过来了。当你犹豫不决时，就打电话吧——即便你没有开始分娩，这样做也没有什么害处，而且你也能更容易地休息了，因为你知道自己随时都能得到帮助。

给你的宫缩计时，直到你感到自己要分娩时为止。假如你感到担忧、迷惑，或者仅仅是需要一点儿鼓励和安慰，不要不好意思，给你的医生或助产士打电话，登记住院吧。

“假产的宫缩的时间间隔没有规律，持续的时长和强度也变化不定。”

爸爸手记……

假警报的故事

“**凌晨1:00** 埃玛醒了，她的身体两侧感到锐痛。

凌晨1:45 埃玛：‘我有假宫缩了，间隔时间是7分钟，非常有规律。’

凌晨2:00 查阅怀孕方面的书：布拉克斯顿·希克斯收缩应该是无规律的还是怎么样的？我们俩都想不起来了。好吧——那似乎只是假宫缩而已。努力使自己放松。”

凌晨2:15 埃玛：‘嗯……褐色黏液分泌物。像是“见红”。’

凌晨2:16 我：‘别慌！给医院打电话！’

然后我开始慌了，一把抓起打好包的住院用品。埃玛给医院打了电话，那边让我们直接过去。

凌晨2:45 ‘兔子！’正当我开车横穿公路的交流道时，埃玛大叫起来。这些找死的兔子简直就是一场噩梦！幸运的是，我没有撞上它们。老天保佑。

凌晨3:45 各种讨论、取样和检查过后，助产士开始用一种仪器检查埃玛的宫缩。助产士告诉我们，仪器上的读数要达到90至100才算是‘真的要分娩’了，但埃玛的读数只有50。于是助产士让我们多等一会儿再检查宫缩的情况。

早上4:15 助产士检查了埃玛的子宫颈，确认分娩的确还没有真的开始，不过还是应该再检查检查。她向我们保证，虽然子宫颈还没有张开，埃玛的身体却已经准备好分娩了，这是个不错的迹象。医生进来说，如果埃玛愿意，她可以留在医院里，但我们婉言谢绝了，然后回家去了。

早上5:45 我们终于又躺在床上了！那么这就是我们得到的第一次‘假警报’，不过也是一次不错的演习。”

第一产程

分娩初期在宝宝出生的整个过程中是一段愉悦而激动人心的体验。此时宫缩仍旧很弱，但你已经应该开始关注自己身体的反应，并且做自己觉得正确的事情。打个盹，吃点零食，要不就看看电视，这些都能帮你为日后艰苦的分娩积攒体力。

潜伏期与活跃期

分娩的初始阶段有时也被称作潜伏期或预分娩阶段。子宫开始有规律地收缩或收紧，而且宫缩会渐渐地变得越来越疼。随着子宫颈的打开，它在子宫里的位置也开始发生变化——向前移动。子宫颈变得柔软而展平，这也就是说，它变得更薄、更有弹性了。

在这一阶段，你也许能够在屋子里走来走去、出门散步、看DVD、洗个热水澡或者打个盹。尽量放松，多吃零食以保证自己有足够的体力。

当你的子宫颈打开3～4厘米时，助产士和医生就会对你说，你进入活跃分娩阶段了。你的宫缩会变得更强烈也更频繁，持续的时间亦会变得更长。宫缩最终会达到每3～4分钟一次，每次持续60～90秒。

当你和你的分娩伴侣都觉得你在医院比在家更能放松的时候，你就该去医院了。

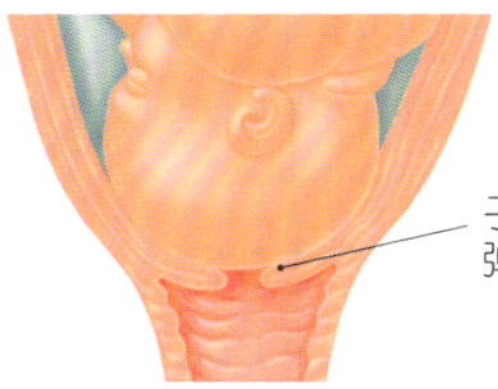

在第一产程潜伏期，子宫颈开始受到拉伸并且变薄。这就是子宫颈在开始展平。

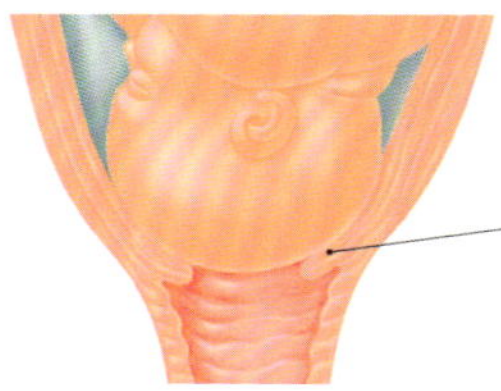

在第一产程活跃期，宫缩变得更强，子宫颈打开3~4厘米。

应对背痛

如果你“背痛”，那么就尝试一下下面列举的策略，来帮你缓解疼痛：

●四肢着地。这个姿势能减轻宝宝的头施加在你的脊柱上的压力。

●翘起骨盆（见第151页）。这些简单的运动也能最大限度地减轻脊柱承受的压力。

●在宫缩的间隙或宫缩期间，抑或两者都可（你觉得哪种最好就选择哪种）请你的分娩指导员帮你揉搓下背部。

●很多女性发现，在下背部持续地施加反作用力能帮助减轻部分疼痛。请你的分娩陪护在你宫缩期间用拳头顶住这片区域，用1个网球按摩也可以。

●洗个热水澡或冲个淋浴，或者用热敷布或热水袋敷在下背部。热能消除疼痛，并能让你感觉舒服些。而在另一方面，也有的女性发现冷敷更舒服，冷敷和热敷交替使用也很有效。你可能两种方法都想试试，一定要确保先在那个部位盖上一条毛巾，使你的皮肤不直接接触热或冷。

●如果你还没有做好自然分娩的心理准备，那就考虑一下使用硬膜外麻醉。在大多数情况下，硬膜外麻醉能够完全消除疼痛。

当你的宫缩开始变得似乎一次强过一次，你要试着与自己的身体“合作”。它这是在告诉你该做些什么吗？换个姿势会不会舒服些？要是去趟卫生间会不会有帮助呢？

呼吸和放松技巧此时真的用得上了，你的爱人可以提醒你如何运用这些技巧。你可以尝试一下使用笑气（如果有条件）来缓解宫缩造成的疼痛，还可以考虑冲个淋浴或洗个热水澡，要不就泡在分娩池里。不少女性发现，热水有放松的作用，而且在分娩池中，变换姿势很容易。你可能听说过，有准妈妈在子宫颈张开五六厘米时进入了浴盆或分娩池，全身放松，1个小时之后，子宫颈完全打开了！

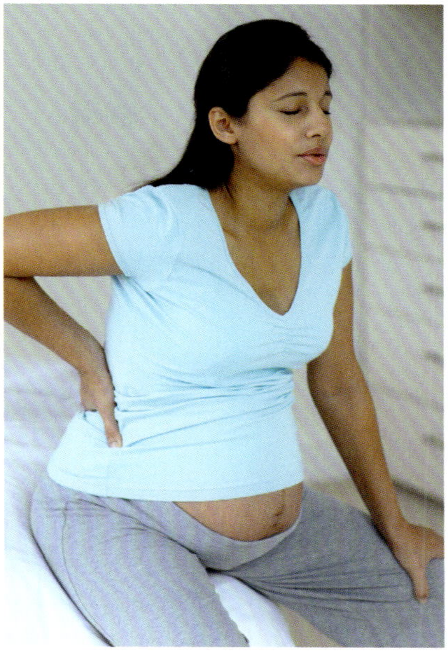

在第一产程，试着找到一个感觉舒服的姿势，这样你就能将注意力集中在呼吸上了。

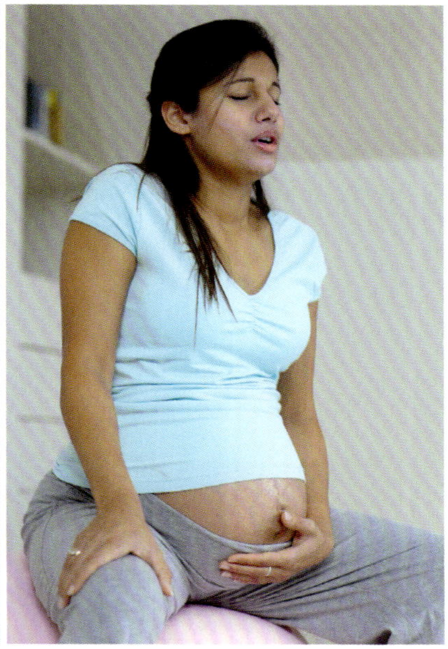

使用分娩球能帮你保持挺直，身体前倾，这个姿势很不错，能帮助宝宝往下降。

分娩时对宝宝进行监控

在你分娩的时候，助产士会听宝宝的胎心，好知道他在你分娩的过程中是一切良好还是有什么不对劲的。助产士听胎心的方法有两种。

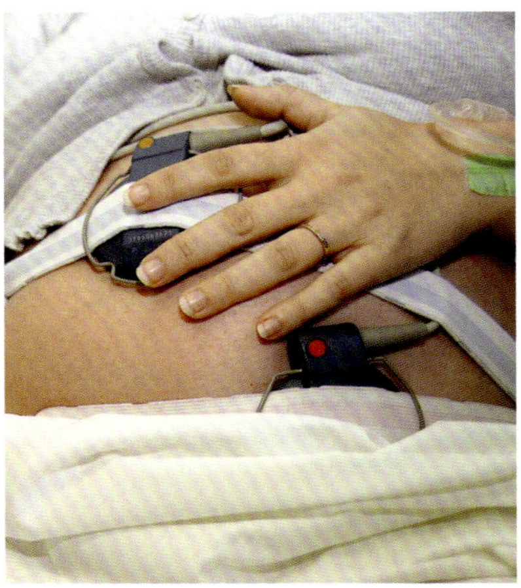

在你分娩的时候使用电子胎监护仪，可以检查宝宝的心跳。

间歇监控

在你分娩的过程中，使用胎监护仪听宝宝的胎心是对你的护理中至关重要的一部分。助产士在听胎心的时候，你只需保持静止不动1分钟左右就可以了，然后你就能随意走动了。在分娩的第一产程，助产士至少每15分钟就会听一次胎心，而到了分娩的第二阶段，听胎心的频率就变成每5分钟一次了。这叫做间歇听诊。

那些被认为是高危妊娠的准妈妈应该持续使用电子胎监护仪来监护自己的宝宝（见下面）。

用电子胎监护仪实施监控

实施这种监控要用橡皮筋将两个电子传感器固定在正确的位置上，一个放在腹部顶端，另一个放在宝宝的心脏部位。每个传感器都由一根电线与一台仪器相连。这台仪器会在坐标纸上绘制出两条线，一条显示的是宝宝的心跳，另一条记录的是你的宫缩。通过研究这两条线之间的关系，助产士和医生就能知道宝宝目前的状况。有时候，会在宝宝头部的位置夹一个小夹子，这个东西会代替放在你腹部的传感器来监控宝宝的心跳。这个夹子叫做胎儿头皮电极，用它测量出来的读数更加精确。

第一产程过渡期

对于很多女性来说，过渡期是整个分娩过程中最为艰难的阶段。随着子宫颈完全打开，以便宝宝能够通过，宫缩变得越来越强烈，你可能会开始怀疑自己是否能闯过去。坚持住——这个阶段不会太长，很快你就能进入分娩的第二阶段了。

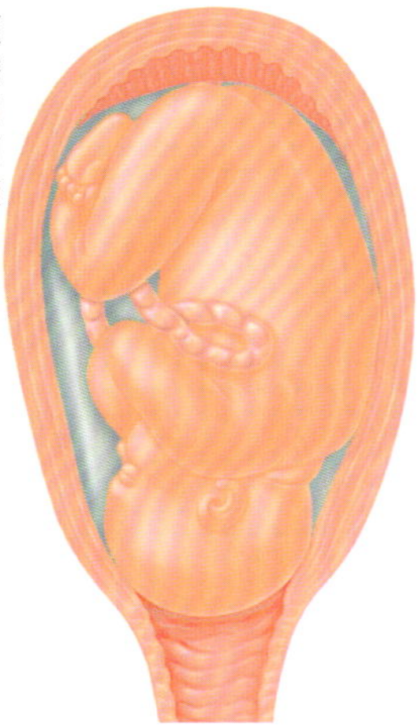

子宫颈此时已经完全打开，因此宝宝就可以通过产道出来了。

子宫颈的根部已经打开10厘米了

现在会发生什么呢

过渡期是第一产程的最后一个阶段。此时，子宫颈继续打开，从8厘米扩张至10厘米。这一阶段无论在身体上还是情绪上都非常不稳定，但结果却是显而易见的。

宫缩开始变得一次强过一次。宫缩不会达到极值并停止，而是达到峰值，然后开始减弱，再达到第2个峰值。此时的宫缩持续的时间会更长，但也不那么频繁了，这样你就能在两次宫缩之间有一点时间来缓一缓。

过渡期可能会持续几个宫缩的时间，也可能会给人一种永远没有尽头的感觉。在过渡期，子宫的肌肉开始发挥不同的作用，于是可能会有几次宫缩让你感觉好像有一种往外推的力。如果你感觉想要用力推挤了，但你的子宫颈还没有完全打开，那么你的助产士会让你先不要推挤，而是在宫缩期间大口呼吸。

该如何应对过渡期

如果你分娩时没有接受硬膜外麻醉，在这一阶段你就会担心自己无法忍受分娩的疼痛。你需要身边的人大力支持。

●有的女性喜欢轻轻的按摩（轻抚法），有的喜欢力度大的按摩，还有人根本不希望有人碰她。

●变换姿势能减轻疼痛。比如，如果你感到下背部的压力很大，那么四肢着地就可能会缓解这种不适。

●在前额或背部做冷敷可能会让你感觉不错，或许你会觉得热敷更舒服。

而在另一方面，由于过渡阶段会把你的全部注意力吸引过去，因此你可能会希望所有能使你分心的东西——音乐、聊天，甚至做冷敷的布或你爱人充满爱意的抚摸——统统消失。

关注这样一个事实可能会有所帮助：这些痛苦的宫缩会帮助你的宝宝来到这个世界上。试着想象他随着每一次宫缩往下移动的样子。

好消息是，如果你到了这个时候都没有使用任何药物镇痛，那么一般来讲，助产士就会指导你如何度过过渡期了——每次宫缩袭来时她都会给你适时的指导。她会不停地提醒你，你干得棒极了，你距离结束越来越近了。

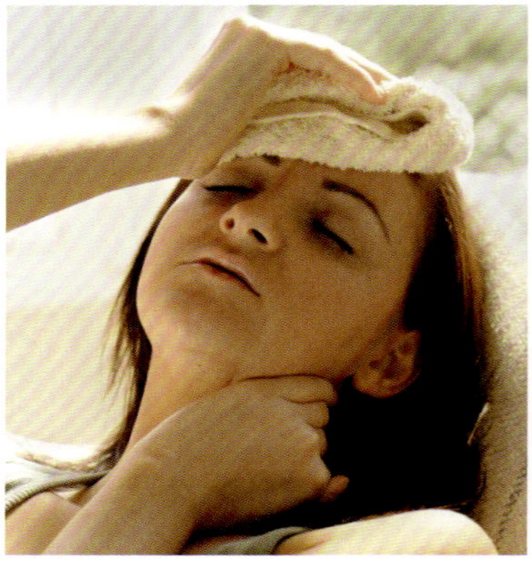

让你的分娩伴侣把一条冷毛巾敷在你的额头上，帮助你缓解过渡期的不适。

爸爸手记……

我们的分娩故事

“我妻子在宫缩的间隙出奇的镇静且文雅，但随后我就听到了我这辈子听到过的最令人毛骨悚然的叫声。那些阳刚气十足的大男人们在这一刻会晕厥过去，因此你就会明白，为什么过去会禁止准爸爸们进入产房了。

但最糟糕的事情是，你没有多少事情可做。你的本能驱使你去拥抱你的爱人，并且帮她赶走疼痛，可是，当然了，做不到。这简直太可怕了。而且她最不想要的事情就是，那个让她陷入此种痛苦境地的男人对她说：‘别担心，亲爱的，一切都会好的。’你的主要任务就是张扬——让已经忙得不可开交的助产士相信你爱人的宫缩真的很疼。她的子宫颈已经开始打开了，她仍旧坚持按照她的分娩计划去做，而且，她不想接受硬膜外麻醉。

就像激烈的拳击比赛一样，分娩也是一场艰苦卓绝的战斗，充满了吵闹、鲜血和体液。而且，是的，还会有痛苦。

我妻子不断地变换着姿势，而且这些姿势一个比一个不可思议（在我的膝盖上、在我的背上、弓起腰、依靠着我、试着蹲下去、不要忘记还要呼吸），于是我成了助理助产士。为还没有做过这种家庭作业的男士感到难过。”

通常，你的行为会发生某种变化，这标志着过渡期的开始。你可能会感到虚弱、颤抖或恶心，这些感觉可能会让你觉得难以控制，于是你想大喊大叫，还会要求给你止痛。你可能会觉得自己再也挺不住了！又或许你会觉得困倦，在这一阶段保留些体力吧。有人把这称为“休息与感恩”阶段。

在分娩的这个阶段，你的爱人往往会非常焦虑。对于你来说，喊叫、抱怨甚至起誓都是应对身体不适的方法，但是你的爱人可能会将其看作你需要帮助的信号，他会很警觉。一定要确保他已经为这一阶段做好了充足的准备。如果他知道正在发生的事，他也就更有可能扛过去，还能给予你需要的支持，帮助你也扛过去。

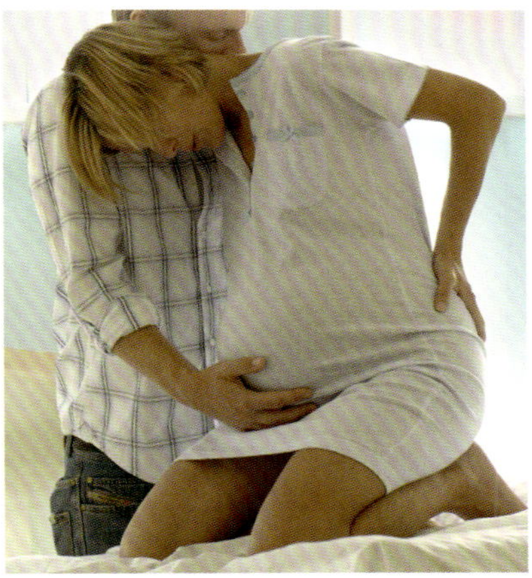

你处在过渡期的时候，特别是当你想要冲你的爱人喊叫时，他得特别有耐心。

“有人把这称为“休息与感恩”阶段。”

认识到你处在过渡期，不管这一阶段以什么样的形式出现在你身上，都会让你感到振奋，因为到了这个阶段就意味着一切都快要结束了！把它当成一座桥，你必须跨过去才能见到你的宝宝。

爸爸妈妈说……

“我在过渡期的状况可不怎么好——每次宫缩持续的时间都很长而且特别疼。我大喊大叫，紧紧地抓着我丈夫的手，都把他抓破了。（不过除了他痛得大叫以外，也没有什么事能与我正在经历的痛苦相提并论了！）”

皮帕，29岁，孩子欧文1个月大

“对于我来说，在整个分娩过程中，身体在过渡期承受的痛苦是最大的——宫缩促使我的子宫颈打开，为宝宝的娩出做准备。我的身体要忍受宫缩带来的压力和疼痛，这我感到虚弱和恶心。”

娟，31岁，孩子亚基1岁大

“过渡期对我毫无影响——我什么感觉也没有，因为我接受了硬膜外麻醉！唯一的问题出现在我该用力推挤时。我得等着助产士给我指示，因为我感觉不到宫缩。这种感觉真的很奇怪。”

弗朗西丝，24岁，初为人母

“太疼了，在分娩的过渡期，我觉得自己好像灵魂出窍了一般。在宫缩期间，我一直在运用呼吸技巧，而且随着宫缩变得越来越强，我产生了一种腾云驾雾的感觉！看起来我真有福气啊！”

月红，30岁，孩子昆1个月大

分娩体位

电视上女人生孩子时总是在床上笨拙地扭来扭去。忘掉你从电视上看来的这些镜头吧。分娩有点像跑马拉松——它需要体力和耐力，而采取积极、正确的分娩体位是帮助你顺利分娩的要素之一。

第一产程的体位

分娩开始时，你可能会感到烦躁不安。你想四处走动走动，可在分娩正式开始前却不知疲倦。坐在椅子上小憩一下或躺下来吧。如果分娩开始时恰好是在晚上，那就尽量躺在床上放松，时间越长越好。

当宫缩变得越来越强烈时，你需要集中精力关注宫缩，并实践你的呼吸和放松技巧。此刻应该找到能够帮你应对宫缩的最佳体位。你的助产士应该帮你找到一个舒服的姿势。

你可能认为躺下是最舒服的。事实上，保持站立的姿势会对你的产程有帮助，会让你和你的宝宝对整个产程应付得更好。

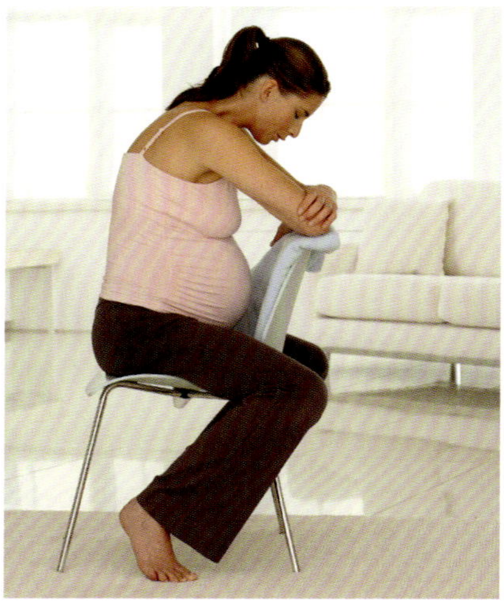

面向椅背坐好，双臂搭在椅背上撑住身体，这个姿势适合接受背部按摩。

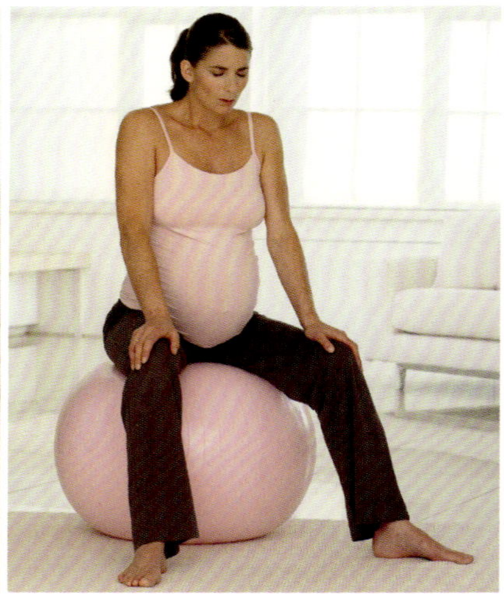

坐在健身球上可以帮你保持身体挺直，这个姿势能让你全神贯注地进行有节奏的呼吸。

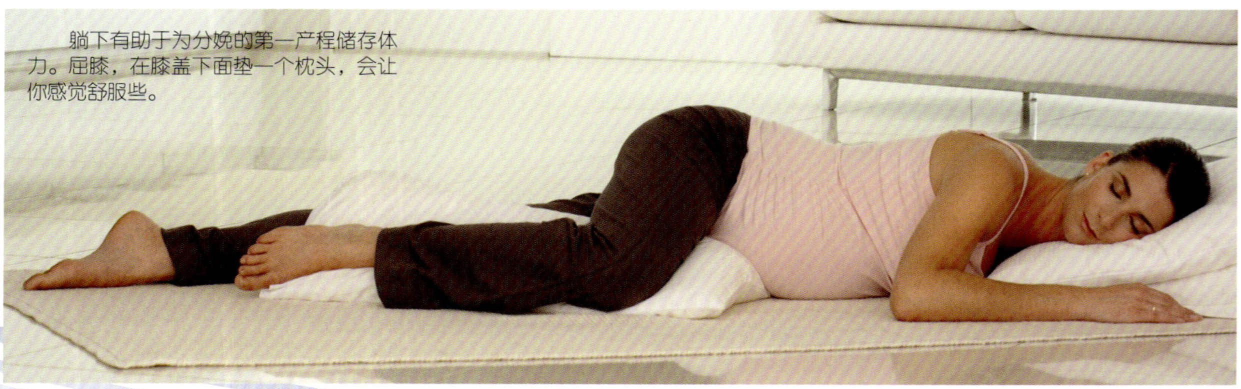

躺下有助于为分娩的第一产程储存体力。屈膝，在膝盖下面垫一个枕头，会让你感觉舒服些。

过渡期

到了过渡期，身体挺直的姿势有助于减轻宫缩的疼痛，还能更加方便你的分娩伴侣帮你做背部按摩或带着你一起呼吸。你可以用胳膊搂着分娩伴侣的脖子，斜靠在他身上，靠在工作台或椅背上也可以。有的女性更愿意四肢着地或单腿跪地，臀部前后摆动或画圆，这样可以帮助宝宝穿过骨盆。

你可能会发现，自己不大想四处走动。你需要集中全部体力来应付阵阵袭来的宫缩。

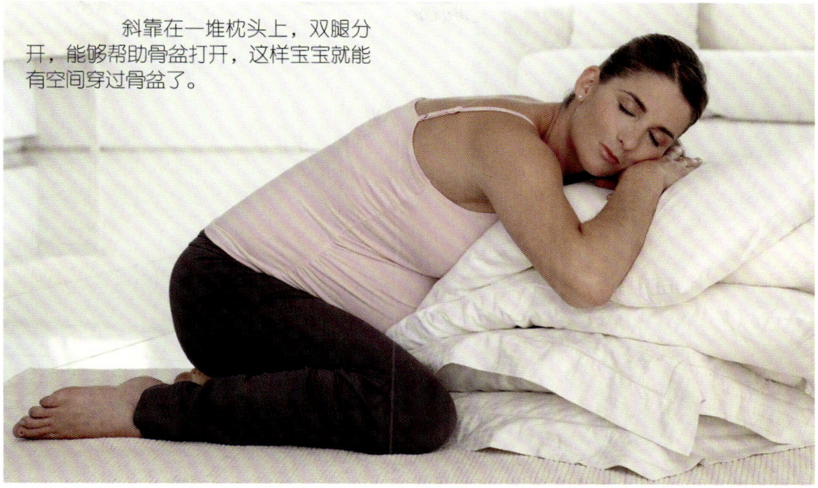

斜靠在一堆枕头上，双腿分开，能够帮助骨盆打开，这样宝宝就能有空间穿过骨盆了。

用力时的体位

在分娩的向下用力阶段，建议找到一个舒服的直立的姿势。如果你采取的是这个姿势，那么就不大需要借助仪器的辅助来分娩了。子宫肌肉的动作、你用力推挤的动作、宽阔的骨盆开口以及重力可谓强强联合，足以保证分娩的顺利进行。

除了直立的姿势，你还可以试试跪在垫子上，然后斜靠在一大堆摞起来的这头上。不少女性发现，跪在床上，爱人站在床边，然后用手搂住爱人的脖子，这个动作很有帮助。

如果你的助产士同意你在地板上分娩，那么你就可以试试跪在地板上。宝宝的头部出来时，四肢着地是一个非常不错的姿势。在这个时候，重力起不到多大的作用，因此宝宝的头就可以慢慢地通过你的阴道了。

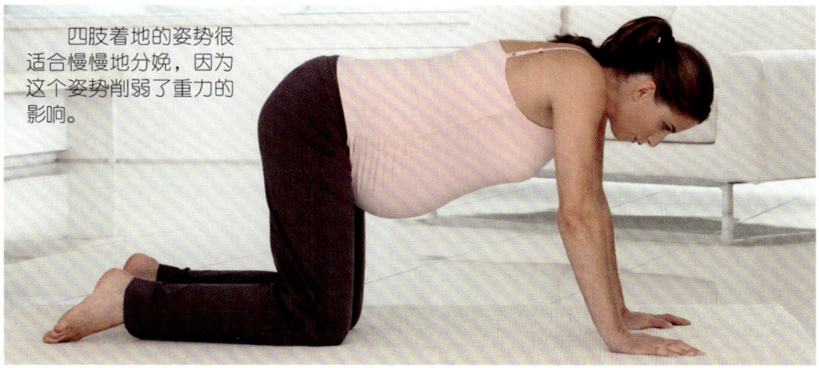

四肢着地的姿势很适合慢慢地分娩，因为这个姿势削弱了重力的影响。

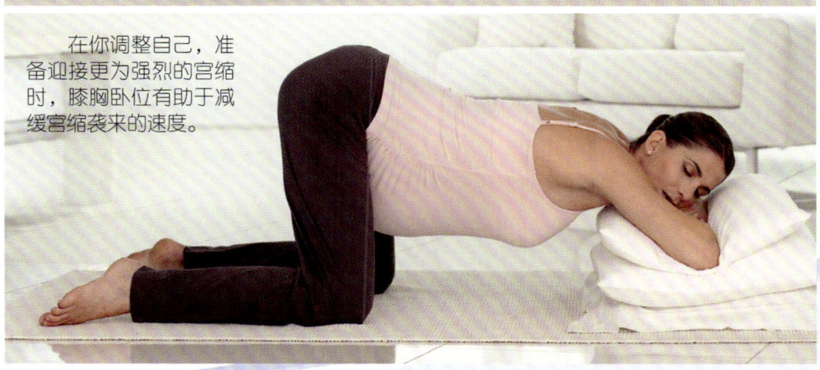

在你调整自己，准备迎接更为强烈的宫缩时，膝胸卧位有助于减缓宫缩袭来的速度。

第二产程

一旦你的子宫颈完全打开，第二产程就开始了。在这一阶段，宫缩将宝宝推入产道直至宝宝来到这个世界上。艰苦的分娩过程即将结束，你就要看到自己的宝宝了。

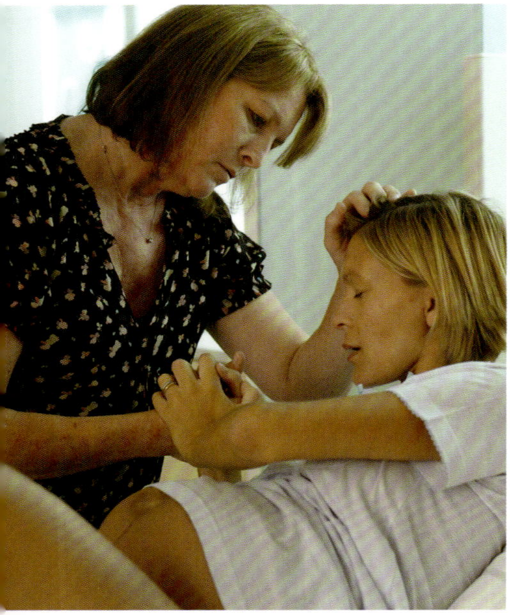

在艰苦的分娩过程中，向你的分娩陪护寻求宽慰和鼓励。

向下用力与娩出

在第二产程，宫缩变成了产力。宝宝通过你的阴道时，你的双腿之间会感觉到压力。

随着宝宝向下移动，你就会产生强烈的用力推挤的冲动，还能听到自己喉咙里随着每次宫缩而发出的咕噜声。对于很多女性来说，用力娩出宝宝和喉咙里发出声音都是本能的动作，再自然不过了。

不过并非所有的人都会有“推”的冲动。如果你接受了硬膜外麻醉，推挤的冲动就会被延迟一段时间才会出现。有些女性甚至根本不会有用力推挤的冲动。助产士会建议你等上一会，看你是否会出现推挤的冲动，她也有可能帮你找到一个适合推挤的体位，并指导你随着每次宫缩用力。她还可能会让你向下用力，就好像解大便一样！

阴道壁有点像六角手风琴褶皱状的音箱。每一次宫缩都会帮助宝宝伸展开身体，并沿着这些褶皱向下移动，一直到宝宝的头出现在阴道口。“着冠”即宝宝的头部处在你的会阴部，宫缩过去后也不会缩回去。

爸爸妈妈问……

我什么时候需要做侧切？

阴道柔软而有弹性，并且当宝宝沿产道向下移动时，阴道能被撑开，允许宝宝的头部通过。然而，约有14%的女性在分娩的过程中需要接受侧切。

侧切就是将阴道口至直肠间的皮肤和肌肉切开一个小切口。在切开之前，助产士会给你做局部麻醉。分娩结束后，要用水溶性手术线将切口缝合。还会对你施行局部麻醉。

之所以要做侧切，最常见的原因是辅助分娩的过程中要使用产钳或胎头吸引器。此外，假如宝宝有危险，需要马上取出，抑或由于宝宝还远未发育成熟（外阴切开有助于保护他的头），这些时候都需要做外阴切开术。其他原因还包括，你非常痛苦或筋疲力尽，要不就是阴道组织拉开的时间过长。

你可能会想要接受侧切，在妊娠和分娩期间和助产士讨论一下这些问题会很有用。制订一个分娩计划（见第174～175页）能帮你开启这个讨论，并确保负责照顾你的医护人员倾听并记下你的愿望。

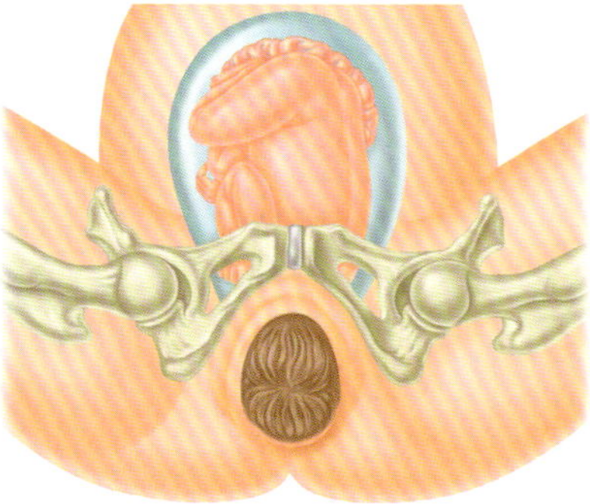

着冠，这也就是说，宝宝的头部出现在你的阴道口。此时，助产士会让你喘气而不是推挤，以便给会阴部一些时间好让它再打开一点儿，并使宝宝的头逐渐地出来。

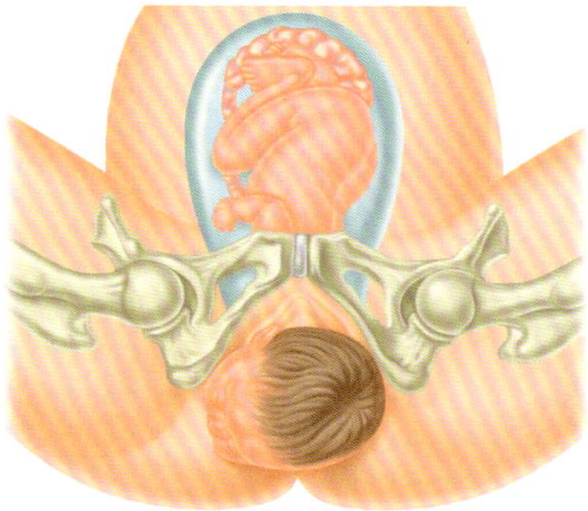

头部已经完全出来了，因此你的会阴部解脱了。宝宝自己会伸脖子，并且自动将脸转向左或转向右，面朝你的一条大腿内侧。此时他的肩膀已经处在最佳的位置上，准备顺利地娩出了。

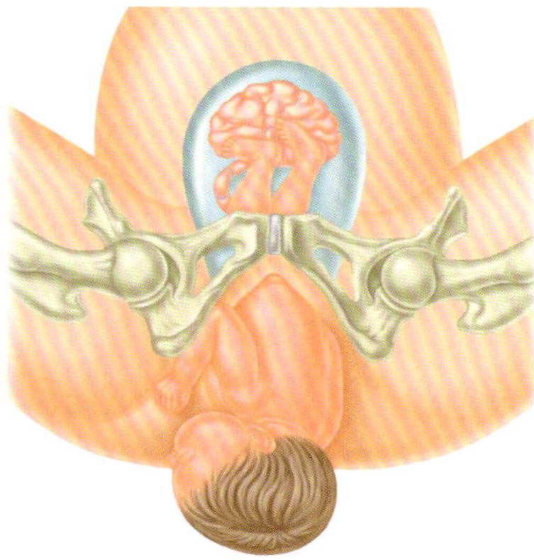

第一个肩膀从耻骨下面滑出，另外1个肩膀也紧接着娩出来了。现在他身体余下的部分将要出来，他可以被放到你的肚子上了。

此时，你可能想伸手去抚摸他的头顶。

在分娩的第二产程，要遵从你身体的感受，当强烈的冲动袭来时就用力。在单次宫缩期间，你可能向往下推挤好几次，每两次用力的间歇期间呼吸几次，特别是当你开始努力把宝宝的头推出时。用力时尽量不要屏住呼吸，因为用力的时间太长的话，撕裂的风险就会更高。在这一阶段不要急于求成。

喘气，不要用力

当你的会阴部和阴道口的组织受到拉伸时，你可能会感到灼热和刺痛。要尽量喘气而不要用力，不要硬来。给你的会阴部组织一点儿时间，让它随着每次宫缩一点儿一点儿地拉开。

宝宝的头出来时，你会感到一下子如释重负。下一次宫缩袭来时，宝宝的肩膀和身体将会随之娩出。第二胎及以后的宝宝出生时所需的时间通常会比第一胎的宝宝短些，因为身体已经经历过分娩的过程了。

宝宝一降生，他的身体就会被擦干。如果没有什么并发症的话，他就会被放到你的肚子上，这样你就能抚摸他，并对他的到来表示惊喜。肌肤的接触会让他很乖很舒服，他会被一条温暖的毯子包裹起来，还有可能会戴上他平生的第一顶帽子，这些都是给他保温用的。助产士会在他的脐带上夹两把止血钳，然后在两把止血钳中间把脐带剪断——或许你的爱人愿意做这件无上荣耀的事。

分娩的第二阶段可持续几分钟至两三个小时不等。你会感到骄傲，但同时也会因为一切都结束了而感到解脱。

事实： 随着每一次宫缩和用力，宝宝就会穿过骨盆往下移动一点儿，但在每次宫缩结束的时候，他又会退回去！不要失望，只要宝宝每次都能前进一点儿，就说明你干得很好。

职业妈妈

工作和晋升十分重要，但生宝宝是一项独特的体验。

“从我的第一份工作开始，工作对于我来说就一直非常重要。需要我在规定期限前完成某项工作时，我从不介意加班或在家继续工作。每一次晋升对于我来说都至关重要，因为我知道这是我的努力换来的回报。我的家人也为我取得的进步感到高兴。

然而，如今这一切都已黯然失色。当我在折腾了20多个小时后生下我的儿子时，我觉得我自豪得难以自持。看着他的眼睛、完美的小手指和小脚趾，我立即就意识到，他是我最大的成就。是我孕育了他，对此我除了满意再没有别的感觉了，没有什么会比这种感觉更强烈。我从未感到过如此高兴和满足。”

第三产程

在第三产程，你会将胎盘（生命支持系统，为你不断成长的宝宝供应养分并带走废物）娩出。准备好，还会有几次宫缩，接下来你就可以放松并欣赏你漂亮的小宝宝了。

还没完全结束呢

宝宝出生几分钟后，宫缩会再度袭来，但强度要小多了。这几次宫缩促使胎盘从子宫壁上剥离，掉落在子宫的底部。你可能会感到好像又想要推挤了。胎盘连同空空的羊膜囊会沿着阴道向下移动并被排出体外。这个时候，助产士就会仔细检查胎盘和羊膜囊，确保没有什么东西留在你的体内未排出。她还会触摸你的腹部，检查子宫是否正在收缩，因为这是自然的止血方法，防止胎盘在子宫壁上附着的部位出血。

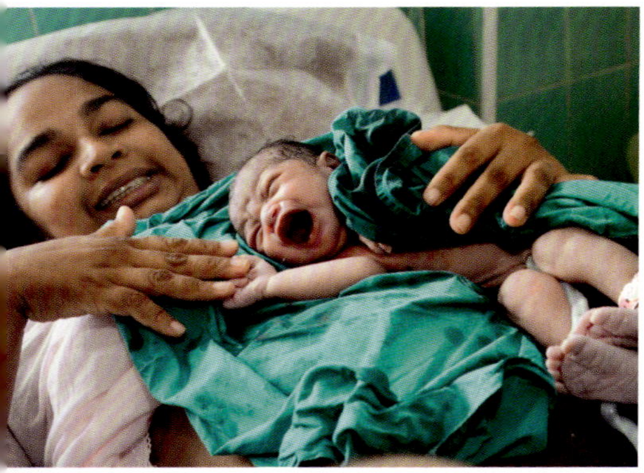

你躺着，刚出生的宝宝就放在你的肚子上，因此你基本上注意不到分娩第三产程的到来。

娩出胎盘通常需要花费5～15分钟的时间，但最多可长达一个小时。你基本上注意不到这第三产程，因为你的注意力可能已经转移到你的宝宝身上了。看着并抚弄你的宝宝，以及给他哺乳能刺激身体分泌帮助胎盘剥离的激素。

你会有什么感觉

分娩已经结束，由于肾上腺素以及身体即刻开始的调整的作用，你可能会畏冷；你也有可能十分兴奋，想马上抱起宝宝在屋里起舞。

有些女性发现，如果产程很长或使用了哌替啶或其他类似的药物，她们就很难集中精力关注自己的宝宝。这并不是说她们母性的本能出了什么问题，而是因为她们太累了。如果你也出现了这种情况，不要着急。休息一阵以后，你就会非常愿意熟悉自己的宝宝了。许多女性都会感到饥饿，想喝点水、吃点面包，还有的女性想给所有的亲友打电话，告诉他们这个喜讯。

自然进行的还是人工处理的第三产程？

在分娩的第三产程，你有两个选择：人工处理的和生理本能的（自然进行的）。

●人工处理包括在宝宝娩出的过程中在你的大腿上注射针剂。用止血钳夹住脐带并立即将其剪断，注射针剂能让子宫产生强烈的宫缩，胎盘就能迅速从子宫壁上剥离并被娩出。

这一切很快就会结束，一般只需5～10分钟。失血量很少，大出血的概率也非常低。

●自然进行的第三产程指的是等待胎盘自然娩出。这一过程会花费20分钟～1个小时。你需要用力推挤，来主动帮助胎盘娩出。脐带也要等它停止搏动后再用止血钳夹住，这可以保证宝宝最大限度地获得胎盘里富含氧气的血液。如果你选择自然进行的第三产程，那么失血的风险就比较高了。

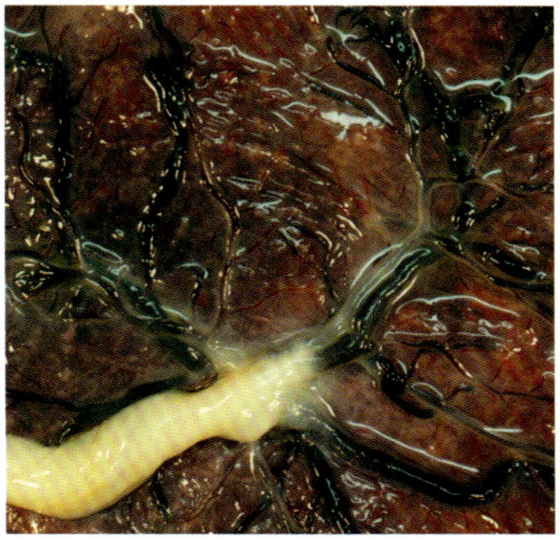

胎盘与宝宝的脐带（略呈黄色的物体）相连。胎盘被娩出后，助产士会检查确认胎盘已完全娩出。

爸爸妈妈问……

什么是产后出血？

产后出血指的是分娩后24小时内出现的大出血。在人工控制的第三产程，这种情况的发生概率约为5%；在自然进行的第三产程，其发生率约为13%。

大部分产后出血是由于分娩后子宫未能充分收缩，导致子宫内原先附着胎盘的地方的血管未能闭合。你可能会感觉到血滴流出来，有时血液也会蓄积在你的子宫里，因此直到出血的迹象突然出现，你才会发觉自己出血了：血压下降，脉搏跳动加快，你可能会感到晕眩。

助产士会在你分娩完毕后定时检查你的子宫，以确定它坚硬并且收缩了。假如子宫很绵软，她就会按摩子宫的上部，促使它收缩。她会再给你注射一针催产素并给你进行静脉输液，帮助你凝血。如果出血很严重，那你可能就需要输血了。

第三产程中的并发症

胎盘滞留指的是在分娩的第三产程，全部或部分胎盘或胎膜被留在了子宫里。如果分娩第三产程持续的时间长于正常水平，或者有迹象显示，一小块胎盘的碎片仍旧附着在子宫壁上，这一小块胎盘由一根血管与胎盘的主要部分连接在一起，那么就会对你进行治疗，解决胎盘滞留的问题。

分娩结束后，助产士会仔仔细细地检查娩出的胎盘和胎膜，以确定它们都是完整的。假如她发现血管的另一头什么都没有，她就会警觉起来，因为可能会有部分胎盘还留在子宫里。

有时候，部分胎盘可能会附着在肌瘤或上一次剖宫产留下的疤痕上。有时，充满尿液的膀胱会妨碍胎盘娩出，因此助产士就会给你插入一支导尿管，将膀胱排空。

通常在胎盘娩出之后，子宫会收缩，使子宫内的所有血管闭合。如果仅有部分胎盘被娩出，子宫就无法充分收缩，子宫内的血管就会继续出血。如果胎盘或胎膜的小碎片残留在子宫里，且未被立即查出，那么过后就会引起大出血（见上面的“爸爸妈妈问”）和感染。

在分娩的第三产程，你可以试着给宝宝哺乳或揉搓你的乳头，这会使子宫收缩，可能有助于胎盘的排出。如果你正坐着或躺着，那么就试试把身体直立起来，这样就能借助重力的作用将胎盘娩出了。

如果胎盘仍旧无法娩出，那恐怕就需要人工将其取出了。你可能要接受局部麻醉，不过你要是愿意，也可以要求对你进行全身麻醉。

爸爸手记……

令我激动不已的大事

“助产士让我抬起我妻子的一条腿，让它呈一个怪异的角度，而当时我正试图不去看在她两条腿之间正在发生的事情。珍妮后来告诉我，我那时是个又大又安全又厚重的垫子，靠上去很舒服。

在一阵我平生听到过的最撕心裂肺的尖叫声过后，我们的宝宝出世了。我抱起了这个耷拉着脑袋、浑身是血、脸部皱皱巴巴、后背长满胎毛、耳朵里也是长长的毛发的小东西。这是我们爱情的结晶。‘是个女孩！’我兴奋地大叫。（这是一种解脱。我们事先取好的男孩的名字都没用了，但我们俩都喜欢这个女孩的名字——莉拉。）

然后我很荣幸地亲手剪断了脐带。我都没有真正地计划做这件事。我觉得我表现得肯定十分拘谨，但是在目睹了珍妮在最后几个小时里经受的一切之后，这就算不上什么了。这是我为我的女儿做的第一件事，也让我第一次感到自己是爸爸了。”

自然的镇痛方法

我们很幸运地生活在这样一个时代，只要我们愿意，就可以在分娩时采取有效的镇痛方法。不过有些药物镇痛方法会对你和你的宝宝产生副作用，因此也有必要多了解一些自然的镇痛方法。

你的选择

所谓无痛分娩就是靠施魔法的时代一去不返了，现在有许多自然的镇痛方法可供你选择。

Tens镇痛仪

Tens镇痛仪是一个小盒子，上面有一个夹子，可以夹在你的衣服上。有四根电线连接着盒子与四块有黏性的垫子。这些东西会发出电脉冲，可以阻止疼痛的信号传向大脑。

你的分娩伴侣可以帮你把垫子粘贴在你的背部。其中的两块分别放置在脊柱两侧，大约在文胸背带的位置；另外两块的位置则要低一点了，大约在臀部的凹陷处。

Tens镇痛仪上有刻度盘，这样你就能控制脉冲的频率和强度了。仪器上还有一个推进按钮，可以握在手里，当你想要仪器发出最大的脉冲时就可以按下它。宫缩异常疼痛的时候，这台仪器就可以帮你渡过难关。

倘若你在分娩一开始就使用Tens镇痛仪的话，仪器的作用最佳，镇痛效果最好。刚开始的时候把刻度调到最低档，随着宫缩增强，逐渐将刻度调高。在宫缩达到最强时使用推进按钮。

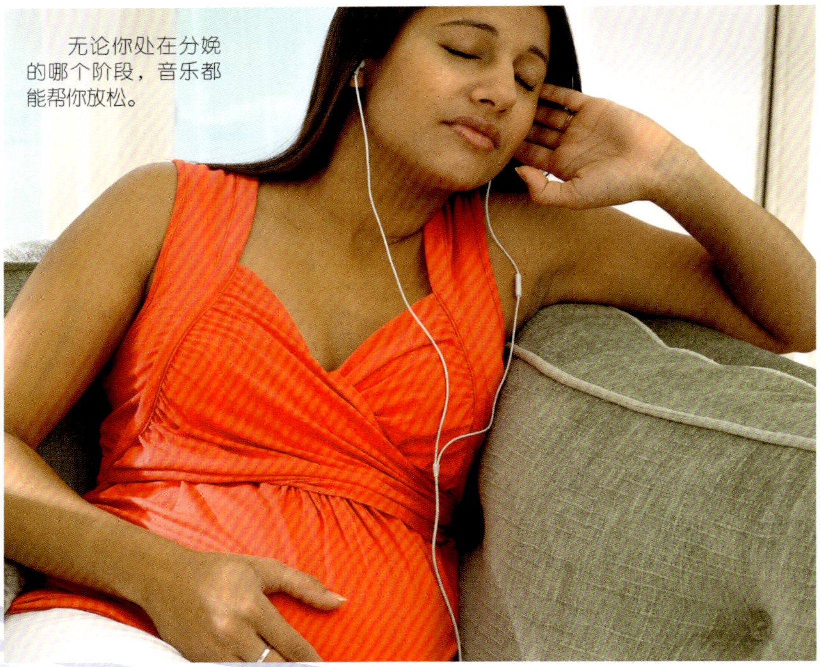

无论你处在分娩的哪个阶段，音乐都能帮你放松。

针刺疗法与针压法

针刺疗法就是将细细的针刺入身体上特定的穴位，这可能会有助于诱发分娩并缓解分娩时的疼痛。如果你希望在分娩时采取此种镇痛方法，那么就需要有一名私人针刺治疗师陪伴在你身边。针压法就是用手指尖压迫那些穴位。

如果你的宫缩很疼，那么就让你的爱人用力按摩你的背部，按压你的后腰。他还可以用大拇指用力按压你脊柱下部两侧的凹陷处，从你的尾骨开始，逐渐向上移动到你的腰部。

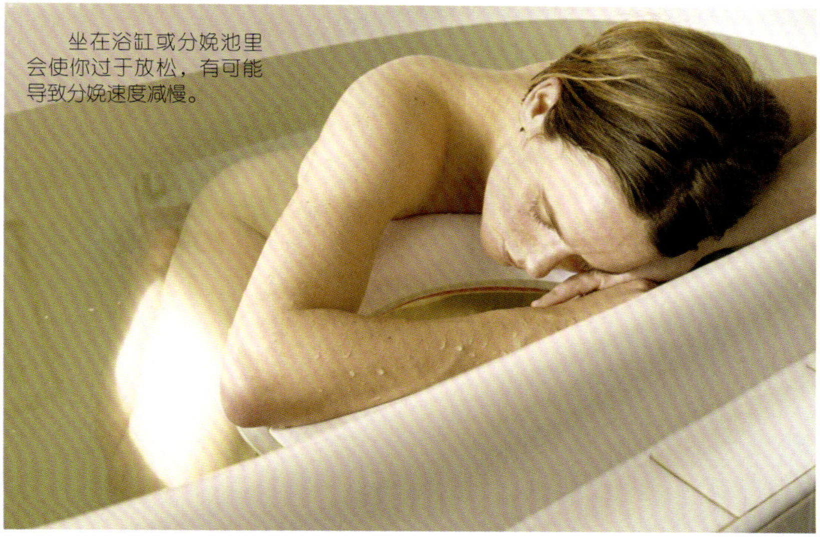

坐在浴缸或分娩池里会使你过于放松，有可能导致分娩速度减慢。

让他按压每对凹陷处两秒钟，然后移动到下一对，依此类推。待按压到你的腰部时，再重新从尾骨开始。在每次宫缩期间，他大约能按压4轮。

按摩

按摩依据的是足底反射理论，即脚底的各个区域对应着人体的相应部位。按摩师认为，按压足底的特定穴位能减轻身体相应部位的疼痛。

如果你感到宫缩的疼痛令你难以承受，那么就让你的分娩伴侣在每次宫缩期间挤压你的脚跟几下。脚跟对应的部位是骨盆，挤压脚跟就相当于“拥抱”参与分娩的全部过程的身体部位。

如果你宫缩的频率减慢了，就可以让你的分娩伴侣按摩你的大脚趾背面，这个地方对应的是大脑中的脑下垂体，脑下垂体是分泌催产素的器官。

催眠疗法

催眠疗法能缓解疼痛，其方法是帮你做好分娩的思想准备，并通过暗示来帮你放松。催眠疗法还有助于改变你对疼痛的感知。

你可以从专门的CD上学习自我催眠的技巧，或者在妊娠期间接受一段专门的催眠治疗。有些女性找到了适合自己的注册催眠治疗师，这个人会在你分娩前和分娩期间对你使用传统的催眠技巧。

催眠可能会使分娩的第一产程缩短，却也会使第二产程略微延长。如果你打算除了使用催眠疗法以外还接受药物镇痛，那么你就会发现，只需使用剂量很少的药物你就能应付得来了。

水与水中分娩

女性冲淋浴、泡澡或使用专门的分娩池来帮助自己分娩的情况很常见，很多助产士对此也颇有经验且技术熟练。

如果你在医院里使用分娩池，那么要等到分娩正式开始才能进入池中。

自然的镇痛方法

这里简明扼要地总结了自然的镇痛方法，你和你的陪产就能够轻松地帮你减轻分娩时的疼痛。

- 搜寻信息：你知道得越多就会越放松
- 有节奏地呼吸
- 搂着你的分娩伴侣
- 在宫缩的间歇期间小口啜饮饮料或水
- 觉得饿了时吃富含碳水化合物的食物，要少吃多餐
- 用小型电风扇给自己吹风
- 小声嘟囔——弄出点声响是个很不错的镇痛策略
- 抓住陪产的手
- 每次宫缩时，想象你的宝宝正在穿过你的骨盆向下移动
- 和你的陪产及助产士开玩笑
- 亲吻（来自你的爱人、母亲、姐妹、朋友）
- 听音乐
- 四处走动
- 让自己陷在一大堆枕头里
- 尽量张大骨盆，比如，单腿跪地，另一条腿向旁边伸开
- 一定要往积极的方面想
- 有不明白的问题就问
- 晃动骨盆
- 每次呼吸时轻轻地叹气
- 相信自己的身体
- 知道自己接受的各项治疗都是怎么回事
- 勤跑卫生间——充满尿液的膀胱会减慢分娩的速度
- 到处走走，以减轻疼痛
- 更多的吻
- 喊叫，大声且拖长音
- 在宫缩间歇期间打个盹

这是因为进入分娩池可能会导致分娩速度减慢。一旦进入了分娩池，你可能就会发现宫缩有时不那么强烈了，但也有可能一下子变得更频繁也更强烈了。不管是哪种情况，都对你有好处。

要记住，分娩池就是供你使用的，只要你觉得适合自己，怎么用它都可以。这也就是说，你可以反复地进出，也可以一直待在里面，要是觉得它没什么作用，干脆出来不再进去也可以。

随着第一产程行将结束，宫缩变得越来越厉害也越来越快，你可能想从分娩池里出来，即使你最初是打算在那里面分娩的。或者你也有可能感觉自己就是出不来，虽然你的计划是在旱地上分娩。你的医院要是对不使用分娩池的准妈妈没有严格的规定，那么你就可以在分娩开始时自由决定怎么做。

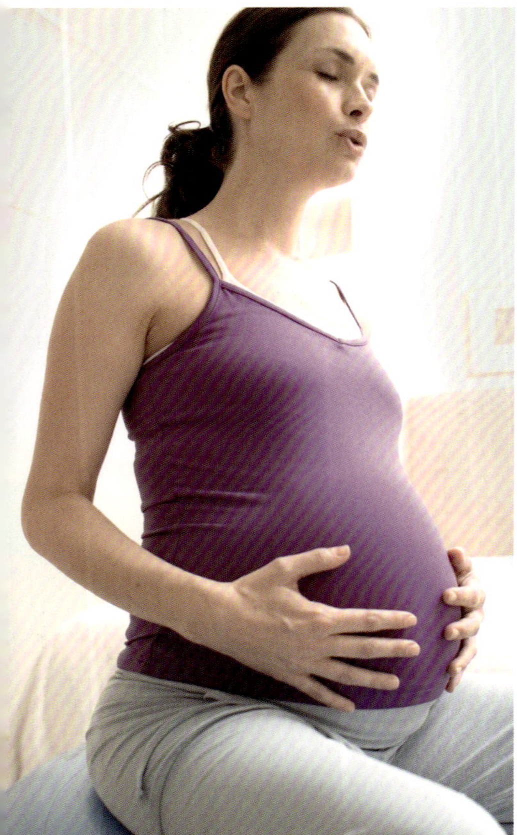

呼吸技巧

分娩时，你需要尽可能多地保存能量，还要供给宝宝充足的氧气，帮助他应对分娩的过程。有节奏地呼吸能帮你做到这些，而且将精力集中在呼吸上能很好地帮你挨过每一次宫缩。

宫缩开始时深吸一口气，呼气时要放松。然后用鼻子吸气，用嘴呼气，让嘴巴和脸颊保持非常非常松弛。不要过分担忧吸气有多深，只要能保持呼吸的节奏就行了。用鼻子吸气，再用松弛的嘴巴呼气。然后再来一次，再来一次。随着宫缩加强又逐渐消失，你要尽最大的努力集中精神呼吸。宫缩过去后，要放松。

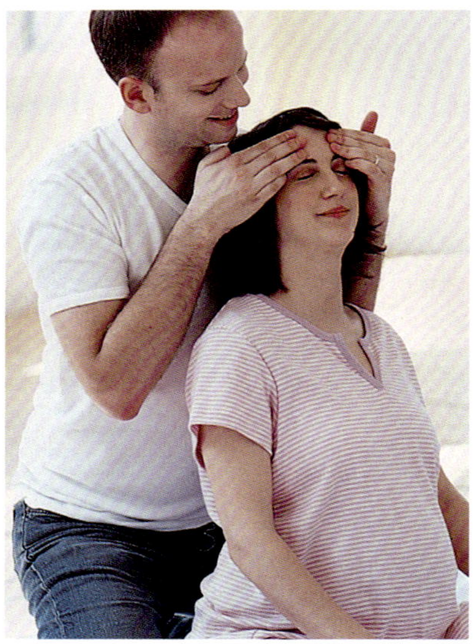

请你的陪产（上图）为你按摩太阳穴或肩膀，帮助你在宫缩的间歇期间放松。

分娩时全神贯注地呼吸（左图）能帮你挨过宫缩，并能给你的宝宝输送充足的氧气。

你也可以尝试一下边数数边呼吸。吸气时慢慢数到3或4（或者随便哪个让你觉得舒服的数字），呼气时再次数到3或4。你可能会发现，吸气时数到3，呼气时数到4让你感觉更舒服。

按摩

按摩能刺激身体分泌内啡肽，这是天然的有止痛、安神功效的物质。分娩专家建议采用按摩的方法，因为这种方法已经显示出其在分娩的第一产程具有减轻疼痛、缓解焦虑的作用。按摩还可以缩短产程，降低患上产后抑郁症的风险。

按摩还能将你与负责护理你的人——你的助产士或分娩伴侣——更亲近。告诉他们你哪里需要按摩。宫缩期间，你可能希望他们按摩你的下背部；宫缩间歇期间，你又可能希望他们你的肩膀做做按摩，好帮助你放松。方便的时候给他们反馈，这样你就能最大限度地从按摩中获益了。

最好是慢慢地开始按摩——猛烈的揉搓只能让你惊慌失措而非放松！而且你需要的是稳定有力的按压，有助于刺激你的身体释放内啡肽，按摩也因此成为一种积极的体验。

芳香疗法

芳香治疗师认为，从某些植物或鲜花中提炼出来的精油能刺激激素的分泌，平衡激素水平，还能舒缓压力。

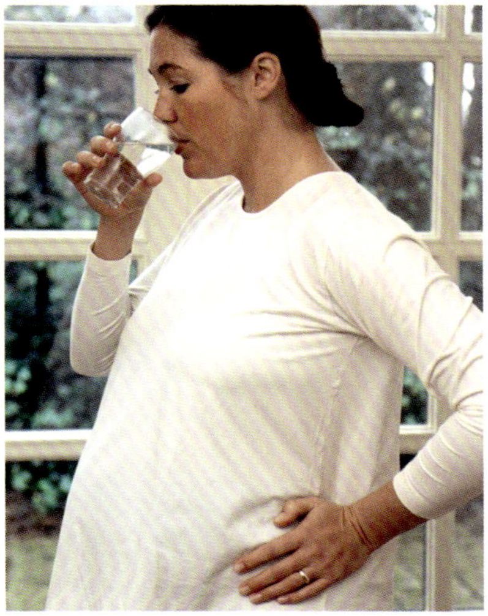

在宫缩的间歇期间，小口啜饮水或饮料能帮助你放松，还能让你不至于缺水。

在分娩期间使用精油进行按摩有助于缓解焦虑，提高能让人“感觉良好”的激素（如催产素）的水平，能帮助分娩正常地进行。如果你不喜欢按摩，那你也可以往面巾纸上滴一两滴精油，然后吸入芳香的气味。

柚子、香柠檬、依兰树、柑橘以及薰衣草的精油都有助于缓解分娩时的紧张情绪。特别要推荐的是乳香：当宫缩变得难以招架时，乳香特别能帮你减轻任何疼痛的感觉。

加温

加温是一种放松紧张肌肉的传统方法，还可以用来缓解分娩时的疼痛。

你可以用小麦袋或暖水袋暖一暖你的背部、腹部或腹股沟。小麦袋里面装的是麦麸，用微波炉给它加热几分钟，然后把它放在身上。小麦袋会垂下来，贴合你身体的形状，能持续发热1个小时甚至更久。小麦袋可以在网上或药房买到，有些医院也会在产前门诊出售。

如果你打算使用暖水袋，那就应往里面注满热水（但不是开水），并用毛巾或软布仔细地把它包裹好再使用。这么做是为了保护你不被热橡胶烫伤。

别忘了按摩也能发热。请人帮忙揉捏背部能让你的皮肤热起来，还能刺激你的身体分泌天然的止痛物质内啡肽。使用分娩池也能让你整个人置身于温暖的环境中。

当宝宝的头部正在娩出时，在你的会阴部（阴道背面和肛门之间的软组织）敷上一块柔软温热的法兰绒或敷布，可能会让你在会阴组织受到抻拉时感觉舒服些。不过温暖并不能阻止眼泪。

顺势疗法

顺势疗法使用极少量高度稀释的物质，如果用的是完整的剂量，那么这些物质就会导致与稀释的剂量相同的症状。（顺势疗法依据的理论是“微小剂量起刺激作用，中等剂量起抑制作用，大剂量起杀灭作用”。通常的对抗疗法将治疗重点放在中等剂量和大剂量上，而顺势疗法注重微小能量的刺激作用，萃取自然物质并加以高度稀释后用来诊病，通过激活人体自身巨大的修复能力促进人体自愈。）我们尚不完全清楚顺势疗法的作用机理，但这种疗法非常温和，而且不会影响任何处方药的药效。

与其他的补充疗法一样，顺势疗法最好也由经验丰富的顺势疗法医师或接受过顺势疗法培训的助产士来做。有些顺势疗法在开处方时会被写作“分娩用”疗法，这是专门为分娩而设计的。

环保妈妈

如果你打算自己生，那么就搜寻一些自然的镇痛方法。

“我知道要下决心不使用任何镇痛方法是很难的，但我准备接受这个挑战。我事先学习了一些自然的止痛技巧，其中有一些需要我丈夫帮很多忙！为了让自己保持放松并舒解紧张的肌肉，我买了两个暖水袋，分别放在肚子上和下背部。在宫缩发作时，乔缓慢而有力地按摩我的下背部，而在宫缩间歇期间按摩我的肩膀，这让我能够保持镇定。我掌握的呼吸技巧也帮助我渡过了难关。每次宫缩一开始，我用鼻子深吸一口气，然后慢慢地用嘴呼出，从而让自己尽量保持放松。我还发现，在宫缩变得非常疼的时候，靠在乔的身上、前后晃动臀部、四肢着地、在屋里走来走去都能让我感到舒服些，而且我觉得，这些做法也加快了我的分娩速度。”

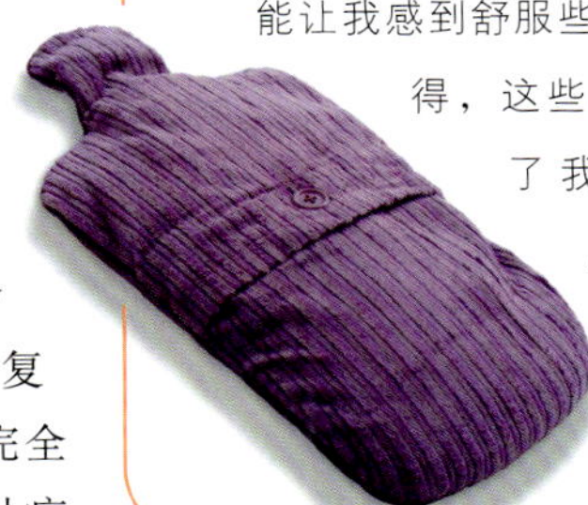

顺势疗法医师建议，使用山金车花治疗分娩期间及分娩后可能会遇到的各种休克、外伤或淤伤。宝宝出生后1个小时内开始服用山金车花，每天3～4次，服用不超过5天。如果你接受了辅助分娩或剖宫产，建议多服用几次。

药物镇痛

只有在分娩开始以后，人们才会知道分娩到底是什么感觉的。有些人发现，少量使用甚至不使用任何镇痛方法，分娩的疼痛都是可以忍受的；不过很多人还是希望在某个特定的时候获得帮助。不管是哪种情况，提前了解一下可供选择的镇痛方法还是很有用的。

爸爸妈妈问……

我真的很害怕分娩。要是我使用的镇痛方法不起作用该怎么办？

你可以采取的策略有很多。分娩都会疼，这很恐怖，不过事先好好想一想它并接受它，能帮助你更好地应付它。

找个十分了解你的人说说你以前是怎么应对疼痛的，你应对疼痛的能力可能会比你想象的强。

一对一的支持也会对你有所帮助。想一想谁最适合在你分娩时帮助你：可以是你的爱人、朋友或亲人，你也可以雇一个导乐。

记住，在医院里会有效果很好的镇痛方法，比如硬膜外麻醉。跟你的助产士或医生谈谈这些以及其他可供选择的镇痛方法，看看你最适合用哪一种。

确保自己明白了分娩期间都会发生些什么事。知道身体会有哪些变化有助于减轻恐惧感。想办法找出分娩的哪些方面让你担忧，是害怕控制不了分娩的过程吗？还是说你害怕某些事情会出问题？一旦找到了最让你担心的问题，那就和医生谈谈，找到解决方法。

可供选择的方法

让我们回溯到维多利亚时代，查尔斯·达尔文的夫人在分娩时使氯仿来镇痛。而今天的女性有了更多且更安全的选择。

笑气（一氧化二氮与氧气的混合气体）

笑气或称一氧化二氮与氧气的混合气体，是一种无色无味的气体，由一半氧气与一半一氧化二氮构成。这种气体有镇静的功效，能减轻分娩的疼痛，但不能彻底消除疼痛。

你在分娩的过程中随时都可以使用笑气。吸入该气体时要戴上面罩或牙套：

●把面罩戴在脸上，或将牙套放在双唇间或齿间就可以了。

●平稳地深呼吸，不要移动面罩或牙套。

●不停地深呼吸，直到你感到有点头晕时再把面罩或牙套取下来。

要想准确地确定吸入笑气的时间，你需要一点儿练习。至少需要呼吸30秒，你的血液中才能积聚起足够的气体，从而对你产生一些作用。要在你感到宫缩开始的那一刻开始吸入该气体。如果等到宫缩真的疼起来才吸，那么气体要到宫缩的间歇期间才会起效了。

可能会让你使用牙套来吸入笑气的混合气体。然而，如果院方提供的是橡胶面罩，而橡胶让你感到恶心，那么你可以要求换成牙套。更换牙套很快也很容易。在宫缩间歇期间多啜饮几口水，以便保持口腔湿润。

当你在第二产程用力推挤宝宝时，你可能会发现，要是不使用笑气的混合气体，你会更容易集中精力推挤。或者你也可以在每次宫缩开始的时候吸入一点笑气，然后把牙套扔到一边，开始推挤！

哌替啶

止痛药哌替啶与吗啡非常相似，它也是一种止痉挛的药，也就是说，可以帮助你放松。无论你选择在哪里分娩，都可以就这种药咨询医生。

哌替啶常与另一种控制恶心的药（止吐剂）共用，因为哌替啶往往会引起恶心。

还可以通过手臂的静脉输液（静脉注射）给药。将一支细小的管子一头插入静脉，另一头连在一个泵上。你可以操纵这个泵，给自己注射少量的哌替啶，这叫做病人自控镇痛，但不是所有的医院都会提供。

要在分娩的第一产程注射哌替啶。此时你的子宫颈正在打开。如果你的助产士认为你即将分娩，你就不应注射哌替啶了，因为会对你的宝宝产生不良影响。

哌替啶起效非常快，而且如果你的分娩已经开始，它不会降低你的分娩速度。假如你正在饱受宫缩疼痛的折磨，它能帮你推迟或避免使用硬膜外麻醉。不好的一面是，有人觉得诸如哌替啶之类的镇静剂并不好，会使人昏昏欲睡，感到“难受”或恶心。有些女性发现，她们不记得宝宝出生的过程，特别是在分娩末期接受哌替啶注射的话就更是如此了。有的准妈妈注射哌替啶后睡着了，而在宫缩最强烈的时候被痛醒，却无法通过控制呼吸来帮助自己熬过宫缩。

哌替啶还能穿透胎盘，可能会影响宝宝的呼吸，并使宝宝在出生后好几天都昏睡不醒，尤其是对于那些在你接受哌替啶注射后两小时内出生的宝宝来说更是如此。

甲氮卓酚

甲氮卓酚或称美普他酚，是一种鸦片类的镇痛药，具有较为常用的派替啶的很多优缺点，剂型通常为针剂。

当你需要额外的干预来帮助你应付强烈的宫缩时，一般会在分娩的第一产程给你使用甲氮卓酚。甲氮卓酚可能不会像派替啶那样引起嗜睡，对宝宝呼吸的影响也比较小。不过还是有一项缺陷，就是它比派替啶更易引起呕吐。

甲氮卓酚不像派替啶那么常用，因此假如你打算在分娩期间使用它的话，一定要事先搞清楚你的医院是否有这种药。如果你接受了阴道检查，并发现自己分娩的进程比想象的更深入，你可能会改主意，决定不使用甲氮卓酚了。甲氮卓酚需要大约15分钟才会起效，因此在它开始起效之前需要使用借助呼吸技巧的帮助。

二乙酰吗啡

二乙酰吗啡更为人熟知的名称是海洛因，是一种从鸦片或罂粟中提炼出来的鸦片类镇痛药，药效很强。相对于派替啶或甲氮卓酚等镇痛药而言，它对于分娩疼痛的镇痛效果似乎更强，副作用也较小。在使用二乙酰吗啡来缓解分娩疼痛时，不会造成药物依赖性——因此尽管放心好了；在分娩时使用了海洛因也不会让你成瘾。

无论你选择在哪里分娩，那里都应备有像二乙酰吗啡或更为常用的派替啶之类药物。根据你体型的大小，用药剂量通常为5～10毫克，给药方式可以是注射，也可以是静脉输液。会将1支细小的管子扎在你的胳膊上，管子的另一头连接在一个泵上，你可以自己操纵。

如果你需要额外的干预来帮你应付强烈的宫缩，那么最有可能在分娩的第一产程给你使用二乙酰吗啡。它比派替啶或甲氮卓酚的镇痛效果都要好，引起恶心或嗜睡的可能性也更小。

同派替啶和甲氮卓酚一样，二乙酰吗啡对于分娩疼痛的镇痛效果也是有限的，并且也会造成嗜睡、恶心或呕吐。它同样会穿透胎盘，也就是说，宝宝的呼吸在出生后好几天都会受到它的影响，而且它会干扰哺乳。

如果你想在分娩时使用二乙酰吗啡来镇痛，那就应该先确认你的医院有这种药之后再把它写进你的分娩计划，因为不是所有的医院都会备有这种药的。

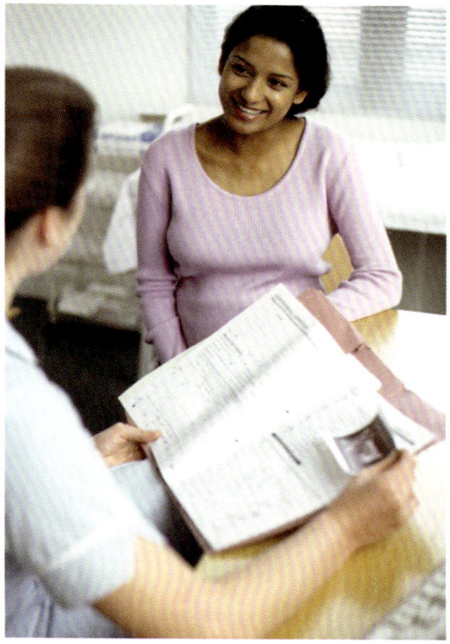

你的医生或助产士会向你说明各种镇痛方法的情况，因此要跟她们讨论之后再作决定。

准备怀孕
保证安全与健康
你的怀孕周记
分娩及新生儿

硬膜外麻醉

硬膜外麻醉就是用一支细小的管子将止痛药送入你的腰背部。止痛药会注射在分娩时传输疼痛信号的神经周围，因此镇痛的效果非常明显。

在给你做硬膜外麻醉的时候，麻醉师会首先给你的下背部做个局部麻醉，然后会将一根中空的针头扎入你的脊椎骨之间的空隙中，在脊柱（硬膜外腔）的两层组织中间。接下来，她会将一根细小的管子送入针头，管子就位之后，麻醉师就会拿去针头，再用橡皮膏把管子固定在你的背部和肩膀上。做好硬膜外麻醉后，就会持续到宝宝出生以及胎盘娩出。

大多数医院都会使用低用药量的硬膜外麻醉，这其中包含混合的镇痛方法，通常含有局部麻醉、布比卡因和一种类鸦片药物——芬太尼。使用低用药量的硬膜外麻醉意味着你的腿和脚还会有一点儿知觉。

在分娩过程中的任何时候都可以接受硬膜外麻醉，但大多数女性选择在宫缩变得很强的时候使用。此时往往是子宫颈打开5～6厘米左右的时候。如果需要给你使用合成催产素来加速产程，也会对你施行硬膜外麻醉，因为合成催产素会让你的宫缩变得难以控制。

在分娩时，硬膜外麻醉的镇痛效果非常好。麻醉由经验丰富的助产士来做，所以你就不必等麻醉师来给你做硬膜外麻醉了。还有一个好处是，你的意识始终清醒，你仍旧能感觉到宫缩，但是觉不出疼痛。

不好的一面是，一开始硬膜外麻醉的效果并不是太好，你可能会发现你的腹部仅有部分地方麻木。如果接受了硬膜外麻醉半小时后你还能感觉到疼痛，那就请麻醉师回来调整一下，或重新给你做硬膜外麻醉。

硬膜外麻醉还有一些缺陷。一旦接受了这个麻醉，就得一直待在床上了。接受了低用药量的硬膜外麻醉后，你或许能够在床上移动，但不能下地走动。你可能还需要使用导尿管来帮你排空膀胱，而且在你首次接受硬膜外麻醉以及后续的麻醉之后，都要对宝宝的心脏连续监控至少30分钟。

需要对宝宝使用产钳或胎头吸引器的概率也会比较高（见第280～281页），这可能是因为，硬膜外麻醉会使宝宝难以调整到最佳的胎位。采用辅助分娩就意味着在分娩过程中会出现更多的擦伤、缝合的针数也较多，产后疼痛亦会强烈，而且长期大小便失禁的概率较高。

对于你来说，会有一点患上严重头痛的风险。如果硬膜外麻醉针头刺破了脊髓周围的液囊，使液体流出，就会引起头痛。这种问题的发生概率约为1/100。

即便是装备有施行硬膜外麻醉设备的产房也不一定会全天候提供硬膜外麻醉服务，因此要做好准备，你很有可能无法获得硬膜外麻醉。

> **有条不紊的妈妈**
>
> *知道止痛药就在那里随时待命，能帮你度过分娩过程中最艰难的阶段。*
>
> “我觉得，与事到临头再做决定然后手忙脚乱、惊慌失措相比，事先做好准备并决定好采用何种方法镇痛比较好。我知道我希望自己的整个分娩过程尽可能平稳顺利，全在掌控之下但要放松。
>
> 我尽自己所能研究了所有的镇痛方法以及哪些方法最适合我。我最终的分娩计划确定在分娩的第1阶段，当宫缩开始时使用哌替啶。接下来，待宫缩变得越来越强也越来越疼时，我打算使用硬膜外麻醉。当我真的开始分娩时我发现，知道止痛药正在起作用让我不再感到惊恐。而且我确切地知道哌替啶和硬膜外麻醉的给药方式，以及这些止痛药起效时我会有什么样的感觉，因此我早已做好了准备。最后，我很高兴自己做了这个决定——我觉得自己根本无法轻而易举地应付疼痛，因为我的产程十分长！”

可走动的硬膜外镇痛

可走动的硬膜外镇痛与标准的低用药量硬膜外麻醉差不多，其镇痛效果很好，同时还能让你的双腿存留一点知觉，因此你可以挪动身体，甚至能走上几步，但是要在别人的帮助下才能做到。采用这种硬膜外麻醉的主要目的是缓解疼痛，而让你还能动则是次要的。有些女性发现，她们根本动弹不了。

做可走动的硬膜外镇痛使用的药物与大部分医院在做低用药量硬膜外麻醉时使用的标准药物相同，都是局部麻醉，也就是说，将药物注射到分娩期间能传输有痛感部位的疼痛信号的神经周围。

提供可走动的硬膜外镇痛的医院

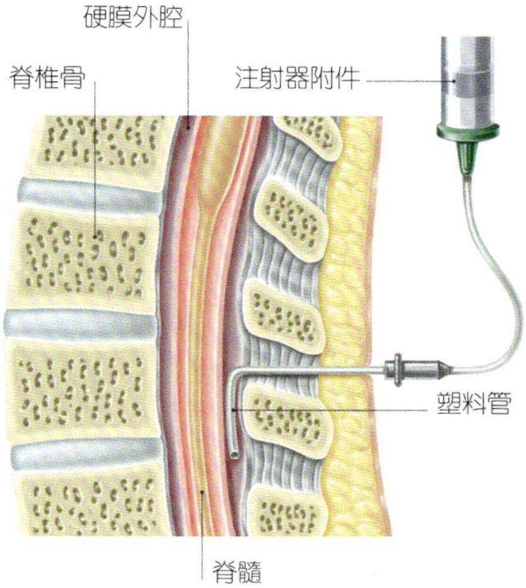

在做硬膜外麻醉的时候，会将一支中空的针头固定在你的背上，针头里面有一根细小的管子，麻醉剂通过这根管子被注射入你的体内。

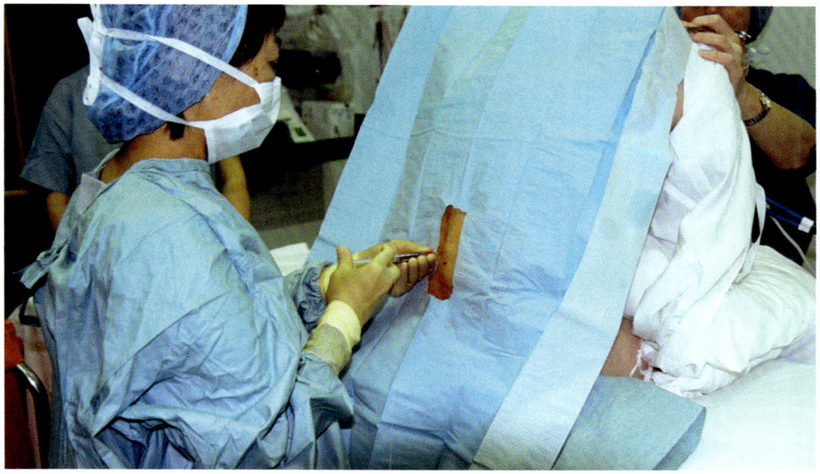

在给你做硬膜外麻醉的时候，会在你的背上盖1块消过毒的单子，然后给你做局部麻醉。随后，中空的针头会被扎入你的脊椎骨中间。

都有其固定的程序，以确保你在接受了硬膜外麻醉后可以安全地活动，而在你活动的时候能有足够的人手帮助你。如果医护人员认为你可以安全地到处走，那么在你走动的时候，身边会一直有人陪伴并对你实施监控。

你可能会发现，你能做的动作非常有限。有的女性可以从床走到椅子那儿，还有一些能够在别人的帮助下活动一下。你还可能会发现，你要接受必需的额外监控。

事先要搞清楚你的医院是否提供可走动的硬膜外镇痛。因为做这种麻醉需要额外的资源。

腰麻

腰麻是一种注射止痛的方法，比硬膜外麻醉起效快。麻醉师会在你的腰背部做一个局部麻醉，用一支极细小的针头将药物注射入脊神经周围的液体中。局部麻醉会使子宫和子宫颈的神经麻痹，这样你就不会感觉到宫缩了，或者在必要的情况下也可以给你实施剖宫产手术了。

你可以在分娩的第1产程接受脊髓阻断，将其作为腰麻联合硬膜外麻醉的一部分。在腰麻联合硬膜外麻醉中采用的脊髓麻醉称为微型脊椎麻醉，使用低剂量的镇痛药。全剂量的脊髓麻醉仅在麻醉室或手术室使用。假如你的硬膜外麻醉尚未起效或者其功效需要加强，你也可以使用全剂量的脊髓麻醉。

有时，医生会在使用产钳或胎头吸引器助产（见第280～281页）时采用腰麻，也有可能在她们认为宝宝无法经阴道分娩，需要施行剖宫产手术将他尽快娩出时采用。

若非以上情况，那么假如你要接受剖宫产，或者在宝宝出生后你需要缝针，又或者你出现了胎盘滞留的情况，需要人工移除胎盘，在这些情况下都会对你施行脊髓麻醉。

腰麻的止痛速度快，只需5～10分钟就可起效。与硬膜外麻醉不同，腰麻注射一针就行了，所以你不必背着一根管子。然而，脊髓麻醉药效持续的时间不长，微型脊椎麻醉持续的时间为60～90分钟，全剂量脊髓麻醉可持续两个小时左右。脊髓麻醉不能重复做，而且不同于硬膜外麻醉，脊髓麻醉不能续加。

> “腰麻的止痛速度快，只需5～10分钟就可起效。”

早产

约有10%的婴儿是早产儿（妊娠少于37周），1%左右是早早产儿（妊娠少于32周）。以下介绍的是如何分辨早产的迹象，以及宝宝早产会出现哪些情况。

何为早产

早产指的就是宝宝出生时未满37周。英国每年有7%的婴儿是早产儿。妊娠34周出生的婴儿尽管身材会小一点儿，可能还会有一些呼吸困难，但基本上不会有什么问题。

然而，比这个更早出生的婴儿尚未发育完全，内脏器官也仍然需要继续发育（见下页）。他们身体瘦弱，吮吸和呼吸都很困难。现在医生仍旧难以预测身体健康的女性是否会产下早产的宝宝。有证据表明，尿液中的某种细菌会增加婴儿早产的概率。因此，建议所有的准妈妈在妊娠初期都去做一下尿检。

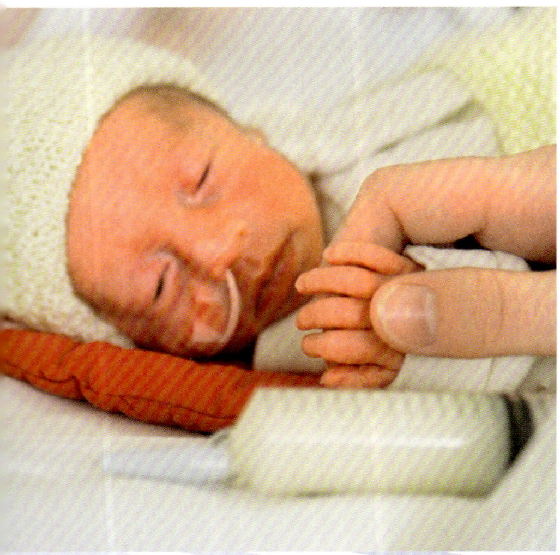

妊娠未满34周出生的宝宝会被直接送入特别护理病房。你可以去探望他，有时候还可以抚摸他。

会造成早产的危险因素还有很多：

- 阴道和尿道感染。
- 怀的是双胞胎或多胞胎。
- 吸烟。
- 吸毒，如大麻、摇头丸或可卡因。
- 某些子宫异常。
- 有早产史。

如果你妊娠未满37周就破水或开始宫缩了，应立即与助产士、医生或医院联系，哪怕是在半夜。基本上可以肯定，医生会要求你去医院。不要自己开车。如果身边没有人可以开车送你去医院，医院会派救护车去接你。

到了医院，会检查你的阴道，看你的子宫颈是否变短、打开。还要给你做若干项检查，看你是否有什么感染，这些检查包括验尿和阴道拭子检验。可能会给你做个阴道超声波扫描检查，看看你的子宫颈的长度。子宫颈变短预示着分娩可能已经开始了。还有一项化验是检测阴道内液体中的一种名为胎儿纤维连接蛋白的物质。发现了这种物质往往意味着宝宝很快就要出生了。

倘若分娩已经开始

不幸的是，假如分娩已经开始，医生就无法中止它的进行，休息也同样无济于事。然而，如果你妊娠不足34周，医生可以给你开一种药，能将分娩延缓一段时间，这样就能有时间把你送到一家带有婴儿监护病房的医院去了。还会给你服用类固醇类药物，以促进宝宝肺部的发育。如果你妊娠已经超过34周，医生可能就会任由分娩自然进行了。

也许很难描述当你发现自己比预期提前了好几个月开始分娩时会有多么震惊，你会很自然地感到十分担忧，各种治疗和检查可能还会让你失去自控。

一定要请医生和助产士把所有发生在你身上的事都向你解释清楚。

在你分娩的整个过程中，宝宝的心跳会一直受到监控。尽管是早产，你也不一定需要做剖宫产。然而倘若你分娩开始后出现大出血，或者你的宝宝情况十分危险，那你恐怕就需要做剖宫产了。

假如你的宝宝出生时妊娠未满34周，他可能就需要被立刻送往重症监护病房（见第295页）。这种事很吓人，你需要得到助产士的支持，她能理解你的感受。

妊娠34～37周之间出生的宝宝无需任何治疗，可能能与你一同住进产后病房，或者你俩也有可能被接收住进特别病房，那里有很多供妈妈使用的支撑物。医生也许会鼓励你将宝宝抱在乳房旁边，这样似乎能够给宝宝提供适当的生理和心理环境，使他快速成长。

未来的风险

如果你有过早产史，那么你再次早产的概率就要大一些，你的下一个宝宝早产的可能性约为15%。此时，医生并不知道如何阻止准妈妈生下早产的宝宝，不过，假如你吸烟或吸食消遣性毒品，那么将其戒掉肯定会降低早产的风险。至少来讲，如果你有过早产史，那么再次生育时，你就可以提前做好迎接早产宝宝到来的准备。在接下来的妊娠中，医生会密切监控你的妊娠过程，并帮你应对必然出现的焦虑。

如果宝宝早产

妊娠时间（周）	可能出现的问题	处理方法
不足28周	此时，大多数宝宝的体重不到1千克。他们还不会同时进行吮吸、吞咽和呼吸。他们基本上没有肌张力，而且大部分都不怎么会动。	所有的宝宝都需要输氧，并借助仪器来呼吸。在他们能够吮吸和吞咽之前，必须通过静脉（静脉内）给他们输送营养。他们患上一种或多种并发症的概率较高，还可能会长期住在新生儿特殊护理病房中。
28~31周	此时，宝宝的体重差不多在900~1800克之间，约有90%至95%的宝宝可以存活下来。体重不足1.5千克的宝宝发生严重残疾的概率较高。	大多数宝宝需要输氧，并借助仪器来呼吸。有些宝宝可以通过从他们的鼻子或嘴巴插入胃部的管子进食母乳或配方奶，其他宝宝则需要接受静脉注射营养物质。
32~33周	在这个时候出生的宝宝中，有超过95%都能够存活。大部分宝宝的体重为1.4~2.3千克。有些宝宝能够自己呼吸，另有许多需要输氧。	有些宝宝可以由妈妈哺乳或用配方奶喂养，但那些呼吸困难的宝宝可能需要插饲管进食。与那些出生得更早的宝宝相比，这些宝宝不大可能发生严重残疾，但他们出现学习或行为问题的概率仍旧有点偏高。
34~36周	在这个时候出生的宝宝，其存活率几乎与足月出生的宝宝相当。与足月出生的宝宝相比，这些宝宝出现健康问题的风险较高，其中包括呼吸和进食的问题、难以调节体温以及患上黄疸。这些问题一般都不严重，大多数宝宝都能很快康复。	大部分宝宝可以由妈妈哺乳或用配方奶喂养，但有些宝宝（特别是那些有轻微呼吸问题的宝宝）可能还需要插饲管进食一段时间。据估计，在妊娠35周时，宝宝大脑的重量仅为足月宝宝大脑重量的60%左右。妊娠34~36周出生的宝宝不大可能会出现由早产引起的严重残疾，但他们出现轻度学习和行为问题的概率仍旧略微偏高。

助产

你可能无须借助任何帮助，而仅在周围人的鼓励下就能将宝宝带到这个世界上。不过，此时宝宝还是需要一点帮助才能出世——这就是所谓的辅助分娩。辅助分娩使用的两种主要器械是产钳和胎头吸引器。

为什么与怎么办

在英国，大约有1/8的宝宝是通过助产出生的。助产是将器械（产钳或胎头吸引器）夹或吸在宝宝的头上，把宝宝拽出来。

产钳的外形就像一支沙拉夹，实际上，它也常常被称作“不锈钢沙拉夹”或“大号方糖夹”。它有两个交叉的部分，顶部呈环状，可以夹住宝宝的头。产钳有很多种类型和型号。

胎头吸引器（或称真空吸引器）是带有一只罐子的小泵，还有一个把手用来抽拉。将罐子套在宝宝的头顶上，朝向宝宝的后脑勺。

助产士和医生可能会建议你采用助产，如果：

- 你的宝宝在分娩的推挤阶段出现了危险的状况。
- 你精疲力竭，无法继续推挤。
- 某种疾病不允许你长时间地推挤（例如心脏病）。

在阴道分娩中，若宝宝是臀位（见第284～285页），也可能会使用产钳。宝宝的身体已经娩出，但头部很难出来时，可能就要用到产钳了。

避免使用助产

并非总能避免使用助产，但下面列举的因素能帮你减少接受辅助分娩的概率。这些因素包括：

- 在分娩过程中一直有分娩陪护或月嫂的支持。
- 采用直立的体位分娩。
- 避免接受硬膜外麻醉（见第276～277页）。
- 假如你已经做了硬膜外麻醉，那么在子宫颈完全打开后最少等上一个小时，或等到你感到要开始推挤了，此时再用力往外推宝宝。

> “有些因素能减少接受辅助分娩的概率。”

接受助产的时候，需要将双腿架在产床两侧的脚蹬或支撑物上。床头会被移走，并用一条消过毒的绿色单子盖住你的腿。还要对你进行镇痛处理，一般采用阴道内局部注射（阴部神经阻滞）、硬膜外麻醉或腰麻。会将一根一头连有一个袋子的细管（即导尿管）插入你的膀胱，以排空膀胱中的尿液，这是助产的需要。

可能会有一名儿科医生（专门护理婴幼儿的医生）在场。这非常平

爸爸手记……

我们借助胎头吸引器出生的宝宝的头

“我在书里看到过这些图片。我知道新生婴儿出生时全身发蓝或发灰，还包裹着一层白色油脂状的东西。但我们的宝宝是使用了胎头吸引器出生的，对于他生出来时会是个什么样子我毫无准备。胎头吸引器大体上就是一个抽吸的装置。他的头部有淤伤，还有点肿，头皮也擦伤了。一开始我们很担心，但助产士马上就向我们保证，这完全正常，那些痕迹大约一个星期内就会消失。第二天，我们注意到宝宝的头上有一个血泡，就在固定胎头吸引器的地方。他还有黄疸，医生说这与那个血泡有关。有那么几个星期，他有点柔弱，所以我们在照顾他时动作格外轻柔。血泡几个星期后才消失，但没有留下任何后遗症。现在他已经12周大了，头部十分正常。”

常，所以不要担心。

使用胎头吸引器

很多医生偏爱在辅助分娩中使用吸罐，因为这通常不那么疼，需要做外阴切开术的可能性较小，会阴撕裂的风险也较低。医生或经过特别训练的助产士会将胎头吸引器送入你的阴道，放在宝宝的头上，然后用一台脚踏的或手动的真空泵将罐中的空气抽出。

当杯子安全地固定在宝宝的头上以后，医生会让你在下次宫缩袭来的时候用力推挤，而她会向外拽杯子，帮助宝宝出来。

使用产钳

医生需要在你的阴道后面切开一点儿（会阴切开术），把开口弄得大一点儿，以便用产钳夹住宝宝头部的两侧。

产钳夹好以后，医生会在你随着宫缩推挤的同时轻轻地向外拽，帮助宝宝通过产道来到这个世界上。如果宝宝没有随着拖拽移动，或者在3次宫缩/拖拽后仍旧没有出来，那么通常的做法是放弃使用产钳，改做剖宫产（见第286～289页）。

胎头吸引器与产钳

在使用胎头吸引器助产时，会将一个吸引杯放在宝宝的头上，并把罐中的空气抽净，这样罐中就是真空的，吸引杯就能固定住了。轻轻地向外拽这个吸引杯，帮助宝宝通过阴道。

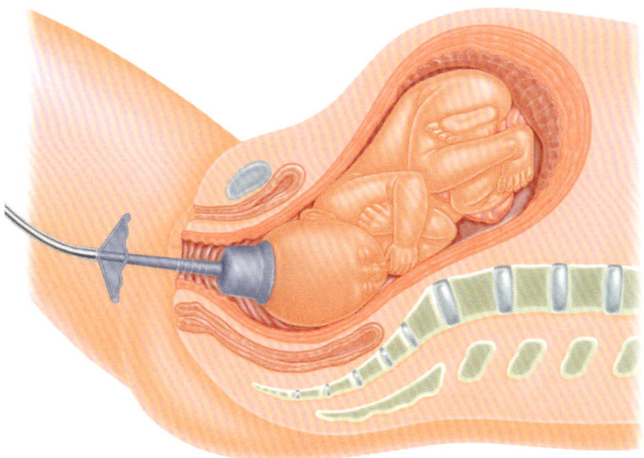

产钳弯曲的顶端夹住了宝宝的头

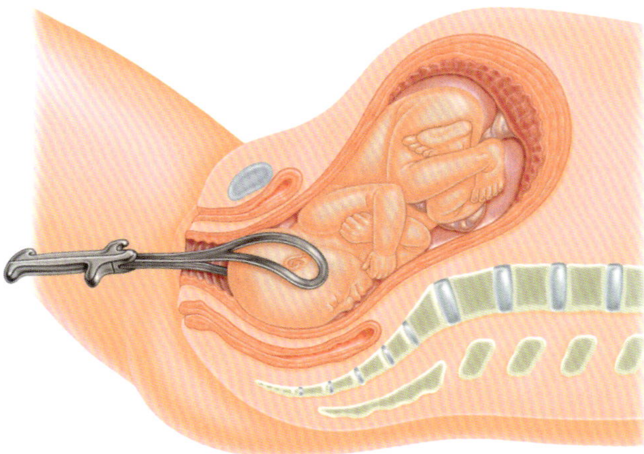

在使用产钳助产时，会将产钳伸入准妈妈的阴道，并夹住宝宝的头。随着宫缩向外拖拽产钳，能够帮助宝宝出来。

爸爸妈妈问……

助产后我会有什么感觉？

助产后，你可能会：

- 由于撕裂或做了会阴切开术而感到疼痛并有淤伤。
- 去卫生间时，会阴部有疼痛或麻木的感觉。
- 没使用卫生间时小便失禁。

助产士会给你止痛药，还会给你做检查，以确保你在分娩后能够正常小便。

助产后宝宝会有什么感觉？

辅助分娩后，宝宝的身上会有一些淤伤或痕迹。

- 使用了产钳出生的宝宝，脸上或头部两侧可能会有痕迹或淤伤。
- 使用了胎头吸引器出生的宝宝，头皮上会肿起来一块，或有轻微的擦伤或血泡。
- 极为罕见的情况是，宝宝的面部神经受到损伤，引起面部瘫痪，于是宝宝的嘴巴会歪向一边。但这种情况通常是暂时的。

这些痕迹大约会在一周内消失，但血泡可能要过上几个星期才能消失。淤伤和擦伤可能会让宝宝感到不舒服，因此照顾他时动作要轻。

双胞胎/多胞胎

正如你此时已知的那样，在双胞胎或多胞胎的娩出过程中会有一些额外的风险。最佳的做法是与医生和助产士充分商讨分娩的问题，这样你就可以尽可能地确保分娩过程是安全而积极的。

爸爸妈妈问……

造成双胞胎早产的原因是什么？

双胞胎和多胞胎的确容易提前出生。尽管有些双胞胎的妊娠期会达到40周甚至更久，但是对于双胞胎来说，妊娠37周就被认为是足月了，早于37周出生就是早产。约有30％的双胞胎早产，一半左右怀有双胞胎的女性分娩时妊娠不满37周。

单卵双胎早产的情况比较普遍，尤其是当两个宝宝共用一个胎盘、胎膜或羊膜囊时就更是如此。

在妊娠34～37周之间出生的双胞胎宝宝的情况一般都很好。妊娠不满28周出生的宝宝也许能存活下来，但需要密切的医疗护理和一点儿运气了。然而，新生婴儿护理技术的进步意味着早产儿的命运越变越好了。

是否会早产与你的行为或生活方式没有太大的关系。你不必过分担心这个问题，而重要的是你应该熟知先兆子痫和早产的征兆。

妊娠期间保证健康饮食也很重要，因为这能够最大限度地保证宝宝在出生时身体健康，体重正常。

生育双胞胎或多胞胎

如果你怀了不止一个宝宝，那么你很有可能得去医院分娩，因为在生双胞胎或多胞胎的过程中会有潜在的危险。

有些医生认为，不管是做引产还是剖宫产，在妊娠37～38周前后计划一下如何分娩比较安全。因为多胞胎往往会出现更多的并发症，特别是那些早产儿和低体重心，他们被安排到新生儿重症监护病房的情况并不罕见。

剖宫产的概率

与只怀了一个宝宝的准妈妈相比，怀多胞胎的准妈妈做剖宫产手术的可能性要大，但这也并不意味着一定要做剖宫产。是否要做剖宫产主要取决于双胞胎中将要首先娩出的那1个宝宝的胎位。如果他是头向下的胎位，且胎盘没有堵住子宫颈，那么一般是有可能进行阴道分娩的。大多数医生和助产士也会尽可能帮助第2个宝宝自然顺产而不给你做剖宫产，哪怕他是臀位（见第284～285页）。

当然了，你也可能会像其他准妈妈一样，由于同样的原因而接受剖宫产，比方说，如果：

- 你在分娩过程中出现了并发症。
- 宝宝无法通过产道。
- 两个或其中一个宝宝的心跳急剧减缓。
- 你有严重的先兆子痫（见第233页）。
- 出现了胎盘早剥（见第232页）。
- 出现了其他迹象，显示宝宝情况危险，比如，如果他们比处于同样妊娠阶段的正常的宝宝小。

50％ 左右的双胞胎宝宝出生时妊娠期不满37周。

有些双胞胎的妊娠期达到了40周甚至更久，不过妊娠37周就被认为是足月了。

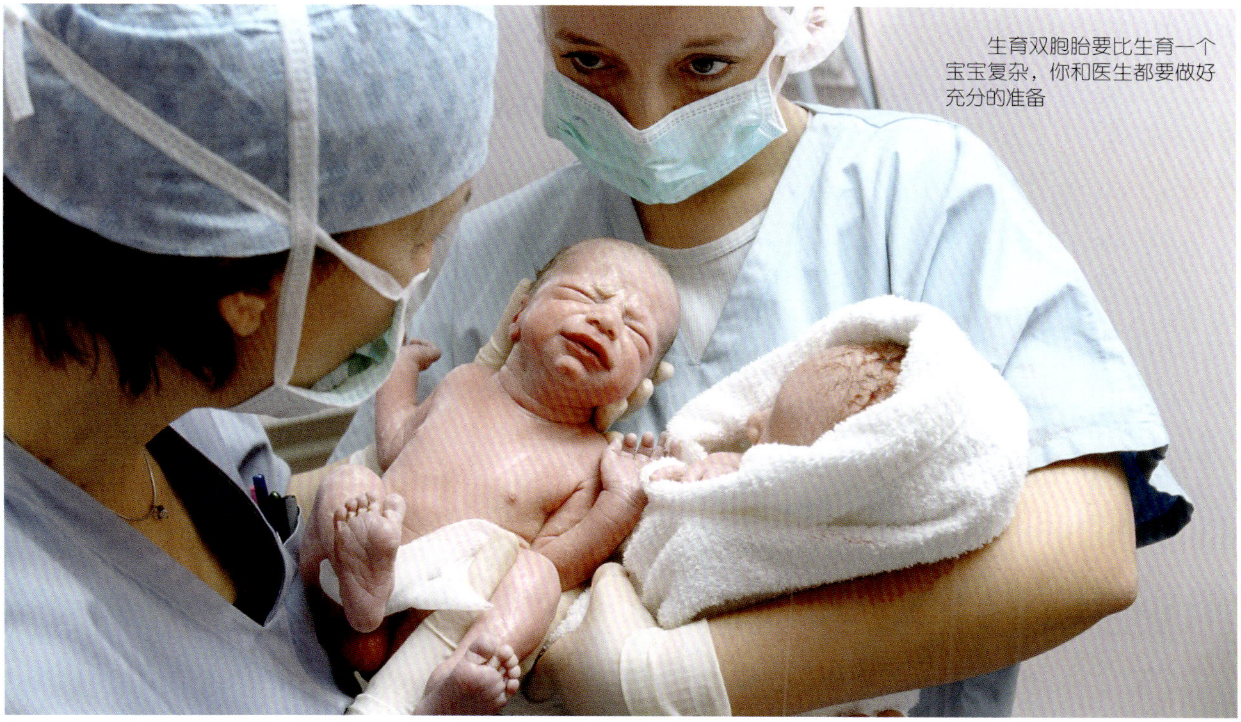

生育双胞胎要比生育一个宝宝复杂，你和医生都要做好充分的准备

不幸的是，所有这些潜在的并发症在多胞胎中间都比较常见。

如果你能够选择一名在生育双胞胎方面有丰富经验的医生，那么对于你决定采用何种分娩方式会很有帮助。你要是不希望接受不必要的剖宫产，那就和她讨论一下分娩方式的问题。问问她如果双胞胎中有一个是臀位，她在接生时是否得心应手，她能做些什么来避免做剖宫产。

虽然有些事是你无法控制的，比如宝宝在子宫中的胎位以及你会患上哪些并发症，不过在妊娠期间吃好还是能令你尽可能地保持健康的。你还应该在妊娠期间坚持运动，这反过来能够降低剖宫产的概率。分娩时，如有可能，尽量采取能够帮助宝宝调整胎位的姿势。

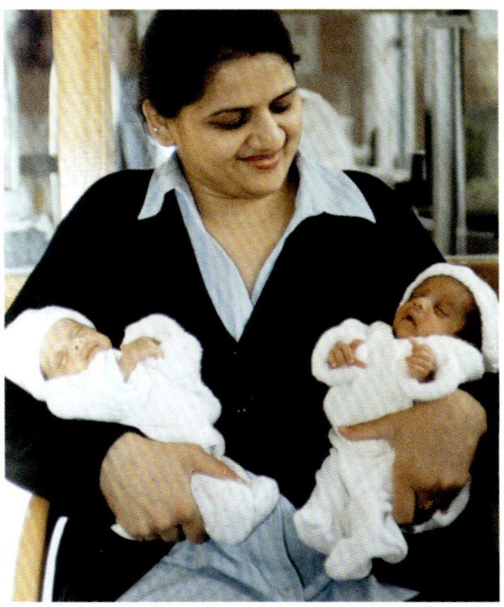

大多数双胞胎会提前出生，需要做引产或有计划的剖宫产。然而，你的宝宝终于出生了，怀抱着这两个小家伙，你会激动万分。

爸爸妈妈问……

我的恢复情况会怎样？

这取决于你是阴道分娩还是剖宫产，以及你是否还有其他并发症。如果一切正常，阴道分娩后两天内就可出院，剖宫产后4天内可以出院。有些宝宝不能立即跟你一起回家。

由于双胞胎同意患上更多的并发症，尤其是那些与早产和身材较小有关的并发症，一般会将他们送入重症监护病房。所有的妈妈在带孩子时都会需要很多帮助，而如果你要照顾的是双胞胎，那么你就会更加劳累。做好安排，使你能够尽可能多地获得帮助。很多双胞胎的爸爸会积攒一部分年假并将其与陪产假（如果有的话）连在一起休，这样他们就能有更多的时间待在家里了。

宝宝臀位

随着分娩的日趋临近，大多数宝宝会处于头向下的胎位。然而，有些宝宝会呈臀部向下的胎位，即臀位，这样的胎位会使分娩变得更加困难，这就是为什么医生或助产士应该在宝宝出生前帮他调转胎位。

为臀位分娩做计划

如果你的宝宝是臀位，这也就是说，他处在臀部向下的姿势。分娩开始时，有96%的宝宝在子宫里处于头向下的胎位，但有些宝宝会呈臀部向下的胎位。

倘若你的宝宝在你妊娠36周时是臀位，医生或助产士就会人工将宝宝调整为头向下的胎位，这叫做外倒转胎位术（见下页的“爸爸妈妈说”）。如果你曾经生育过，那么外倒转胎位术就会更加有效。然而有时候，宝宝会坚决不移动，或者会在做完外倒转胎位术后又转回来。

如今在英国，大多数（但并非全部）臀位的宝宝都是通过剖宫产出生的。一项针对2004年对臀位分娩调查的回顾显示，对于臀位的宝宝而言，剖宫产分娩更加安全。但有些助产士和医生却对此持保留态度，她们认为，如果助产士或医生掌握了必需的技术，能够帮助臀位的宝宝经阴道娩出，那么自然顺产也同样安全。

阴道分娩

如果你的宝宝是臀位，而你希望采取阴道分娩，你可能必须得具备下列条件：

臀位的类型

臀位有几种类型。在妊娠末期，医生给你做检查时就能判断出宝宝的胎位了。你也有可能通过宝宝的动作自行判断出他的胎位。如果你感到宝宝使劲地踢你的膀胱，并能感到肋骨下面有硬的东西，让你很不舒服，那么你的宝宝可能就是臀位。

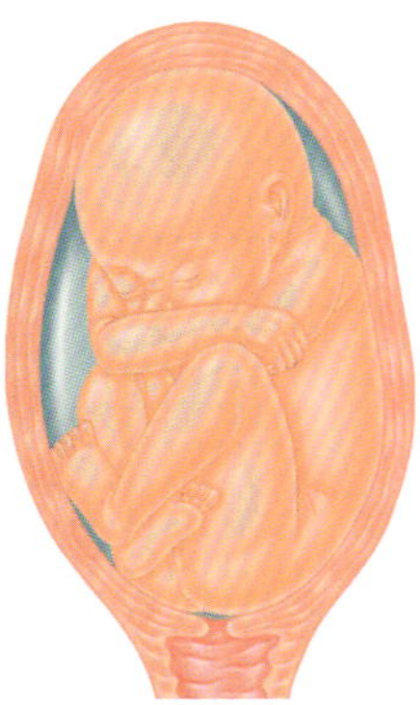
完全臀位

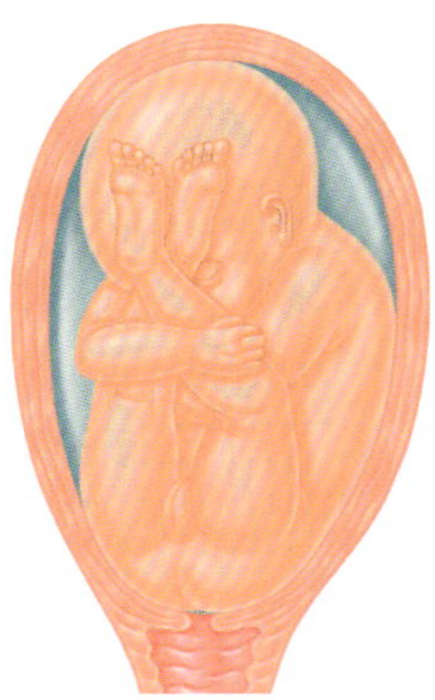
腿直臀位

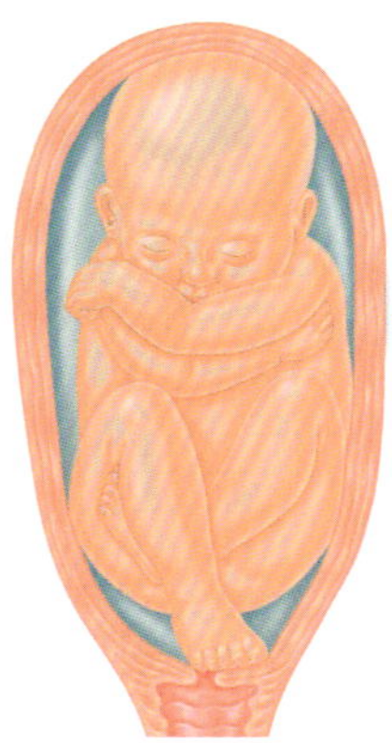
足先露

完全臀位 这是最为常见的臀位类型之一。宝宝盘腿而坐，膝盖和胳膊贴近身体。这种情况有时可以进行阴道分娩。

腿直臀位 这是另外一种最为常见的臀位类型。宝宝臀部向下，双腿完全展开，向上伸向头部。这是最容易进行阴道分娩的臀位类型。

足先露 这是最为罕见的臀位类型。宝宝臀部向下，一只脚或双脚垫在臀部下面。这种情况无法进行阴道分娩。

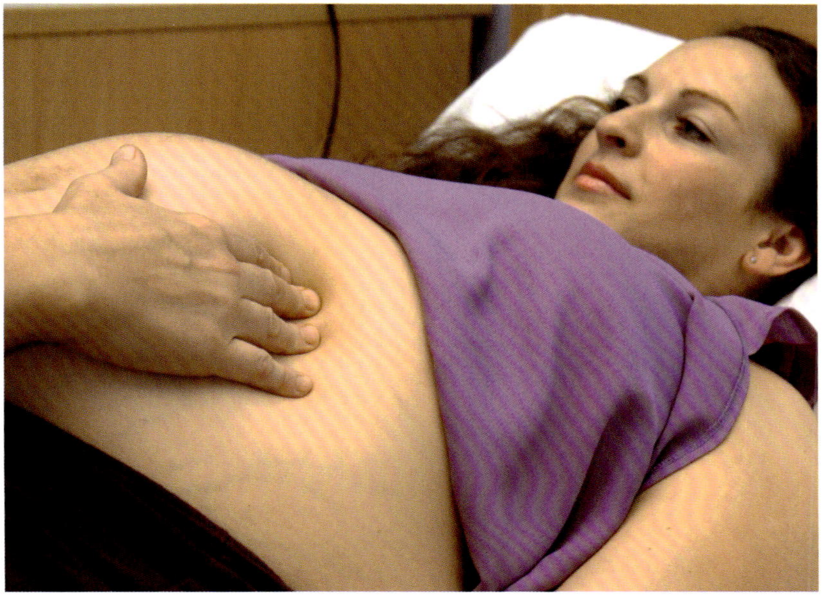

如果你的宝宝是臀位，那么在你妊娠36周时，医生应该人工转动宝宝的胎位。

●你有过阴道分娩的经历。

●你分娩时，有一名受过训练且有处理臀位分娩经验的助产士或医生在场。

●旁边备有做剖宫产手术（万一需要）的器械。

●对于你或你臀位的宝宝来说，没有其他会使阴道分娩更加危险的妊娠方面的问题。

在做出最终的决定前，你和你的医生要先评估宝宝的胎位，讨论剖宫产和阴道分娩的风险及益处，这样你们俩就能选择一个最适合你和你的宝宝的分娩方式。

随着臀位阴道分娩的数量持续减少，对于你来讲，找到一个拥有帮助臀位宝宝阴道分娩的技术和经验的产科医生就更难了。如果你的产检医院没有具有这种经验的产科医生，那么如果你想要采用阴道分娩，也许就得转到有条件帮你进行阴道分娩的医院去。

有时候，臂位的宝宝就是不肯动或者转回来。

事实：臀位分娩一般会比正常的分娩慢一些，因为宝宝的臀部给子宫颈施加的压力没有头部施加的那么大。不过还是有一些臀位分娩很快、很顺利。

爸爸妈妈问……

有没有调转宝宝胎位的有效且成熟的方法？

很多臀位的宝宝会在分娩开始前甚至是分娩过程中自行调转胎位，无须借助任何辅助手段。有些始终保持臀位的宝宝可以人工来调转胎位，这种技巧叫做胎位外倒转术。

这一技巧被医生应用于实践已经有几千年了，还进行了大量的研究以检验其安全性。不过胎位外倒转术并非适合所有女性，你必须向医生咨询自己做这种手术是否有风险。

从妊娠36周开始，任何时候都可以做胎位外倒转术，时间上没有上限。有时候，如果分娩开始时尚未破水，在这个时候做都是可以的。

应在医院实施胎位外倒转术，因为这里有设备可以监控宝宝的心跳，还有超声波扫描仪检查宝宝的胎位。你要服用一种使子宫肌肉放松的药。如果你是Rh阴性，还要给你注射Rh免疫球蛋白（见第233页）。胎位外倒转术并不疼，因此你无须接受全身麻醉。

为什么有的宝宝会是臀位？

很多宝宝在妊娠30周前都是臀位，因此如果你的宝宝早产，他可能就会是臀位。有时候宝宝无法调转过来，是因为被什么东西挡住了——可能是一个肌瘤。有时候脐带会有问题，可能太短了，容不得宝宝调转身体。如果你的骨盆小或者形状异常，宝宝的头无法入盆，他也许就会调转身体，把相对来讲更加柔软也更小的臀部放在里面。大多数这样的情况都需要做剖宫产。

剖宫产

做剖宫产的理由多种多样，中国的剖宫产率比较高。尽管剖宫产非常安全，但它毕竟是1次大手术，产后的恢复时间比顺产要长。

揭开剖宫产的面纱

有些女性在分娩开始之前就知道自己要接受剖宫产，这叫做计划内剖宫产或平诊剖宫产。而其他的剖宫产是在分娩过程中临时决定采用的，这叫做急诊剖宫产。如果你有下列情况，做计划内剖宫产的可能性会比较大：

- 你的宝宝是臀位（臀部先娩出；见第284～285页）或横位（横躺；见第197页）。
- 你怀的是三胞胎或更多的宝宝。
- 宝宝有疾病或异常。
- 你感染了某种疾病，如疱疹（见第226页）或艾滋病（见第227页）。
- 胎盘前置（见第231～232页）且胎盘在子宫中的位置过低，挡住了宝宝的“出口”。
- 你患有先兆子痫（见第233页）且病情迅速恶化，若拖延分娩就会很危险。
- 你做过侵入性子宫手术有多次剖宫产史。

如果分娩过程中，你出现下列情况，就需要做急诊剖宫产，如果：

- 宝宝的心率变得不规律。
- 脐带脱垂，滑入子宫颈。
- 宝宝没有沿产道向下移动。

有条不紊的妈妈

选择性剖宫产可能会适合你，因为它能有保证，而且会让你安心。

“我的宝宝是臀位，在我妊娠满36周时，他还没有一点要调转身体的迹象。我的助产士打算手工帮我的宝宝调整胎位，但由于这是我的第一个孩子，因此与经产妇相比，这种方法的成功率比较低。我们试过了，可我的宝宝就是不动！

我可以继续妊娠，然后进行阴道分娩，但我觉得还是剖宫产最适合我，因为这是我的第一个宝宝，而且我害怕出现并发症。我承认没有采取阴道分娩让我有些遗憾，但是知道我的宝宝会安全降生，我又感到安心了。我把做剖宫产的日子记在了日历上，这样我就能为他的出生做好准备了！”

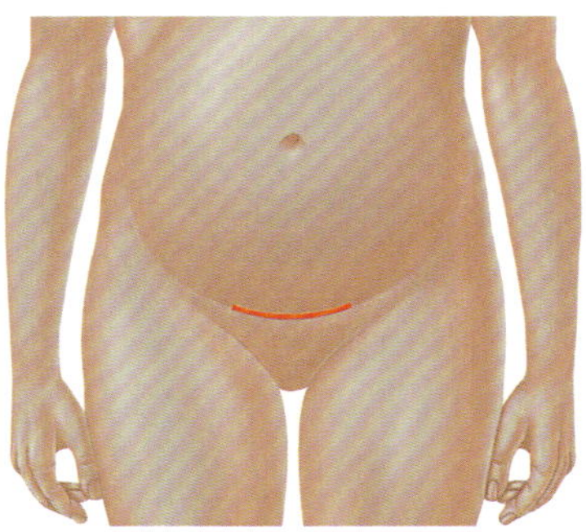

做横切时，医生会在阴毛发际的上方划一道水平的切口，伤口愈合后，几乎看不到伤疤。

剖宫产手术期间会发生些什么

做剖宫产手术时，医生会在你的腹部和子宫上划一个切口，将宝宝从这个切口取出。在大多数情况下，会允许你的爱人在分娩的过程中陪伴在你身边，只有在出现真正的紧急情况或需要对你进行全身麻醉时才会要求他回避。

大部分剖宫产手术会做硬膜外麻醉或腰麻，这样你就能始终保持清醒，并且宝宝一出生你就能看到他。除了在你的背部做硬膜外麻醉意外，还会给你插入一根导尿管，排空膀胱，必要时，亦会在你的胳膊或手上插入输液管，给你补充水分或输入止痛药。还需要在你身上装上心脏监测仪。

剖宫产手术开始时，要在你的胸前挂起一个幕帘。待你完全麻木后，医生

爸爸妈妈问……

我的宝宝是臀位，所以我即将做计划性剖宫产。他一出生我就能抱他吗？

宝宝被取出后，马上会对他进行全身体检，然后把他抱给你看。在你的胎盘被娩出并给你缝合伤口时，你的分娩伴侣可能会抱起他。之后，可能就会把宝宝交给你，或者把你转移到旁边的病房，在那里，如果你愿意，就可以给他哺乳了。只有一种情况你不能抱他——如果他非常小或状况很糟，需要直接送入婴儿特殊护理病房（见第295页）。

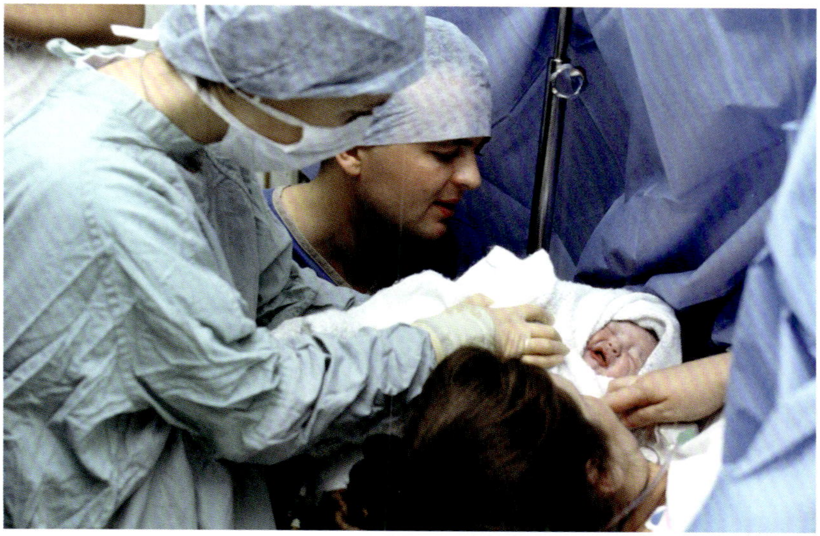

宝宝出生后，胎盘被娩出并对宝宝进行了全身检查，你就应该可以抱他了。

会在你的耻骨上方的皮肤上直直地划一道切口（这叫做横切；见上页），然后在子宫下部再划一刀，接着就把宝宝取出来了，只需花费几分钟。随后你的胎盘被娩出并缝合伤口。

儿科医生会马上给你的宝宝做个体检。

减少做剖宫产手术的概率

剖宫产能够拯救妈妈和宝宝的生命，因此不必完全回避。但还是有一些方法可以减少接受剖宫产手术的概率，这些方法包括：

●在妊娠期间保持身体健康、吃好（见第48～51页、第120～121页、第148～149页、第182～183页）、坚持运动（见第56～57页、第134页、第184页）并保证足够的休息（见第162～163页、第198～199页）。之后，当分娩开始时，你的状态会达到最佳。

●如果你有多家医院可以选择，那么就了解一下每家医院的剖宫产率并加以对比。

●分娩期间，由女性分娩伴侣和助产士来支持你，可以降低你做剖宫产的概率。从分娩开始的那一刻起，你就需要良好而坚定的支持。你可以请1名女性朋友、亲人或月嫂在你身边帮助你。

●如果在妊娠末期，你的宝宝是臀位，你可以跟医生谈谈将宝宝调整为头位的事（见第284页）。

●如果医生认为你的妊娠情况良好，那么在你分娩期间就会隔一段时间查看一下宝宝的状况，而不用全程监控。使用电子胎儿监护仪（见第261页）对宝宝进行持续监控会限制你在分娩期间的活动，还会提高剖宫产的概率。

单身妈妈

分娩时，要选择1名确实有爱心的分娩伴侣陪伴你。

“当我发现我得接受剖宫产时，我确信我姐姐的确是我的分娩伴侣的最佳人选。她生第二个宝宝时就是做的急诊剖宫产，我知道她和我有着同样的体验，这让我相信，在我分娩的时候，她会是最有爱心的分娩伴侣，能给我最大的支持。此外，我还知道她产后恢复得特别好，这也给了我巨大的帮助。

她知道该做些什么、该对我说什么：她不停地告诉我，我干得棒极了，一切都进行得十分顺利。没有她我可不行，她知道该说些什么以及什么时候说，因为她自己就经历过这一切。现在，我们俩的关系比以前更亲近了。”

爸爸妈妈问……

在安全允许的范围内，可以做几次剖宫产？

尽管如今在剖宫产后的下一次生育采取阴道分娩很普遍也很安全（见第221页和第248页），但有时候你只能选择再次做剖宫产。医生会就你子宫的健康状况以及再次做剖宫产的风险给你一对一的建议。有很多事情需要考虑，包括你的体重、年龄、病史、怀孕史、分娩史以及你的个人选择。你的选择还要考虑到你在生育第一个宝宝时为什么需要做剖宫产，因此你就得知道你生上一个宝宝时都发生了什么。

如果你做过剖宫产，你就应该经常向你的医生咨询，看你生育下一个宝宝时采用那种方法最好。

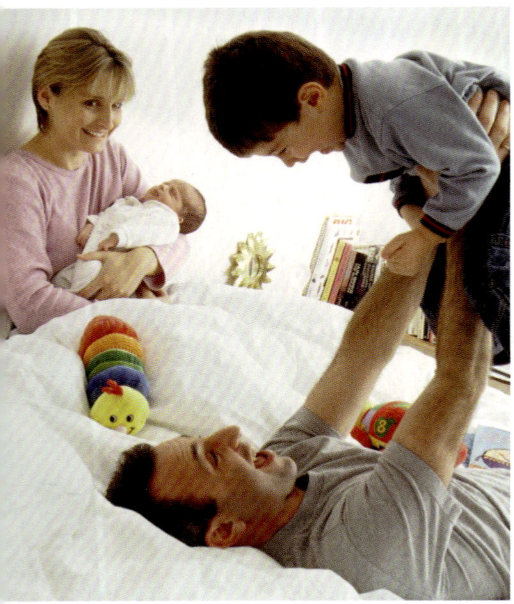

剖宫产之后要注意，6个星期之内不要搬动任何重物，哪怕是你蹒跚学步的宝宝也不行。

剖宫产后

大家都知道，剖宫产是一种大手术，但是它造成的巨大损伤还是会让你感到惊讶。你可能会感到自己什么事也做不了——即使是从床上坐起来一点都需要借助什么东西或别人的帮助。胀气也是个问题，尤其是在产后第三天——呼气时缩紧腹部肌肉有助于排出气体。薄荷水也有用，你可以准备一些。

咳嗽或大笑的时候会疼，但如果你捂住伤口（用手或把一个枕头放在腹部）的话，疼痛就能轻些。穿比你的身材大一号的灯笼裤（平脚短裤或一次性孕妇短裤也都不错）会让伤口处感觉更舒服。你还需要使用卫生巾，因为同阴道分娩一样，剖宫产后也会排出恶露或者说子宫出血。

如果你接受了硬膜外麻醉，那么产后还需继续给你插几个小时导尿管，这样在你需要时，就能再给你用一些止痛药了。如果你接受的是全身麻醉，那么在你产后数小时和数天内会给你注射止痛针。剖宫产一结束，往往就会给你使用剂量可由你自行控制的止痛药（即病人自控镇痛；见第275页），通过插在你胳膊静脉血管上的一根细细的管子给药。你可以通过按按钮来控制用药量。

下地

一开始，你也许会觉得自己似乎永远都无法再走路了，但产后6个小时，助产士可能就会要求你下床了。这虽然好像很困难，但也一定要努力尝试——越早开始下地走动，对你的血液循环和全身的康复越有好处。此外，你总要下地的，只要迈出了第一步，下一步就会容易多了。除了下地走动以外，你躺在床上的时候，助产士还会鼓励你活动脚踝，这是为了促进腿部的血液循环，帮助防止血管堵塞。

你大概需要在医院住3天左右，手术后的第二天，助产士可能会鼓励你开始做轻微的产后运动，以便帮助你加速身体的恢复。会有一名理疗医师告诉你该怎么做。生完宝宝后6～8周再开始做更加激烈的运动。

剖宫产后你就能给宝宝哺乳，不用顾忌。但在产后的最初几天，伤口的疼痛会让哺乳变得有些困难。

在有些方面，回家后你的生活会容易些，比如，你的床通常要比医院的床低，上下床都会更加容易。但你

剖宫产后的注意事项

剖宫产是一种大手术。做了剖宫产后，有几项常识性的注意事项需要你注意。

● 可能会有人警告你，剖宫产后5～6周内不要开车，因为转弯和蜿蜒行进可能会让你感到疼痛，而紧急刹车会让你感到极为疼痛。

● 你不应搬动任何重物——很不幸，其中包括蹒跚学步的宝宝（如果你有这么大的宝宝）。因此，如果有人愿意帮助你，那就接受他或她的帮助吧。

● 一开始，你会需要借助外力帮助才能进行哺乳。你侧躺着的时候，助产士或你的爱人可以帮你抱着宝宝。在大腿上放2～3个枕头，这样宝宝的重量就不会压在你的伤口上了。

爸爸妈妈说……

“我做了紧急剖宫产，别人说我很容易就生下了宝宝，这让我甚为不爽。相信我，产后的疼痛可一点也不好对付！产后的头几天，我做什么事都需要人帮忙。就算是在床上移动一下身体都令人痛苦万状。”

萨拉，23岁，孩子乔6个月大

“剖宫产结束后，我的兴奋之情仍久久难以平复。这种兴奋积累了9个月，然后就在几个小时之内，宝宝就出来了。我的肚子上缝了针，所以我只能待在床上，但即便如此，也抑制不住我的兴奋！”

艳莉，31岁，初为人母

“剖宫产后仅仅几个小时，我的助产士就说服我下地走动。虽然伤口很疼，但静静地抱着我的宝宝给他喂奶，这样的时光真是美好。”

李齐，32岁，孩子阿伦1个月大

不能指望一回到家你的生活就能立即恢复正常，有很多事情需要你注意（见上页）。事实上，你的身体最多需要6个月才能复原，很多女性说她们最多要过上一年才感到完全康复。

剖宫产手术后，大多数人都会感到高兴，因为它终于过去了，并且为自己和宝宝都还活着心怀感激。你可能会感到欢欣鼓舞、兴高采烈，也有可能会悲伤失望，因为你不是通过阴道分娩生下宝宝的。

如果情况在你分娩的过程中迅速地发生了变化，你可能仍旧会为你经历的事情感到难过。要是知道了为什么必须做剖宫产，你的心理上就会感到舒服多了。以后再需要做剖宫产也能坦然处之了。为了达到这个目的，你或你的爱人需要请为你接生的助产士或参与你分娩的儿科医生来跟你们说说此事。

跟你的爱人说说你的感觉。如果你与你的爱人或宝宝之间的关系受到了影响，你也许就需要寻求专业的帮助。而在亲眼目睹了发生在你身上的事情之后，你的爱人也有可能受到影响，也像你一样需要帮助。

假如你真的难以下决心做剖宫产，那就跟你的医生谈谈，有可能是因为你需要获得一些建议，也有可能是因为你患上了产前抑郁症。

> “剖宫产后，你的身体最多需要6个月才能复原。”

爸爸手记……

与剖宫产妥协

“萨莉剖宫产生下我们的宝宝后，感到非常失望，因为她没能自然顺产。她十分渴望积极分娩，不使用任何镇痛药。但18个小时之后，医生告诉我们，宝宝的胎位非常不好，阴道分娩极为困难。萨莉最终认可剖宫产是最佳选择。当我陪她去手术室时，她不停地说她觉得自己很失败——当然了，事实根本就不是这样。这么长时间以来，她经受住了这么多考验，我为她感到骄傲。换了我肯定是做不到的。20分钟后，詹姆斯出生了。

萨莉的身体恢复得不错，但从失望中走出来则花了她更长的时间。我发现很难明白究竟是为什么——对于我来说，一切总算都过去了，母子平安，我感到松了一口气。萨莉分娩后一个星期左右，我们终于可以见到助产士，跟她说说此事了。这次谈话很有帮助，当萨莉确实知道了自己必须做剖宫产的原因时，她就不再对剖宫产耿耿于怀了。她立即明白了剖宫产果真是她唯一的选择。”

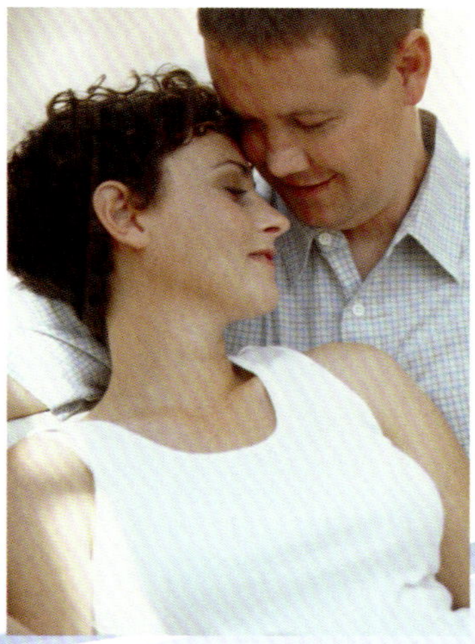

急产

有的时候，宝宝另有想法，会在你去医院的路上甚至还没等你出家门就出生了！假如你遇到了这样的事情，下面就是应对措施。

没时间去医院了

真正发生急产的状况并不多见，而且，如果是第一胎，宝宝意外地在家中出生的可能性极低！不过时刻准备着还是很明智的，因此，下面列举的就是应对紧急的在家分娩的指导方法。

如果你觉得你的宝宝出生得太快了，你都来不及去医院的话：

在家发生急产

无论是有计划的还是出于意外，在没有任何专业人士或医疗手段的帮助下在家分娩恐怕都不是你愿意发生的。

如果你是突然开始分娩的，只有你的爱人（或朋友、亲属）在你身边，你们最好尽快拨打120或当地医院的电话，说明发生的情况。当然，如果有个懂行的人或长辈一直陪着你就更好了。

假如你曾有过宝宝突然降生的经历，那你就应该时刻警惕着分娩的第一个迹象的出现，因为后来的分娩会进行得更快。

- 不要惊慌！女性天生就是“造人”的，宝宝总要出生的。如果你的宝宝在你的子宫里已经待了9个月并且出生得很快，那可能就是因为他发现出来很容易。很显然，你的骨盆有着宽裕的空间，有助于宝宝很容易就能出来！
- 拨打孕妇笔记上的急救电话。接下来，如果你的身边没有别人，那就给能迅速赶过来的人打电话，这个人可能是你的母亲、朋友或邻居。
- 确保你家的前门没有上锁，这样所有过来帮你的人都能进来。然后找一条干净的大毛巾，准备包裹宝宝。
- 如果推挤的冲动无法遏制，那你也就只能随着它做了。然而，你要是能遏制，那就不要推挤而代之以呼吸。快速地喘3口气，然后长长地呼一口气，如此往复。这样做大约能将宝宝的出生延迟几分钟。

如果你的宝宝非要马上出来，你也不要担心。当宝宝的头部娩出时，如果脐带绕在了他的脖子上，倘若你能轻轻地把它从宝宝的脖子上移开，那就这么做吧，然后就不要再管那根脐带了。你无须对脐带做任何事。不要拽它！当下一次宫缩开始时，等着宝宝的身体娩出。

你的宝宝可能会起劲地哭闹。如果他没有，那就往他的脸上吹气并向下捋宝宝鼻子的两侧，将堵在他鼻子里的黏液或液体挤出。

抱起宝宝，把他擦干，再把他搂在怀里。突然间就从你的身体里来到了这个世界上，宝宝可能会像你一样感到惊讶。

最重要的是要给他保暖。把他贴在你的皮肤上，用一条毛巾或毯子盖住他的身体。感到暖和并且靠近你的身边，这会帮助他安静下来。

如果你打算母乳喂养，或者即便你不打算这么做，那也要把他贴在你的乳房上，这样他就能舒服地躺在你的怀抱里了。

假如他试着吮吸了那么几下，这能刺激你的身体分泌催产素，这种激素可以帮助胎盘娩出。

1% 甚至更少的女性没有分娩的症状，或者仅有断断续续的宫缩，这些女性会突然感到无法遏制的推挤的冲动。这大概就预示着宝宝即将出生。

爸爸妈妈说……

“米娅出生后10分钟我的助产士才赶到！我以为我几个小时以后才会生，可才过了一个小时，我就意识到自己马上就要生了，于是我就给她打了电话。幸亏戴维上过我的产前培训班。”

琳达，29岁，孩子米娅两个月大

“大家都说，生第二个孩子时通常会很快，但是我从分娩开始到结束花了不到一个小时。我没打算去医院分娩，所以幸运的是，我筹划了在家分娩，不过最后却是在我父母家而不是我自己家生的。我把他们的空房间弄得一团糟，他们对此可不大高兴！”

埃玛，36岁，乔利和劳拉的妈妈

“我是在送我去医院的救护车上分娩的。当我开始推挤时，我要求司机把车停在路边，因为我感到背部颠来滚去的。我的丈夫后来告诉我，我们的儿子是在一家经营外卖的中餐馆外面出生的——好棒！”

克里斯蒂娜，27岁，孩子安德鲁3个月大

产后

宝宝出生后，你可能很快就又会感到有推挤的冲动，这是你的子宫在收缩，以便将胎盘娩出。胎盘从阴道滑出的时候，非常柔软而滑溜。胎盘的大小（大约相当于一个餐盘那么大）可能会令你感到吃惊。如果你不想看它，那就请你身边的什么人把它收进塑料袋或桶里。现在，宝宝就躺在你的怀里，身上还连着脐带，脐带的另一头连着胎盘，而胎盘在一只塑料袋或桶里。放松。助产士和/或救护车急救人员会处理脐带和胎盘的。

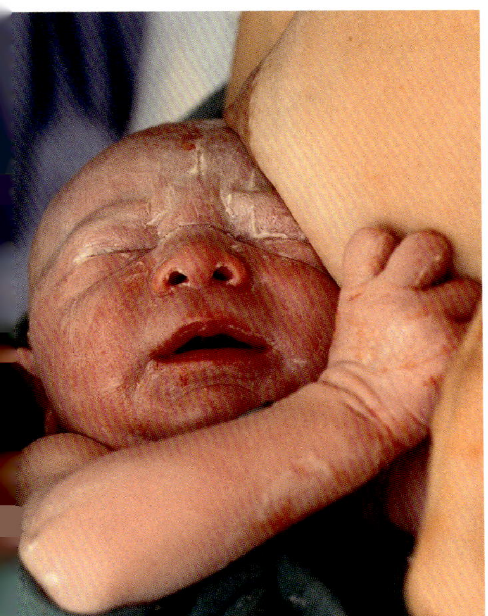

出生后给你的宝宝保暖是非常重要的。把他贴在你的身上，再给他盖上一条毯子或毛巾被。

恭喜你！你完全是靠自己完成了这一切。等你的宝宝长大以后，他就能跟他的小伙伴讲述他突然降生的曲折故事了。

如果这次突如其来的快速分娩让你感到心烦意乱，一定要跟你的助产士说说。与生育损伤协会联系，请他们帮你联系1名有同样经历的人。再生宝宝的时候，你可能就会打算再次在家分娩（这次可要计划好了！）而假如你选择了在医院分娩，你就会知道在分娩的第一个迹象出现时就赶紧去医院了。有计划的在家分娩很不错，但如有可能，还是尽量避免无计划的在家分娩吧。

紧急在家分娩时不要做的事

你可能已经知道了在发生紧急在家分娩的情况时“要做”的事情，可“不要做”的事情又是什么呢？

- 不要惊慌。保持镇静，找个舒服的姿势待着，给助产士打电话。如果你是独自一人，那就给能立即赶来帮你的朋友或家人打电话。
- 如果推挤的冲动十分强烈，那就不要试图去抑制它，因为你的宝宝想出来了！
- 宝宝降生后，不要剪断或拉拽脐带。救护车赶到后，助产士或急救人员会处理它的。
- 宝宝降生后，如果你再次感到了推挤的冲动，那么不要强忍着，因为这是你的子宫在收缩，以便把胎盘娩出。原地待着别动，一直等到胎盘娩出。请你身边的人帮你把胎盘装进塑料袋或桶里。
- 不要站着分娩。如果没有专业人员的协助，宝宝会摔到地上，严重受伤。
- 不要把宝宝高高地举起。把他放在你的腹部或大腿上，并给他盖上一条毯子。

与新生宝宝共度的时光

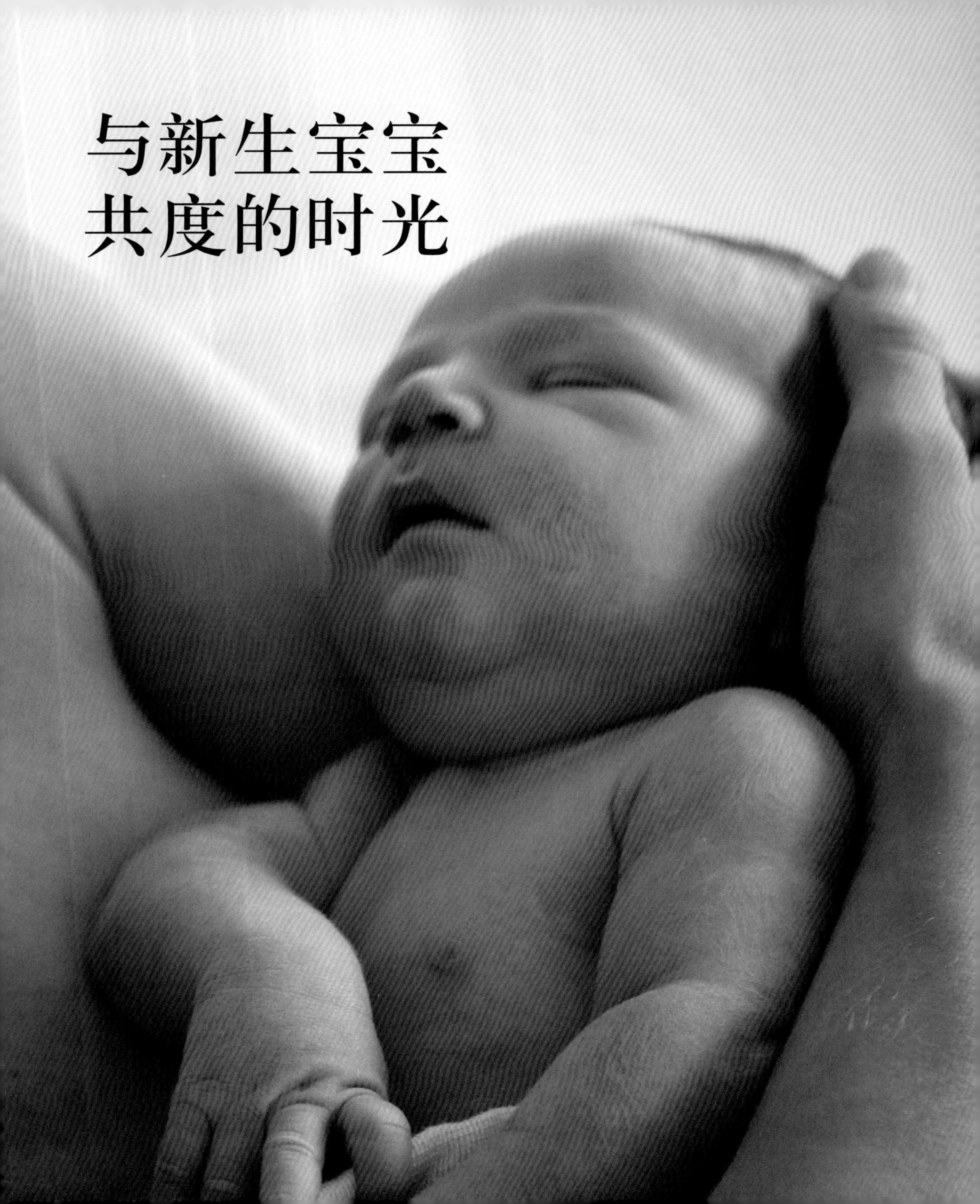

新生活开始了

你精疲力竭、情绪不稳并且失魂落魄。但你以前也有过不那么高兴的时候。欢迎你进入充满困惑却精彩无限的父母的世界。现在，你的大部分时间都要用来照顾这个出现在你生命中的小家伙，可也别忘了照顾自己。

初为人父母者从这里起步

根据分娩过程的不同，你可能会感到开心甚至欢欣鼓舞，你也有可能感到沮丧且疲惫不堪。不管你是其中的哪种，或者介于这两者之间，都再正常不过了。要记住，你正在从一场巨大的生理变化（如果你接受了剖宫产手术，那么还要加上一次腹部的大手术）中慢慢恢复，所以要对自己好一点儿，给自己留出时间休息并恢复身体。

如果你和宝宝的情况良好，那么你在分娩当天或产后一两天内就可以出院了。不管是在家还是在医院，你迟早都

“要对这个宝贵的新生命负责会让人心生畏惧。”

会想要梳洗一番。你冲淋浴或洗漱时，要确保附近有人陪伴以及保暖，别着凉了。让别人陪着你，这是为了防止你万一跌倒。上卫生间时随身带一个塑料瓶，小便时往阴道上倒一些温水，这样可以消除刺痛感。你还需要使用卫生巾来吸收恶露（产后出血）。

哺乳有助于子宫更快地缩回原状，这个时候，你可能会感到像宫缩一样的“产后痛”。子宫颈、阴道和会阴部的任何小的擦伤或撕裂通常在几天内就能愈合，但如果你有缝针，那就要多等一些时间了。

怀抱着自己的新生宝宝时，你会意识到自己要对这个宝贵的新生命负起责任来，这个想法会让人心生畏惧，但是不要忘了，每个爸爸妈妈都曾有初为人父母的时候。放松些，没人要求你做到完美。

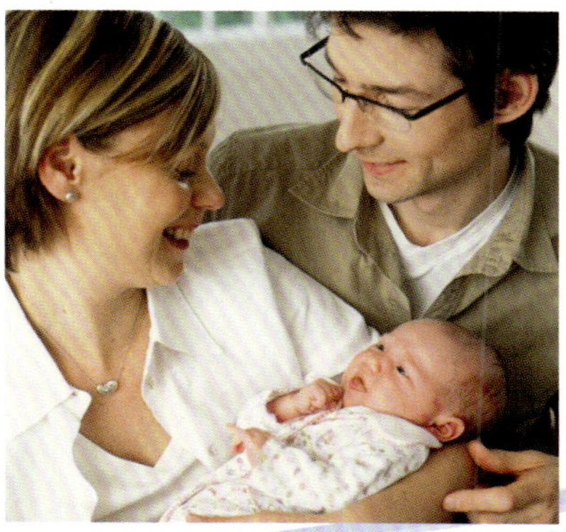

抱着新生宝宝的感觉可能会有点怪怪的，但你们有一生的时间可以增进对彼此的了解。

环保妈妈

现在你已经当上妈妈了。为地球的未来着想更为重要。

“要保护环境，我们当妈妈的有很多事情可做。开始时，我用母乳喂养宝宝，这可完全是天然的。我还使用可以反复使用的棉质尿布，还有特殊设计的能反复使用的湿巾，这些东西都可以仔细清洗干净，挂在晾衣绳上晾干。循环再利用对我而言更为重要，除了罐装婴儿食品和玩具包装盒以外，其他用品我尽可能买二手货，像衣服、玩具和婴儿家具什么的。

等到宝宝能开始吃固体食物时，他吃的所有东西我都打算由我自己来做，全部使用新鲜的食材。如果有时间的话，我甚至还要自己种一些蔬菜。我的丈夫已经念叨过要养几只鸡，这样我们就能有足够的鸡蛋吃了！我已经开始尽量推着童车出行，这样不仅减少了汽车的使用，还让我进行了必不可少的锻炼。”

准备怀孕 保证安全与健康 你的怀孕周记 分娩及新生儿

产后：你的宝宝和你

你很快就会发现，新生宝宝的需求并不多。宝宝成长所需要的只是定时喂食、拥抱和换尿布。眼下，宝宝睡觉时你也要尽可能地睡觉，并且不论何时需要帮助，都请人来帮你。你的助产士也会在你身边陪你一段时间。

爸爸妈妈问……

第一眼看到他时就会爱上他吗？

与宝宝的亲密接触是一种很特殊的经历。有的父母在宝宝出生后几分钟之内就深深地爱上他了，而其他父母则要过上几天、几星期甚至更长一段时间才行。然而，有的父母在宝宝一生下来就由于疾病的原因而与宝宝分开，还有些父母，宝宝几个月大时就被人领养了，这些父母仍旧能和他们的孩子之间产生十分亲近且饱含爱意的关系。

住在医院里

最大限度地利用住在医院里的时间来恢复身体，并与宝宝在一起。如果没有什么问题，你和宝宝在你分娩的当天就可以出院了。倘若不行，那么你们就要在医院里住上一两天。你若是做了剖宫产，你可能就要在医院里住3～5天。

生完宝宝后，你可能会感到十分疲惫。产后病房里还住着其他妈妈和宝宝，因此会很吵闹，所以去医院时要记着带上一副耳塞。你的宝宝睡觉时，你也要尽量睡，因为身体疲倦时，照顾宝宝就更困难了。

如果你需要在医院里住上一段时间，那么要记住，助产士和医生随时都会帮助你。假如你哺乳时需要人帮忙，千万不要独自应付，医院里会有哺乳方面的专家，助产士也能过来帮你。

新生儿的化验和检查

宝宝出生后要接受各种检查，看他是否健康。第一项检查就是阿氏（Apgar）新生儿评分（见右表；“阿氏”这个词就是肤色、心率、反射应激性、肌张力及呼吸力的首字母缩写）。宝宝出生后1分钟时要做一次，5分钟时再做一次。之后就要给宝宝称体重，还要给他量头围。

宝宝出生后4～48小时之内要做全面的体检，其中包括对宝宝的耳朵、眼睛、脊椎、嘴巴、生殖器官和脚的检查。

在宝宝满1周大之前，还要给他做一次足跟采血，检查他是否有某种问题，如镰状细胞病和囊肿性纤维化。

阿氏新生儿评分系统	0分	1分	2分	缩写字母代表的单词
肤色	全身蓝色	肢体末端白色；身体粉红色	全身粉红色	外貌（Appearance）
心率	无	慢	快	脉搏（Pulse）
反射应激性	对刺激无反应	对刺激有反应	啼哭、咳嗽	反射应激性（Grimace）
肌张力	无力	四肢可屈伸	主动做动作	活动性（Activity）
呼吸力	无	弱或不规律	良好，正在啼哭	呼吸力（Respiration）

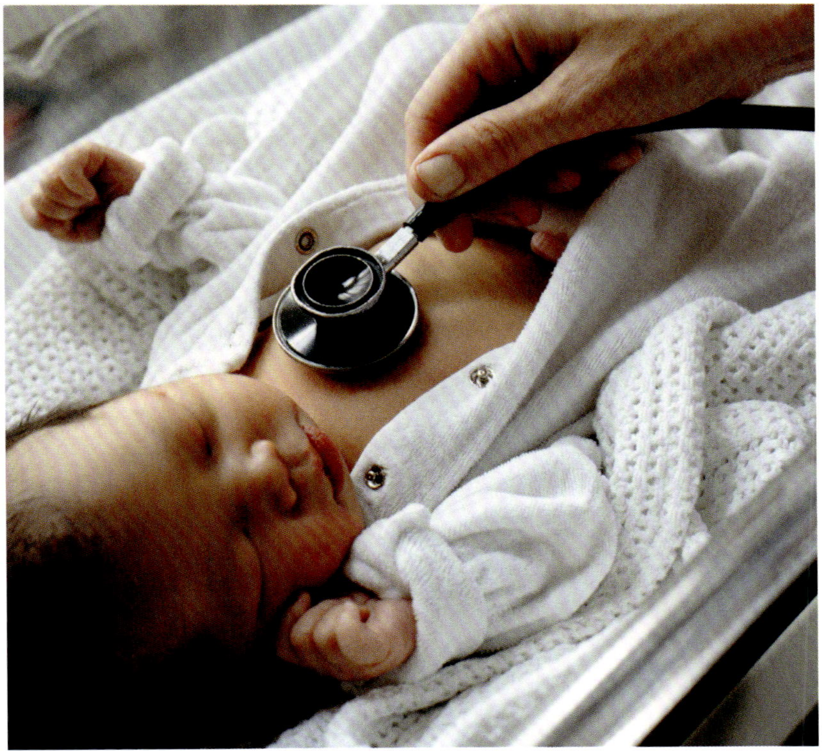

宝宝甫一出生以及你们带他回家之前，医生或受过专门培训的助产士会给宝宝做标准的体检。

爸爸妈妈问……

我的新生宝宝得了黄疸，用不用担心呢？

在出生后的最初几天，大约有一半正常而健康的宝宝皮肤都会呈现淡黄色，也就是所谓的黄疸。如果你的宝宝也是这样，可能并没有什么可担心的，但一定要告诉你的助产士或健康家访员。在极为罕见的情况下，这会是某些更为严重的问题的征兆，比如肝脏疾病。母乳喂养有助于消除黄疸，但有些宝宝需要在医院接受紫外线照射治疗。

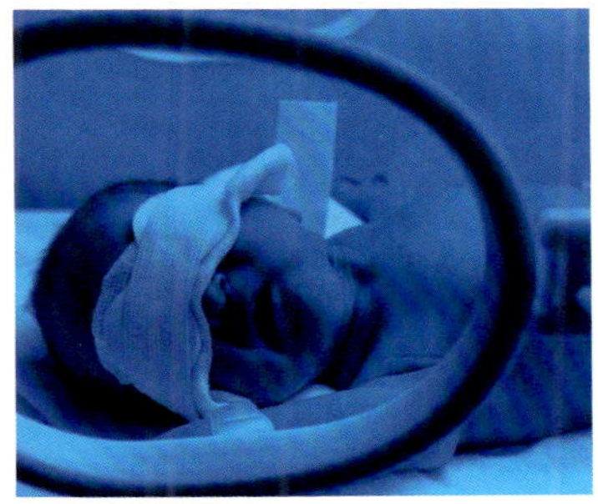

住院期间，你将会学习如何帮宝宝保持清洁以及如何护理宝宝脐带的残端。如果你没有立即与宝宝建立起亲密的感情，也不用担心，因为人和人是不一样的。

你们出院前，医生或受过专门培训的助产士会给你的宝宝做一些检查（见上页）。会给宝宝做个身体检查，并会记录下他的体重。还要检查他的听力。

接受特别护理的宝宝

新生儿重症监护病房是专为患有疾病或早产的宝宝设计的，可提供全天候的护理。有6%～10%的宝宝要在这里度过一段时间，所以这种事也并不鲜见。然而，大多数父母都不希望宝宝住进新生儿重症监护病房，得知自己的宝宝要住进这个病房往往会让他们大吃一惊。

每家医院都有新生儿重症监护病房，但有些并不能提供你的宝宝所需的护理，因此你的宝宝就有可能被转到离你家很远的医院去。你家当地的医院病房不够用时，也有可能会要求你的宝宝转院。

在新生儿重症监护病房，由来自不同领域的训练有素的专业人员组成的医疗团队会来护理你的宝宝，其中的有些人你可能已经见过了，比如专门护理新生儿的护士、儿科顾问或新生儿专家以及其他专业医生，如外科医生。

最后也是最重要的一点是，还有你们，宝宝的父母。其他宝宝需要从他们的父母那里获得什么，你们的接受重症监护的宝宝也都需要。你们的抚摸、声音和陪伴会对他有巨大的帮助。专业人员认可这些做法，还会把你们当成他们医疗团队中的一员。

如果你坚持母乳喂养，那就告诉护士，她们就会竭尽全力帮助你。假如你的宝宝身体太差，还无法吮吸乳汁，护士就会帮你把乳汁挤出来，然后用饲管喂给他，或者把你的乳汁储存起来，待宝宝能吃奶了以后再喂给他。

有的医院允许孩子的父母来重症监护病房探视自己的宝宝。但不要忘记，你若是不在医院，任何时候都可以给重症监护病房打电话，不论是白天还是晚上。有任何疑问或担忧都要跟医护人员说。

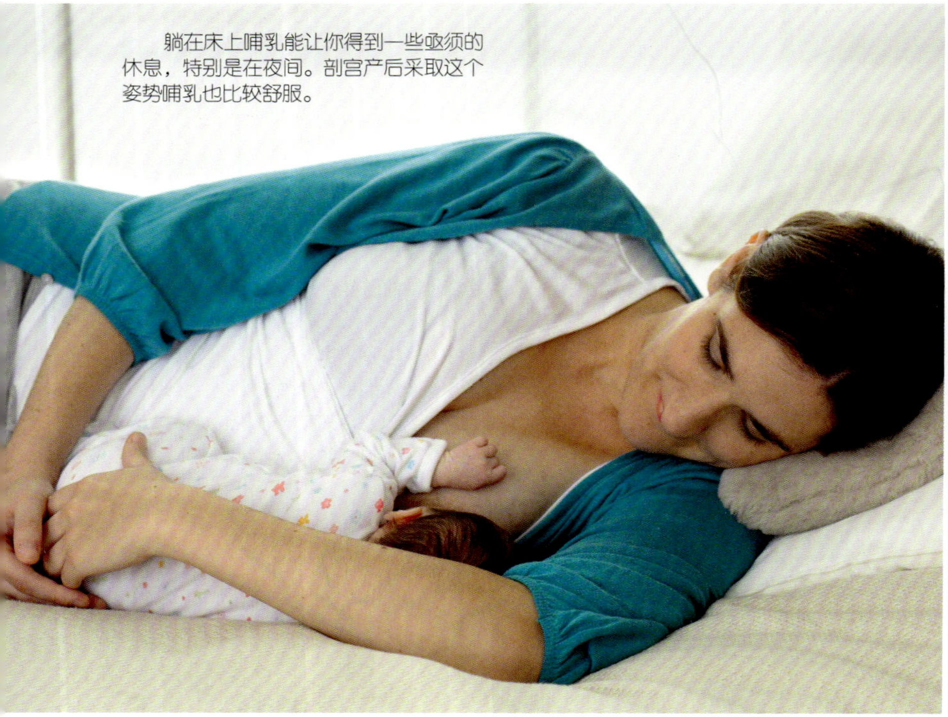

躺在床上哺乳能让你得到一些亟须的休息，特别是在夜间。剖宫产后采取这个姿势哺乳也比较舒服。

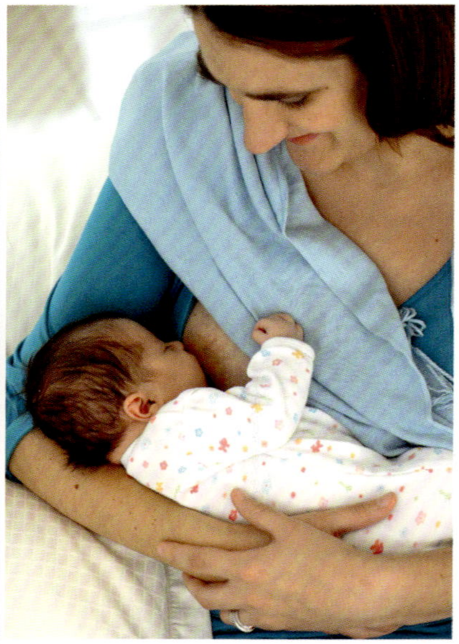

坐着哺乳时，要确保你的背部和手臂得到了良好的支撑，并且你全身放松。如果你在膝盖上放一个枕头，把宝宝垫起来到适当的高度，你就会更加舒服。

避免弄疼乳头

被宝宝弄疼乳头的情况对于初次给宝宝哺乳的妈妈来说很常见。在刚开始给宝宝哺乳的几天里，一开始你会感到些微的疼痛。但如果疼痛加剧或者一连几天都没有消失，这就是在告诉你，该做些改变了。

最有可能造成乳头疼痛的原因是，你的宝宝没有裹好你的乳头，或者是他在乳房边的姿势不好。他需要大口含住乳房而不仅仅是叼住乳头，然后才能开始吮吸。倘若他只是吮吸乳头，就很有可能会弄疼你。你应该向母乳喂养顾问或婴儿喂养专家寻求专业的帮助，请他们帮忙找到宝宝裹乳头的技巧，这对于你来说很重要。

宝宝的喂养

不管你是决定母乳喂养还是人工喂养你的宝宝，第1次给他喂奶都是一次激动人心的经历。如果你以前从未生育过，医生或助产士都会给你提出实用的建议，告诉你该怎么做。

母乳喂养

宝宝出生以后，马上就让他吮吸你的乳房。这个时候的宝宝有时反应会很敏锐，吃奶吃得很好。不过当你把宝宝抱在胸前时，他却仅是舔了你的乳房几下后，就很享受躺在你温暖的怀抱里不吃了，这样也没有关系。

助产士会帮你找到一个舒服的姿势，还会告诉你如何帮助宝宝“裹住”你的乳头（见左侧），这样他就能更有效地吃奶，也不会弄疼你的乳头了。

你的宝宝得张大嘴巴才能含住你的乳房。记住，要把宝宝抱到你的乳房上面，而不要试图把乳头“塞进”他的嘴里。这个动作你和你的宝宝会越做越好，如果你一开始没做好，也不要感到沮丧。

每次当你觉得宝宝好像要吃奶的时候就喂给他。让他靠近你——躺在床上，把他放在你身边，贴在你的身上，这样，你们俩就都能得到足够的“哺乳练习”，而且在哺乳的间歇期间，你还能稍微休息一会儿。不要等到宝宝大闹着要吃奶时，才给他哺乳。

任何人在心烦意乱的情况下都学不会什么东西，你的宝宝在哭闹时很难恰当地含住乳房，因为他舌头的位置不对。他的舌头应该是伸向前方的，而当他啼哭时，舌头则深深地退缩到嘴巴后部去了。

配方奶喂养

像母乳喂养一样，大多数专家认为，在宝宝出生后的头几周里，不必遵循严格的喂奶时间表，而应该每2～3个小时给他喂1次奶，或者当你觉得他饿了的时候再喂。当宝宝的体重达到4.5千克左右时，他每次能喝30～90毫升奶。

在使用新的奶瓶和橡胶奶头，以及每次用它们给你的宝宝喂奶之前，一定要仔细清洗并消毒。你需要一台蒸汽消毒机或微波消毒机，你也可以使用消毒溶液。还可以用水煮奶瓶和橡胶奶头至少10分钟，也能达到消毒的目的。在宝宝出生后的一年里，你得一直坚持这样做。

要仔细按照奶粉包装袋上的说明来调制配方奶。调制的水应该是凉白开（但晾制的时间不应超过半小时）。把水倒入奶瓶，达到奶瓶上的刻度，再用奶粉包装袋里随带的勺子舀出适量的奶粉。用小刀刮平勺子中的奶粉，但不要向下压。把量出来的奶粉倒入奶瓶里，装上橡胶奶头，盖好盖子，然后摇晃奶瓶。不要自作主张地多加入几勺奶粉，因为这样会让宝宝生病。

如果你需要准备好下一次要给宝宝喂的奶，那就把刚刚烧开的水倒入一个密封的瓶子里，需要的时候用这个水来调制配方奶。千万不要给调制好的配方奶重新加热。

环保妈妈

宝宝出生后，你可能会出现产后痛，特别是当你不是初次生育的时候。

“我的第二个宝宝出生后，产后痛折磨了我好几天，因为我的子宫开始收缩，并恢复到怀孕前的样子。我的助产士琼告诉我，每一次怀孕都会把子宫拉抻得厉害一点，因此它要恢复原来的大小就会更费力。我给宝宝哺乳的时候，疼痛就变得更为严重一些。产后痛的感觉就像非常严重的痛经。医生给了我止痛药，但我在分娩的时候都没有使用镇痛措施，因此我也不想在这个时候开始用药！我把热水瓶放在腹部和下背部，并且发现，晃动臀部以及四处走动很有用。我丈夫帮我按摩背部，他做得棒极了。他还做了一些实际的事情，比如在我躺下休息的时候，他就照顾我们的新生宝宝和我们的大孩子。”

如何给宝宝喂配方奶

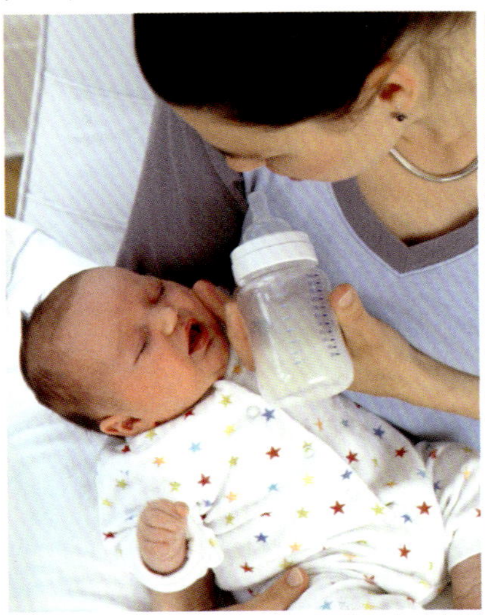

在给宝宝喂奶之前抚摸他的脸颊，这有助于刺激他产生吮吸反射，并促使他张开嘴巴“迎接”奶瓶。

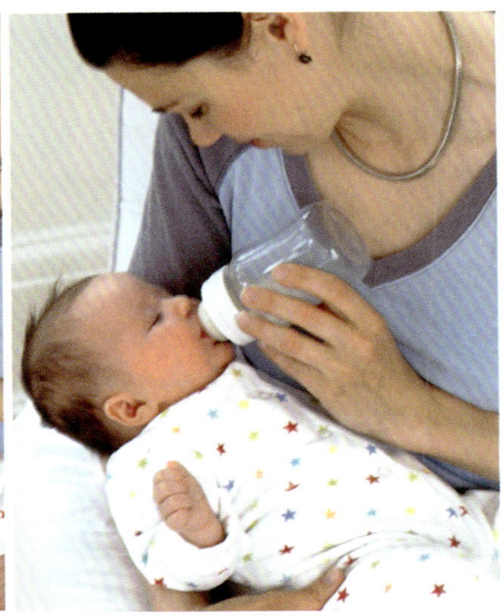

呈一定的角度握住奶瓶，让橡胶奶头里面充满牛奶而没有空气。如果你把奶瓶握得很紧，宝宝就会略微往奶瓶那里凑凑，好让自己吮吸得舒服些。

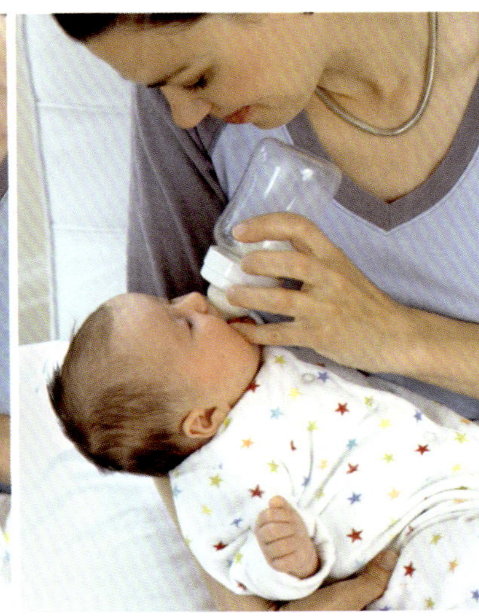

奶瓶里的奶快喝光时，把奶瓶立起来，好让最后一滴奶也流入奶瓶。要让宝宝停止吮吸空奶瓶，把你的手指放进他的嘴里，让他停止吮吸的动作。

带新生宝宝回家

经历了9个月的孕期和几个小时的分娩历程后，你终于可以带宝宝回家了。带孩子让你感到不知所措、迷惑不解还有前所未有的轻微的恐惧吗？我们能帮你。我们的应急指导能帮你度过最初这段百感交集的日子。

回到家的头几天

有些女性感到无比轻松，迫不及待地想要带着自己的宝宝回家了；而还有一些女性因为肩上担负的责任而不知所措，特别是如果她们还处在生理与心理的恢复阶段时。不管你属于哪种情况，刚当上妈妈的你需要很多支持和帮助。这种支持和帮助有些你可以自动得到，但有时还需要你主动求助。不应该认为求助是软弱的表现，你只是应该认识到自己需要足够的休息，这样才能照顾好新生宝宝。

现在该忘掉家务活和其他杂事了，只要专注于产后恢复和照顾宝宝就可以了。请你的爱人、家人和朋友来帮忙处理日常的家务，确保所有的客人都是能照顾你的而非来玩的。开始的几天里，社区医生可能会定期前来探视，看看你是否恢复得很好、继续为宝宝治疗、教你如何正确喂养以及提供其他的建议和支持。

三四天后，你就开始分泌乳汁了，这会使你的乳房发热、发胀而柔软。一开始，你的乳头会很敏感，每次哺乳的头10～20秒会很不舒服。不过一般从第5天开始，这一切不适就会慢慢消失。

在这段时期，感到脆弱爱哭很正常，这是由剧烈变化的激素和疲劳造成的。因此，如果你不是每时每刻都感到开心，也不必有负罪感。

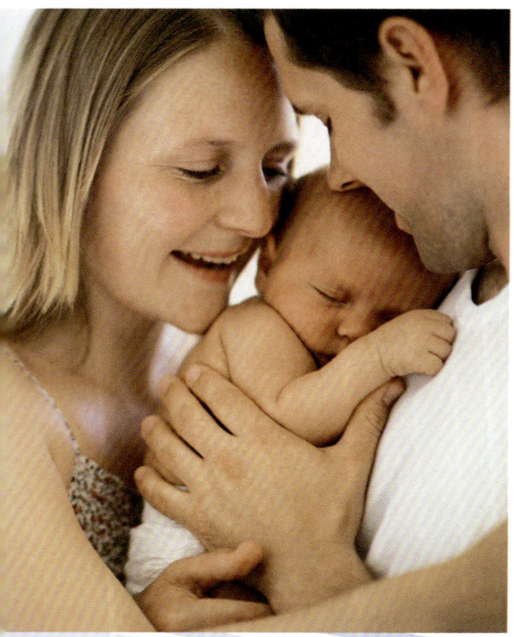

尽量多把宝宝交给你的爱人。你要是想妥善地照顾好你的宝宝，那就需要得到充足的休息。

爸爸妈妈问……

让宝宝跟我一起睡可以吗？

睡在一起可以方便你照顾宝宝，还能让你俩更亲近，这些都有助于在你和宝宝之间建立起更加牢固的关系。

有研究显示，和独自睡觉的宝宝相比，与妈妈同睡的宝宝接受母乳喂养的要更多些，而较少影响妈妈的睡眠。而与宝宝同睡的妈妈给宝宝哺乳的时间也更长。

比起独自睡觉的宝宝来，与妈妈同睡的宝宝在夜间醒着的时候也更少，哭闹亦会少得多。睡在宝宝身边的话，如果他在夜间咳嗽或啼哭，你就能迅速地做出反应。

然而，让早产的宝宝与你同睡是不安全的。此外，为了降低宝宝发生婴儿猝死综合征的可能性，如果你或你的爱人饮用了酒精饮料、服用了药物，或者不管你们俩谁吸烟，都不要与宝宝同睡。绝对不要和宝宝一起睡在沙发、扶手椅或水床上，也不要同时和两个或者更多的宝宝一起睡。

除了可以一起睡在床上以外，还可以紧靠你们的床边放一张帆布床给宝宝睡。这两张床的床垫要一样高，这样就能形成一个平面了。很多妈妈觉得这个钱花得值。

给宝宝洗澡

不必等到宝宝脐带的残端脱落或肚脐周围完全愈合后才开始给他洗澡。在宝宝出生后一个星期左右，你可能会发现，用海绵给他擦洗比较容易，这一般被称作“擦身”（见下面）。给宝宝洗澡时最重要的一件事就是要注意给他保暖。

新生宝宝用不着每天都洗澡。在他会爬、会把一切弄得乱七八糟之前，每周给他洗一两次澡就足够了。

宝宝现在还很小，可以用一个小号的婴儿浴盆给他洗澡。往浴盆里注入大约5厘米高的温水，但不要用热水，38℃左右即可。一定要用你的前臂试一下水温，因为前臂的皮肤比手部皮肤更敏感。往浴盆里注水时不要把宝宝放进去，因为水温有可能会变化。还应避免使用强效的清洁剂，因为这些清洁剂可能会伤害宝宝的皮肤。

如何给宝宝擦身

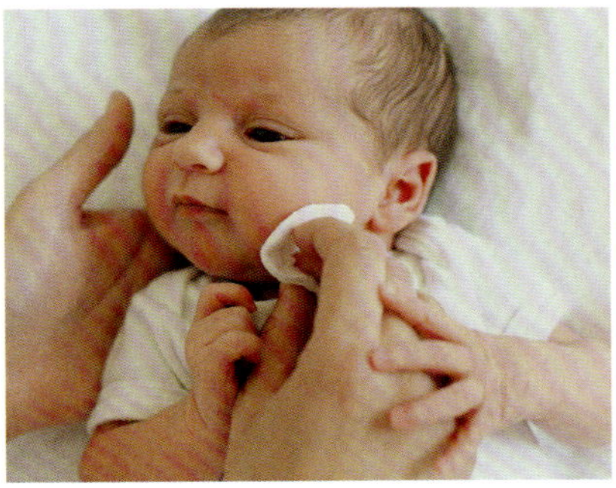

用一块湿棉花擦洗宝宝的脸和脖子。不要忘记擦洗他脖子上的褶皱。从内眼角向外眼角的顺序擦洗他的眼睛。用一条软毛巾拍干。

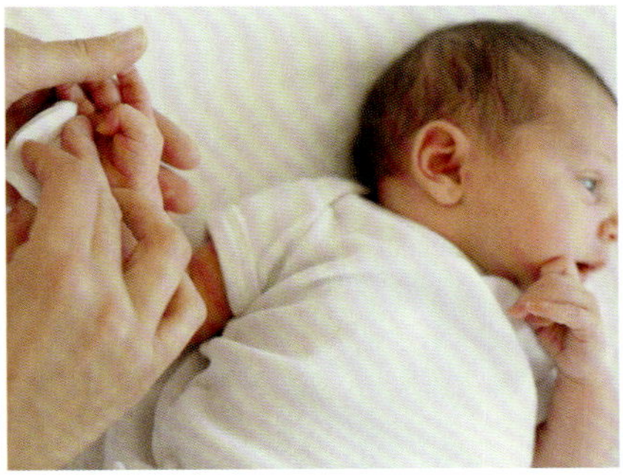

轻轻地把他的手指掰直，用一块新的湿棉花擦洗他的手心、手背和指间。用一条软毛巾拍干。

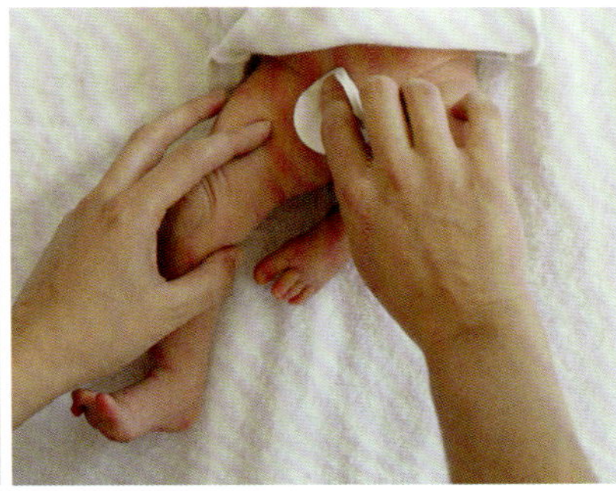

取下他的尿布，用一块新的湿棉花擦洗他的生殖器周围区域。擦洗他皮肤上的褶皱，然后用一条软毛巾拍干。

如何给宝宝洗澡

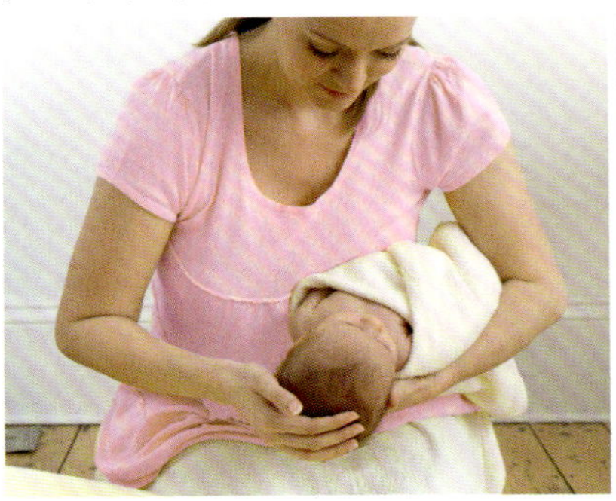

脱下宝宝的衣服，用一条毛巾把他包裹起来。用胳膊夹住他，用手托起他的头，然后轻轻地把他的头发弄湿。用一条软毛巾擦干他的头发。

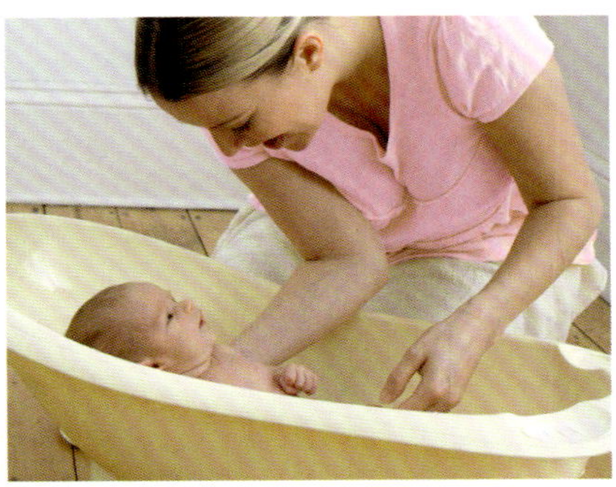

取下裹在宝宝身上的毛巾，把他放进浴盆里，用一只手托住他的肩膀，一定要安全地抓住他。用另一只手往他的身上泼水。

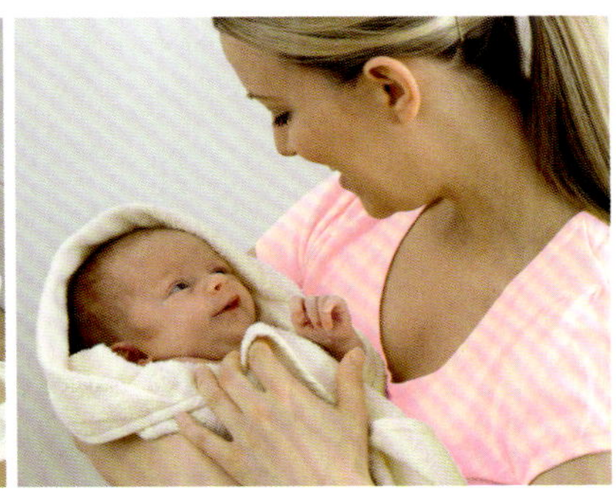

用往他身上泼水的那只手托住他的臀部，把他从水里抱出来，然后用一条毛巾轻轻地裹住他。把他的全身彻底拍干，确保连他皮肤上的褶皱也拍干了。

最初的两周

与宝宝共度的头两周，你可能既疲惫又快乐。在给他喂奶和换尿布的间隙，你还会迎接专程赶来看望你的小家伙的客人，贺卡和鲜花堆满了你的家。靠在椅子里，享受这一切吧！

疲惫

宝宝可没有什么时间观念，对此你无能为力，不过还是有一些策略帮你度过那段睡眼惺忪的日子，并能在夜间多睡一会儿。

●简化白天的日程。最大限度地减少家务劳动，不要贪心太大，什么都想做，比如带宝宝去购物中心。

●在傍晚或晚上就不要饮用含咖啡因的饮料了。

●白天趁宝宝睡觉时也打个盹或休息一下。从长远来看，这样做没什么好处，但眼下这是使你保持精力充沛的重要手段。

●做一些强度不大的运动，呼吸新鲜空气——推着婴儿车在公园里散步就可以做到。

●如果你躺在宝宝房间里的沙发或椅子里睡着了，还是应该起来去你的床上睡。不睡在床上而到处胡乱睡觉会造成睡眠问题。

●晚上临睡前不要吃得太丰盛。如果你需要吃夜宵，那就选择富含碳水化合物的，如一碗燕麦片。这种食物还有助睡眠的作用。

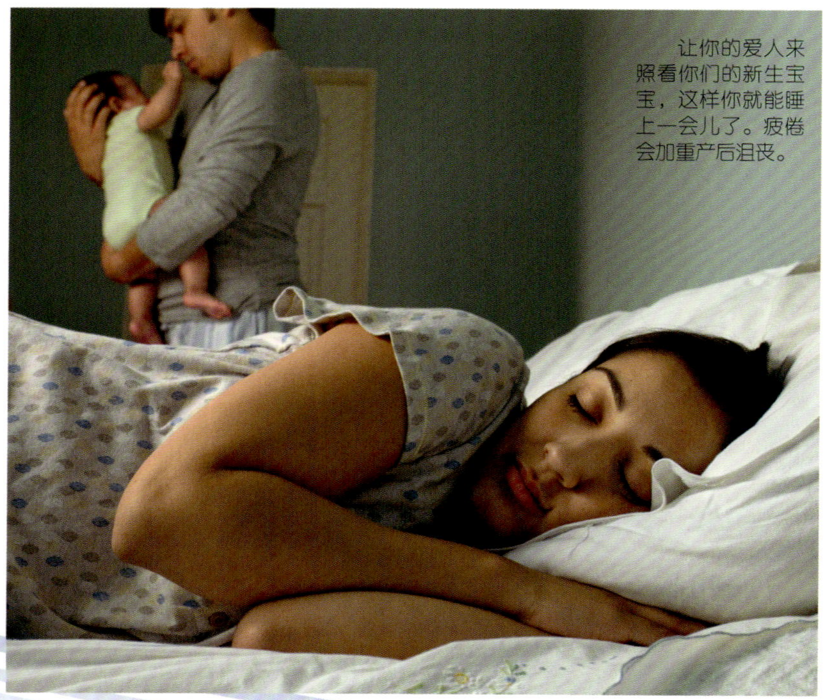

让你的爱人来照看你们的新生宝宝，这样你就能睡上一会儿了。疲倦会加重产后沮丧。

活力妈妈

趁你的新生宝宝睡觉时，你要抓紧一切机会打个盹。

“宝宝出生几天后，我的那种本能的兴奋之情渐渐消退，而极度的疲劳把我击垮了！分娩让我的身体疲惫不堪，而我的女儿每天晚上总要醒过来几次吃奶。我开始感到自己好像从未睡过觉一样，于是我决定，在她睡觉的时候，我也要睡。尽管这样一来我白天打盹，晚上的睡眠仍旧时断时续，但我觉得自己总算又过上了人的生活。最后宝宝终于可以一觉睡到天亮了，太棒了！”

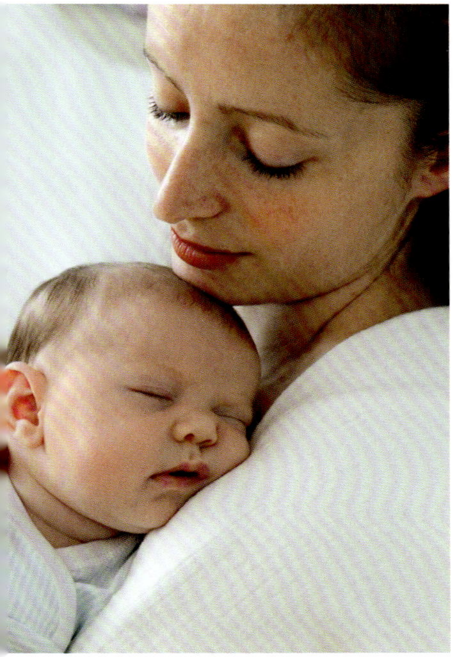

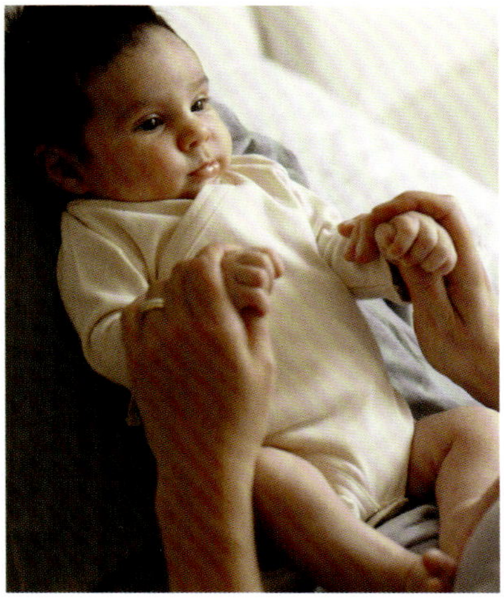

边给宝宝穿衣服边跟他说话、玩耍，宝宝会很喜欢这样（上图）。

把宝宝抱起来的时候支撑住他的头（左图），然后把他抱到你的胸前，轻轻地但同时要牢固地抱住他。

照料新生宝宝

在大约4周大之前，你的宝宝都无法控制自己的头。每时每刻都要妥善地支撑住他的头，特别是在把他抱起来或放下的时候。用另一只手和胳膊抱住他的臀部和后背，然后轻柔地把他抱到身边。

然后你就可以轻轻地把他搂在胸前，或者把他抱得高一点儿，把他的头放在你的肩膀上，臀部坐在你的臂弯里，用你的前臂撑住他的后背。把他放下的时候，要按照相反的顺序重复上述动作。

把宝宝抱在胸前的时候，要确保他的他头略高于身体。你还可以使用婴儿背带，但要保证他的脖子和头能够得到良好的支撑，而且宝宝待在里面很安全。

一开始，给宝宝穿衣服会让你有一种挫败感。新生宝宝好像十分脆弱，给他们脱衣服时常常会哭闹。你可以给宝宝挑选那些易穿易脱的衣服，并且在开始给宝宝穿衣或脱衣之前把所需的东西都准备好，这样这个过程就能变得简单些了。

首先要给宝宝穿上婴儿背心，套在尿布的外面。新生宝宝的颈部肌肉还未发育完全，因此从头上小心地往下给他套婴儿背心时，要轻轻地撑住他的脖子。把婴儿背心向下拉，裹住宝宝的身体，再把子母扣从他的两腿之间向上掀起。然后小心地把宝宝放在他的睡衣上，轻轻地把他的胳膊和腿套进去，最后把子母扣在前面扣好。

给宝宝穿衣服的时候开心地跟他说说话吧，告诉他你在做什么，或者唱歌给他听。不要在意你听起来傻乎乎的，你的宝宝会很喜欢听到你的声音。

爸爸手记……

爸爸能做些什么？

“家里有了1个新生宝宝时，父亲们往往觉得自己什么有用的事情也做不了。这纯属谬论。我们可以从基本的事情做起：

- 换尿布。
- 轻拍宝宝的背，让他打嗝。
- 哄宝宝睡觉（这很重要，因为你的爱人给宝宝哺乳，她的身上会带有奶香，而你的身上没有，因此也就不会让已经吃饱的宝宝还想吃奶）。
- 读故事书（宝宝什么也听不懂，但早早地让他接触这些很重要）。
- 陪宝宝玩耍（我们可是有趣的父母，要记住哦）。
- 跟宝宝说话（虽然他还不能跟你对话，但这样做能让他熟悉语法和词汇）。

哪怕帮忙做些家务也是很有用的，同时也能给咱们这些当爸爸的赢得一些额外的印象分。下面这些简单的活计也许能帮你的爱人减轻一点负担：

- 洗餐具。
- 为你的爱人做饭。
- 用洗衣机洗衣服，然后把洗干净的衣服晾出去。
- 不时地收拾房间。
- 购物。
- 殷勤地对待你的爱人，这是毫无疑问的。”

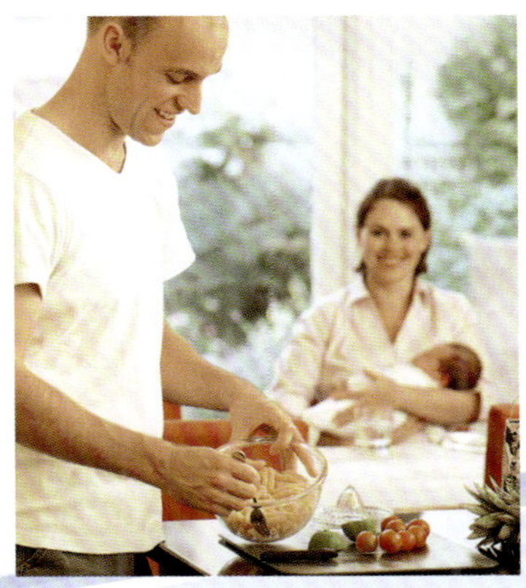

产后抑郁症的征兆

通常认为，约有10%的新妈妈患有产后抑郁症。如果你有下面列举的很多症状，并且一直在遭受其困扰，那你就应该跟医生说说，说不定你就是那10%的女性之一。你可能会感到：

- 大多数时候都感到很悲哀，在早上和/或傍晚时分尤其糟糕。
- 继续生活下去已经没有任何意义，你没有了任何期盼的目标。
- 有负罪感，总想自责。
- 易怒，冲你的爱人或其他孩子发火。
- 爱哭。
- 总是疲惫不堪，却睡不着。
- 无法开心起来。
- 失去了幽默感。
- 无法处理问题。
- 极度担心宝宝，因此不停地向健康问题专家寻求保证。
- 担忧自己的健康，可能会害怕自己得了什么可怕的疾病。
- 无法集中精力做任何事。
- 宝宝是个陌生人，不是你的。

你还有可能会：

- 失去了过性生活的动力。
- 精力差。
- 记忆出现问题。
- 难以做决定。
- 没胃口或吃得不舒服。
- 感到焦虑。
- 睡眠时断时续，包括早上很早就醒来。

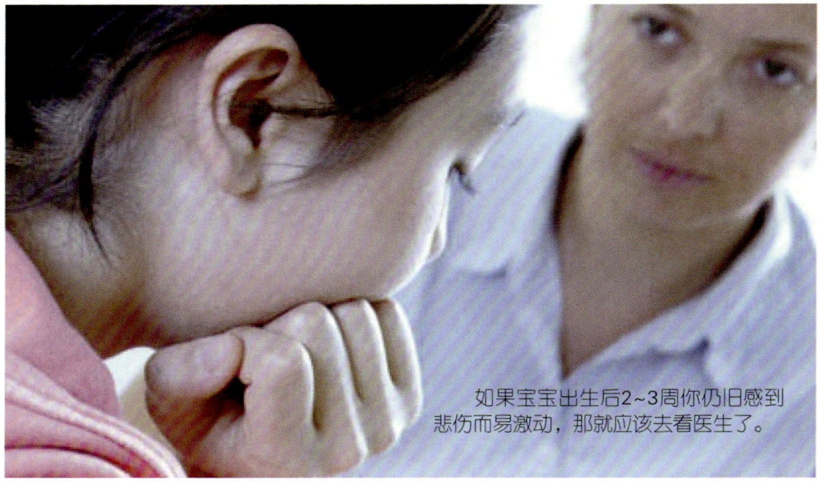

如果宝宝出生后2~3周你仍旧感到悲伤而易激动，那就应该去看医生了。

仍旧感到情绪低落吗

产后不久，很多女性就会患上通常所说的“产后忧郁”，即爱哭且喜怒无常。这些通常与产后3～4天体内激素的变化有关，孕激素消失并开始泌乳。此外，还与产后生理和情绪上的巨大落差有关。从医院回到家还会让新妈妈的心里更增加几分不确定性。

在产后不久，有60%～80%的女性会遭受产后忧郁的困扰，其中有很多人感到疲惫、无法入睡、行动受限或焦虑。你的口味也会发生变化，还有可能变得易怒、紧张、害怕当妈妈，或者担心当了妈妈以后感觉会比现在糟。

所有这些感觉都是正常的，通常只会持续几天而已。只有极少数的女性发现这种低落的情绪持续的时间长一些。要记住，伴随宝宝而来的责任重于一切，而且回到家过了几天之后，很多女性才意识到为人父母意味着什么。

产后忧郁往往会与产后抑郁症混淆，因为它们有一些相同症状。但是在产后的几天内，会出现情绪的剧烈变化。如果你在分娩后2～3周还是这样，那就应该去寻求专业的帮助了。

有条不紊的妈妈

很多妈妈在产后几天经历过产后沮丧。

“我的儿子出生后，产后忧郁折磨了我一个星期。我对他的爱胜过了一切，我会花几个小时就那么盯着他看，但同时我也感到悲伤而易激动，这么累也无济于事。现在他已经3周大了，我也感到自己好多了。我们开始培养起一种小小的习惯。我的爱人和家人都太给力了，在刚开始的那些天里他们真的给了我很大的帮助。”

肠绞痛

约有20%的宝宝会出现肠绞痛。而对于健康的宝宝来说，控制不住的哭闹也被认为是疝气。真的患有肠绞痛的宝宝每天会哭3个小时以上，每周超过3天。

一般来说，宝宝在出生后大约2～4周患上肠绞痛，3个月左右会康复。除了不断的哭闹以外，患有肠绞痛的宝宝看上去真的很难受。他的两条腿会交替地伸开或抬起，他还会放屁，同时脸色变得通红。肠绞痛一般会在晚上6点和半夜发作，不过其实它一天中的任何时候都有可能发作，通常在晚上会变得严重。

肠绞痛往往是由于宝宝的消化系统尚未发育成熟造成的，而根据有些人的看法，也有可能是因为宝宝仍在发育的神经系统出现了痉挛。也有些人赞成这样的理论，即宝宝感到累了或受到了过度的刺激，肠绞痛是他拒绝一切事情的方式，这样他就能睡觉了。还有一种理论认为，生活环境中充满香烟烟雾的宝宝更易患上肠绞痛。

有一种理论认为，母乳喂养的宝宝患上肠绞痛是因为妈妈的饮食里含有某种东西，但尚无证据支持这一理论。有的妈妈发现，如果她们停止摄入牛奶和其他乳制品，情况就会有所改善。如果妈妈酷爱吃辛辣的食物、小麦制品或十字花科的蔬菜（如卷心菜和花椰菜），有些宝宝似乎就会受到影响。要测试这些食物是否会让宝宝不舒服，那就试着连续几天不吃这些东西，看是否会有什么变化。

倘若你的宝宝是配方奶喂养的，你就可以换一个流速快的橡皮奶头试试，看情况是否有所改善。确保在宝宝吃奶的过程中和吃完之后让他打嗝，这有助于消除他吞入的空气在体内产生的压力。如果宝宝的肠绞痛没有好转，那就去看医生。

爸爸妈妈说……

“美丫在出生后第5周患上了肠绞痛，到第8周时才好。她每天晚上从6点哭到10点，什么东西也无法让她平静下来。在我给她哺乳期间，医生建议我停止食用辛辣的食物和乳制品一段时间，但一点作用也没有。最后我试着用了祛风剂，好像挺管用。”

莎，34岁

“达米恩患上肠绞痛时，我的健康家访员告诉我如何给婴儿做按摩。她认为我的宝宝可能是有点便秘，按摩，特别是腹部按摩能使他的肠道通畅。给宝宝洗澡的时候在他的肚子上放一块温热的法兰绒毛巾也能缓解他的不适。”

凯特，31岁，达米恩的妈妈

“津津患上肠绞痛后我真的很难过。他差不多每天都会在半夜到凌晨3点之间尖叫。医生建议我使用流速快的橡皮奶头，很快就起作用了。很显然，用原来的橡皮奶头吃奶的时候，他吸入了太多的空气。”

迪娅，29岁，津津妈妈

懒散的妈妈

你会得到很多带孩子方面的建议，但跟着你自己的感觉走也不错。

“我的女儿现在8个月大，我的两个朋友也有与她年龄差不多的宝宝。弗朗西丝卡每天晚上都要醒过来几次，我总是要走过去看看她是饿了还是该给她换尿布了，但我感觉她是想听到我的声音，好知道我仍旧在她的身边。

我并不介意牺牲睡眠来抚慰她，但我的朋友们觉得我疯了！她们两个都选择了任由宝宝哭闹的方法，还说有那么几个晚上很难过，但之后她们的宝宝就意识到，哭闹不会获得妈妈的注意。现在她们的两个宝宝都会一觉睡到天亮。可我无法忍受我的女儿啼哭，尽管我的朋友说我太溺爱女儿了，可我还是我行我素。

我们都是不一样的家长，只要我们相信自己尽了最大的努力，做的事情都是正确的，我觉得就足够了。”

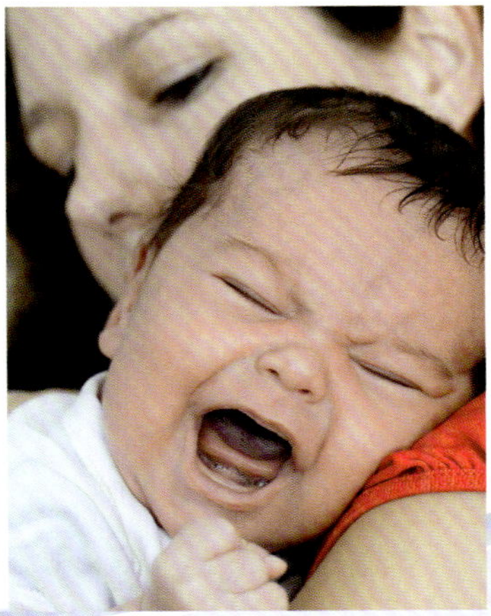

哺乳期的饮食

你的身体分泌乳汁的效率很高，因此在哺乳期，你无须额外摄入太多的热量。最好就是跟着自己胃口的感觉走，饿了的时候就吃。每天应该摄入多少热量，这个问题没有正确答案。你需要吃多少东西取决于你的体重和活动量。

不过摄入维生素很重要。要着重食用全谷类食物、新鲜的水果和蔬菜，以及能够提供充足的蛋白质、钙和铁的食物。零食要选择富含营养的，如酸奶，以及用全麦面包和绿叶菜、罐装大马哈鱼（三文鱼）、金枪鱼或奶酪、带皮烤的土豆配烘豆、水果制成的三明治。偶尔吃点别的是可以的。

喝什么

在哺乳期间，只需喝足够解渴的水就行了。多喝水或略感口渴都不会影响你的泌乳量。不过在你将要给宝宝哺乳之前喝水是挺不错的。哺乳时，你的身体会分泌催产素，会让你感到口渴。

如果你想喝酒，那么每周只能喝1～2次，每次不要超过1～2杯。英国卫生部认为，哺乳期间最好遵循与妊娠期间相同的饮酒原则。酒精会以不同的速度进入你的血液循环系统，随后进入你的乳汁里，这个速度取决于你的体重以及你是空腹喝酒还是边吃东西边喝。你血液中的酒精量通常在饮酒后30～45分钟时达到峰值，身体消化掉一杯的酒精需要两个小时。

减肥

妊娠期间，你的体重可能增加了一些，在哺乳期间减减肥也不是不可以。每周减掉1千克左右的体重不会影响你的泌乳量。但是现在一定不能节食减肥并没有什么好处，也不是不可以吃健康食物并做一些不太剧烈的运动会帮你恢复身材。

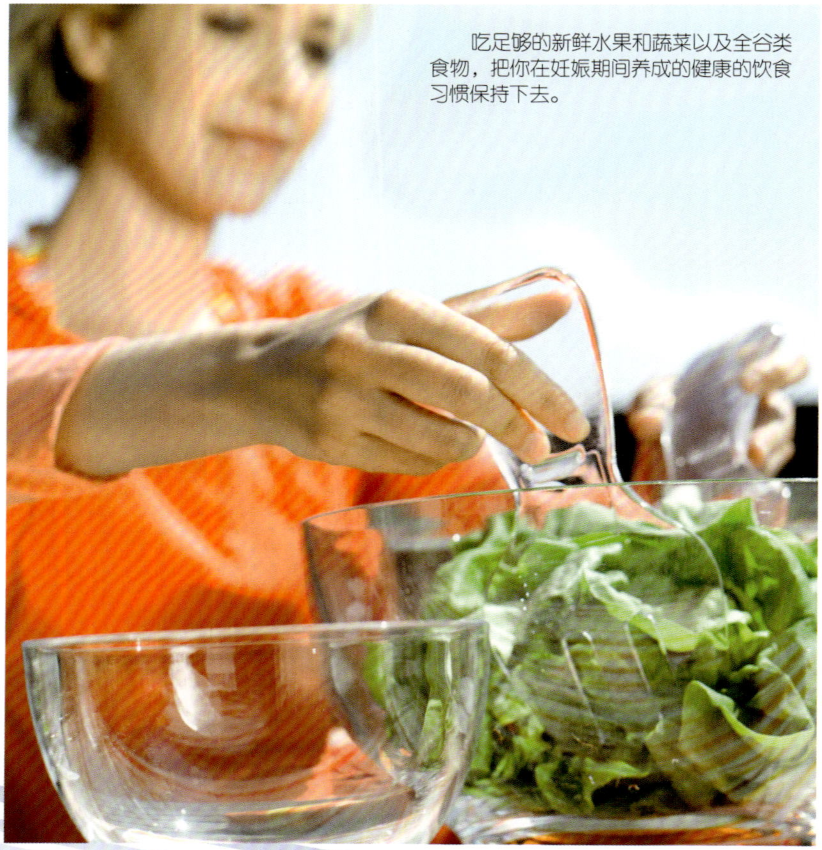

吃足够的新鲜水果和蔬菜以及全谷类食物，把你在妊娠期间养成的健康的饮食习惯保持下去。

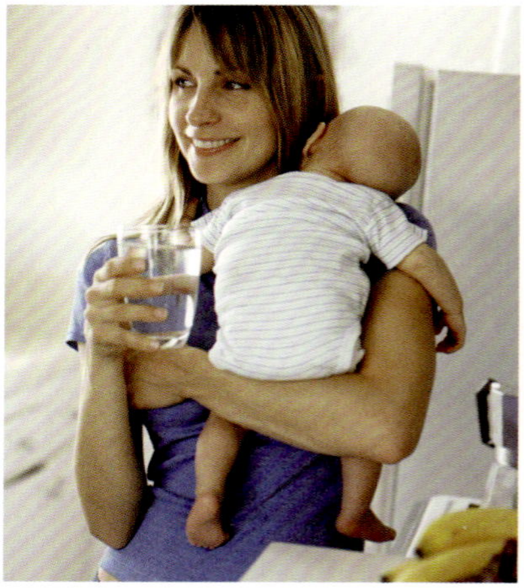

多喝饮料（上图），特别是水，能解决你在哺乳时的口渴问题。

换尿布

在接下来的两三年里，你的宝宝整天都要使用尿布。而且信不信由你，一开始他每天需要换8～10次尿布。定时换尿布很重要，因为大便中带有细菌的液体会弄疼他的皮肤，还会引起尿布疹。大多数宝宝都不会在意潮湿，所以别指望他在每次需要换尿布的时候都会啼哭。

换尿布之前，确保你需要的每样东西都放在手边。找一个安全的台面，其表面是卫生且可以清洗的，把宝宝放在上面，用婴儿湿巾或湿棉花给他擦洗。给女孩擦洗时，一定要从前向后擦，这有助于减少细菌进入她的阴道使她感染疾病的可能性。

干净的尿布的上半部分（带有垂片的部分）应该垫在宝宝的臀部后面，下半部分从他的两条腿之间穿过。不要在宝宝的双腿之间把尿布攥成一束，因为这样会擦伤宝宝的皮肤，让他感到很不舒服。如果是给新生宝宝换尿布，还要避免遮盖住脐带的残端。给男孩换尿布时，要把他的阴茎弯下去，这样尿液就不大可能流到别的地方去了。用胶条在宝宝的身体两侧把尿布固定好，确保尿布贴合宝宝的身体，大功告成啦！

如何换尿布

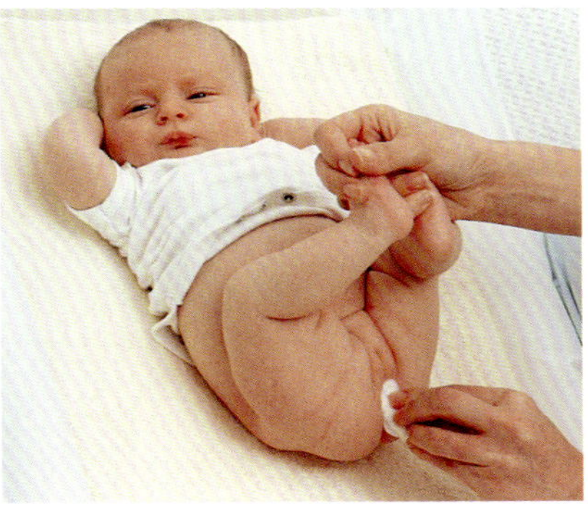

用婴儿湿巾或湿棉花擦洗宝宝的臀部。小心地把他擦干并给他涂抹护肤脂（见右侧）。

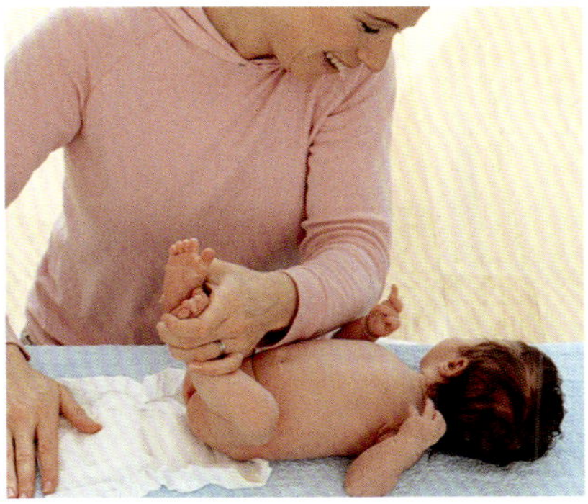

把尿布铺平，垂片放在后面，然后轻轻地抬起宝宝的脚，把尿布推到他的臀部后面。

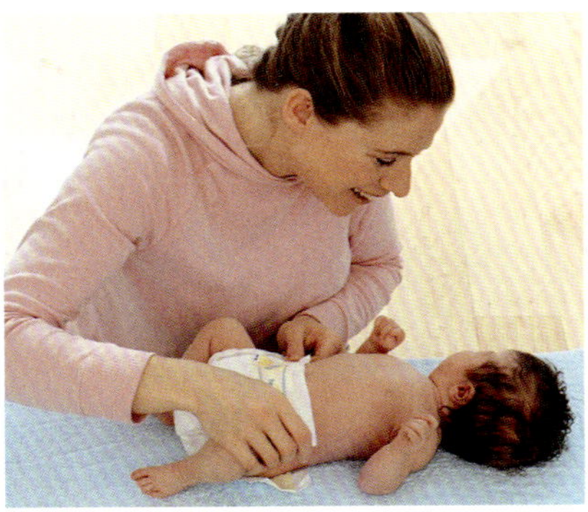

从宝宝的双腿之间拿起尿布的前半部。尿布的上端应位于宝宝的腰部。

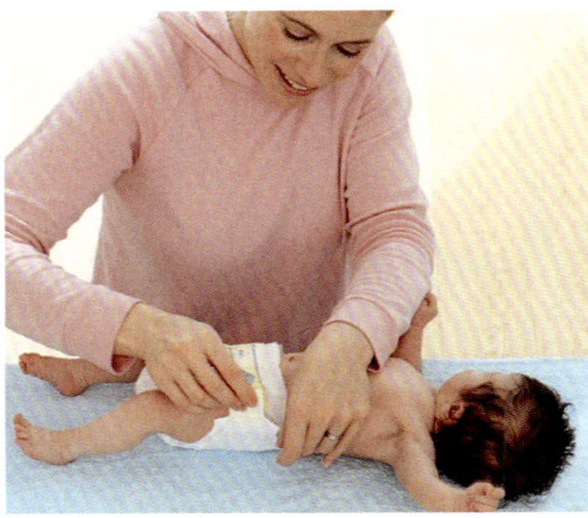

撕下尿布胶条上的纸，一次只撕下一边的，然后将两侧牢固地粘贴在尿布的前面并按压结实。

尿布疹

如果你的宝宝有了尿布疹，你就会知道的。被尿布覆盖的部分皮肤（可能是生殖器周围、腹股沟和臀部）会变红、发炎。这些地方可能会变得干燥，也可能会潮湿，有时好像生了丘疹一样。

最好的治疗方法就是勤换尿布，让宝宝的身体保持清洁和干燥。给宝宝换尿布时，只要用水和棉花清洁包裹着尿布的部分就可以了，如果他的尿布疹是由过敏引起的，这样做也许就可以解决这个问题。把他的尿布拿开一会儿，以便让那些地方多接触一会空气，加快痊愈的速度。每次给宝宝换完尿布后，可以给他的臀部薄薄地涂抹一层护肤脂，预防尿布疹。

一般的尿布疹在家治疗3～4天后就能痊愈，如果你的宝宝的尿布疹很顽固、蔓延或恶化了，那就跟医生说说，他可能会给宝宝开一些氢化可的松或抗念珠菌乳膏治疗尿布疹。

准备怀孕 保证安全与健康 你的怀孕周记 分娩及新生儿

新爸爸新妈妈的生活

你家的情形赋予了“杂乱”这个词新的内含，你们俩都彻底累垮了。你筋疲力尽、逆来顺受、喘不过气来，而他则觉得自己受到了冷落，不被人关注。欢迎来到父母的世界！

现在你们俩都应该充分挖掘出你们性格深处的耐心和体谅。重新出去工作的爸爸们会开始把自己的爱人和孩子看做一个单独的团体，而这个团体中不包括他们自己。毕竟，整天在外面的一方没有体会到那些伴随着枯燥却必要的活计以及怀抱宝宝而来的亲子关系。

当你们俩都在宝宝身边时，要尽量分工带孩子（包括没什么意思的事情）。在妈妈夜间给宝宝喂奶之前，爸爸就可以给宝宝洗澡。如果你们俩有一方多承担了一些给宝宝擦屁股的工作或交通高峰时段的压力，另一方也要多包涵。

要舒解劳碌的一天带来的压力，没有什么比一句有意义而充满鼓励的话语更好的了。偶尔提醒一下自己，你们俩都做得棒极了，这句话的力量不可低估。为人父母的确是你做过的所有事情中最艰苦，回报也最高的一件。不要忘记告诉对方，你有多么感激彼此付出的努力。

最重要的是要保持交流。彼此关注对方，抽时间聊聊那些困扰你们的事情。你们俩走到一起是有理由的，所以一定不要忽视这一点。

80% 的新妈妈说，当上妈妈以后，她们发现的最令人惊讶的事情是，她们从未想到过自己会如此的无私。现在她们有了宝宝，于是永远把宝宝的需要放在第一位。

有条不紊的妈妈

努力恢复身体时，要一步一个脚印地来。

“现在我女儿已经两周大了，我也已经开始做一些强度不大的运动。我尽量每天都带她出去散步，即便只是推着她的儿童车去附近的商店逛逛。每次回到家，我都感到自己的精力更加充沛了，这样的散步还能让我呼吸到一些新鲜空气，看到不同的风景。

每天，通常是在她睡觉的时候，我会花15分钟做一些轻柔的产后运动，其中主要包括挤压和提升腹部肌肉。我还会做骨盆底肌肉练习，这非常关键。

我迫不及待地希望缝针的地方赶快痊愈拆线，这样我就又能去游泳了。产后第6周我去做了产后复查，随后我参加了一个健身班，我真的很高兴。希望我能找到一个母婴健身班。”

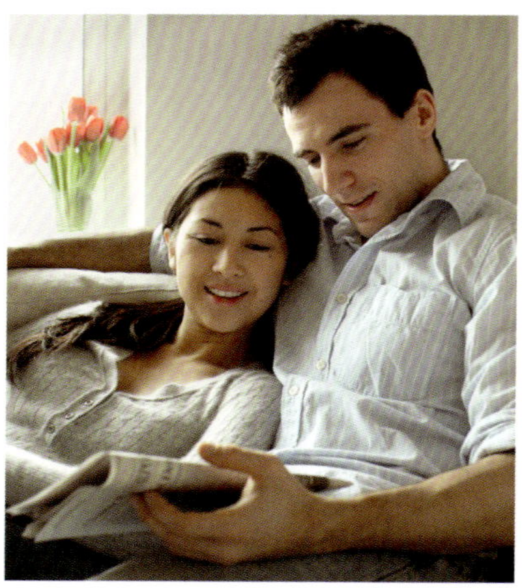

刚当上父母时会有一种畏惧感，不过待在一起共度时光能帮助你们应付这一切。

爸爸妈妈问……

我们什么时候可以重新开始过性生活？

当你和你的爱人都觉得没问题的时候，你们就可以重新开始过性生活了。不过还是建议你们等到产后第6周去做例行检查时，医生认为可以的时候你们再开始行房。但有人认为，在做这个检查之前就开始做爱也是可以的，所以你们遇到任何问题都可以讨论讨论。

新妈妈可能会很不情愿过性生活或对性生活不感兴趣，其原因多种多样。最明显的原因就是侧切和缝合造成的疼痛。疲劳也是一个重要因素，而最为重要的是，你的身材让你感到沮丧，很多女性说，她们觉得自己一点儿也不“性感”。

如果你的爱人想要做爱而你不想，那就应该跟他说说你的感觉，这很重要。你的爱人可能会有一种被拒绝的感觉，因此你应该向他说明是身体上的不适或焦虑使你不想过性生活的。话语和拥抱能传递很多情感，你们俩都能从这种亲密接触中获益。

如果做爱时很疼（虽然你们动作很小心也很轻），就应该跟医生说说。

如何应对

家有新生宝宝，日常生活会变得乱糟糟。不管之前有一点经验还是一点经验也没有，你现在都要对这个柔弱的新生命的健康、护理、营养和保护负起责任，一天24小时，一周7天，不间断。你感到整个人都被他占据了，这毫不奇怪。

好消息是，随着你越来越了解你的宝宝并发现他喜欢什么、不喜欢什么，以及他需要怎样的护理，一切就会变得容易些。在事情形成规律以前，这里有几个方法能帮你渡过难关：

●出去散步 不管天气如何，每天都要安排一次短暂的散步，可以让你不再感到自己仿佛被困在了围墙里。

●不要试着做太多的事 如果你总是对家务活的要求很高，那么说服自己，在宝宝出生后的最初几周内放松要求能减轻你的压力。记住这一点：你的新生宝宝不会介意烤面包机下面有面包屑。如果你负担得起的话，就雇一名小时工吧。

●多和小区内的其他妈妈聊聊，到宝宝中心的社区论坛看看。与和自己境遇相同的父母一起谈谈，能缓解你的压力。

●接受一切帮助 如果有客人来你家，不要给他们泡茶，而要让他们给你泡茶！

●留一些时间给自己冲一个淋浴、休息一会看看杂志，或给一个朋友打电话聊聊天吧。

爸爸手记……

宝宝出生后的第一周

“阿尔菲出生后的第一周很难过。我们三个的生活刻板得像被输入了程序。我在夜间和宝宝一起醒来，给他换尿布，再递给卡伦给他哺乳。然后，我的闹钟会在7点把我叫醒，我会在家里转上一圈，喂狗并做早餐。接着我会叫醒阿尔菲和卡伦。再次给阿尔菲喂过奶之后，卡伦和我会跟宝宝待在一起，这是他清晨吃奶的可爱时段。我们俩都认为这是宝宝的黄金时期。他躺在我们的床上，卡伦和我跟他说话、唱歌、享受新生活的天伦之乐，而他则会低声哼哼。”

“随着你越来越了解你的宝宝并发现他喜欢什么、不喜欢什么，一切就会变得容易些。”

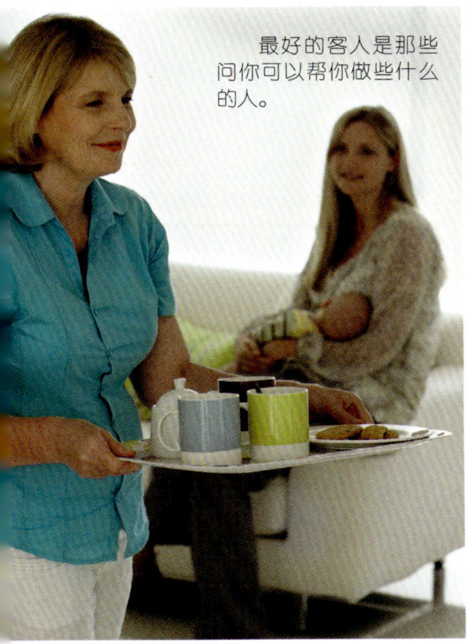

最好的客人是那些问你可以帮你做些什么的人。

知道何时该找医生

第一次当爸爸/妈妈，意味着你的生活如履薄冰。你可能会担心自己不知道什么时候该找医生。密切注意宝宝出现的下面这些警告信号吧：

●**脾气改变** 流着鼻涕、脸上挂着大大的微笑的宝宝可能不像流着鼻涕、无精打采的宝宝病得那么重。

●**反常的哭闹** 如果你的宝宝哭得比平时多而且哄不住，或者他的哭声很弱或异常地尖利，那么他可能病得很厉害。

●**食欲** 宝宝生病的时候，吃奶很快就会吃累了或不想吃奶。

●**大便异常** 小孩子，尤其是母乳喂养的宝宝，其大便是非常软的。然而，如果他出现水样便，那就说明他的肚子有问题了。如果他总是昏昏欲睡，并且大便少、硬或干燥，又或者大便中带有血丝或黏液，要不就是黏稠的胶状物，那你就应该与医生联系了。

●**呼吸困难** 如果你的宝宝呼吸吃力或有问题，要立即去看医生。

●发烧 如果不满3个月的宝宝发烧超过38℃，那就应该请医生看看了。

●**呕吐12个小时或更久** 如果你的宝宝出现这种情况，或伴有其他症状，如发烧或皮疹，应与医生联系。

准备怀孕
保证安全与健康
你的怀孕周记
分娩及新生儿

如何坐月子

我们常说的“坐月子”一般是指在宝宝出生后的30天内，你需要适当休息并进行自我调整，以便让自己的身体和精神从怀孕和分娩中恢复过来。在这期间，你需要得到一些特殊的照顾，注意一些特别的要求和禁忌。

坐月子注意事项

你肯定听说过坐月子，不过也许并不很了解到底坐月子要注意什么。有些传统的月子禁忌其实不必恪守。以下是坐月子期间新妈妈最常遇到的10个问题，你也可以参考作为你的坐月子注意事项。

调查： 宝宝中心的会员妈妈中只有29%在整个月子期间都没有洗澡，有51%的妈妈说她们在产后两周内就洗澡了。

1．月子里能不能洗澡

月子里不能洗澡的禁忌随着时代的变迁已经不适用了。过去家里没有空调、热水，没有取暖器，也没有淋浴器，卫生条件也很差，那种环境下洗澡很容易着凉或感染。而现在生活水平提高了，只要注意保暖，洗澡是没有问题的。而且保持清洁卫生，对你的身体恢复更有好处。只是如果你还比较虚弱，也许需要家人帮忙，免得跌倒。

2．月子里能不能刷牙

孕期需要注意口腔卫生，产后也一样要注意口腔的清洁卫生，特别是产后为了补充营养，往往会吃油腻和高蛋白的饮食。坚持每次饭后刷牙，防止出现口腔疾病。不过，你一定要选择刷毛柔软的牙刷，并且刷牙动作要轻柔。

3．月子里能不能洗头、梳头

产后出汗较多，头发容易脏，因此是需要清洗头发的。需要注意的是，和洗澡一样，要用温水洗，而不要用凉水，并且注意保暖。如果你的头发干得慢，不妨用吹风机的暖风稍稍吹一下。

坐月子饮食四忌

***忌立即大补**

对一般的正常分娩，不需要特殊进补，尤其是大补。中医认为，如果你产后以淤为主，也就是产后恶露不尽、下腹隐痛，也不能进补。一方面进补可能会助淤化热，另一方面补药滋腻，还会妨碍淤邪的排出。

***忌生冷食物**

产妇由于分娩消耗大量体力，体质大多是虚寒的。因此，中医主张月子里的饮食要以温补为主，忌生冷。即使你的宝宝出生在炎热的夏天，也建议你抵制住冷饮和凉拌菜的诱惑，特别是刚刚从冰箱里拿出的食物和饮料。

***忌咖啡因、酒精和尼古丁**

无论是在你坐月子期间还是以后母乳喂养的日子里，你都要减少或避免摄入咖啡因、酒精和尼古丁等几种有害物质。这是因为咖啡因和酒精会通过血液进入你的乳汁，所以，摄入不能过量。

***忌辛辣食物**

有些妈妈十分肯定地说，自己吃辛辣的食物，会让宝宝不舒服。其实，如果你酷爱辛辣食物，不妨先吃一点儿尝试一下。对于由食物引起的不适，不同的宝宝耐受能力差别非常大。另外，刺激性食物还容易让你便秘。而如果你长期便秘，可能会影响子宫的恢复。

4. 坐月子能不能碰凉水

中医学认为，产后你气血不足，元气亏损。这个时候因为你腠理不密，风寒凉气容易入侵你的身体，造成气血运行不畅，甚至导致你产后身体疼痛，因此月子里避免使用凉水还是有道理的。

5. 月子里能不能吹电扇，开空调

认为月子里不能吹电扇、开空调并没有什么科学依据。如果你感到热，是可以采取这些方式降温的。但注意不要让风直接对着自己吹，开空调则要保证温度适宜。

6. 月子里能不能看书、看电视

月子里可以听听音乐，读读有趣的书，或轻松愉快地看看电视，这些都是很好的休息放松方式。需要注意的是，不要时间太长或者让自己过分疲劳。

7. 坐月子能不能吃水果

受传统习惯的影响，产妇坐月子不宜吃生冷食物，因此，有的产妇连水果都不敢吃。事实上，我们鼓励坐月子适当吃水果，这样才能使你营养全面。水果不但能为你补充维生素和矿物质，还能增进食欲，甚至促进泌乳。不过，最好不要多吃偏寒凉性的水果，如梨、西瓜。

8. 月子里一定要多吃蛋禽肉吗

这种说法并不科学。并不是说坐月子就一定要多吃蛋禽肉，而是要摄入足够的优质蛋白质。蛋白质有很多不同的来源，除了蛋、禽、肉以外，还有海鲜、奶制品等更多选择。

9. 产后头几天是不是不能吃盐，不然身体会浮肿

盐是补充钠的主要来源，而钠是人身体内维持生理功能的重要元素，因此，每天补足适当的钠十分重要，但是也不要食用过量。

10. 产后什么时候可以清洗外阴

产后就可以清洗外阴了。为了预防产后感染，你在坐月子期间，应该经常清洗私处。保持外阴清洁，及时更换干净的会阴垫或卫生巾和内衣，以预防感染。

爸爸手记……

我很幸运，公司给我五天的陪产假，所以老婆分娩之后我就在医院陪床。老婆生孩子很辛苦，所以头几天都是我给宝宝换尿布，并协助喂奶。出院回到家就好多了，因为我们早就请好了一个月嫂。我知道月嫂受过专业的训练，又有丰富的经验，能够照顾好老婆和宝宝。月嫂和老婆、宝宝住一间屋，我住另一间屋。但半夜有时我还是会被宝宝的哭声吵醒，第二天上班难免有时头有点儿发昏。不过这都是小问题。让我比较担心的是老婆的情绪看上去不怎么好，她母乳喂养有点不太顺利。有天早上6点钟，她跑到我的房间里，和我一起躺会儿，又掉起眼泪来。我只能尽量安慰她，告诉她要注意自己的身体，多休息。我听说过生完小孩，女人的情绪会容易激动，但真碰到这种情况，还是挺担心影响她的身体恢复。下了班我尽量早点回家，因为她说我在她身边就是对她最大的支持和安慰了。好在两三周后，老婆的母乳喂养顺利起来，宝宝也长得不错，她的心情渐渐好多了，我才比较放心。

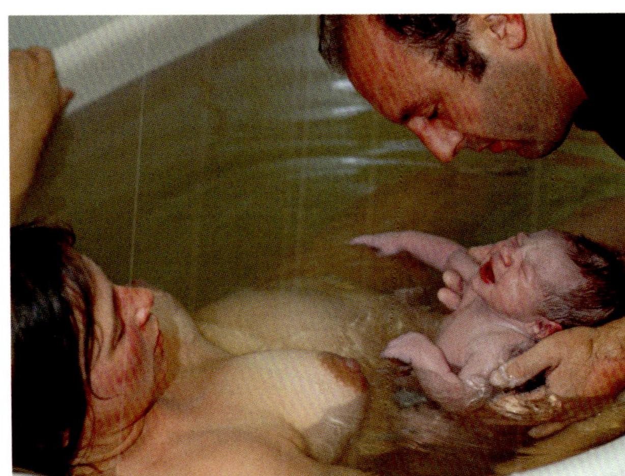

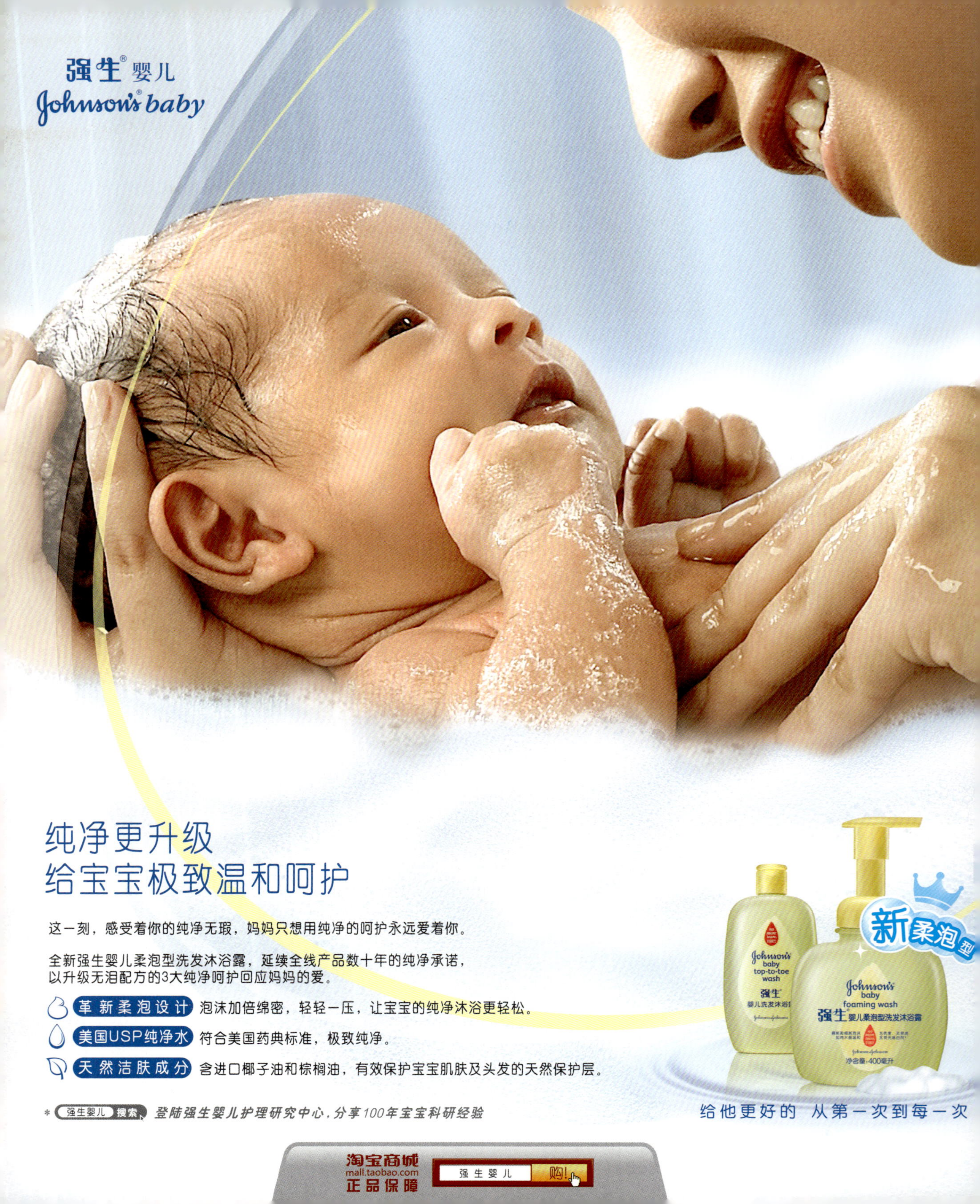
强生®婴儿
Johnson's® baby
纯净更升级
给宝宝极致温和呵护
这一刻，感受着你的纯净无瑕，妈妈只想用纯净的呵护永远爱着你。
全新强生婴儿柔泡型洗发沐浴露，延续全线产品数十年的纯净承诺，
以升级无泪配方的3大纯净呵护回应妈妈的爱。
革新柔泡设计 泡沫加倍绵密，轻轻一压，让宝宝的纯净沐浴更轻松。
美国USP纯净水 符合美国药典标准，极致纯净。
天然洁肤成分 含进口椰子油和棕榈油，有效保护宝宝肌肤及头发的天然保护层。
* 强生婴儿 搜索 登陆强生婴儿护理研究中心，分享100年宝宝科研经验
新柔泡型
Johnson's baby top-to-toe wash
强生 婴儿洗发沐浴露
Johnson's baby foaming wash
强生® 婴儿柔泡型洗发沐浴露
净含量:400毫升
给他更好的 从第一次到每一次
淘宝商城
mall.taobao.com
正品保障
强生婴儿 购!

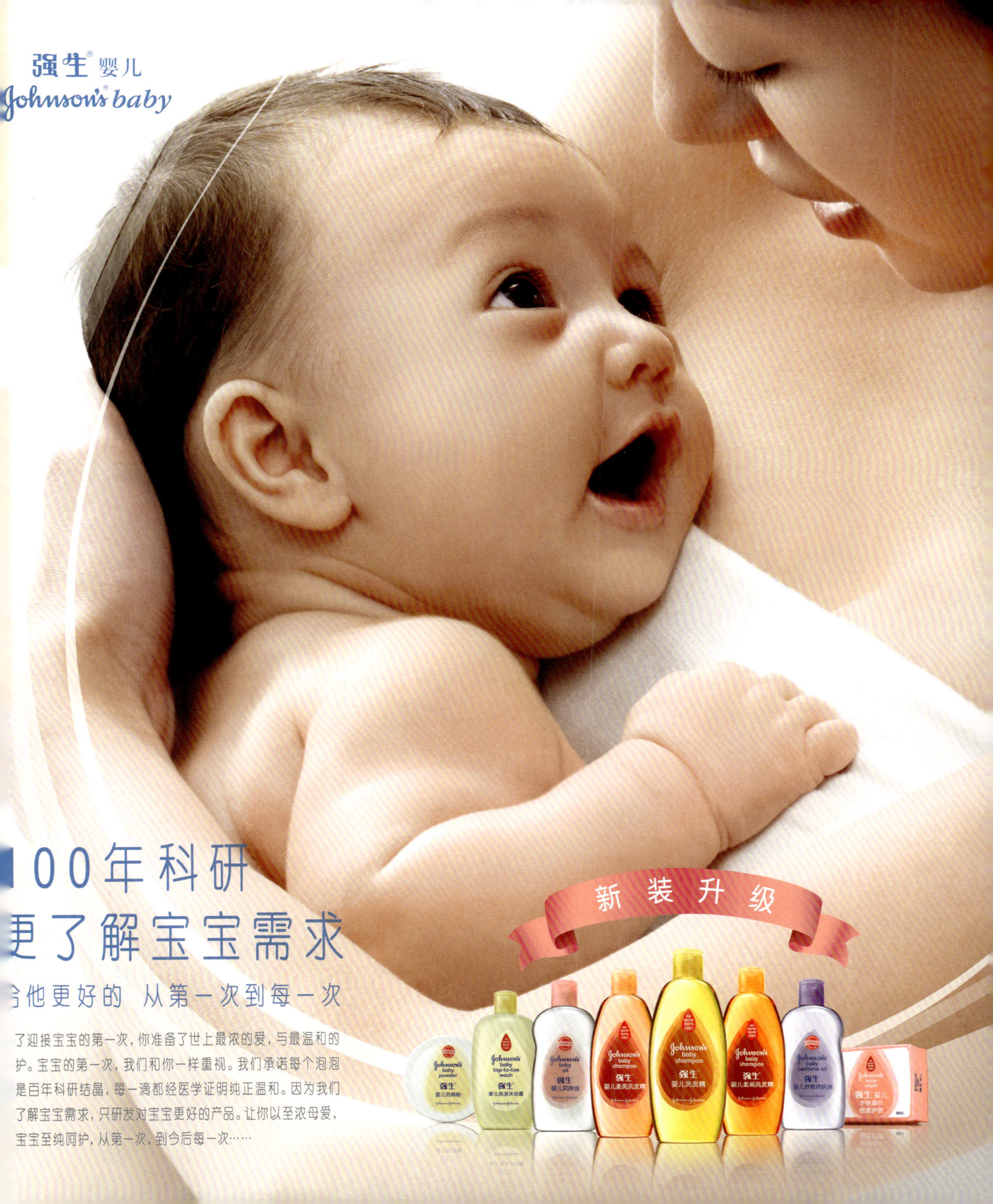

强生®婴儿
Johnson's® baby
00年科研
更了解宝宝需求
他更好的 从第一次到每一次
了迎接宝宝的第一次，你准备了世上最浓的爱，与最温和的
护。宝宝的第一次，我们和你一样重视。我们承诺每个泡泡
是百年科研结晶，每一滴都经医学证明纯正温和。因为我们
了解宝宝需求，只研发对宝宝更好的产品。让你以至浓母爱，
宝宝至纯呵护，从第一次，到今后每一次……
新装升级